SERTÜRNER WORKSHOPS EINBECK

Die Histamin-Forschung hat in den letzten 10 Jahren einen großen Aufschwung erlebt.
Beim Sertürner Workshop 1982 trafen sich in Einbeck Experten, um den aktuellen Stand der Histamin-Forschung aus theoretischer und klinischer Sicht zu erörtern.
Als Vorreiter auf dem Gebiet der Histamin-Antagonisten-Forschung sahen wir es als unsere Aufgabe an, diesen wissenschaftlichen Informationsaustausch zu fördern.

Herausgegeben von A. Doenicke

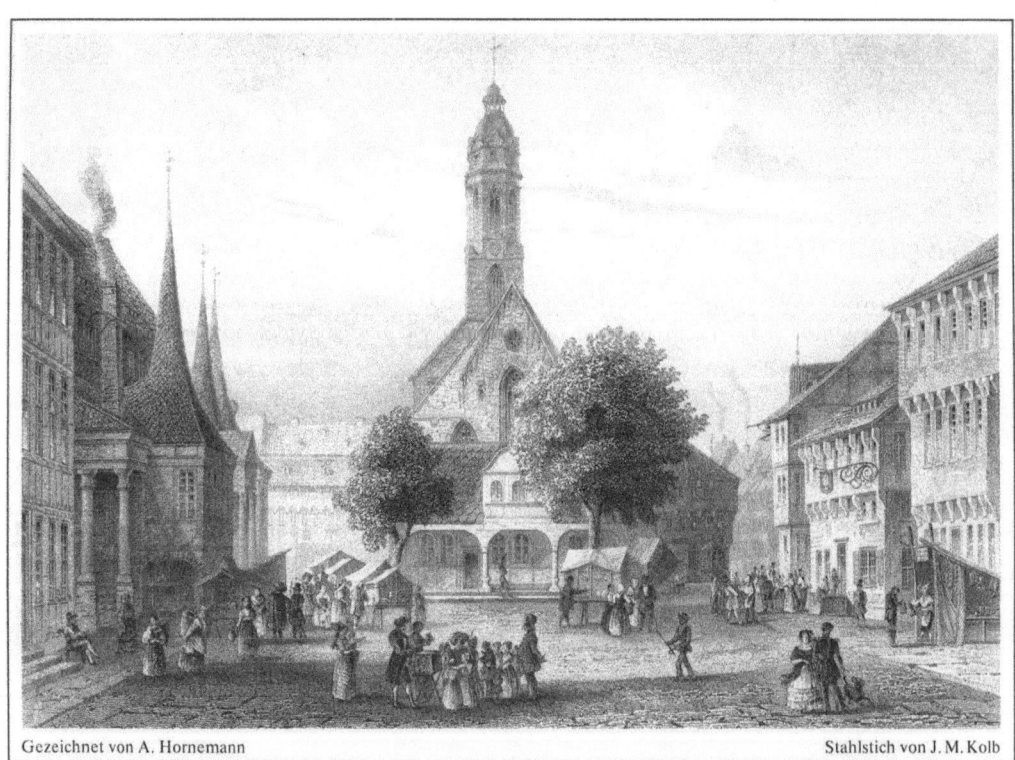

Marktplatz zu Einbeck mit Ratsapotheke zur Zeit Friedrich Wilhelm Sertürners

Histamin und Histamin-Rezeptor-Antagonisten

Herausgegeben von A. Doenicke und W. Lorenz

Unter Mitarbeit von
H. Bauer, H. G. Beger, M. Büchler, A. Doenicke, E. Götz,
H. Harke, G. Horeyseck, J. Hotz, W. König, W. Lorenz,
H. J. Reimann, D. Reinhardt, H. D. Röher, K.-Fr. Sewing,
A. Schauer, M. Tryba, P. von Wichert, F. Yildiz

Mit 80 Abbildungen und 57 Tabellen

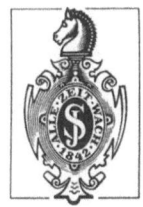

Springer-Verlag
Berlin Heidelberg New York Tokyo

Prof. Dr. med. A. Doenicke
Chirurgische Universitätsklinik und Poliklinik München – Innenstadt
Abteilung für Anaesthesiologie
Pettenkoferstr. 8a
8000 München 2

Prof. Dr. med. W. Lorenz
Zentrum für Operative Medizin I
Abt. f. Theoretische Chirurgie
Klinikum der Philipps-Universität
Baldingerstraße/Lahnberge
3550 Marburg

ISBN 978-3-540-15104-3   ISBN 978-3-642-93284-7 (eBook)
DOI 10.1007/978-3-642-93284-7

CIP-Kurztitelaufnahme der Deutschen Bibliothek:

Histamin und Histamin-Rezeptor-Antagonisten hrsg. von A. Doenicke. –
Berlin ; Heidelberg ; New York ; Tokyo : Springer, 1985. –
(Sertürner-Workshops Einbeck ; 5)

NE: Doenicke, Alfred [Hrsg.]; Sertürner-Workshop; Sertürner-Workshops Einbeck

Das Werk ist urheberrechtlich geschützt. Die dadurch begründeten Rechte,
insbesondere die der Übersetzung, des Nachdrucks, der Entnahme von Abbildungen,
der Funksendung, der Wiedergabe auf photomechanischem oder ähnlichem Wege
und der Speicherung in Datenverarbeitungsanlagen bleiben, auch bei nur auszugs-
weiser Verwertung, vorbehalten. Bei Vervielfältigungen für gewerbliche Zwecke
ist gemäß § 54 UrhG eine Vergütung an den Verlag zu zahlen, deren Höhe mit dem
Verlag zu vereinbaren ist.

© by Springer-Verlag Berlin Heidelberg 1985

Die Wiedergabe von Gebrauchsnamen, Warenbezeichnungen usw. in diesem Werk
berechtigt auch ohne besondere Kennzeichnung nicht zu der Annahme, daß solche
Namen im Sinn der Warenzeichen- und Markenschutzgesetzgebung als frei zu
betrachten wären und daher von jedermann benutzt werden dürften.

Produkthaftung: Für Angaben über Dosierungsanweisungen und Applikationsformen
kann vom Verlag keine Gewähr übernommen werden. Derartige Angaben müssen vom
jeweiligen Anwender im Einzelfall anhand anderer Literaturstellen auf ihre Richtigkeit
überprüft werden.

2119/3321-543210

Inhaltsverzeichnis

Verzeichnis der Autoren und Diskussionsteilnehmer   VIII

Einführung   1
A. Doenicke, W. Lorenz

HISTAMINFREISETZUNG

Histaminfreisetzung durch Arzneimittel. Allgemeiner Überblick   5
A. Doenicke, W. Lorenz
Diskussion   21
Vorsitz: G. Hempelmann, W. Lorenz

Alfentanil/Fentanyl. Histaminfreisetzung und Katecholamine   25
A. Doenicke, W. Lorenz, H. Suttmann, Th. Duka, Ch. Bretz,
A. Schmal
Diskussion   36

Der Histamingehalt in Blutkonserven   39
H. Harke
Diskussion   51

Histaminfreisetzung durch Kontrastmittel   54
H.J. Reimann, R. Tauber, U. Schmidt
Diskussion   63

Histaminbestimmungsmethoden   67
W. Lorenz, A. Schmal, E. Neugebauer, A. Doenicke, B. Schöning,
H. Rohner
Diskussion   81

Abbau des Histamins in der Leber   84
H.G. Beger, M. Büchler, D. Stopik, W. Krautzberger
Diskussion   88

HISTAMIN-EFFEKTE AUF ORGANSYSTEME

Die Mastzelle - Morphologie und Funktionen 93
A. Schauer

Biochemie der Mastzelle 121
W. König, A. Bohn, K.D. Bremm, J. Brom, K. Theobald, P. Pfeiffer
Diskussion 146
Vorsitz: H. Lennartz, K. Sewing

Histamineffekte auf Bronchialsystem und pulmonale Zirkulation 157
P. von Wichert
Diskussion 162

HISTAMINFREISETZUNG IN DER CHIRURGIE

Histaminfreisetzung bei Standardoperationen: Überlegungen 165
zur klinischen Relevanz
H.D. Röher, W. Lorenz
Diskussion 172
Vorsitz: H.J. Eberlein, R. Siewert

Posttraumatische Histaminfreisetzung. Messungen im peripher- 176
venösen und Splanchnicus-Blut nach abdominalchirurgischen
Eingriffen
M. Büchler, D. Stopik, H.G. Beger
Diskussion 183

Dosis-Wirkungsbeziehung verschiedener Glucocorticoide im 185
Endotoxinschock der Ratte: Einfluß auf Überlebenszeiten und
Histaminneubildung in verschiedenen Organen
G. Horeyseck, E. Neugebauer, W. Dietz, B. Scheid, K. Dietrich,
W. Lorenz
Diskussion 206

Streß-Ulcus, Pathogenese, Inzidenz und Prophylaxe 210
J. Hotz
Diskussion 218

Streß-Ulcus: Konservative und Chirurgische Therapie 228
H. Bauer
Diskussion 236

H_1- und H_2-REZEPTOR-ANTAGONISTEN

Einfluß von Histamin und Histamin-Antagonisten auf das Aktions- 239
potential des Vorhof- und Ventrikelmyokard von Meerschweinchen
D. Reinhardt, U. Borchard
Diskussion 248
Vorsitz: A. Doenicke, H.D. Röher

Prospektive Studien mit Histamin-H_1- und H_2-Rezeptor- 253
Antagonisten
W. Lorenz, A. Doenicke, B. Schöning, H.D. Röher, Ch. Ohmann,
B. Grote, A. Schmal

Anwendung von H_1- und H_2-Rezeptor-Antagonisten in Anaesthesie 292
und Chirurgie - Eine multizentrische Studie
A. Doenicke
Diskussion 301

Nebenwirkungen von Histamin-H_1- und H_2-Rezeptor-Antagonisten 307
K.-Fr. Sewing
Diskussion 309

ASPIRATIONSPROPHYLAXE

Das Mendelson-Syndrom: Pathogenese, klinisches Bild, Inzidenz, 313
Prognose
E. Götz

Allgemeine und medikamentöse Maßnahmen zur Prophylaxe und 320
Therapie der Aspirationspneumonie
M. Tryba, F. Yildiz, M. Zenz

Prophylaxe der Aspirationspneumonie mit Cimetidin in der 333
Kinderanaesthesie
F. Yildiz, M. Tryba
Diskussion 339

Sachregister 345

Verzeichnis der Autoren und Diskussionsteilnehmer

Prof.Dr.H. Bauer
Ltd. Chefarzt des
Kreiskrankenhauses
Mühldorfer Straße 16a
8262 Altötting

Prof.Dr.H.G. Beger
Klinik f. Allgemeine Chirurgie
der Universität
Steinhövelstr. 9
7900 Ulm/Donau

Dr.A. Bohn
Abt.f. Theoretische u. Klinische
Medizin
Ruhr-Universität-Bochum
Universitätsstraße 150
4630 Bochum 1

Dr.U. Borchard
Pharmakologisches Institut
Universität Düsseldorf
Moorenstraße 5
4000 Düsseldorf 1

Dipl.Biologe K.D. Bremm
Abt.f. Theoretische u. Klinische
Medizin
Ruhr-Universität-Bochum
Universitätsstr. 150
4630 Bochum 1

Ch. Bretz
Chirurg. Klinik und Poliklinik
Innenstadt der Universität
Anaesthesie-Abteilung
Pettenkoferstr. 8a
8000 München 2

Dipl.Biologe J. Brom
Abt.f.Theoretische u. Klinische
Medizin
Ruhr-Universität-Bochum
Universitätsstr. 150
4630 Bochum 1

Dr.M. Büchler
Klinik f. Allgemeine Chirurgie
der Universität
Steinhövelstr. 9
7900 Ulm/Donau

Dr.K. Dietrich
Abt.f. Allgemeinchirurgie
Zentrum f. Operative Medizin I
Klinikum der Philipps-Universität
Baldingerstraße/Lahnberge
3550 Marburg

Dr.W. Dietz
Abt.f. Allgemeinchirurgie
Zentrum f. Operative Medizin I
Klinikum der Philipps-Universität
Baldingerstraße/Lahnberge
3550 Marburg

Prof.Dr.A. Doenicke
Chirurg. Klinik und Poliklinik
Innenstadt der Universität
Anaesthesie-Abteilung
Pettenkoferstr. 8a
8000 München 2

Dr.Th. Duka
Chirurg. Klinik u. Poliklinik
Innenstadt der Universität
Anaesthesie-Abteilung
Pettenkoferstr. 8a
8000 München 2

Prof.Dr.H. Eberlein
Inst.f. Anaesthesiologie
Klinikum Westend
Spandauer Damm
1000 Berlin 19

Prof.Dr.F. Erjavec
Dept. of Pharmakology
Medical Faculty
Vrazov trg. 2
University of Ljubljana
61005 Ljubljana
Jugoslawien

Prof.Dr.E. Götz
Institut für Anaesthesiologie
Städt. Kliniken
Grafenstraße 9
6100 Darmstadt

Priv.Doz.Dr.B. Grote
Institut f. Anaesthesiologie
der Universität
Moorenstraße 5
4000 Düsseldorf 1

Priv.Doz.Dr.H. Harke
Zentrale Abt. f. Anaesthesie
Klinikum d. Christian-Albrechts-
Universität
Schwanenweg 21
2300 Kiel

Prof.Dr.G. Hempelmann
Abt. f. Anaesthesie u. operative
Intensivmedizin
der Justus-Liebig-Universität
Klinikstr. 29
6300 Gießen

Priv.Doz.Dr.G. Horeyseck
Allgemeinchirurgische Klinik
Krankenhaus Siegburg GmbH
Ringstr. 49
5200 Siegburg

Prof.Dr.J. Hotz
Innere Abteilung
Gastroenterologie
Allgemeines Krankenhaus
3100 Celle 1

Prof.Dr.W. König
Abt.f. Theoretische und Klinische
Medizin, Lehrstuhl Medizinische
Mikrobiologie AG Infektabwehr-
mechanismen
Ruhr-Universität Bochum
Universitätsstr. 150
4630 Bochum 1

Prof.Dr.W. Krautzberger
Klinik f. Allgemeine Chirurgie
der Universität
Steinhövelstr. 9
7900 Ulm

Prof.Dr.H. Lennartz
Abt. f. Anaesthesie und
Intensivtherapie
Klinikum der Philipps-Universität
Baldingerstraße/Lahnberge
3550 Marburg

Prof.Dr.W. Lorenz
Zentrum für Operative Medizin I
Abt.f. Theoretische Chirurgie
Klinikum der Philipps-Universität
Baldingerstraße/Lahnberge
3550 Marburg

Dr.E. Neugebauer
Zentrum f. Operative Medizin I
Abt.f. Theoretische Chirurgie
Klinikum der Philipps-Universität
Baldingerstraße/Lahnberge
3550 Marburg

Dr.Ch. Ohmann
Zentrum f. Operative Medizin I
Abt.f. Theoretische Chirurgie
Klinikum der Philipps-Universität
Baldingerstraße/Lahnberge
3550 Marburg

Dr.P. Pfeiffer
Abt.f.Theoretische u. Klinische
Medizin
Ruhr-Universität-Bochum
Universitätsstr. 150
4630 Bochum 1

Priv.Doz.Dr.H.-J. Reimann
II. Medizinische Klinik und
Poliklinik rechts der Isar
der Technischen Universität
Ismaningerstr. 22
8000 München 80

Prof.Dr.D. Reinhardt
Kinderklinik und Poliklinik
der Universität
Moorenstraße 5
4000 Düsseldorf 1

Priv.Doz.Dr.H. Rohner
St. Barbara Hospital
Barbarastraße
4390 Gladbeck/Westf.

Prof.Dr.H. Röher
Zentrum für Operative Medizin I
Chirurgische Klinik und
Poliklinik
Klinikum der Philipps-Universität
Baldingerstraße/Lahnberge
3550 Marburg

Prof.Dr.A. Schauer
Pathologisches Institut
der Universität
Robert-Koch-Str. 40
3400 Göttingen

B. Scheid
Abt.f. Bluttransfusionsdienst u.
Transfusionsmedizin
Klinikum der Philipps-Universität
Baldingerstraße/Lahnberge
3550 Marburg

A. Schmal
Zentrum für Operative Medizin I
Abt.f. Theoretische Chirurgie
Klinikum der Philipps-Universität
Baldingerstraße/Lahnberge
3550 Marburg

Dr.U. Schmidt
II. Medizinische Klinik und
Poliklinik rechts der Isar
der Technischen Universität
Ismaningerstr. 22
8000 München 80

Dr.B. Schöning
Orthopädische Klinik und
Universitätspoliklinik
Postfach 10 43 29
6900 Heidelberg

Prof.Dr.K.-Fr. Sewing
Zentrum Pharmakologie u.
Toxikologie
Abt. Allgemeine Pharmakologie
Medizinische Hochschule
Konstanty-Gutschow-Str. 8
3000 Hannover 61

Prof.Dr.J.R. Siewert
Chirurgische Klinik und
Poliklinik rechts der Isar
der Technischen Universität
Ismaninger Straße 22
8000 München 80

Prof.Dr.H. Sonntag
Inst. f. Anästhesiologie d.
Chirurg. Universitätsklinik
Robert-Koch-Str. 40
3400 Göttingen

Prof.Dr.D. Stopik
Abt. Innere Medizin
Gastroenterologie
Klinikum Charlottenburg
Spandauer Damm
1000 Berlin 19

H. Suttmann
Chirurg. Klinik u. Poliklinik
Innenstadt d. Universität
Anaesthesie-Abteilung
Pettenkoferstr. 8a
8000 München 2

Prof.Dr.R. Tauber
Urologische Klinik im Klinikum
Großhadern
Marchioninistr. 15
8000 München 70

Dr.K. Theobald
Abt.f. Theoretische u. Klinische
Medizin
Ruhr-Universität-Bochum
Universitätsstr. 150
4630 Bochum 1

Priv.Doz.Dr.M. Tryba
Institut f. Anaesthesiologie
Abteilung IV
Medizinische Hochschule
Podbielskistr. 380
3000 Hannover

Prof.Dr.P.v. Wichert
Zentrum für Innere Medizin
Medizinische Poliklinik
Klinikum der Philipps-Universität
Emil-Mannkopff-Straße
3550 Marburg

Dr.F. Yildiz
Institut f. Anaesthesiologie
Abteilung IV
Medizinische Hochschule
Podbielskistr. 380
3000 Hannover

Dr.M. Zenz
Institut f. Anaesthesiologie
Abteilung IV
Medizinische Hochschule
Podbielskistr. 380
3000 Hannover

Prof.Dr.A. Zesch
Stauffenbergstraße
Bundesgesundheitsamt
1000 Berlin 33

Einführung

A. Doenicke, W. Lorenz

Über Histamin und Antihistaminika in Anaesthesie und Chirurgie wurde in München 1981 [1] - unter internationaler Beteiligung und mit einem beachtlichen Echo in den angloamerikanischen Ländern [2,9-11] erstmals ausführlich diskutiert. Bei dieser Standortbestimmung der Experten aus aller Welt wurde aber auch klar erkennbar, daß die bisherige Auseinandersetzung mehr klinisch-theoretisch als praxisbezogen war. Diese Lücke sollte durch ein Zusammentreffen gefüllt werden auf dem über die gleiche Problematik praxisnah diskutiert wurde. Wir freuen uns über die Teilnahme der Kollegen aus der Chirurgie, Anaesthesie, Inneren Medizin und Pädiatrie.

Tabelle 1. Anzahl hypersensitiver Reaktionen nach verschiedenen Anaesthetika

Thiopental	Shaw (1974)	1 in 36,000
	Evans und Keogh (1977)	1 in 29,000
	Beamish und Brown (1981)	1 in 23,000
Methohexital	Driggs und O'Day (1972)	1 in 7,000
	Dundee et al. (unveröffentlicht)	0 in 23,000
Epontol	Dannemann und Lübke (1970)	1 in 800
	Kay (1972)	1 in 1,700
	Harrfeldt (1973)	0 in 35,000
		1 in 11,000
	Doenicke (1975)	1 in 170
Althesin	Clarke et al. (1975)	1 in 11,000
	Watt (1975)	1 in 900
	Fisher (1976)	1 in 900
	Evans und Keogh (1977)	1 in 1,900
	Beamish und Brown (1981)	1 in 600
Stesolid MR	Schou Olesen und Huttel (1978)	1 in 1,000

Daß die Thematik vornehmlich jenen Medizinern nahegebracht werden muß, die potente INTRAVENÖSE Pharmaka verwenden,zeigt eine Übersicht von Clarke [3] über die Inzidenz allergischer und pseudoallergischer Reaktionen nach Gabe von intravenösen Hypnotika (Tab.1). Die enorme Zunahme dieser Reaktionen in den letzten 10 Jahren nach Gabe von Barbituraten, Propanidid, Althesin und Plasmasubstituten [4,6,7] ist bemerkenswert. Hierbei spielt ein gewisser Lernprozeß bei den Anaesthesisten eine wichtige Rolle, Nebenwirkungen von Pharmaka durch eine geschulte Aufmerksamkeit und ein häufigeres "Darandenken" zu erkennen.Eine Zunahme von allergischen Erkrankungen bei unseren Patienten steht aber auch damit in einem vieldiskutierten Zusammenhang. Nachdem wir mit diesem Problem schon vor 14 Jahren konfrontiert worden waren [4], ermittelten wir an der Chirurgischen Poliklinik der Universität München aufgrund einer sorgfältigen Anamnese eine allergische Diathese bei 8,2% der Patienten für die Jahre 1968 - 1970, bei 15,8% für das Jahr 1982. Schließlich muß auch das veränderte Symptombild bei allergischen Reaktionen dafür verantwortlich gemacht werden [7], daß in einer ersten Publikation über Propanidid (Epontol®) kein Zwischenfall in 35.000 Narkosen bzw. ein Zwischenfall in 11.000 Applikationen beobachtet wurden (s.Tab.1) [5],während wir bei einer Inzidenz systemisch anaphylaktoider Reaktionen von 1 zu 170 Narkosen endeten (Tab.2) [4].

Tachykardie, leichte Hyper- oder Hypotension sind häufige, aber in der Anaesthesie leider nur wenig spezifische Symptome einer anaphylaktoiden Reaktion. Die cutane Reaktion (Flush,einzelne Erythemflecken oder Quaddeln und eine generalisierte Urticaria), die wir als Anaesthesisten während der Einleitungsphase beobachten können, wird oftmals übersehen. Wir fanden diese typischen Hautreaktionen bei einer Probandin nach Infusion von Oxypolygelatine (Gelifundol®) im Gesicht und im oberen Körperabschnitt (Hals-Brust), wobei die Plasmahistaminspiegel zu keinem Zeitpunkt nach der Applikation anstiegen [6]. Aufgrund der Darstellung der Symptome und der Definitionen in Tab.3 [7] klassifizierten wir bei der Studentin die "Überempfindlichkeitsreaktion" auf das Arzneimittel als eine cutane

Tabelle 2. Retrospektive Erfassung anaphylaktoider Reaktionen (aus Anaesthesie-Journalen in der Zeit vom Dezember 1968 bis Januar 1970)

Gesamtzahl der Anaesthesien mit Propanidid und Prämedikation mit Tavegil (Neclastin)	1700
Anzahl der Patienten mit leichten anaphylaktoiden Reaktionen (Abfall des Blutdruckes umd 40-60 mmHg)	19
Anzahl der Patienten mit schweren anaphylaktoiden Reaktionen (Abfall des Blutdrucks um 40-60 mmHg; bei 3 Patienten war der Blutdruck für kurze Zeit nicht meßbar)	10

anaphylaktoide Reaktion, da keine Histaminfreisetzung im Plasma nachweisbar und auch keine entsprechende Kreislaufsymptomatik (vor allem keine Tachykardie als empfindlichstes Merkmal!) vorhanden war. Auch Hauterscheinungen bei Ketamin (Ketanest®) fallen in diese Klasse von Reaktionen. Im Gegensatz hierzu wurden die anaphylaktoiden Reaktionen bei Propanididnarkosen als systemische Reaktionen eingestuft, weil zu den Erhöhungen des Plasmahistaminspiegels auch die in Tab.3 aufgeführten Begleitsymptome kommen.

Die klinische Relevanz anaphylaktoider Reaktionen und Histaminfreisetzung aller Schweregrade stellt ein praxisnahes Problem dieses Workshops dar und wird in vielen Beiträgen angesprochen.Lebensbedrohliche Reaktionen und Todesfälle sind glücklicherweise seltener als systemische anaphylaktoide Reaktionen und Hautreaktionen. Aber auch Juckreiz kann außerordent-

Tabelle 3. Klassifizierung von Histaminfreisetzungsreaktionen nach ihrem Schweregrad als eine Untergruppe von anaphylaktoiden Reaktionen [7]

Schweregrad	Klinische Symptome und Gruppen von Symptomen	Operationale Kriterien	Plasmahistamin [ng/ml]
I cutan anaphylaktoid	- Erythem,Urticaria und/oder Hautjucken ALLEIN	- nicht als bedrohlich angesehen - keine verstärkte Beobachtung - keine Behandlung	< 1,0
II Systemisch anaphylaktoid	- generalisierte Hautreaktionen mit Beschwerden - Tachykardie,Arrythmien, mäßige Hypotension,Hypertension - Atemnot	- als bedrohlich von Patient und Arzt angesehen - Verstärkte Beobachtung und/oder Behandlung	> 1,0
III lebensbedrohlich anaphylaktoid	- schwere Hypotension (Puls und RR nicht mehr meßbar) - Kammerflimmern, - Bronchospasmus, - Atemstillstand	- als lebensbedrohlich vom Arzt angesehen - Notfalltherapie	> 12,0

lich quälend werden, besonders in der unmittelbaren postoperativen Periode. Systemische anaphylaktoide Reaktionen kommen aber bereits bei sehr niedrigen Plasmahistaminspiegeln (um 1 ng/ml) vor - in Abhängigkeit von der Empfindlichkeit eines Patienten gegenüber Histamin. Dies gilt für die Tachykardie, die Erniedrigung der ventrikulären Fibrillationsschwelle, den Bronchospasmus im hyperreaktiven Bronchialsystem bei chronischer Bronchitis und die Zunahme des intrapulmonalen Shunt-Volumens [8]. Deshalb bergen systemische anaphylaktoide Reaktionen immer das RISIKO in sich, innerhalb weniger Minuten bis zu einigen Stunden sich in eine lebensbedrohliche Situation verwandeln zu können. Diese Befunde waren bisher kaum bekannt, hier gilt es umzudenken.

Der zeitliche Abstand von zwei Jahren zwischen dem Erscheinen des Münchner Symposiums und dem Buch über den Sertürner Workshop hat es allen Autoren und Diskussionsrednern ermöglicht, gerade über das entscheidende Problem der klinischen Relevanz vermehrt und vertieft nachzudenken.

LITERATUR

1. Ahnefeld FW, Doenicke A, Lorenz W (1982) Histamine and antihistamines in anaesthesia and surgery. Klin Wochenschr 60:871
2. Anonymous (1981) Histamine and antihistamines in anaesthesia and surgery. Lancet ii:74
3. Clarke RSJ (1982) Epidemiology of adverse reactions in anaesthesia in the United Kingdom. Klin Wochenschr 60: 1003
4. Doenicke A (1974) Propanidid. In recent progress in anaesthesiology and resuscitation. Excerpta Medica, Amsterdam, Congress Series 347:107
5. Harrfeldt HP (1973) 10 Jahre Kurznarkose mit Propanidid. In: Zindler M, Yamamura H, Wirth W (eds) Intravenöse Narkose mit Propanidid. Springer, Berlin Heidelberg New York, S 234
6. Lorenz W, Doenicke A (1978) Anaphylactoid reactions and histamine release by intravenous drugs used in surgery and anaesthesia. In: Watkins J, Ward AM: Adverse response to intravenous drugs. Academic Press, London, p 83
7. Lorenz W, Doenicke A, Schöning B, Neugebauer E (1980) The role of histamine in adverse reactions to intravenous agents. In: Thornton A (ed) Adverse reactions of anaesthetic drugs. Elsevier/North-Holland, Biomedical Press p 169
8. Lorenz W, Doenicke A (1984) H_1+ H_2-blockade: a prophylactic principle in anaesthesia and surgery against histamine-release responses of any degree of severity. N Engl and Regional Allergy Proceedings (in press)
9. Moss J, Rosow CE (1983) Histamine release by narcotics and muscle relaxants in humans. Anesthesiology 59:330
10. Thornton JA (1982) Editorial - The problem of histamine in anaesthesia. Br J Anaesth 54:1
11. Thornton JA, Lorenz W (1983) Histamine and antihistamine in anaesthesia and surgery. Report of a symposium. Anaesthesia 38:373

Histaminfreisetzung

Histaminfreisetzung durch Arzneimittel
Allgemeiner Überblick

A. Doenicke, W. Lorenz

ZUSAMMENFASSUNG

Intravenös zu applizierende Hypnotika, Narkotika, Muskelrelaxantien, aber auch die zur Prämedikation verwendeten Arzneimittel sind in der Lage, Histamin freizusetzen. Entsprechend eines mehr oder weniger stark ausgeprägten Histaminanstiegs im Plasma treten Nebenwirkungen auf, die einer intensiven Therapie bedürfen.
1. Bei einer Histaminfreisetzung liegt in der Häufigkeit der beobachteten Symptome die Tachykardie mit über 90% an der Spitze. Es treten zwischen 50 und 70% Hauterscheinungen wie Erytheme, Flush, Quaddeln auf. Ähnlich wie die Tachykardie sind auch Tränen- und Speichelfluß weniger auf eine fehlende Analgesie als vielmehr auf eine Histaminfreisetzung zurückzuführen. Bei höheren Histaminkonzentrationen im Plasma (ab 5 ng/ml) kommt es zur nasalen und pharyngealen Verengung, Zunahme des Bronchialwiderstandes, Bronchospasmus und Hypotension. Beim Anstieg über 12 ng/ml können Herz-Kreislauf-Komplikationen die Folge sein. Zunahme der Magensaftsekretion, krampfartige Kopfschmerzen sowie Arrythmien sind weitere Symptome einer Histaminfreisetzung.
2. Das Lösungsmittel Cremophor EL in der Kombination mit den Wirkstoffen Propanidid oder Althesin ist für eine Histaminfreisetzung verantwortlich.
3. Etomidat hat nach eigener 10-jähriger klinischer Erfahrung noch keine systemische anaphylaktoide Reaktion verursacht. Im klinischen Experiment kam es jedoch zu einer Histaminfreisetzung. Inzwischen sind von anderen Untersuchern in der Klinik anaphylaktoide Reaktionen beobachtet worden.
4. Bei den Benzodiazepinen war bisher noch keine massive Histaminfreisetzung erkennbar, die zu klinisch relevanten anaphylaktoiden Reaktionen geführt hat.
5. Unter den Relaxantien gelten Suxamethonium, Alloferin und d-Tubocurarin als Histaminliberatoren, während Pancuronium nur vereinzelt anaphylaktoide Reaktionen verursacht.
6. Blut und Plasmaersatzmittel vermögen Histamin freizusetzen. Aufgrund neuer Herstellungsbedingungen ist nach "Haemaccel 35" die Histaminfreisetzung deutlich geringer. Umfangreiche klinische Untersuchungen mit dem verbesserten Haemaccel sind schon durchgeführt worden und zeigten bisher keine Reaktionen. Es müssen jedoch weitere klinische Erfahrungen

gesammelt werden, ob Haemaccel 35 einen echten Fortschritt gebracht hat.
7. Obwohl im geringen Maße auch nach Dextran Histaminanstiege im Plasma (bis zu 2,5 ng/ml) nachzuweisen waren, wird die Dextranunverträglichkeit als Komplementaktivierung über den klassischen Weg als gesichert angesehen. Bei schweren Zwischenfällen unter Dextran konnte bei fehlender oder klinisch bedeutsamer Histaminfreisetzung ein hoher Anti-Dextran-Antikörpertiter gemessen werden.

In der Einführung zu diesem Workshop wurde schon auf die Symptomatik der anaphylaktoiden Reaktion, z.B.nach Propanidid, aber auch nach Gelifundol, hingewiesen. Anaesthesisten hatten in den Jahren 1965-1969 beobachtet, daß es nach dem intravenösen Hypnotikum Propanidid zu klinischen Symptomen einer eventuellen Histaminfreisetzung kommen kann. Es war jedoch damals nicht möglich, diese Symptome biochemisch zu erfassen. Nach einem Gespräch mit Prof. Werle (München), kam es zu einer über ein Jahrzehnt langen Zusammenarbeit mit W. Lorenz, einem damaligen Assistenten von Prof. Werle, und das erste Ergebnis aus dem Jahr 1969 [11] zeigt (Abb.1), daß nach Propanidid,in Cremophor gelöst, der Blutdruck abfällt,die Azidität des Magensaftes zunimmt und die Histaminkonzentration im Vollblut ansteigt.

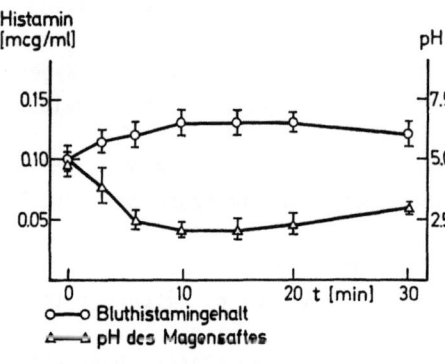

Abb.1.Histamingehalt des Blutes und pH-Wert des Magensaftes nach Propanidid i.v. Histamingehalt in mcg Histamindihydrochlorid/ml Gesamtblut.Mittelwerte±Standardabweichung. Propanidid 7 mg/kg KG, Injektionsvolumen 10 ml/500 mg Propanidid [11]

Auf dieses Ergebnis werden wir im Laufe dieses Workshops noch häufiger eingehen müssen, denn für den Anaesthesisten wird die Zunahme einer Magensekretion in der Einleitungsphase die Auswahl der Prämedikation zu beeinflussen haben. Nach der Injektion eines Pharmakons,z.B. von Propanidid,kann innerhalb von 10 min der pH auf 2,5 fallen. Diese pH-Verschiebung könnte bei einer eventuellen Aspiration Gefahren mit sich bringen.

Abb.2. Zunahme der Plasmahistaminkonzentration beim Menschen nach Propanidid i.v. (7 mg/kg KG, Inj. Zeit 20 s) n=12 Probanden. Mittelwerte ± S.E.M.

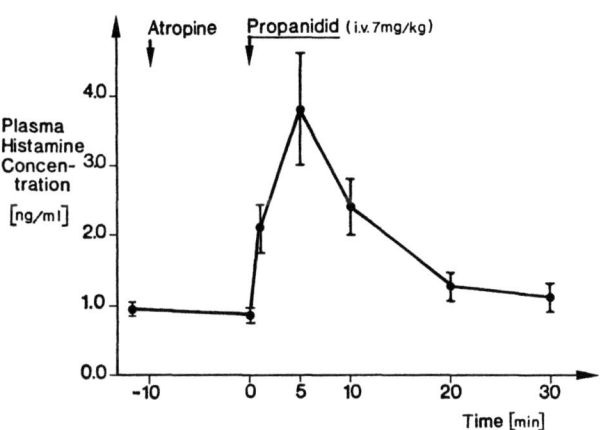

INTRAVENÖSE HYPNOTIKA

Mit der ersten prospektiven Studie an 12 Probanden (1969) (Abb.2) wird gezeigt, daß bei der Histaminfreisetzung nach einem i.v. Hypnotikum bestimmte Kriterien vorhanden sein müssen [11]. Zum Verständnis soviel: Bei jeder Histaminfreisetzung muß eine Kinetik des Histaminspiegels gefordert werden, d.h. nach Propanidid ist auf einen schnellen Anstieg innerhalb von 5 min die Konzentration über 20-30 min fallend nachzuweisen [10]. Wei-

Tabelle 1. Klinische Symptome anaphylaktoider und allergoider Reaktionen beim Menschen

---

1. Haut und Schleimhäute:
   - Erythem
   - Urticaria
   - Juckreiz
   - Konjunctivitis
   - Pharynx- und Larynxoedem
   - Quincke's Oedem
   - Rhinitis

2. Magen-Darmbereich:
   - Völlegefühl des Magens
   - Übelkeit
   - Erbrechen
   - Koliken
   - Darmtenesmus
   - Stuhldrang

3. Herz und Kreislauf:
   - Tachykardie
   - Arrhythmie
   - Störung der AV Übertragung
   - Husten
   - Engegefühl in der Brust
   - Bronchospasmus
   - Hypotension
   - Herz und Kreislauf Insuffizienz und Stillstand
   - Zunahme des bronchialen Widerstandes

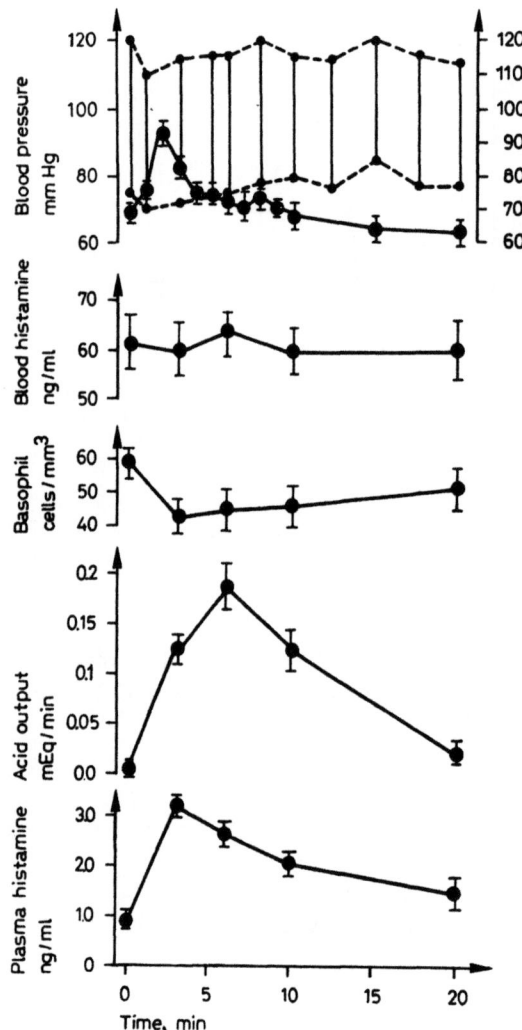

Abb.3. Histaminkonzentration im Vollblut und Plasma, Gehalt an basophilen Granulozyten, Magensaftsekretion, Blutdruck und Herzfrequenz nach Thiopental i.v. (5 mg/kg KG, Inj. Zeit 20 s) n=8 Probanden. Mittelwerte±S.E.M. Bei jeder Person wurden die Parameter gleichzeitig untersucht. ———. Herzfrequenz; .----. Blutdruck [13]

ter soll eine entsprechende klinische Symptomatik vorhanden sein, hierzu sind die Symptome der Histaminfreisetzung zu kennen, die Patienten sind gezielt abzufragen (Tab.1) und auch sorgfältig zu beobachten [9]. Symptome wie Völlegefühl im Magen weisen auf eine vermehrte Magensekretion hin. Die Symptome wie Hauterscheinungen, Kopfdruck oder Bronchospasmus können auch allein auftreten. Es müssen nicht immer alle Symptome nachweisbar sein.

Mit den beiden nächsten Abbildungen (3 u. 4) soll auf die eben erwähnte Symptomatik im klinischen Experiment aufmerksam gemacht werden [13]. Nach Thiopental kommt es zu einem dezenten Blutdruckabfall (Abb.3) mit geringer Herzfrequenz-Steigerung, Abfall der basophilen Granulozyten und zu deutlicher Magensaftsekretion, die parallel zum Plasmahistamin ansteigt. Dasselbe finden wir nach Propanidid, doch mit einem Unterschied (Abb.4): Auch die Histaminkonzentration im Gesamtblut ist angestiegen. Dieses Ergebnis deu-

Abb.4. Propanidid i.v. (7 mg/kg KG, Inj.Zeit 20 s) n=8 Probanden. Weitere Legende s. Abb.3 [13]

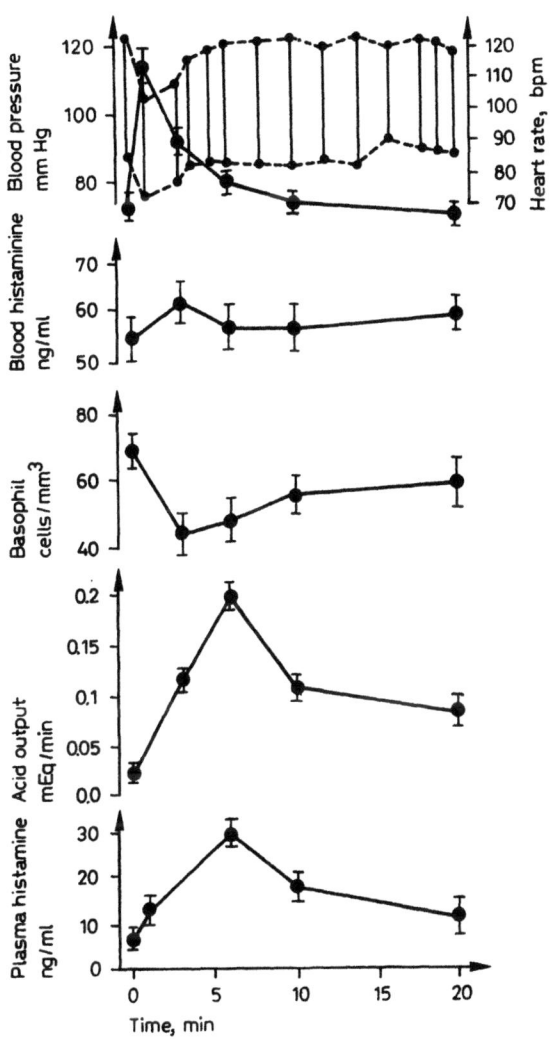

tet darauf hin, daß die alleinige Bestimmung der Bluthistamin-Konzentration nicht ausreicht. Da dieser Nachweis eine hohe Fehlerbreite besitzt, muß jeder Hinweis auf diesen Parameter kritisch betrachtet werden. Obwohl nach Thiopental keine Veränderungen im Bluthistamingehalt vorhanden waren, kam es zu einem signifikanten Anstieg des Plasmahistamins. Hieraus ist abzuleiten, daß Propanidid ein potenterer Histaminliberator ist, denn auch im Blut kann ein signifikanter Anstieg nachgewiesen werden.

Ein Patient aus dem Jahr 1969/1970 wird ausführlicher beschrieben, da hieraus wichtige Erkenntnisse für das weitere Vorgehen auf dem Gebiet der Prophylaxe und Therapie einer anaphylaktoiden Reaktion gesammelt werden konnten [4,13]. Im August 1969 kam der Patient nach einem schweren Verkehrsunfall mit einer rechten Oberschenkelfraktur und einer offenen Unterschenkelfraktur (die Tibia war zertrümmert und große Teile der Tibia

Pat. G. R., Al. ♂ 33 J.

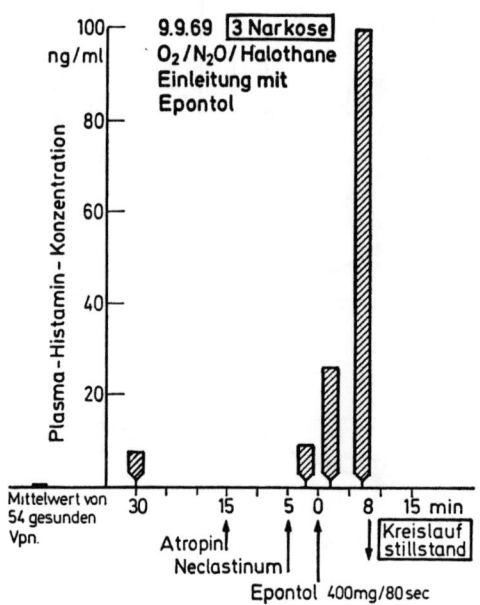

Abb.5a. Plasmahistaminwerte des Patienten (Gr.Al) während der 3. Propanididnarkose innerhalb von 5 Wochen. Einleitung der Sauerstoff-Lachgas-Halothan-Narkose mit 400 mg Propanidid bei einer Injektionsgeschwindigkeit von 80 s. 7 1/2 min nach der Einleitung Kreislaufstillstand. - Wiederbelebung - Intubation. Gabe von Glucocorticoid. Ab der 15. min nach der Narkoseeinleitung normaler Narkoseverlauf [2]

fehlten) zu einer ca. 4-5 h dauernden Operation. Die Oberschenkelfraktur wurde in Allgemeinnarkose versorgt. Der Narkoseverlauf war nach Thalamonal- und Clemestil-Prämedikation, Propanidid-Einleitung, Intubation nach Suxamethonium, und Aufrechterhaltung mit Halothan/N$_2$0/0$_2$ komplikationslos. 14 Tage später war eine erneute Allgemeinnarkose zum Abtragen von Nekrosen notwendig. Prämedikation wie bei der 1. Narkose, d.h. auch mit Clemastin. Nach der Einleitung mit Propanidid kam es zu Kreislaufstillstand, der sofort beherrscht werden konnte. Der erforderliche operative Eingriff wurde vorgenommen. Weitere Operationen waren in den darauffolgenden Wochen notwendig und es kam zu Beginn der 3. Narkose, die ebenfalls mit Propanidid eingeleitet wurde, wieder zu einem Kreislaufstillstand. Auffallend war die ausgeprägte Tachykardie, auch nach Normalisierung des Blutdrucks. Da wir vor der 3. Narkose Blut zur Histaminbestimmung und auch nach Propanidid weitere Blutproben abgenommen hatten, konnte die Ursache der Komplikation aufgeklärt werden:

Vor der Narkose waren die Plasmahistaminwerte mit 9 ng/ml pathologisch erhöht (Abb.5a). Zum Verständnis: Die Ausgangswerte von 50 Probanden lagen damals zwischen 0,3 und 0,6 ng/ml Histamin im Plasma. Nach Propanidid stieg das Histamin über 26 und zum Zeitpunkt des Kreislaufstillstandes auf 100 ng/ml an. Bis zu diesem Zeitpunkt hatte der Patient keine weiteren Medikamente erhalten, vor allen Dingen keine Relaxantien. Nach Rücksprache mit dem Patienten wurde vor der nächsten Operation als Prämedikation 200 mg Prednisolon i.v. injiziert und die Narkose wieder mit Propanidid eingeleitet (Abb.5b). Es kam auch hier nach Propanidid wieder zu einem Anstieg der

Abb.5b. Plasmahistaminwerte des Patienten (s.Abb.5a) mit hohen Ausgangswerten [2]. Nähere Erläuterungen s. Text

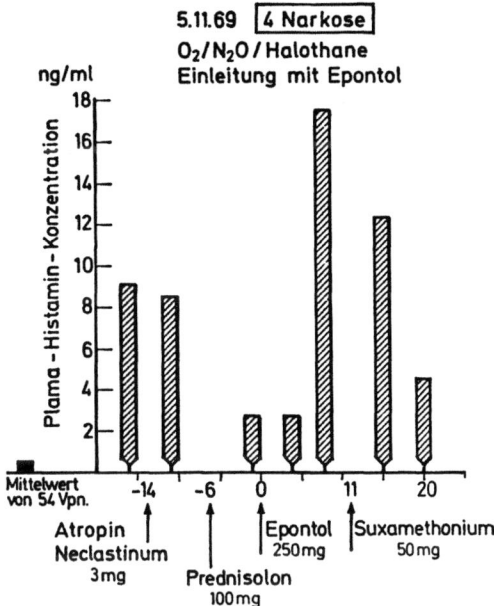

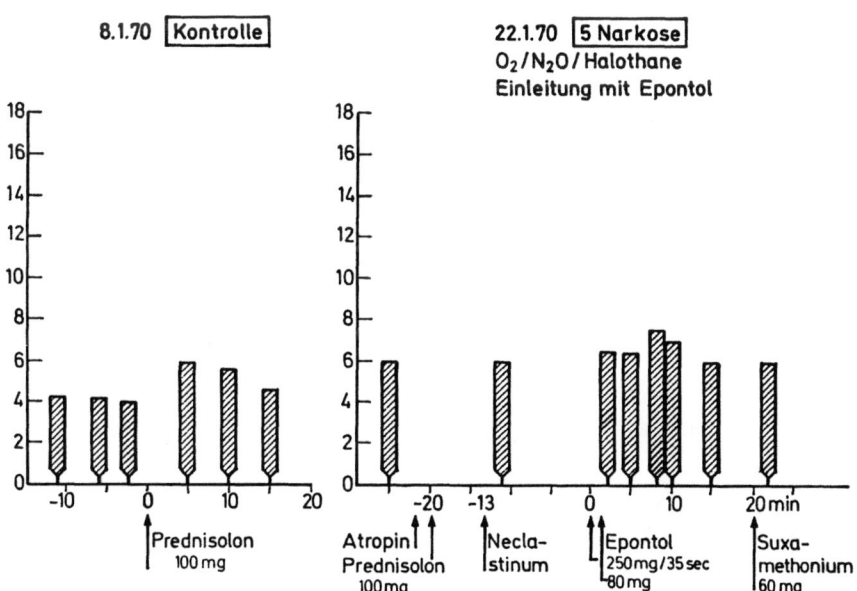

Histaminkonzentration, jedoch zu keiner Kreislaufreaktion. Die folgenden Anaesthesien wurden ebenfalls erst nach der Prämedikation mit einem Glucocorticosteroid eingeleitet, anaphylaktoide Reaktionen traten nicht mehr auf (Abb. 5b).

Nach dieser Erfahrung stellten wir uns 1969/70 folgende Fragen:
1. Warum besaß der Patient nach dem Unfall so extrem hohe Histaminausgangswerte,
2. wie ist die prophylaktische Wirkung der Glucocorticosteroide erklärbar?

Zu 1. Unsere Erklärung war damals mehr eine indirekte. Wir vertraten die Ansicht,daß Patienten mit ausgedehnten Nekrosen und entzündlichen Prozessen, Patienten mit septischen Herden oder malignen Tumoren,Patienten nach Röntgenbestrahlung, insbesondere mit Radiumeinlagen, einen erhöhten Histamingehalt der Mastzellen haben müßten. Da sich nach Propanidid als nachgewiesener potenter Histaminliberator anaphylaktoide Reaktionen mit Todesfolge vorwiegend bei diesem genannten Patientengut ereignet hatten.

Zu 2. Unsere Vorstellung über den Wirkmechanismus der Glucocorticosteroide war [1]: Glucocorticosteroide sind in der Lage, einmal die Histidindecarboxylase (Synthese von Histidin zu Histamin) zu hemmen und zum anderen wie Antihistaminika die Wirkung am Rezeptor zu verhindern, also wie Antihistaminika zu wirken.

Abb.6a. Randomisierte prospektive Studie zur Histaminfreisetzung nach Etomidat (0,3 mg/kg KG),Althesin 0,05 ml/kg KG und Propanidid (7 mg/kg, KG) [4,13]

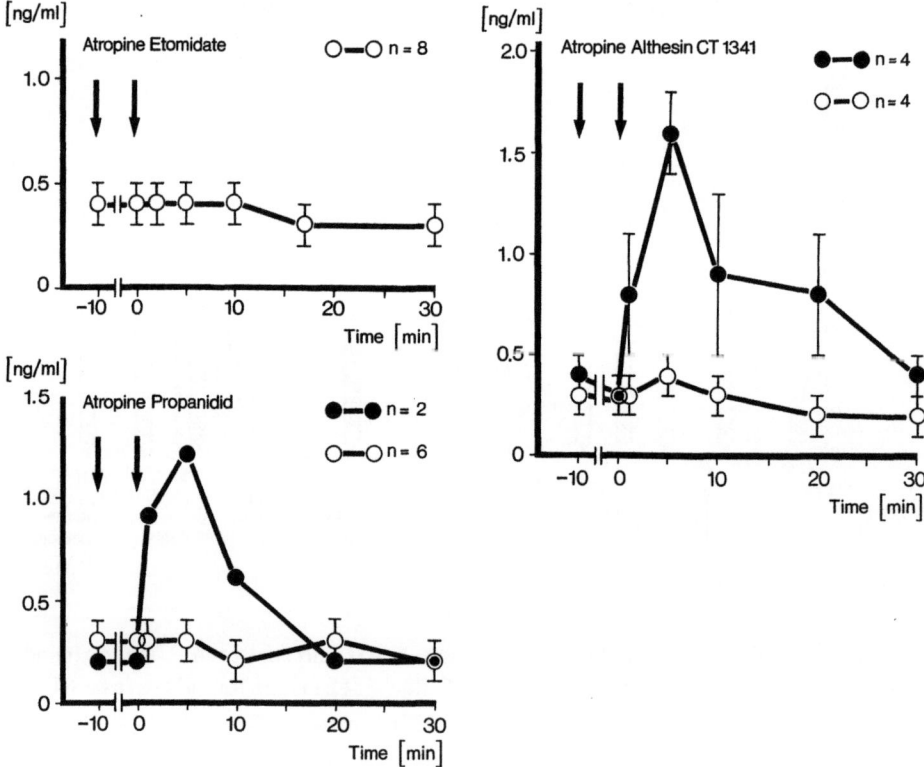

Mit den nächsten Abbildungen (Abb.6a u.b) wird gezeigt, daß Thiopental, Propanidid, Methohexital, Althesin, ein in England bevorzugtes Hypnotikum, Histamin freisetzt und die zu fordernde Kinetik immer wieder gut zu demonstrieren ist. Inzwischen wurden Propanidid und Althesin weltweit aus dem Handel gezogen. Bei Etomidat war zur damaligen Zeit keine Erhöhung des Plasmahistamins nachweisbar [4,13].

Bei Thiopental zeigten 50% der Probanden im oberen Körperbereich ausgedehnte Erytheme. Diese Erytheme nach Thiopental wurden unter der Einleitung häufiger dem gleichzeitig applizierten Suxamethonium angelastet. Auch nach Suxamethonium haben wir Erytheme beobachten können, doch sollte der Anaesthesist wissen, daß die Barbiturate in der Lage sind, u.a. auch cutane anaphylaktoide Reaktionen zu verursachen.

Eingangs wurde auf die vermehrte Magensekretion nach Propanidid hingewiesen. Bei den ersten 25 Narkosen mit Etomidat am Patienten äußerte eine Patientin spontan nach einer Cardioversion, die bisher bei ihr immer unter Propanidid durchgeführt wurde, daß es ihr nach dieser Narkose viel besser ginge, vor allen Dingen habe sie kein Völlegefühl im Magen wie sie es bei allen anderen Narkosen gehabt hatte. Diese Äußerung der Patientin hat uns den ersten Hinweis gegeben, daß Etomidat wohl einen geringeren Einfluß auf die Histaminfreisetzung haben müsse als andere i.v. Hypnotika (Abb. 6a).

Abb.6b. Histaminfreisetzung bei Propanden nach Thiopental, (5 mg/kg KG), Methohexital (1,2 mg/kg KG) [4,13]

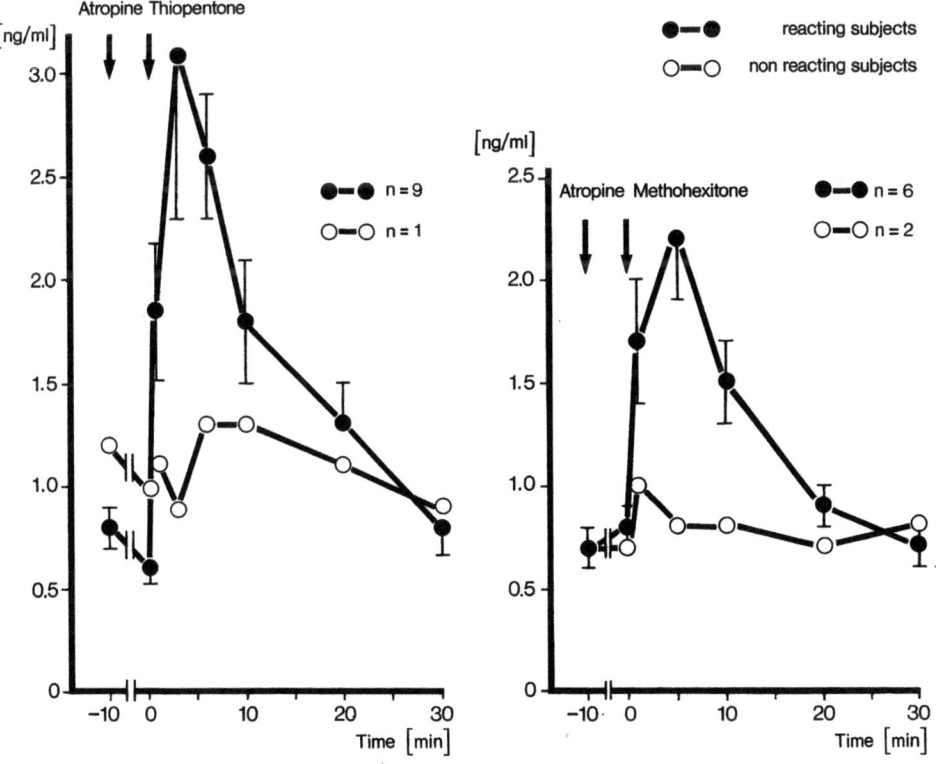

MUSKELRELAXANTIEN

Nach den guten Ergebnissen mit Etomidat wagten wir auch Kombinationen mit Muskelrelaxantien, um eine mögliche Histaminfreisetzung dieser Substanzgruppe zu erfassen. Aus den Ergebnissen erkennen wir (Abb.7): Suxamethonium, Alloferin und Pancuronium setzen Histamin frei, wobei Pancuronium tatsächlich am wenigsten Histamin freisetzt [6,9,10]. Der Kliniker weiß auch, daß nur wenige Reaktionen nach Pancuronium beschrieben worden sind. Auffallend war bei diesen Untersuchungen, daß einige Probanden nach Etomidat (also vor Injektion des Muskelrelaxans) schon cutane Reaktionen zeigten. Eine Beobachtung, die uns den ersten Hinweis gab, daß auch nach Etomidat anaphylaktoide Reaktionen auftreten können [6].

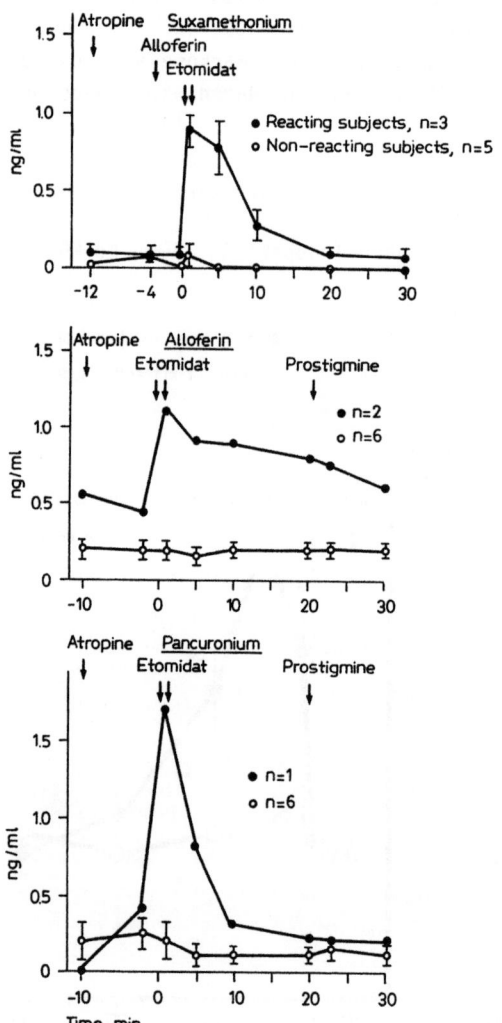

Abb.7. Histaminfreisetzung nach Suxamethonium, Alcuronium, Pancuronium. Die Anaesthesie wurde mit Etomidat eingeleitet und bei den länger wirkenden Relaxantien nachinjiziert [6,9]

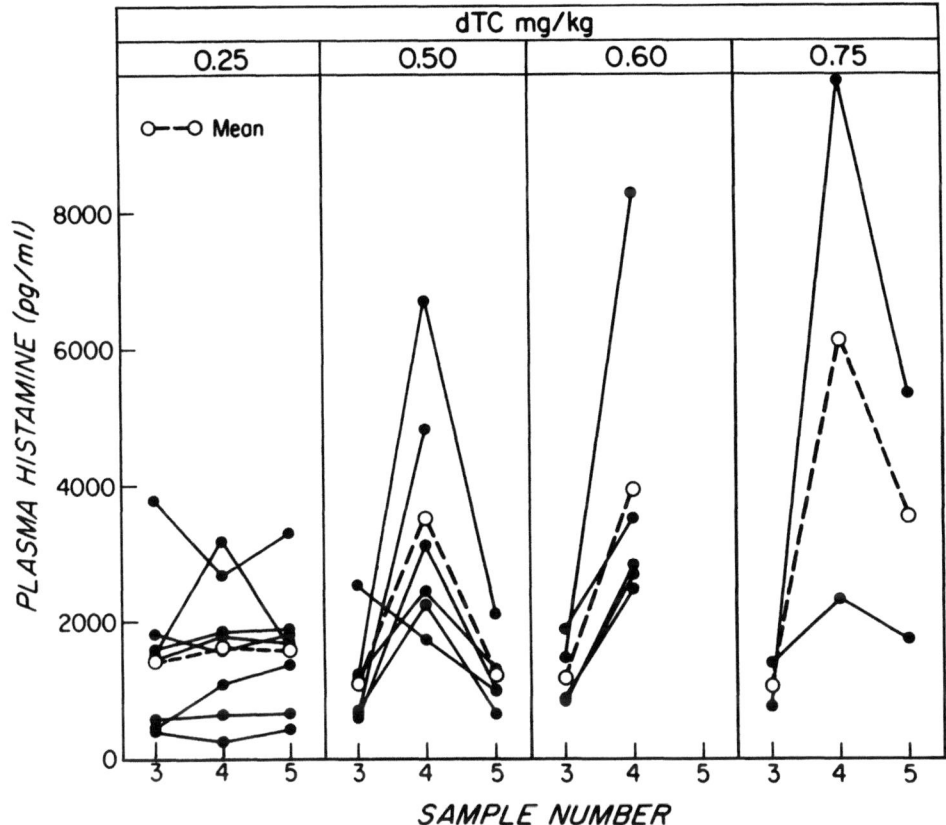

Abb.8. Plasmahistaminspiegel nach aufsteigender Dosis von d-Tubocurarin beim Patienten. Einzelwerte und Mittelwerte sind von 21 Patienten erhalten, die sich einer elektiven orthopädischen Operation unterzogen [15]

Moss et al. [15] haben festgestellt, daß d-Tubocurarin dosisabhängig Histamin freisetzt (Abb.8). Diese Substanz gilt seit Jahren in erster Linie aus klinischen Beobachtungen als ein ausgezeichneter Histaminliberator.

BENZODIAZEPINE

Diese Stoffgruppe hat in den letzten 10 Jahren eine breite Anwendung in der Anaesthesiologie gefunden. Anfangs nur im Rahmen der Prämedikation zur Anxiolyse, in den letzten 4 Jahren jedoch auch als i.v. Hypnotika zur Einleitung der Anaesthesie. In Kombination mit Etomidat werden die Benzodiazepine zur Vermeidung von Myokloni gegeben.

In einer prospektiven randomisierten Studie wurden Diazepam und Lormetazepam i.v. 30 min vor Etomidat appliziert. Nach Diazepam fehlt eine Histaminfreisetzung, nach Lormetazepam kam es bei 2 Probanden zu einer

Erhöhung der Histaminkonzentration bis zu 2,7 ng/ml. Ein weiterer Proband zeigte nur eine geringe Histaminfreisetzung auf 1,15 ng/ml bei einem Ausgangswert von 0,75. In der Kombination mit Etomidat stieg bei einem Probanden dann das Histamin noch auf 3,2 ng/ml an (Tab.2a), bei dem 2. von 0,35 ng/ml auf 1,85 ng/ml, ohne klinische Symptome zu zeigen [5].

Allerdings war es bei dieser Versuchsanordnung nicht zu vermeiden, daß die Probanden innerhalb von 2-3 Tagen die 2. Anaesthesie erhielten. In den zwei Fällen der deutlichen Histaminerhöhung kam es erst nach der 2. Anaesthesie zu der Histaminfreisetzung (Tab.2b). Es muß diskutiert werden, ob nicht auch Benzodiazepine die Eigenschaften einer Antihistaminikawirkung besitzen können,denn bei einer Histaminerhöhung auf 3,2 ng/ml nach Etomidat sind klinische Symptome zu erwarten. Nach tierexperimentellen Untersuchungen besitzt Lormetazepam jedoch keinen Antihistaminika-Effekt.

Mit Sicherheit muß man auf Grund dieser Ergebnisse [5,6] und nach klinischen Beobachtungen [8] jetzt auch Etomidat zu jenen Hypnotika rechnen, die anaphylaktoide Reaktionen verursachen können.

Nach Flunitrazepam kam es ebenfalls zu einer geringen Histaminfreisetzung (Abb.9), allerdings traten die Symptome einer leichten cutanen Anaphylaktoidie häufiger auf,als ein Histaminanstieg über 1 ng/ml gemessen werden konnte [3], d. h. die cutanen Reaktionen stehen nicht unbedingt im

Tabelle 2 a. Plasmahistaminspiegel bei gesunden Probanden nach Prämedikation mit Diazepam i.v. (10 mg/70 kg) li. oder Lormetazepam i.v. (1 mg/70 kg) und Etomidat re.(0,15 mg/kg) in einer randomisierten Studie. Die Prämedikation erfolgte 30 min vor Etomidat

Test-person	Plasmahistaminspiegel (ng/ml)					
	Etomidat			Etomidat		
	vorher	nachher*		vorher	nachher*	
1	0,25	0,45	(1)	0,65	3,2	(5)**
2	0,25	0,25	(1)	0	0,1	(1)
3	0,4	0,7	(1)	0,35	1,85	(5)**
4	0,3	0,9	(10)	0,7	0,9	(1)
5	0,45	0,3	(5)	0,1	0,15	(1)
6	0,3	0,6	(10)	0,4	0,4	(1)
7	0,55	0,35	(5)	0,95	0,65	(1)
8	0,55	0,80	(1)	0,45	0,25	(10)
9	0,45	0,5	(1)	0,9	0,9	(10)
10	0,55	0,6	(1)	0,8	0,	(1)
Gesamt	0,4±0,1	0,6±0,2		0,5±0,3	-	

* Höchster gemessener Spiegel, Zeit (min) in Klammern.
** Reaktand

Tabelle 2 b. Daten der zwei Reaktanden aus der Tab. 2a. Plasmahistaminspiegel in ng/ml. Dosierung: Diazepam (10 mg/70 kg KG) i.v., Lormetazepam (1 mg/70 kg KG) i.v. Etomidat (0,15 mg/kg) i.v.

Prob. Nr.	Pharmakologische Daten Datum	Plasmahistamine-konz.,ng/ml vorher, nachher		Bemerkungen	Etomidate vorher, nachher		Bemerkungen
1 K.H.	Diazepam 12.12.77	0,2	0,4 (5)	–	0,25	0,45 (1)	Thrombose
3 S.H.	Diazepam 12.12.77	0,5	0,75 (5)	–	0,4	0,7 (1)	Myokloni
1 K.H.	Lormetazepam 15.12.77	0,35	2,7 (5)	HF konst. AP konst.	0,55	3,2 (1)	HF konst. AP konst. Gänsehaut
3 S.H.	Lormetazepam 16.12.77	0,4	2,05 (5)	HF konst. AP konst.	0,35	1,85 (5)	HF konst. AP konst. Schmerzen an der Einstichstelle

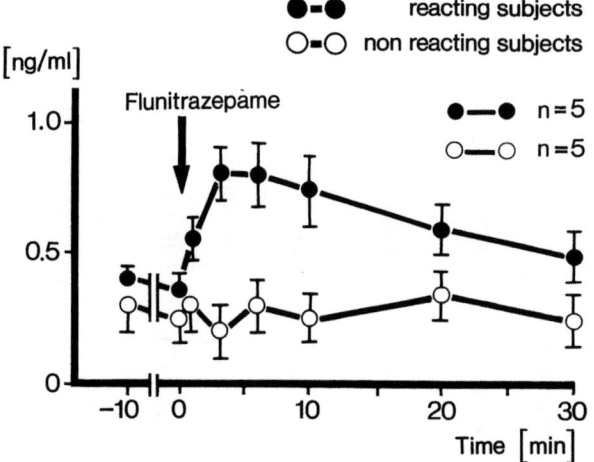

Abb.9. Nach Flunitrazepam 0,03 mg/kg KG zeigten von 10 Probanden 5 eine geringe Histaminfreisetzung [3], die jedoch den sog. Grenzwert von 1 ng/ml nicht überschritten

Zusammenhang mit einer Histaminfreisetzung über 1 ng/ml. In der Klinik sind bisher wie beim Lormetazepam keine systemischen anaphylaktoiden Reaktionen bekannt geworden.

PRÄMEDIKATION

Es dürfte bekannt sein, daß Antihistaminika wie Cimetidin Histamin freisetzen können, Dimetindenmaleat (Fenistil®) jedoch nach den bisherigen Untersuchungen nicht [9,10]. Interessant ist auch, daß die Injektion von Kochsalz zu Histaminanstiegen führt, wobei die psychische Komponente diskutiert werden muß. Nebenwirkungen der Antihistaminika werden nach langsamer Injektion jedoch nicht beobachtet, da die Histamin bedingten Wirkungen durch die Blockade der Rezeptoren verhindert wird.

PLASMASUBSTITUTE

In zahlreichen experimentellen und klinischen Studien ist nachgewiesen worden, daß Haemaccel und andere Plasmasubstitute wie Gelifundol Histamin freisetzen können. Über den Streit, wie hoch der Prozentsatz liegt, zu diskutieren, ist müßig [12,14,16,17]. Nach den letzten Untersuchungen mit dem gereinigten, von überschüssigem Hexamethylen-di-Isocyanat befreiten Haemaccel war keine Histaminfreisetzung mehr nachweisbar [14]. Das Haemaccel 35 hat sich inzwischen auch klinisch bewährt. Jedoch sollte man wie bei allen Substanzen, die anfangs frei von Nebenwirkungen sind und kein Histamin freigesetzt haben, zurückhaltend mit überschwenglichen Äußerungen sein. Erst nach langjähriger klinischer Prüfung können sich Vorteile zeigen.

In der Einführung wurde schon auf das wichtige Problem hingewiesen,daß z.B. nach Gelifundol ein ausgedehnter Flush mit Erythem ohne Kreislaufreaktionen nachzuweisen war. Die zahlreichen cutanen Reaktionen nach Plasmasubstituten zielen auf eine Histaminfreisetzung hin, die vorwiegend auf die Haut beschränkt bleibt.

Für den Kliniker ist folgendes wichtig zu wissen: Die cutanen Reaktionen sind als eine Warnung anzusehen,denn nach den Hauterscheinungen könnte es auch zu einer systemischen Reaktion kommen, d.h. zu einem Blutdruckabfall mit Tachykardie. Demnach sollte der Patient sorgfältig beobachtet, der Blutdruck gemessen, d.h. ein fortlaufendes Monitoring verlangt werden.

Obwohl die Dextran-Unverträglichkeit als eine Komplementaktivierung über den klassischen Weg gesichert ist [7], darf die Histaminfreisetzung nach Dextran nicht außer acht gelassen werden.

In früheren Studien an Probanden haben immerhin von 15 Probanden 6 Probanden mit einer Histaminfreisetzung bis zu 2,5 ng/ml reagiert [12]. Vielleicht spielt die Histaminfreisetzung bei jenen Zwischenfällen nach Dextran eine Rolle, die trotz Hapten-Vorinjektion mit einer stärkeren Kreislaufreaktion reagiert haben.

LITERATUR

1. Doenicke A, Lorenz W (1970) Histaminfreisetzung und anaphylaktische Reaktionen bei i.v. Narkosen. Biochemische und klinische Aspekte. Anaesthesist 19:413
2. Doenicke A, Lorenz W (1973) Nachweis von Histaminfreisetzung bei hypotensiven Reaktionen nach Propanidid und Therapie mit Corticosteroiden. Springer, Berlin Heidelberg New York (Anaesthesiol Wiederbeleb 74:189)
3. Doenicke A, Lorenz W (1978) Histaminliberierung durch Flunitrazepam. Rohypnol. Pharmakologische Grundlagen - Klinische Anwendung. Klin Anästh Intensivther 17:62
4. Doenicke A, Lorenz W, Beigl R, Bezecny H, Uhlig G, Praetorius B,Mann G (1973) Histamin release after i.v. application of short-acting hypnotics. A comparison of etomidate, althesin CT 134 and propanidid. Br J Anaesth 45:1097
5. Doenicke A, Lorenz W, Dittmann J, Hug P(1980) Histaminfreisetzung nach Diazepam/Lormetazepam in Kombination mit Etomidat. In: Doenicke A, Ott H (Hrsg) Lormetazepam. Springer, Berlin Heidelberg New York (Anaesthesiol Wiederbeleb 133:11.1)
6. Doenicke A, Lorenz W,Hug P(1978) Histamine et etomidate. Ann Anesth Fr 19:207
7. Hedin H, Richter W, Meßmer K,Rinck H,Ljungström KG,Laubenthal H (1981) Incidence, pathomechanism and prevention of dextran-induced anaphylactoid-anaphylactic reaction in man. In: Henessen W (ed) Developments biol. standard. Karger, Basel 48:179

8. Krumholz W,Müller H,Gerlach H,Russ W,Hempelmann G (1983) Ein Fall von anaphylaktoider Reaktion nach Gabe von Etomidat. Anaesthesist 33:161
9. Lorenz W, Doenicke A (1978) Anaphylactoid reactions and histamine release by intravenous drugs used in surgery and anaesthesia. In:Watkins J,Ward AM (eds) Adverse response to intravenous drugs. Academic Press, London p 83
10. Lorenz W, Doenicke A (1978) Histamine release in chemical conditions. Mt Sinai J Med 45:357
11. Lorenz W, Doenicke A, Halbach S,Krumey J, Werle E (1969) Histaminfreisetzung und Magensaftsekretion bei Narkosen mit Propanidid (Epontol). Klin Wochenschr 47:154
12. Lorenz W, Doenicke A, Meßmer K, Reimann HJ, Thermann M,Lahn W,Berr J, Schmal A,Dormann P,Regenfuss P,Hamelmann H (1976) Histamine release in human subjects by modified gelatine (Haemaccel®) and dextran: An explanation for anaphylactoid reactions observed under clinical conditions? Br J Anaesth 48:151
13. Lorenz W, Doenicke A, Meyer R, Reimann HJ,Kusche J, Barth H,Gesing H, Hutzel M,Weissenbach B (1972) Histamin release in man by propanidid and thiopentone: pharmacological and clinical consequences. Br J Anaesth 44:355
14. Lorenz W, Doenicke A, Schöning B, Karges H, Schmal A (1981) Incidence and mechanisms of adverse reactions to polypeptides in man and dog.In: Hennessen W (ed) Developments in biol. standard. Karger,Basel 48:207
15. Moss J, Philbin DM, Rosow CE, Basta SJ,Gelb C,Savarese JJ (1982) Histamine release by neuromuscular blocking agents in man. Klin Wochenschr 60:891
16. Ring J, Laubenthal H, Meßmer K (1982) Incidence and classification of adverse reactions to plasma substitutes. Klin Wochenschr 60:997
17. Schöning B, Koch H (1975) Pathergiequote verschiedener Plasmasubstitute an Haut und Respirationstrakt orthopädischer Patienten. Anaesthesist 24:507

Diskussion

Vorsitz: G. Hempelmann, W. Lorenz

- Hempelmann -
Es wird sicherlich in dieser Diskussion einige Themen geben, die wir aus klinischer Sicht ansprechen sollten. Ich habe z.B. eine Frage: Die Beeinflussung der Magensaftsekretion durch andere Medikamente ist gegeben; war die Prämedikation bei Ihren Untersuchungen immer gleich?

- Doenicke -
Bei diesen Untersuchungen mit Propanidid hatten wir außer Atropin keine Prämedikation. Es waren ja klinisch-experimentelle Untersuchungen an Probanden, nicht an Patienten. Trotzdem fanden wir diese erhebliche Magensaftsekretion und das ist eben der entscheidende Punkt für die Klinik.

- Lorenz -
Atropin blockiert die vagal stimulierte Magensaftsekretion, nicht aber die histamin-stimulierte. Das ist ein ganz wichtiger Befund, weil der Kliniker ja normalerweise denkt, man könne den Magen mit Atropin trockenlegen. Die Histaminwirkung auf die Säuresekretion wird nur zu einem kleinen Teil durch Atropin reduziert. Der Mechanismus beruht auf Potenzierung der Histaminwirkung durch den Vagus, was mit Atropin verhindert werden kann. Die Gastroenterologen kennen das Phänomen, daß man mit einem vollen Magen rechnen muß, auch wenn der Patient nicht gegessen hat und auch dann, wenn er zusätzlich Atropin bekommen hat, nämlich, wenn Histamin appliziert oder freigesetzt wird.

- Reimann -
Ich habe zwei Bemerkungen: Als erstes sagten Sie - nach dem Fall den Sie 7 mal operiert bzw. narkotisiert haben - die Zellen seien prall mit Histamin gespeichert. Bei der 2. Gabe des Narkotikums sei es zu einer deutlichen Reaktion gekommen. Ich möchte nur eines sagen, wahrscheinlich kommt es auch in den entzündlichen Geweben zu einer Zellvermehrung, zu einer Histaminspeichervermehrung. Das Zweite: Die Hautreaktionen nach Gelifundol. Auch da gebe ich zu bedenken, daß es wohl eine lokale Histaminreaktion sein kann, aber eine systemische Reaktion eben nicht.

- Doenicke -
Natürlich, das wissen wir. Bei einer cutanen Reaktion ist die Wirkung einer Histaminfreisetzung lokal begrenzt bzw. durch andere Mediatoren bedingt. Es kommt nicht zu der systemischen Reaktion mit Plasmahistaminanstieg und Blutdruckabfall. Der Kliniker muß jedoch aufpassen, wenn eine cutane, lokal begrenzte Histaminfreisetzung aufgetreten ist, kann diese auch systematisch werden, dann müssen wir handeln. Deshalb ist es unsere Aufgabe, den Patienten zu überwachen und Frequenz und Blutdruck kontinuierlich zu messen. Komplikationen können auftreten, wenn nicht fortlaufend beobachtet wird.

- Lennartz -
Herr Doenicke, ich möchte nochmal auf die Magensaftsekretion zu sprechen kommen. Es erscheint mir etwas zu global und zu generell, was Sie da gesagt

haben, daß nur das Histamin die Magensaftsekretion in der Narkose steigert. Ich erinnere mich noch sehr gut an die Untersuchungen, die von Herrn Konrad in Düsseldorf Anfang bis Mitte der 60-iger Jahre bei Patienten mit Isthmusstenosen durchgeführt wurden. Dabei kam es immer während der Abklemmung der Aorta zu einem erheblichen Anstieg der Magensaftsekretion mit pH-Verschiebungen in den sauren Bereich hinein. Ich meine, es können auch Durchblutungsstörungen bei der Zunahme der Magensaftsekretion eine Rolle spielen.

- Doenicke -

Veränderungen der Magendurchblutung wirken von sich aus nicht sekretionsstimulierend. Sie regeln die durch Vagus, Gastrin und Histamin angeregte Sekretion im Sinne einer Hemmung, wenn die Durchblutung über einen kritischen Punkt abnimmt. Umgekehrt führt Ischämie zu einer lokalen Histaminfreisetzung in der Magenschleimhaut, die solange unwirksam ist wie die Ischämie erhalten bleibt. Deshalb ist auch die Wiederherstellung der Zirkulation danach mit massiver Sekretion verbunden. Histaminfreisetzung bei Aortenisthmusstenose ist ohne weiteres denkbar, wie uns die Chirurgen noch zeigen werden.

- Lorenz -

Darf ich nochmals auf die Frage von Herrn Reimann zurückkommen und vielleicht Bedenken mit einem kurzen Kommentar ausräumen? Wir haben gemeinsam mit Herrn Dudziak (Frankfurt) eine Patientin untersucht, bei der eindeutig Plasmahistaminanstiege nach Gelifundol nachgewiesen werden konnten. Dies bedeutet, daß es bei Oxypolygelatine im Gegensatz zum früheren Haemaccel meist nicht zu Erhöhungen des Plasmahistaminspiegels über 1 ng/ml kommt. Es gibt aber auch Gelifundolreaktionen, die zu Plasmahistaminerhöhungen und zu systemisch anaphylaktoiden Reaktionen führen.

- Reimann -

Das war mit Blockern.

- Doenicke -

Dies wurde früher von niemandem untersucht. Ich möchte mich aber dem Vorherigen anschließen. Nachdem wir diesen beschriebenen Gelifundol-Fall mit der cutanen anaphylaktoiden Reaktion dem Hersteller mitgeteilt hatten, mit der Information, daß Gelifundol keine systemischen Reaktionen verursache, haben wir 4 Wochen später einen schweren Zwischenfall nach Gelifundol mit Blutdruckabfall und sogar Herzstillstand erlebt. Deshalb ist es völlig richtig - und ich sage es nochmals - daß wir bei einer cutanen Reaktion wachsam sein müssen und unser Augenmerk auf Tachykardie, auf Herz-Kreislaufsymptome richten müssen, denn es kann etwas passieren!

- Götz -

Herr Doenicke, könnten Sie zur Komplettierung Ihrer Anaesthetikaliste noch etwas zu Fentanyl und Dehydrobenzperidol sagen?

- Doenicke -

Im nächsten Vortrag wird dieses besprochen.

- Beger -

Eine Frage zu den cutanen Hautreaktionen. Haben Sie gesehen, daß diese

vielleicht in irgendeinem Zusammenhang mit Druckstellen auftreten könnten? Es gibt ja urticarielle Hautreaktionen die erst zusammen mit Druckapplikation ausgelöst werden können.
- Doenicke -
Die Reaktionen kommen vorwiegend seitlich am Hals und im Gesicht vor. Es wurde überhaupt kein Druck ausgeübt, da keine Beatmungsmaske bei der Probandin benutzt wurde.
- Beger -
Ich habe noch eine Frage. Ihre Umschreibung, ausgehend von dem Fall mit 9 ng/ml Histamin und der nachfolgenden Schocksituation läßt doch relativ offen und umschreibt das eigentlich nur spekulativ, daß eine Freisetzung aus nekrotischem Gewebe die Ursache für den hohen Histaminspiegel sei. Wir haben an großen Patientenserien vor, während und nach Operationen mit intraabdominellen Entzündungsprozessen und abschätzbarer Nekroseregion Histamin peripher-venös bestimmt und keine wesentlich erhöhten Spiegel gemessen. Sicher liegt hierin ein Problem der Wertigkeit der Histaminbestimmung im peripheren Blut. Wie repräsentativ ist das für lokale Vorgänge? Bei dem von Ihnen beschriebenen Bild hat doch sicherlich eine lokale Histaminfreisetzung stattgefunden. Aber die globale Aussage, daß ein Entzündungsprozeß zur Vermehrung der Histaminzellen oder Freisetzung führt, ist bisher nicht belegt.
- Doenicke -
Was wir mit unserem Fallbericht zeigen wollten, war eine massive Histaminfreisetzung. Diese erfüllte alle Kriterien (explosionsartiger Anstieg, Bateman-Plasmakurve, klinisches Korrelat) einer Histaminfreisetzung, die damit zweifelsfrei erwiesen ist. Daß in den Nekrosen ein hoher Histaminspiegel vorhanden war, habe ich nicht behauptet. Wir haben aber aufgrund von Tierexperimenten angenommen, daß es bei Entzündungsprozeßnekrosen oder Verbrennungen langfristig zu einer Erhöhung der Histamingehalte kommt. Eine Zunahme der Mastzellendichte ist bei T-Lymphozytenbeteiligung an Entzündungsprozessen beschrieben und eine induzierte Histidin-Decarboxylase ist in der Lage, eine vermehrte Bildung von Histamin zu ermöglichen.
- Bauer -
Eine Bemerkung noch die das stützt, was Herr Beger sagte. Ich glaube, das Problem der Nekrosen, sollte man wirklich nicht so in den Vordergrund spielen obwohl sie vorhanden waren. Ich möchte ein bißchen präzisieren, was für Operationen bei dem Patienten durchgeführt wurden. Der Patient erlitt eine Unterschenkelzertrümmerung, einen Zweidritteldefekt der Tibia und eine Trümmerfraktur der Fibula. In der ersten Sitzung wurde ein ausgedehntes Debridement durchgeführt. Zur Stabilisierung haben wir damals eine freie Platte gemacht, heute würde man einen Fixateur externe nehmen. Die Folgeoperationen waren alles im wesentlichen schrittweise Spongiosaplastiken, und dann schließlich Fibula pro Tibia-Ersatz. Eigentlich alles keine Eingriffe mehr mit ausgedehnten Debridements oder Nekrosenentfernung oder Nekrolysen. Die nachfolgenden Operationen waren sicherlich alles Eingriffe mit sehr sparsamen Weichteilmobilisationen.

- Harke -
Ist bei den Narkotika gemessen worden, welchen Einfluß sie auf die Histaminmethyltransferase und die Diaminoxydase haben?
- Doenicke -
Dies wurde damals klinisch nicht untersucht.
- Harke -
Meine 2. Frage: Zur Interpretation des dramatischen Falles: Muß man nicht auch daran denken, daß die Tachykardie katecholaminbedingt sein kann? Sind Katecholamine gemessen worden?
- Doenicke -
Die Tachykardie entsprach in ihrem Schweregrad und zeitlichem Verlauf ganz der Erhöhung des Plasmahistaminspiegels. Katecholamine erhöhen nicht wesentlich die Plasmahistaminspiegel, aber Histamin liberiert Katecholamine aus der Nebenniere, und zwar über einen H_1-Rezeptor. Da aber Tavegil gegeben wurde, müßte eine Katecholaminausschüttung ausgeschaltet sein, denn Tavegil ist ein H_1-Rezeptor-Antagonist. Außerdem haben wir bei den Nachinjektionen, also bei den 2. und 3. Narkosen nicht intubiert, es kam eben nicht zu einem Schmerzreiz, denn es wurde 8 min gewartet, nicht intubiert, kein Suxamethonium gegeben, um nur Propanidid zu prüfen und erst als es zu dem dramatischen Zwischenfall kam, habe ich dem 2. Anaesthesisten gesagt, jetzt Suxamethonium, intubieren, beatmen. Wir haben daran gedacht, daß eventuell Katecholamine freigesetzt werden könnten, aber die Frequenz war ohne irgendeinen Schmerzreiz erhöht.
- König -
Herr Doenicke, man sollte neben der vermehrten Speicherfähigkeit der Mastzellen natürlich auch bedenken, daß die Freisetzungsbereitschaft der Mastzellen durch viele Faktoren kontrolliert wird. Gerade Ihr Fall z.B. beim Polytrauma beweist ja im Grunde genommen, daß eine Vielzahl anderer Mediatoren freigesetzt werden, die wir heute, und auf die will ich eingehen, als Leukotriene bezeichnen, d.h. ein Anstieg dieser Mediatoren führt automatisch zu einer erhöhten Freisetzungsbereitschaft der Mastzellen.
- Doenicke -
Nun, vor 14 Jahren haben wir noch nichts von Leukotrienen gewußt, doch Ihre Bemerkung ist sehr wichtig.
- Lorenz -
Darf ich vielleicht genau in diese Richtung zielen: Wir haben in diesem Jahr 3 Fälle von Mastzell-Leukämie am Europäischen Histaminkongreß in Bled vorgestellt. Da wurden auch Plasmahistaminspiegel bis zu einer Größenordnung von 8 ng beobachtet (Gravenus), und wir haben darüber sehr lebhaft diskutiert. Es sieht so aus, daß dabei die Plasmapräparation eine Rolle spielt. Unter den Umständen dieser Krankheit kann man kein Plasma herstellen, das nicht schon durch "gereizte" basophile Granulozyten artifiziell mit Histamin verunreinigt ist. Die Basophilen sind unter Umständen so labil, daß bei der Präparation durch die anderen Mediatoren bereits ein Teil des Histamins mit herausgeht. Eine vermehrte Bereitschaft, Histamin zu liberieren, wie sie Herr König gerade ansprach, ist heute die wahrscheinlichste Erklärung.

Alfentanil/Fentanyl –
Histaminfreisetzung und Katecholamine

A. Doenicke, W. Lorenz, H. Suttmann, Th. Duka, Ch. Bretz, A. Schmal

ZUSAMMENFASSUNG

In drei kontrollierten klinischen Studien an Probanden wurde die Frage der Histaminfreisetzung und ihre Interaktion mit der Katecholaminfreisetzung nach Gabe von Fentanyl und Alfentanil in klinisch verwendeten Dosen untersucht.

In der ersten Studie kam es bei verschiedenen Probanden zu Symptomen einer cutanen und systemischen anaphylaktoiden Reaktion, ohne daß dabei Plasmahistaminspiegel gemessen wurden.

In der zweiten Studie wurde bei Probanden mit Fentanyl nur in einem Fall ein pathologischer Plasmahistaminwert von 1,2 ng/ml beobachtet, mit entsprechenden klinischen Symptomen. Nach Alfentanil sowie bei den übrigen Probanden mit Fentanyl wurden lediglich cutane anaphylaktoide Reaktionen ohne einen Anstieg des Plasmahistamins beobachtet.

In der dritten Studie wurde bei 2 Probanden mit Fentanyl und 1 Proband mit Alfentanil mit Hilfe der Clearance-Methode die Histaminfreisetzung im Plasma nachgewiesen. In der Studie traten die klinischen Symptome einer cutanen anaphylaktoiden Reaktion mit Juckreiz und Lid- sowie Oberlippenschwellung in relativ hoher Häufigkeit auf. Eine Interaktion von Histamin- und Katecholaminfreisetzung konnte in diesen Untersuchungen nicht nachgewiesen werden. Hierzu sind kontrollierte klinische Studien mit Histamin-H_1-Rezeptor-Antagonisten und für die cutanen anaphylaktoiden Reaktionen mit Histamin-H_1- plus H_2-Rezeptor-Antagonisten notwendig. Insgesamt wird die Histaminfreisetzung durch Fentanyl und Alfentanil als geringfügig eingestuft, beide Substanzen werden in dieser Hinsicht als relativ sichere Arzneimittel in der Anaesthesie angesehen.

Beim Studium der Morphinarbeit von Friedricht Wilhelm Sertürner [5] wird offenkundig, daß Sertürner nicht nur ein ausgezeichneter Experimentator, sondern auch ein hervorragender Beobachter war. Er besaß einen exzellenten klinischen Blick. Die Symptome, tränende Augen, gerötete Skleren, Wärmegefühl, Rötung im Bereich des Kopfes und Halses, die er 1817 nach Gabe von Morphin beschrieb [5], sind klassische Zeichen einer Histaminreaktion [2].

160 Jahre später stellte die Bostoner Arbeitsgruppe um Philbin und Moss [3,4] in diesem Zusammenhang fest: Nach Gabe von Morphin wird Histamin, im

Plasma um das 7-fache erhöht, freigesetzt, nicht jedoch nach Fentanyl [3,4]. Diese Frage wollten wir mit unserem umfangreichen und exakten Histaminfragebogen für klinische Symptome [2] und mit unserer hochempfindlichen Plasmahistaminmethode [1] überprüfen und auf das Alfentanil ausdehnen.

Drei kontrollierte klinische Studien wurden hierzu an Probanden durchgeführt.

1. In der ersten Untersuchung, die der Ermittlung der Dosis-Wirkungsrelation zwischen den beiden Analgetika galt, wurde nur das Auftreten von klinischen Symptomen registriert.
2. In der zweiten Studie wurde die gesamte Einleitungsphase einer Narkose mit Etomidat, Muskelrelaxans und Analgetikum untersucht und bereits Histamin im Plasma bestimmt. Um den Einfluß der Intubation auf dieses Geschehen zu prüfen, wurden klinische Symptome, Kreislaufreaktion und Plasmakatecholaminspiegel zusätzlich ermittelt.
3. Das Ergebnis dieser Studien veranlaßte uns zu einer weiteren Untersuchung, in der an einer statistisch errechneten entsprechend großen Probandenzahl nur Fentanyl und Alfentanil ohne Beteiligung anderer Medikamente hinsichtlich klinischer Symptome, Histamin- und Katecholaminfreisetzung verglichen wurden.

STUDIE 1

Methodik: An insgesamt 24 Probanden (6 für Fentanyl, 18 für Alfentanil) wurden randomisiert entweder 0,15 mg/70 kg Fentanyl oder drei aufsteigende Dosen von Alfentanil (0,01 mg/kg, 0,02 mg/kg und 0,04 mg/kg) verabreicht. Nur klinische Symptome und physikalische Meßgrößen, wie EEG, EKG, Blutdruck, Blutgase sowie transcutane pO_2 und pCO_2 Partialdrucke wurden ermittelt. Zusätzlich wurden die Plasmaspiegel der Analgetika gemessen (Abb.1).

Abb.1. Versuchsablauf-Dosisfindung-Studie I

DOSISFINDUNG : FENTANYL / ALFENTANIL n = 6 je Dosis

0,15 mg/70kgKM — 0,01 mg/kgKM, 0,02 mg/kgKM, 0,04 mg/kgKM

$-11'$ CO_2 | $10'$ CO_2 | $25'$ CO_2 | $40'$ CO_2 | $55'$ CO_2

PARAMETER	-15'	-11^{30}	-9'	-7'	-1'	0	1'	2'	4'	6'	8'	9^{30}	12'	14'	16'	20'	24^{30}	27'	29'	32'	35'	39^{30}	42'	44'	50'	54^{30}	57'	59'	64'	130'
Plasma-spiegel	1						2	3	4		5				6					7									8	9
Blut-gase i.a.		1	2	3	4			5	6	7	8	9	10	11		12	13	14	15		16	17	18	19	20	21	22	23	24	

Provokation mit 4 % CO_2

Tabelle 1. Klinische Symptome nach Fentanyl/Alfentanil - Studie I. Die Probanden-Nummern stammen aus einem Pool

Fentanyl/Alfentanil Dosisfindung

	Symptome			
	Wärme	Kopfdruck	Übelkeit	Sonstiges
Fentanyl				
0,15 mg/70 kg KG				
Prob.Nr. 2	+	-	-	-
6	-	-	-	-
9	+	-	-	-
13	+	+	-	-
30	-	-	-	-
32	+	+	-	-
Alfentanil				
0,01 mg/kg KG				
Prob.Nr. 3	+	-	-	Prickeln am Rumpf
5	-	+	-	-
11	-	-	-	-
20	Hitze	-	+	-
26	+	-	-	-
28	-	+	-	-
Alfentanil				
0,02 mg/kg KG				
Prob.Nr.10	-	-	-	-
14	+	+	-	-
19	+	-	-	Leichte Übelkeit
22	Kälte			Anschl.Wärme
29	-	-	-	-
31	+	-	-	Schwindel
Alfentanil				
0,04 mg/kg KG				
Prob.Nr. 7	-	-	-	-
8	-	-	-	Schwitzen
12	-	+	+	-
17	+	-	-	-
24	+	+	-	-
27	+	-	+	-

Ergebnisse: Nach den Untersuchungen der Bostoner Gruppe [3,4] sollte die Gabe von Fentanyl keine Histaminfreisetzung bewirken. Daher war es für uns überraschend, bei den Probanden dieser Studie typische Symptome einer Histaminfreisetzung zu beobachten (Tab.1).

Bei insgesamt 55% der Probanden in beiden Gruppen wurde ein Wärmegefühl angegeben, in einzelnen Fällen kam es zum Kopfdruck, ein Proband klagte über starkes Hitzegefühl, vereinzelt kam es zu einer Tachykardie (Tab.1). Da in dieser Studie nur Fentanyl bzw. Alfentanil verabreicht wurde, mußten die beobachteten Veränderungen (z.B. die Herzfrequenzsteigerung) nur auf diese Pharmaka zurückgeführt werden, zumal Schmerzreize wie Intubation nicht gesetzt wurden.

Abb.2. Versuchsablauf - Studie II

INTUBATIONSNARKOSE mit F E N T A N Y L bzw. A L F E N T A N I L

Fentanyl 0.05 mg/70kgKM
Alfentanil 0.007 mg/kgKM
Pancuronium
Etomidate
Fent/Alfent. 0.10 mg / 0.013 mg
Lysthenon
INTUBATION
-11' CO_2

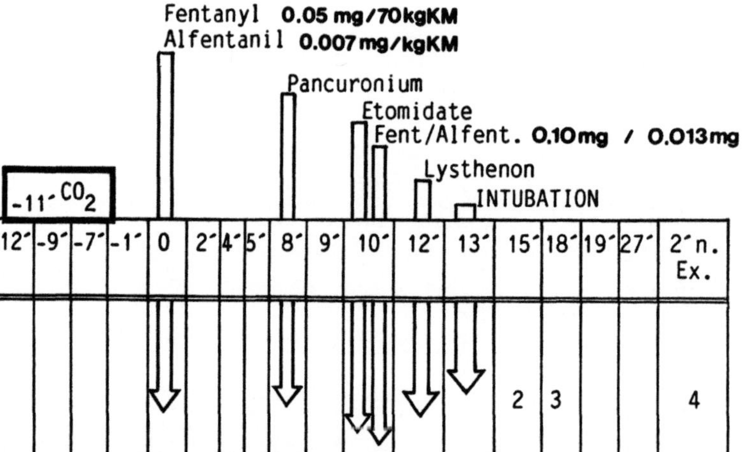

PARAMETER	-15'	-12'	-9'	-7'	-1'	0	2'	4'	5'	8'	9'	10'	12'	13'	15'	18'	19'	27'	2'n.Ex.
Noradrenalin / Adrenal.	1														2	3			4
Histamin	1								2	3					4				
Plasmaspiegel	1												2	3			4	5	
Blutgase i.a.		1	2	3	4		5	6		7				8			9		(23)

STUDIE 2

Methodik: An insgesamt 12 Probanden (jeweils 6 für Fentanyl, 6 für Alfentanil) wurde die gesamte Narkoseeinleitungsphase einschließlich Intubation auf klinische Symptome, Histamin- sowie Katecholaminfreisetzung untersucht. EKG, Blutdruckmessungen, klinischer Fragebogen und Bestimmung der Analgetikakonzentration im Plasma wurden zusätzlich durchgeführt. Der Versuchsplan ist in Abb.2 dargestellt. 9 min vor der Narkoseeinleitung erhielten die Probanden entsprechend der Randomisierung 0,05 mg/70 kg Fentanyl oder 0,007 mg/kg Alfentanil. Dann erfolgte die intravenöse Narkose mit Pancuronium (0,1 mg/kg), Etomidat (0,2 mg/kg) und Fentanyl (0,1 mg/70 kg) oder Alfentanil (0,013 mg/kg). 2 min später, unmittelbar vor der Intubation wurde Suxamethonium (Lysthenon®) (1 mg/kg) verabreicht und dann wurde intubiert.

Im Hinblick auf die Fragestellung Histaminfreisetzung durch Fentanyl bzw. Alfentanil erschienen uns nur die ersten 9 min von Bedeutung zu sein, da während dieser Phase die alleinige Wirkung dieser Pharmaka beurteilt werden konnte. Später wurde eine Reihe weiterer Pharmaka appliziert, die bekannte Histaminfreisetzer sind.

Ergebnisse: Von den insgesamt 12 Probanden kam es nur bei einem nach erstmaliger Fentanylgabe zu einer Histaminfreisetzung mit einem Plasmahistaminspiegel von mehr als 1 ng/ml, also im pathologischen Bereich [2]

Tabelle 2. Plasmahistaminspiegel in der Fentanyl-Gruppe der Studie II. Nach 0,05 mg/70 kg Fentanyl kam es bei einem Probanden zu einem deutlichen Anstieg der Histaminkonzentration im Plasma. Nach weiterem Fentanyl und Etomidat sowie Relaxans wurde keine Histaminfreisetzung mehr gemessen

Plasmahistaminspiegel in der Fentanyl-Gruppe der Studie II							
	Fentanyl (1.Dosis)		Pancuronium	Etomidat Fentanyl (2.Dosis) Suxamethonium			
Prob. Nr.	-15.min	0.min	5.min	8.min	9.min	10.min	18.min
1	0,15		0,15		0		0
3	0,45		0,15		0,45		0,3
7	0,6		1,2		0,3		0,3
10	0,75		0,45		0,3		0,3
11	0,3		0,45		0,2		0,45
13	0,3		0,3		0,15		0,3

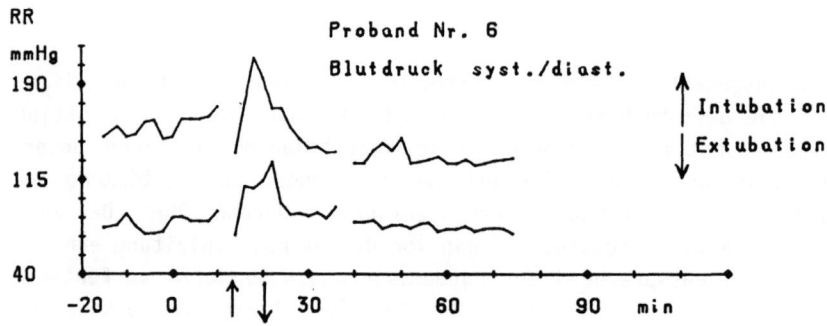

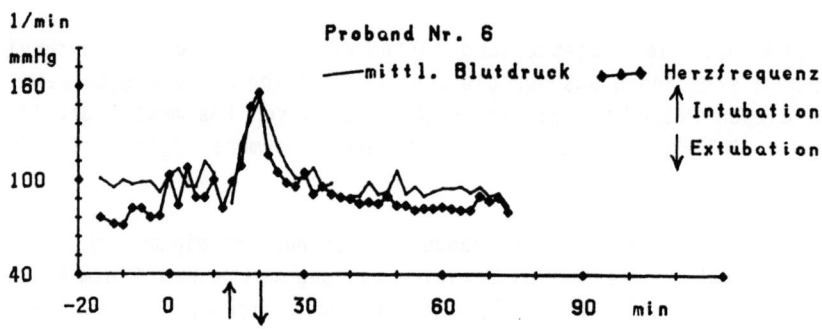

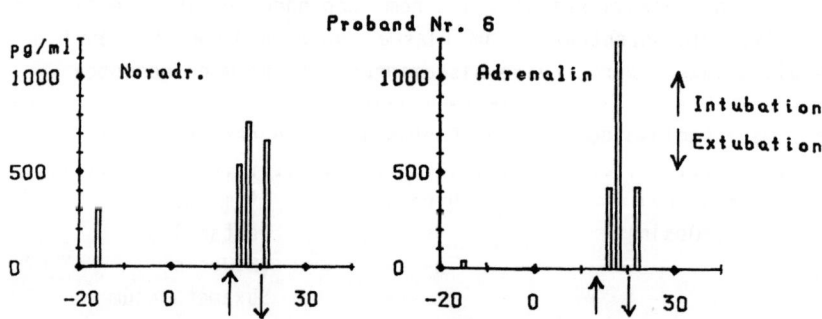

Abb 3. Paralleles Verhalten der Parameter Kreislauf und Katecholamin während der Intubationsphase des Probanden Nr. 6 aus der Studie II. Als Analgetikum erhielt der Proband Alfentanil, ausgedehnte cutane Anaphylaktoidie ohne Histaminfreisetzung

(Tab.2). Bei diesem Probanden stieg die Herzfrequenz zu dem Zeitpunkt, wo auch der erhöhte Histaminspiegel gemessen wurde, um 30 Schläge/min an. Der Proband reagierte 2 und 5 min nach der Intubation mit einem massiven Noradrenalinanstieg (um das 2,5-fache). Adrenalin war nach 5 min um das 5-fache erhöht. Im weiteren Verlauf kam es zu einem ausgedehnten Flush am Hals und Oberkörper. Die Histaminwerte im Plasma lagen in der Phase nach der Intubation mit 0,3 ng/ml im Normbereich.

Obwohl es zu keiner meßbaren Histaminfreisetzung bei den übrigen Probanden kam, zeigten mehrere von ihnen nach der Intubationsphase Hautreaktionen einer cutanen anaphylaktoiden Reaktion, wie Flush und umschriebene Rötungen. Ein Proband mit ALfentanil (Abb.3) zeigte außerdem kurz nach der Intubation einen Adrenalinanstieg um das 150-fache ohne Veränderungen der Histaminkonzentration im Plasma. Da bei diesem Probanden die Hautsymptome so deutlich waren, wurde bei ihm das Gesamt-IgE im Serum zusätzlich gemessen. Nach 3 h war es mit 311 IU/ml deutlich, nach 24 h mit 151 IU/ml immer noch mäßig erhöht. Es gab von diesem Probanden keinen Ausgangswert, doch sprachen die erhöhten IgE-Werte für eine allergische Diathese. Diese wurde in der Anamnese bestätigt.

Aufgrund dieser Untersuchung konnte ein Zusammenhang zwischen Histaminfreisetzung und Katecholaminanstieg nicht eindeutig festgestellt werden. Hierzu bedürfte es einer umfangreicheren Untersuchung.

STUDIE 3:

Methodik: An insgesamt 32 Probanden (16 für Fentanyl, 16 für Alfentanil), beiderlei Geschlechts, in einem Alter von 18-36 Jahren und von 50-100 kg KG wurde in einer randomisierten kontrollierten klinischen Studie die Frage anaphylaktoider Reaktionen nach Fentanyl und Alfentanil sowie die Interaktion von Histaminfreisetzung und Katecholaminfreisetzung untersucht.

Zielgrößen waren klinische Symptome einer allergischen Reaktion (Fragebogen), Plasmahistamin- und Katecholaminkonzentration, Herzfrequenz, arterieller Blutdruck und transcutane pO_2- und pCO_2-Messung. Um eine normale Atmung zu gewährleisten, mußte der Proband immer wieder angesprochen werden, was ohnehin durch die mehrmalige Abfragung des klinischen Fragebogens notwendig wurde. Dadurch sollte einer eventuellen, durch Hypoxie bedingten Histaminfreisetzung entgegengewirkt werden.

Um die Versuchs- und Beobachtervariation möglichst klein zu halten, mußten beide Arzneimittel durch denselben Untersucher verabreicht werden. Die Beurteilung der klinischen Symptomatik erfolgte durch ein und denselben Untersucher sowie durch einen weiteren Beobachter, der sich mit dem ersten Untersucher hinsichtlich der Definition und der Erkennung der klinischen Symptomatik geeinigt hatte. Eine Histamin-Clearance-Kurve im Plasma und die klinischen Symptome mit biologischen Reaktionen von seiten des Kreislaufs waren Voraussetzung für die Beurteilung der definierten Histaminfreisetzung [1,2].

Nach Befragen der Probanden (Anamnese, 1.Teil des Fragebogens) und Unterschreiben der Einverständniserklärung erfolgte die Lagerung auf dem Untersuchungsbett. Die Blutdruckmanschette wurde am rechten Arm angelegt, die EKG-Elektroden an typischen Stellen befestigt, ebenso der Sensor zur transcutanen Sauerstoff- und CO_2-Messung im Pectoralis-Bereich. Der Anaesthesist legte dann die Braunüle (Abbocath) am linken Arm (Cubitalvene) für die Gewinnung des Blutes zur Plasmahistamin- und Katecholaminbestimmung und für die Injektion der Arzneimittel. Nach Abfragen des 2. Teils des Fragebogens mit der klinischen Symptomatik wurden 10 min abgewartet und dann drei Blutproben für die Qualitätskontrolle und zwei Nullwerte entnommen. Die Injektion der Prüfsubstanz (Fentanyl in einer Dosis von 2,8 µg/kg, Alfentanil in einer Dosis von 20 µg/kg) erfolgte binnen 30 s und die Abnahme von jeweils 10 ml Blut nach 1, 5, 10, 20 und 30 min. Mit der letzten Abnahme wurde noch eine zusätzliche Blutprobe für die Qualitätskontrolle entnommen. Der Untersucher beobachtete die Probanden während des gesamten Zeitraumes und registrierte zunächst nur spontane Äußerungen. 3 min und 10 min nach der Injektion wurde der Gesamtfragenkatalog abgefragt, anschließend wieder spontane Reaktionen registriert und nochmals der ganze Fragebogen am Ende des Versuchs nach 30 min abgefragt. Herzfrequenz und Blutdruck wurden minütlich registriert, ebenso die Werte für die transcutanen pO_2- und pCO_2-Messungen.

Ergebnisse: Als Symptome einer allergischen und pseudoallergischen Reaktion traten bei den Probanden Juckreiz, Schwellung des Oberlids und Schwellung der Oberlippe auf. Die Häufigkeit des Juckreizes war relativ hoch und betrug 94% nach Fentanyl und 62% nach Alfentanil (Abb.4).

Der Juckreiz setzte nach etwa 5 min zum erstenmal ein und verschwand dann wieder innerhalb von 30 min. Er trat aber noch ein zweites Mal am Nachmittag auf und belästigte die Probanden ganz außerordentlich. Bei der Rückfrage am nächsten Tag beschrieben die Probanden den Juckreiz als quälend und reagierten aus diesem Grunde AGGRESSIV auf die Befragung.

Das Anschwellen der Augenlider und der Oberlippe war überraschend. Diese Nebenwirkung war mit einer Inzidenz von 30% nur beim Fentanyl vorhanden.

Die Plasmahistaminkonzentrationen (Abb.5) erreichten bei keinem der Probanden eine Größe von 1 ng/ml, die als Grenze einer systemischen anaphylaktoiden Reaktion definiert worden war [2]. Die Inzidenz der meßbaren, aber klinisch unter 1 ng/ml bleibenden Histaminfreisetzung war gering und betrug 2 in 16 Fällen für Fentanyl und 1 in 16 Fällen für Alfentanil.

Das Maximum des Herzfrequenz-Anstiegs um jeweils 10 Schläge/min war nach Alfentanil in der 1. min und nach Fentanyl in der 2. min erreicht (Abb.6). Die Ausgangsfrequenz wurde nach Alfentanil ab der 5. min deutlich unterschritten, während nach Fentanyl noch bis zur 10. min die Frequenz leicht erhöht war.

Der systolische Blutdruck stieg nach Alfentanil und Fentanyl ab der 1. min um ca. 10 mmHg an (Abb.6). Nach Fentanyl war der Blutdruck 30 min lang erhöht, während nach Alfentanil dieser in wenigen Minuten das Ausgangsver-

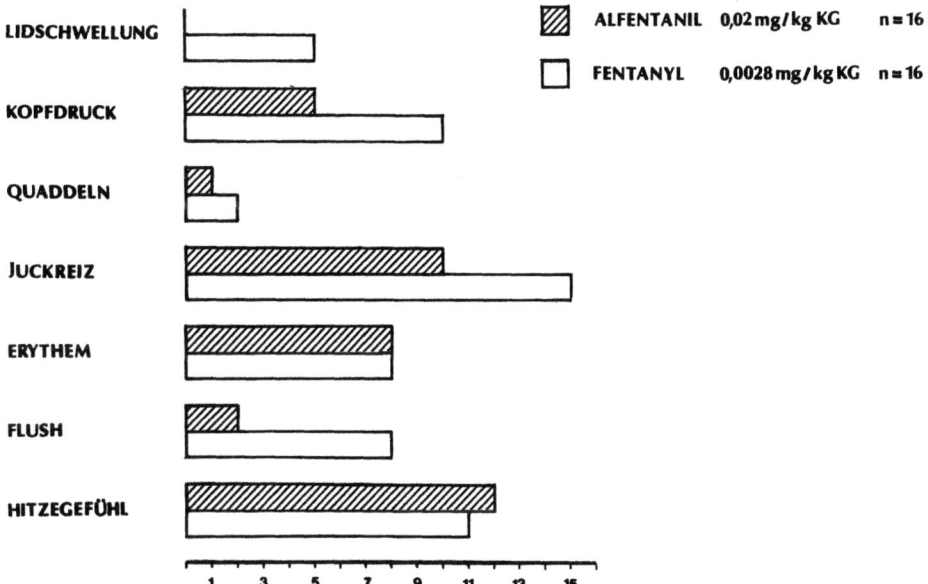

Abb.4. Klinische Symptome nach Fentanyl/Alfentanil - Studie III

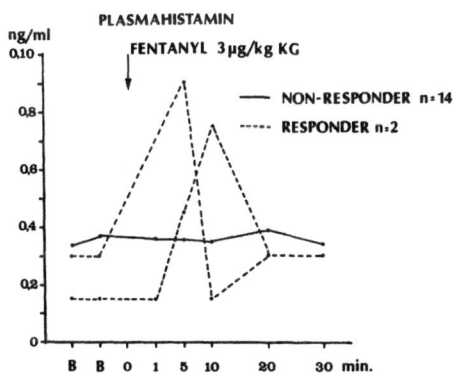

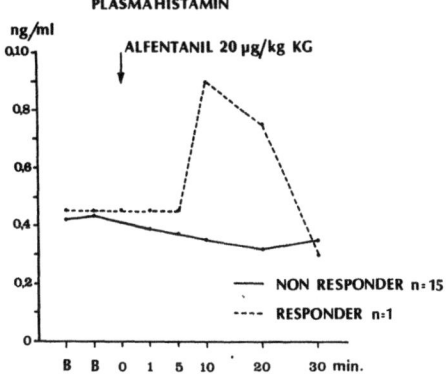

Abb.5. Plasmahistaminkonzentration nach 3ng/kg Fentanyl i.v. (n=16) und nach 20 ng/kg Alfentanil i.v. (n=16)

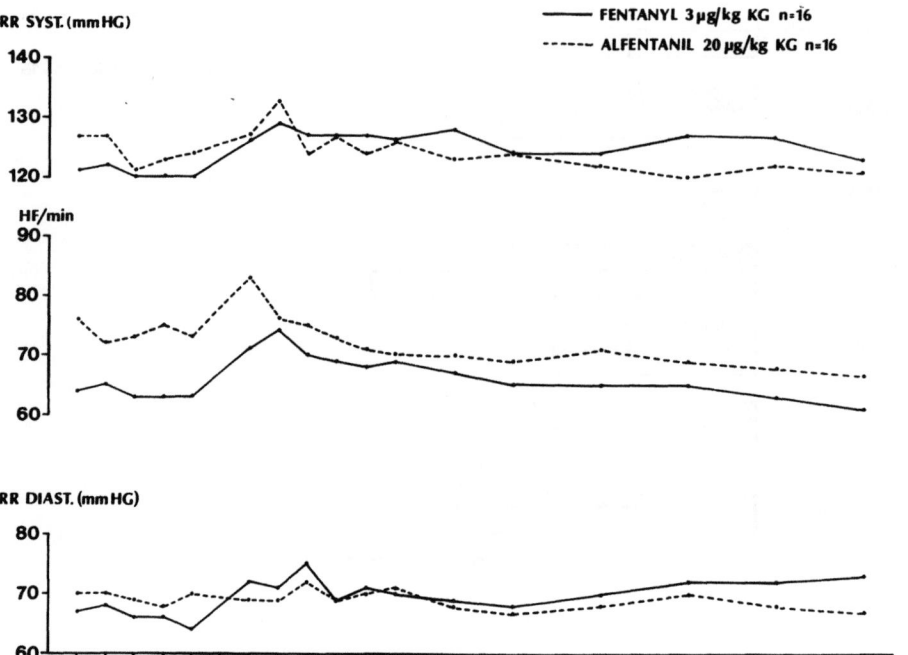

Abb.6. Herzfrequenz und Blutdruck der Studie III

halten wieder erreichte. Der diastolische Blutdruck veränderte sich nach Alfentanil nicht, erhöhte sich jedoch nach Fentanyl um 10 mmHg und erreichte sein Maximum in der 3. min; 30 min lang lag der diastolische Blutdruck über dem Ausgangswert.

DISKUSSION

In drei kontrollierten Studien an Probanden erwiesen sich Fentanyl und Alfentanil als relativ sichere und nebenwirkungsarme Analgetika.

Die Symptome der Histaminfreisetzung wurden allerdings relativ häufig gefunden, ohne daß hierzu die Plasmahistaminspiegel entsprechend angestiegen waren. Besonders stand der Juckreiz im Vordergrund, der Mechanismus dieser Reaktion ist bis heute nicht bekannt. Er könnte dem Typ der LOKALEN HISTAMINFREISETZUNG entsprechen. Dies ist jedoch keinesfalls gesichert, eine Fülle von anderen Mediatoren werden heute für die Auslösung von Juckreiz und Schmerz in der Haut verantwortlich gemacht. Hierzu gehören Substanz P, Neurotensin und andere Peptide. Der Juckreiz vor allem nach Fentanyl hält wesentlich länger - mindestens 30 min, in einigen Fällen mehrere Stunden an. Die Klärung,ob Fentanyl und Alfentanil den Juckreiz durch Histaminfreisetzung auslösen könnte, kann lediglich eine prospektive kontrollierte Studie mit der Anwendung von Histamin-H_1- und H_2-Rezeptor-Antagonisten erbringen.

Das Anschwellen der Augenlider und der Oberlippe müssen als neue Symptome in der Beschreibung von Fentanyl- und Alfentanilwirkungen erkannt werden.Auch ihnen könnte eine lokale Histaminfreisetzung zugrunde liegen. Wiederum ist die Durchführung einer kontrollierten klinischen Studie mit H_1- und H_2-Rezeptor-Antagonisten zu fordern, die sich ja bei cutanen anaphylaktoiden Reaktionen und mit Histaminfreisetzung als prädominanter Mediator so sehr bewährt hat [6].

Nachdem Rosow et al. [4] nach Fentanyl keine Histaminfreisetzung beobachten konnten, scheint der eigene Befund im Widerspruch zu den erwähnten Ergebnissen zu stehen. Dies ist aber nicht der Fall.Vielmehr sind die Vertrauensgrenzen für Null in den Versuchen von Rosow et al. [4] zwischen 0 und 2 Reaktionen und lassen damit den von uns beschriebenen Fall mit 2 Histaminfreisetzungs-Antworten durchaus zu.

Fentanyl ist im Gegensatz zu Morphin ein relativ schwacher Histaminliberator [3,4]. Allerdings wird auch Fentanyl in unseren Studien und in der Klinik in geringerer Konzentration angewendet als, das Morphin in der Studie von Rosow et al. [4] (1 mg/kg). Die gemessenen Plasmahistaminspiegel weisen nicht darauf hin, daß beim Fentanyl bzw. Alfentanil mit schweren anaphylaktoiden Reaktionen zu rechnen ist. Wichtig ist allerdings, daß die Opioidrezeptoragonisten in Kombination mit anderen Arzneimitteln verabreicht werden und dabei durch Histaminfreisetzung die Nebenwirkungen der anderen Arzneimittel potenzieren könnten. Dieses muß in Zukunft sorgfältig beobachtet und untersucht werden.

Eine Interaktion von Histamin- und Katecholaminfreisetzung bei Applikation von Fentanyl und Alfentanil ließ sich in diesen Studien nicht sichern Wenn Histamin an der Freisetzung der Katecholamine beteiligt sein könnte, so ist auch dies wiederum nur in einer Studie mit Histamin-H_1-Rezeptor-Antagonisten zu sichern. Allerdings konnte in einer späteren Untersuchung (an einem anderen Kollektiv) eindeutig ein Noradrenalinanstieg nach Fentanyl nachgewiesen werden, der sein Maximum erst 15-30 min nach der Fentanylapplikation erreichte; ein Zeitpunkt, den wir bisher für Katecholaminfreisetzungen nicht berücksichtigten. Der diastolische Blutdruck war nach Fentanyl über 30 min lang erhöht, sodaß diese Kreislaufreaktion vielleicht auch als Folge einer Katecholaminfreisetzung zu werten ist.

LITERATUR

1. Lorenz W, Doenicke A (1978) Anaphylactoid reactions and histamine release by intravenous drugs used in surgery and anaesthesia. In: Watkins J, Ward AM (eds) Adverse response to intravenous drugs. Academic Press, London New York, p 83

2. Lorenz W, Doenicke A, Schöning B, Ohmann CH, Grote B, Neugebauer E (1982) Definition and classification of the histamine-release response to drugs in anaesthesia and surgery: Studies in the conscious human subject. Klin Wochenschr 60:896
3. Philbin DM, Moss J, Akins CW, Rosow CE, Kono K, Schneider RC, VerLee TR, Savarese JJ (1981) The use of H_1 and H_2-histamine blockers with high dose morphine anesthesia: a double blind study. Anesthesiology 55:292
4. Rosow CW, Moss J, Philbin DMD, Savarese JJ (1982) Histamine release during morphine and fentanyl anesthesia. Anesthesiology 56:93
5. Sertürner FWA (1817) Über das Morphium, eine neue salzfähige Grundlage, und die Mekonsäure als Hauptbestandteil des Opiums. Annalen der Physik 55:56
6. Schöning B, Lorenz W, Doenicke A (1982) Prophylaxis of anaphylactoid reactions to a polypeptidal plasma substitute by H_1- plus H_2-receptor antagonists: Synopsis of three randomized controlled trials. Klin Wochenschr 60: 1048

Diskussion

- Hempelmann -
Eine Frage direkt zur Narkoseeinleitungsdosierung die relativ gering ist. Das ist sicherlich die Hauptursache für die großen Katecholaminschwankungen.
- Doenicke -
Vergessen Sie nicht, daß dies eine klinisch experimentelle Untersuchung an Probanden war. Wir durften nicht 0,5 mg Fentanyl d.h. eine Einleitungsdosis injizieren, weil ja nicht beatmet werden sollte. Wir wollten sehen, ob es nach 0,05 mg/70 kg KG zu einer Blutgasveränderung kommt, darüber hinaus hatte Herr Suttmann gerade vor 3 Monaten in einem Zwiegespräch herausgestellt, daß auch bei dieser geringen Dosierung schon Veränderungen auftreten können. Es ist mir völlig klar, in der Klinik geben wir wesentlich mehr Fentanyl und sehen dann eben nicht den Katecholaminanstieg.
- Hempelmann -
Herr Götz, Ihre Frage mit dem Fentanyl und dem DHB, paßt die jetzt hierzu?
- Götz -
Ja, über Fentanyl ist gesprochen worden, das Dehydrobenzperidol würde mich schon interessieren.
- Doenicke -
Das interessiert uns deshalb nicht mehr so sehr, weil wir es selten geben.
- Hempelmann -
Aber man sollte die Frage doch beantworten.
- Reinhardt -
Doch, wenn wir die Prämedikation als Thalamonal geben, ist es durchaus im Rahmen der Anaesthesie.

- Doenicke -
Sie haben recht, in dieser Form wird es eben doch noch häufig gegeben. Allerdings haben wir folgendes Problem erlebt: Nach dem AMG werden die Probanden aufgeklärt und ich muß sie auch auf die Möglichkeit einer Neurolepsie hinweisen. Nach dieser Aufklärung treten die Probanden von dem Versuch zurück. Im Rahmen einer anderen Studie konnten wir diese Erfahrung sammeln, selbst für eine sehr hohe Bezahlung stellten sich nur drei Probanden zur Verfügung.
- Hempelmann -
Herr Lorenz ein Kommentar zum Fentanyl!
- Lorenz -
Abgesehen von dieser soeben vorgetragenen Problematik haben wir in Sheffield noch 10 Patientinnen in der Frauenklinik untersucht und haben in der dort üblichen klinischen Dosis (1,5 µg/kg KG i.v.) bei 2 Patientinnen von den 10 Frauen Plasmahistaminerhöhungen über 1 ng/ml gesehen. Schon in München 1981 haben wir Moss (Boston) widersprochen, daß Fentanyl überhaupt keine Histaminfreisetzung verursacht.
- Reinhardt -
Herr Doenicke, in der Regel sahen Sie einen stärkeren Anstieg von Adrenalin als von Noradrenalin. Wie erklären Sie sich diesen Unterschied und welchen Einfluß hat Fentanyl auf die Freisetzung der Katecholamine?
- Doenicke -
Erstens um Ihre Frage exakt beantworten zu können, müssen isolierte Untersuchungen mit Fentanyl vorgenommen werden. Bei einer Experimentalnarkose fließen doch zu viele Variable ein. Dennoch, sowohl Noradrenalin als auch Adrenalin wurde gleichermaßen freigesetzt. Zweitens: Die Probanden hatten eine Streßreaktion, denn mit der geringen Dosierung von Fentanyl kam es zu Schmerzreaktionen unter der Intubation.
- Suttmann -
Die Frage bei dieser Modellnarkose galt der äquianalgetischen Potenz der beiden Opiate. Es wurden bewußt sehr niedrige Dosen Fentanyl und Alfentanil gewählt, um eine Streßreaktion auf die Intubation zu erzeugen. Bedenkt man, daß in 2 von jeweils 6 Fällen eine deutliche Katecholaminliberation ausgelöst werden konnte, waren die Dosen gut gewählt. Aus dieser Untersuchung ergeben sich auch interessante Aspekte für die Histaminfreisetzung. Mit der Experimentalnarkose wurde eine klinische Situation an Probanden simuliert, in der potente Anaesthetika verabreicht wurden, ohne daß gleichzeitig ein chirurgisches Trauma zu verzeichnen war. Allerdings gelingt es selbst unter diesen experimentellen Bedingungen nicht, Ursache und Wirkung auseinander zu halten. Es stellt sich die Frage, in wieweit die erhöhten Katecholaminspiegel für eine Histaminliberation verantwortlich sind.
- Lorenz -
Wenn man von der pharmakologischen Vorstellung ausgeht, die auf Feldberg zurückgeht, daß Histamin Katecholamine aus dem Nebennierenmark liberiert und umgekehrt auch eine Beeinflussung von anderen Aminen auf die Histaminfreisetzung erfolgt, kommt die Frage auf, könnte es nicht sein, daß erst

die Katecholamine und dann das Histamin oder erst das Histamin und dann die Katecholamine freigesetzt werden.Dazu gibt es eine wichtige Arbeit von Phillip Ind aus der Gruppe von Hammersmith. Man benötigt bis zu 3-4 ng/ml Plasmahistamin bevor die Katecholamine überhaupt reagieren, d.h. es ist wieder so eine pharmakologische Situation gewesen, die unter den meisten klinischen Bedingungen eigentlich nicht auftritt.Das heißt,die beiden sind tatsächlich weitgehend entkoppelt, und nur in bestimmten Bereichen hängen sie dann doch irgendwo miteinander zusammen. Man muß das differenzierter sehen.

- Doenicke -

Zum Adrenalin wäre noch folgendes anzufügen: Nach Ketanest wurde im Extremfall der 300-fache im Durchschnitt der 150-fache Anstieg von Adrenalin gemessen, während Noradrenalin nur gering erhöht war (2-3fach). Hier beim Fentanyl war die Response schwächer: Dennoch, es muß eine Streßreaktion gewesen sein, denn die Dosis Fentanyl vor der Intubation war sehr gering.

- Harke -

Wie haben Sie die Katecholamine gemessen?

- Doenicke -

In der ersten Studie war es die Radio-enzymatische und in der letzten die HPLC-Methode.

Der Histamingehalt in Blutkonserven

H. Harke

ZUSAMMENFASSUNG

Im Konservenblut kommt es mit zunehmender Lagerung infolge einer Einschränkung der Zellfunktion zu einer übermäßigen Freisetzung verschiedenster Mediatoren und Enzyme. Ein initialer Zusatz von Aprotinin zu ACD-Blut bewirkt eine Stabilisierung der Zellmembranen und verhindert auf diese Weise die Freisetzung von Histamin, Serotonin und bestimmten Enzymen. Die klinischen Vorteile bei der Verwendung von mediatorarmen Aprotinin-ACD-Blutkonserven werden durch den Verlauf massivtransfundierter Patienten eindrucksvoll belegt: Während nach Transfusion herkömmlicher Blutkonserven eine vermehrte Histamin- und Serotonineinwirkung auf die Endothelien der pulmonalen Kapillarstrombahn unvermeidbar ist und demzufolge eine signifikante Störung des Gasstoffwechsels und der kardiopulmonalen Haemodynamik nachweisbar wird ist eine vergleichbare Beeinträchtigung nach Einsatz von Aprotinin-ACD-Blut nicht zu beobachten.

EINLEITUNG

Seitdem der französische Arzt Jean Baptiste Denis in den Morgenstunden des 15. Juni 1667 das Blut eines Lammes in die Armvene eines hochfieberhaften Patienten überführte, werden Risiken und Gefahren von Bluttransfusionen nach wie vor kontrovers diskutiert.Vor allem nach Massivtransfusionen wird seit langem ein ursächlicher Zusammenhang zwischen der Menge des transfundierten Blutes und der Ausbildung pulmonaler Gasstoffwechselstörung postuliert [6,9]. Wenngleich diese Reaktionen zunächst auf eine vermehrte Einschwemmung von Zellaggregaten zurückgeführt wurden, konnte zwischenzeitlich nachgewiesen werden,daß analoge Veränderungen der Lungenstruktur auch nach Verwendung von Blutmikrofiltern oder nach Einsatz von zellfreiem Blutplasma beobachtet wurden [11,14]. Insofern wird heute den während der Lagerung freigesetzten biochemischen Mediatoren die eigentliche toxische Wirkung zugesprochen. In erster Linie handelt es sich hierbei um die aus Thrombozyten und Leukozyten sezernierten Amine Serotonin und Histamin sowie um eine Vielzahl verschiedenster Proteasen und Prostaglandine [1-3, 8].Infolge einer ungehinderten Einwirkung dieser Mediatoren und Metabolite auf die Kapillarendothelien der Lunge verlieren diese unter Transfusionsbedingungen ihre physiologische Barrierefunktion, so daß nach Eintritt eines proteinreichen interstitiellen Oedems die Ausbildung einer Gasstoffwechselstörung resultiert [15,31,32].

Da die Freisetzung der Mediatoren und Metabolite vor allem durch eine enzymatisch induzierte Änderung der Zellpermeabilität gesteuert wird, sollte eine Enzyminhibition diese unerwünschten Reaktionen verhindern. In den vorliegenden Untersuchungen wurde daher die inhibitorische Wirkung des polyvalenten Proteinaseninhibitors Aprotinin nach initialem Zusatz zu ACD-Blutkonserven analysiert und die klinische Relevanz dieser Maßnahme in einer klinischen Beobachtungsreihe anschließend objektiviert.

MATERIAL UND METHODIK

I. Einfluß des Aprotinins auf die Freisetzung zellulärer Mediatoren in der ACD-Blutkonserve

Es wurden 20 Blutkonserven von gesunden Spendern unterschiedlicher Blutgruppenzugehörigkeit untersucht. Jeder 2. Konserve wurden unmittelbar vor der Entnahme 200 000 KIE Aprotinin zugesetzt. Die Konserven wurden 20 Tage bei 4°C gelagert. Im einzelnen wurden die folgenden Laborpameter bestimmt:

1. Histamin. Fluorometriche Bestimmung nach Lorenz et al. [24,30].
2. Serotonin. Fluorometrische Bestimmung nach Hardemann et al. [16].
3. Lactat-Dehydrogenase-Aktivität (LDH). Methode nach Elliot und Wilkonson [12].
4. Alkalische Phosphatase-Aktivität (AP). Methode nach Bessey et al.[7].

II. Haemodynamik und Gasstoffwechsel nach Massivtransfusionen mit Aprotinin-ACD-Blut

In einer prospektiv randomisierten Beobachtungsreihe wurde die klinische Bedeutung von Aprotinin-ACD-Blut bei massivtransfundierten Patienten der Blutgruppe A Rh+ und 0 Rh+ untersucht. Das Krankengut bestand aus 48 Patienten im Alter von 20-83 Jahren mit gastrointestinalen, abdominalen, gefäßchirurgischen und traumatischen Blutungen (Tab.1). Aufnahmekriterium war ein Transfusionsvolumen von mehr als 7 Konserven/24 h. Patienten mit Lungenkontusionen, Lungenfibrosen oder Schädelhirntraumen wurden ausgeschlossen.

Zur Bluttransfusion wurden bei allen Patienten die üblichen Standardfilter mit 170 µ Porenweite verwendet. Die Operations- und Narkosedauer betrug im Mittel 4 h. In der unmittelbar postoperativen Phase wurde eine kontrollierte Beatmung durchgeführt (PEEP = 10 cm WS; FIO_2 = 0,3). Unter Berücksichtigung des Allgemeinzustandes und soweit klinisch vertretbar wurde bei ausreichender Oxygenation der Patienten (P/F-Quotient>280 mmHg) die Beatmung beendet [22].

Tabelle 1. Massivtransfusionen mit ACD/Aprotinin - ACD-Blut

Krankengut			Massivblutung				Schock		Transfusion				Postop. Beatmung
Patienten Nr. Name Alter(J.) ♂ ♀			Gastrointestinal	Vasculär	Intraabdominal	Traumatisch	Schockindex >1 Dauer (min.)	Konservenalter (Tage)	Volumen (l.)		Dauer (Std.)		Dauer (Std.)
							$\bar{x}$ Sx		$\bar{x}$ Sx		$\bar{x}$ Sx		$\bar{x}$ Sx

1. Kontrollkollektiv

Nr.	Name	Alter	♂	♀	GI	Vasc	IA	Tr	Dauer	$\bar{x}$ Sx	Kons	Vol	Dauer	Beatmung
1.	K.,W.	27	■				•	•	0	10,8	9,0	24	4	
5.	K.,G.	80	■			•		•	10	21,4	7,0	6	13	
8.	T.,O.	38	■		•			•	0	24,8	3,5	24	1	
9.	R.,K.	40	■		•			•	0	12,1	5,0	4	4	
11.	E.,G.	58	■		•			•	150	11,5	4,0	12	1	
12.	M.F.	18	■		•			•	90	13,5	22,0	13	6	
15.	B.,B.	26	■		•			•	180	18,5	10,0	4	63	
18.	Z.,K.	69	■					•	160	8,9	14,5	16	46	
19.	K.,M.	67	■		•			•	0	16,0	5,5	12	23	
20.	B.,W.	43	■		•			•	0	11,5	3,5	24	1	
21.	R.,H.	48	■		•			•	0	15,2	9,0	7	11	
23.	L.,M.	59	■					•	720	9,8	7,5	14	96	
25.	B.,O.	75	■			533		•	0	16,6 8,8 12,3	6,0 7,7	5 11,8	24	13,9
28.	D.,J.	84	■		±196		•	•	0	1948/1,4 14,7 ±4,7	7,0 ±4,2	17 ±7,5	26	58,9/3,3
33.	D.,R.	72	■				•	•	150	11,3	3,5	12	24	
35.	O.,K.	40	■				•	•	600	12,1	7,0	7	84	
37.	E.,E.	65	■				•	•	15	5,0	4,0	6	2	
38.	H.,R.	39	■					•	0	10,6	4,5	11	32	
42.	K.,H.	63	■				•	•	15	14,6	13,0	3	44	
43.	G.,E.	58	■					•	240	8,3	8,0	24	12	
45.	O.,B.	19		■			•	•	120	6,5	8,5	24	72	
46.	R.,J.	70	■				•	•	30	14,7	6,5	5	16	
47.	E.,J.	76	■				•	•	20	6,8	9,0	4	9	
49.	M.,A.	45	■					•	200	7,0	7,0	6	71	

2. Aprotininkollektiv

Nr.	Name	Alter	♂	♀	GI	Vasc	IA	Tr	Dauer	$\bar{x}$ Sx	Kons	Vol	Dauer	Beatmung
2.	B.,R.	22	■				•	•	0	10,4	8,5	5	5	
3.	B.,F.	68	■		•			•	0	8,7	4,0	24	1	
4.	S.,G.	55	■		•	•			10	15,7	5,5	9	32	
6.	L.,G.	73	■		•			•	0	23,3	6,5	8	24	
7.	R.,U.	37		■	•			•	20	15,3	8,0	24	96	
10.	P.,J.	48	■		•			•	10	8,7	6,0	5	3	
13.	M.,M	22	■		•			•	480	12,4	16,0	12	10	
14.	K.,H.	35	■				•	•	0	21,6	5,0	13	1	
16.	W.,U.	49	■				•		160	15,7	13,5	8	2	
17.	S.,K.	76	■			•		•	240	9,6	13,5	10	43	
22.	S.,F.	39	■					•	0	10,8	7,0	6	3	
24.	G.,H.	71	■					•	25	16,6	4,5	5	21	
26.	J.,H.	65	■		50,1			•	300	12,3 12,6 12,4	7,6 8,5	14 12,3	24	10,0
27.	H.,E.	69	■		±21,4			•	0	1605/1,0 14,7 ±4,6	8,0 ±3,7	24 ±7,0	12	46,8/2,2
29.	G.,P.	78	■					•	720	12,3	17,5	21	96	
30.	R.,R.	79	■				•	•	0	6,1	7,0	10	68	
32.	W.,T.	55	■				•	•	90	15,5	6,0	14	20	
34.	H.,H.	62	■				•	•	0	13,7	5,0	24	1	
36.	K.,C.	76	■					•	300	12,3	5,0	16	34	
39.	K.,W.	21	■				•	•	0	10,1	6,5	5	6	
40.	T.,B.	40	■				•	•	0	13,9	5,5	5	10	
41.	V.,R.	22	■				•	•	115	7,2	8,0	9	79	
44.	G.,G.	19	■				•	•	0	5,0	4,0	5	3	
48.	W.J.	22	■				•	•	165	6,2	5,0	20	1	

Laborparameter:

Die haemodynamischen, pulmonalen und gerinnungsphysiologischen Untersuchungen wurden unmittelbar nach Transfusionsende sowie in 24-stündigen Intervallen durchgeführt und nach insgesamt 96 h beendet. Soweit adrenerge oder vasodilatierende Substanzen verabreicht wurden, wurde die Infusion 30 min vor Beginn der Messungen vorübergehend unterbrochen [21,27]. Im einzelnen wurden die folgenden Parameter bestimmt:

1. Pulmonal-arterieller Mitteldruck (PAP), pulmonaler Kapillardruck (PCWP), Herzminutenvolumen (HMV).
2. PaO_2/FIO_2-Quotient [22].
3. Partielle Thromboplastinzeit (PTT), Thrombin-Coagulase-Zeit (TC) als Meßgrößen des Gerinnungs- bzw. Fibrinolysesystems.

ERGEBNISSE

I. Der Einfluß des Aprotinins auf die Freisetzung zellulärer Mediatoren und Enzyme in der ACD-Blutkonserve

1. Plasma-Histamin:
Mit 1,4 bis 1,5 ng/ml liegt der Plasma-Histaminspiegel von Frischblutkonserven bereits oberhalb des Normbereiches, was vornehmlich auf eine Freisetzung aus basophilen Granulozyten zurückzuführen ist. Im weiteren Verlauf steigt die Histaminkonzentration am 8. Tag auf 4,5 ng/ml und erreicht nach einer 20-tägigen Lagerung Meßwerte von im Mittel 5,7 ng/ml (Abb. 1). Demgegenüber beobachtet man nach initialem Zusatz von Aprotinin zu ACD-Blutkonserven eine signifikante Hemmung der zellulären Histaminliberation. Am Ende der Beobachtungdauer liegt der Histaminspiegel mit 1,6 ng/ml im Ausgangsbereich (Abb.1).

2. Plasma-Serotonin:
Während der Lagerung steigt die Serotoninkonzentration von 0,012 µg/ml um das 8fache auf 0,104 µg/ml an (Abb.2).Demgegenüber erreicht die Konzentration im Aprotinin-Blut am 20. Lagerungstag lediglich 0,034 µg/ml (Abb.2).

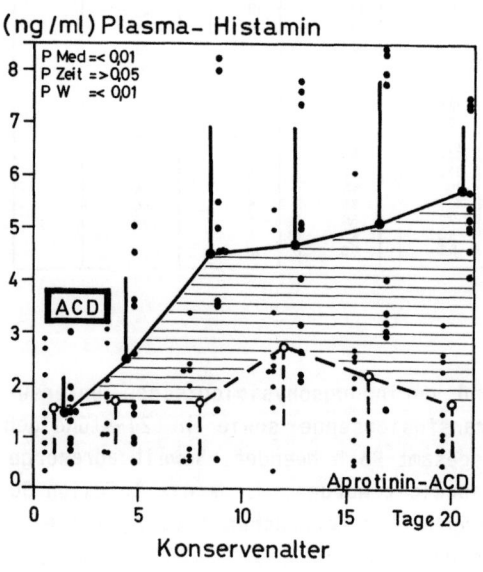

Abb.1. Änderungen der Histaminkonzentration im lagernden ACD-Blut (durchgezogene Kurve).Signifikante Hemmung der Histaminfreisetzung nach initialem Zusatz von Aprotinin (gestrichelte Kurve). Darstellung der Mittelwerte und Standardabweichungen

3. Lactat-Dehydrogenase-Aktivität (LDH):
Die Lactat-Dehydrogenase, ein cytoplasmatisches Enzym aller Blutzellen, steigt infolge zunehmender Alterungsvorgänge von durchschnittlich 108 auf 263 U/l an. Wenngleich der Aktivitätsanstieg im Aprotinin-Blut praktisch parallel verläuft, so ist die Zunahme von 77 auf 181 U/l signifikant geringer als in herkömmlichen Blutkonserven (Abb.3).

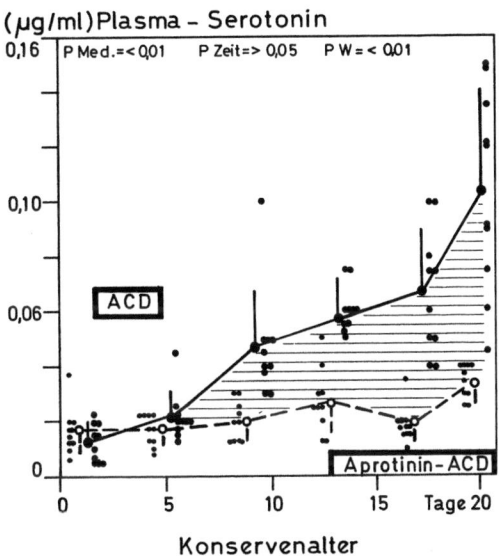

Abb.2. Änderungen der Serotonin-Konzentration im lagernden ACD-Blut (durchgezogene Kurve). Signifikante Hemmung der Serotoninfreisetzung nach initialem Zusatz von Aprotinin (gestrichelte Kurve). Darstellung der Mittelwerte und Standardabweichungen

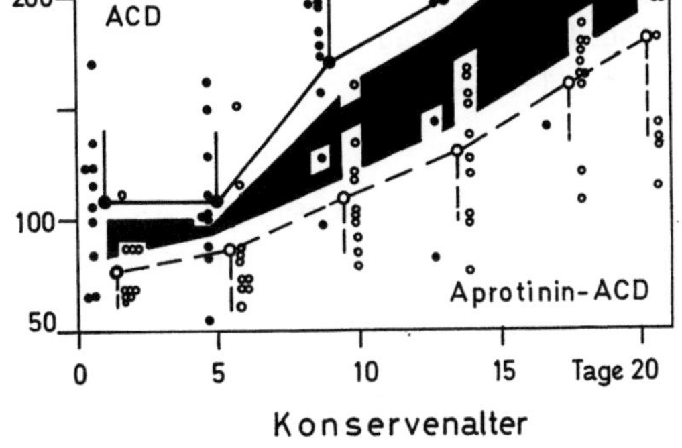

Abb.3. Änderungen der LDH-Aktivität im lagernden ACD-Blut (durchgezogene Kurve). Signifikante Hemmung der Enzymfreisetzung nach initialem Zusatz von Aprotinin (gestrichelte Kurve). Darstellung der Mittelwerte und Standardabweichungen

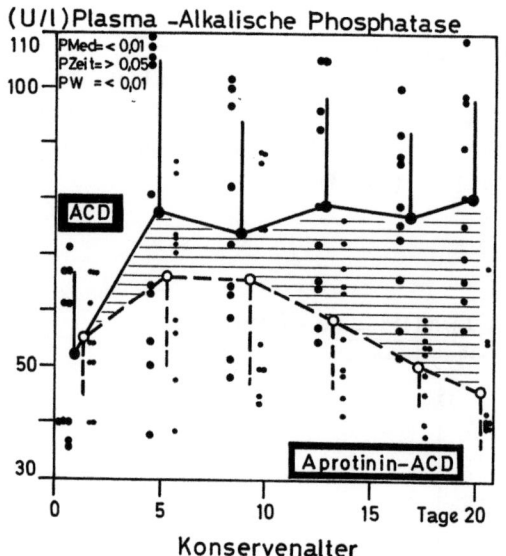

Abb.4. Änderungen der AP-Aktivität im lagernden ACD-Blut (durchgezogene Kurve). Signifikante Hemmung der Enzymfreisetzung nach initialem Zusatz von Aprotinin (gestrichelte Kurve). Darstellung der Mittelwerte und Standardabweichungen

4. Alkalische Phosphatase-Aktivität (AP):
Die Plasma-Aktivität dieses membranständigen, leukozytären Enzyms nimmt bereits während der ersten 4 Tage der Lagerung von 52 auf 80 U/l zu und verbleibt dann im weiteren Verlauf konstant. Die Aktivitätszunahme im Aprotinin-Blut ist demgegenüber mit durchschnittlich 10 U/l während der ersten 4 Tage vergleichsweise gering und liegt nach 80-tägiger Lagerung mit 50 U/l praktisch im Ausgangsbereich (Abb.4).

II. Haemodynamik und Gasstoffwechsel nach Massivtransfusionen mit Aprotinin-ACD-Blut

Die Patienten beider Kollektive waren hinsichtlich des Alters, der Schockdauer, des Transfusionsvolumens, der Transfusionsdauer und des Konservenalters vergleichbar (Tab.1). Im Mittel wurden 15 Blutkonserven mit einem Konservenalter von 12,5 Tagen in 12,5 h transfundiert (Tab.1). Die Beatmungsdauer betrug in der Aprotiningruppe 10,7 h, in der Kontrollgruppe 13,8 h (Tab.1).

Haemodynamik:
Nach Transfusion von mehr als 15 Blutkonserven beobachtet man geradezu erwartungsgemäß bei den Patienten der Kontrollgruppe eine Erhöhung des pulmonal-vaskulären Widerstandes auf im Mittel 168 dyn/sec/cm^{-5}. Demgegenüber liegen die Meßwerte in der Aprotiningruppe in einer Größenordnung von lediglich 95 dyn/sec/cm^{-5} (Abb.5). Dieser evidente Unterschied bleibt auch im weiteren Verlauf der Beobachtung bestehen. Da das Herzminutenvolumen

Abb.5. Schematische Darstellung der Lungenstrombahn. Verlust der physiologischen Barrierefunktion der Kapillarendothelien unter Einfluß der Mediatoren Histamin und Serotonin

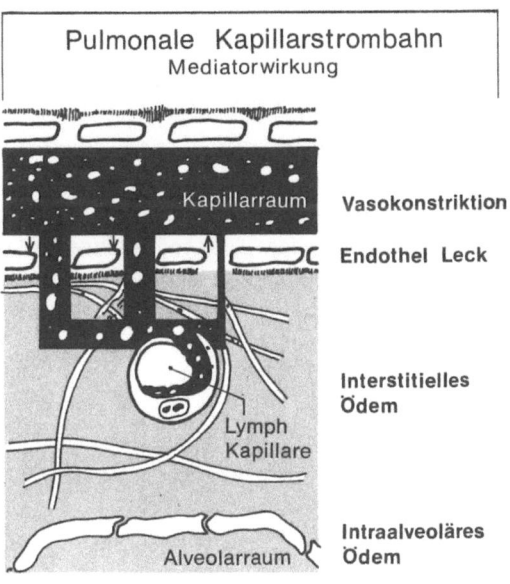

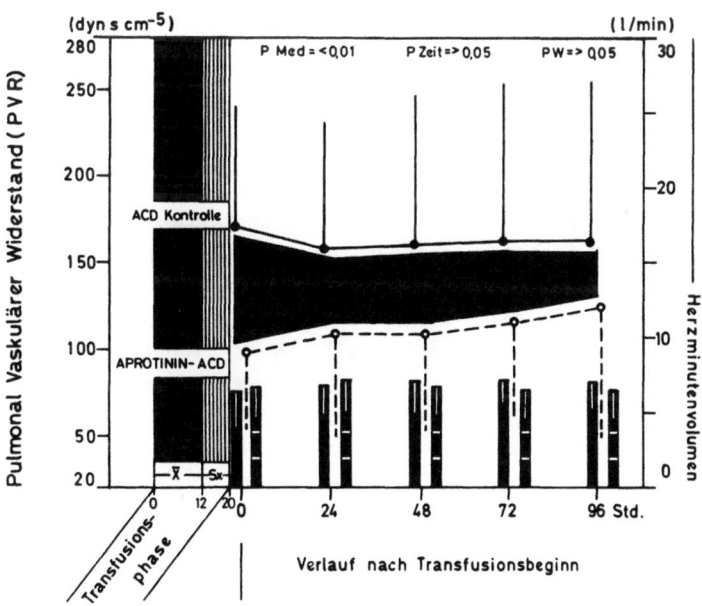

Abb.6. Vergleichende Darstellung und Verlauf des pulmonalvaskulären Widerstandes (PVR) und des Herzminutenvolumens (HMV) nach Massivtransfusionen mit ACD- und Aprotinin-ACD-Blut. Dargestellt sind Mittelwerte und Standardabweichungen

mit 6,6 bzw. 6,4 l zu Beginn und 7,02 bzw. 6,5 l/min gegen Ende der Beobachtung praktisch konstant war, sind die Unterschiede des pulmonalvaskulären Widerstandes ausschließlich auf querschnittsbedingte Änderungen des Gefäßbettes zurückzuführen (Abb.5).

Gasstoffwechsel:
Die nachgewiesenen Unterschiede der pulmonalen Perfusion korrelieren zu den Änderungen des Gasstoffwechsels: Während in der Kontrollgruppe der arterielle Sauerstoffpartialdruck bei einem $FIO_2 = 1$ auf im Mittel 300 mmHg herabgesetzt ist, liegen die Meßwerte bei den Patienten der Aprotiningruppe als Ausdruck einer ungestörten pulmonalen Perfusion in einer Größenordnung von mehr als 370 mmHg (Abb.6).

Renale Funktion: Kreatinin-Clearence:
Während die Kreatinin-Clearence in der Kontrollgruppe auf im Mittel 60 ml/min herabgesetzt ist, erreicht sie bei den Patienten des Aprotininkollektivs eine Größenordnung von 75 ml/min.

Haemostase:
Die Verlaufsbeobachtungen der partiellen Thromboplastinzeit (PTT) und der Thrombin-Coagulase-Zeit zeigen keinerlei Unterschiede. So liegen die Meßwerte der PTT in beiden Patientenkollektiven in einem Bereich von 38-42 s und auch die Thrombin-Coagulase-Zeit, ein empfindlicher Parameter zum Nachweis von Fibrinogenspaltprodukten liegt in beiden Gruppen bei im Mittel 25 s.

DISKUSSION

Seit langem wird bei massivtransfundierten Patienten ein kausaler Zusammenhang zwischen pathomorphologisch nachweisbaren destruktiven Veränderungen des Lungenparenchyms und der Ausbildung einer respiratorischen Insuffizienz angenommen [6,9]. Im wesentlichen zeigten tierexperimentelle Untersuchungen, daß für die Ausbildung der Transfusionslunge weniger die Einschwemmung von Zellaggregaten, sondern vielmehr der toxische Einfluß biologisch aktiver Mediatoren und Metabolite verantwortlich ist [12-14]. Insofern besitzt die in den vorliegenden Untersuchungen nachgewiesene Hemmung der zellulären "Release-Reaction" durch Aprotinin eine besondere klinische Relevanz [17-19]. Im einzelnen wird die Freisetzung der biogenen Amine Histamin und Serotonin, der zellständigen Enzyme Lactat-Dehydrogenase und Alkalische Phosphatase ebenso wie die Freisetzung der Arachidonsäure-Metabolite durch eine Zunahme der Membranpermeabilität reguliert [18]. Dieser Vorgang wird durch eine Vielzahl enzymatischer Regelkreise gesteuert und kann durch verschiedene Substanzen, z.B. Acetylsalizylsäure (ASS), Dipyridamol oder durch Aprotinin beeinflußt werden.
   Wie die Analysen an Blutkonserven zeigen, kommt es während der Lagerung

zu einer bemerkenswerten Freisetzung von Histamin und Serotonin (Abb.1 u.2). Beispielsweise erreicht die Histaminkonzentration eine Größenordnung, wie sie von Lorenz et al. [25] lediglich in anaphylaktischen Schockreaktionen gemessen wurde. So beträgt die Histaminkonzentration nach 20-tägiger Lagerung mehr als 5,5 ng/ml.

Während jedoch der Plasma-Histamingehalt bereits nach wenigen Tagen mehr als 4-5 ng/ml erreicht und im weiteren Verlauf nur geringe Zuwachsraten erzielt, zeigt die Serotoninkonzentration eine progressive, nahezu lineare Zunahme (Abb.2). Dieser Unterschied im Konzentrationsverlauf beider Substanzen korreliert für die Leukozyten zur Überlebensdauer und für die Thrombozyten zur Aggregationsrate im lagernden Konservenblut [28,29]. Infolge der kurzen Überlebensdauer von Leukozyten, im Mittel beträgt sie 48-72 h, kommt es bereits in den ersten Tagen der Lagerung zu einer massiven Histaminliberation (Abb.1) [23]. Diese Beobachtung wird durch den praktisch vergleichbaren Aktivitätsverlauf der alkalischen Phosphatase (AP) bestätigt (Abb.4) [26]. Demgegenüber ist der Verlauf der Serotoninkonzentration vornehmlich eine Funktion der kontinuierlich ansteigenden Thrombozytenaggregation und Freisetzungsreaktion [17] (Abb.2).

Der Zusatz von Aprotinin zu ACD-Blut beeinflußt die Konzentration dieser toxischen Mediatoren in einem beträchtlichen Umfang: Als Folge der Aggregationshemmung der Thrombozyten wird die Serotoninliberation während des gesamten Lagerungszeitraumes praktisch vollständig unterbrochen. So liegen die Meßwerte auch noch am 20. Lagerungstag in der Größenordnung des Ausgangsbereiches (Abb.2).

Analog dazu ist der Aprotinineffekt auf die Histaminliberation der Leukozyten. Auch diese Meßgröße bleibt während der gesamten Beobachtungsphase im Ausgangsniveau (Abb.1). Dieser höchstwahrscheinlich membranstabilisierende Effekt des Aprotinins wird darüberhinaus durch den Verlauf der Plasmaaktivität der Alkalischen Leukozytenphosphatase (AP) eindrucksvoll belegt (Abb.4). Ebenso ist auch der Anstieg der Plasma-Lactat-Dehydrogenase-Aktivität im Aprotininblut signifikant geringer als in herkömmlichen Konserven (Abb.3). Der Zusatz von Aprotinin zu ACD-Blut bewirkt somit eine generelle Stabilisierung der Membranfunktion. Unter der Einwirkung toxischer Mediatoren vom Typ des Histamins und Serotonins kommt es bei Massivtransfusionen in der Lungenstrombahn zu einer massiven Störung der Kapillarpermeabilität [14,20]. Der Verlust der physiologischen Barrierefunktion entsteht u.a. durch eine serotoninbedingte Endothelkonstriktion, welche eine mehrfache Erweiterung der interzellulären Poren einleitet (Abb. 5). Dieser unerwünschte Effekt wird unter Histamineinwirkung noch potentiert [4,5,15]. Es resultiert in direkter Korrelation zur Höhe des hydrostatischen Kapillardruckes ein zunehmender Flüßigkeitseinstrom in das Interstitium, und es besteht die Gefahr eines interstitiellen Oedems (Abb.5)[32].

Diese pathophysiologischen Zusammenhänge sind bei der Bewertung der vorliegenden klinischen Befunde von größtem Interesse. Nach Transfusion von mehr als 15 Blutkonserven zeigen die Patienten des Kontrollkollektivs im Vergleich zur Aprotiningruppe bei praktisch vergleichbaren Herzzeitvo-

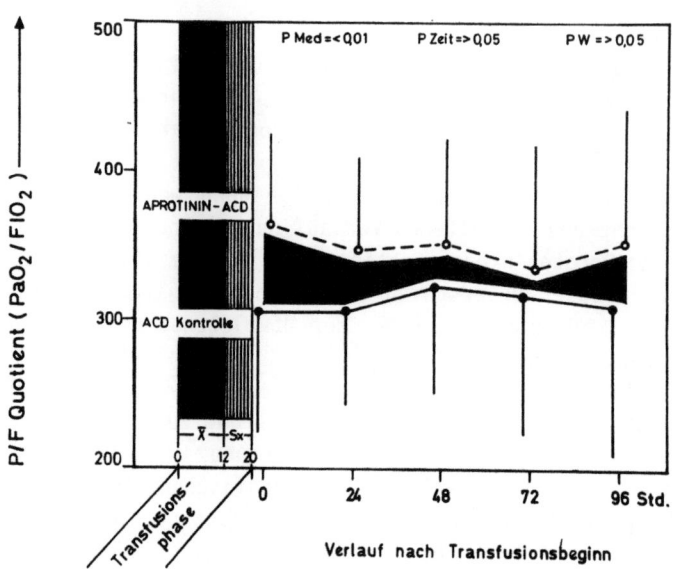

Abb.7. Vergleichende Darstellung und Verlauf des P/F-Quotienten nach Massivtransfusionen mit ACD-und Aprotinin-ACD-Blut. Dargestellt sind Mittelwerte und Standardabweichungen

lumina einen um nahezu 100% erhöhten pulmonal-vaskulären Widerstand(Abb.6). Da die Herzzeitvolumina in beiden Kollektiven praktisch vergleichbar sind, müssen die signifikanten Unterschiede des pulmonal-vaskulären Widerstandes ausschließlich auf eine Steigerung des intrakapillären Druckgradienten zurückgeführt werden. Ein Effekt, der im wesentlichen durch eine Verengung der pulmonalen Kapillarstrombahn zu erklären ist. Da unter Transfusionsbedingungen neben der serotoninbedingten Endothel- und Gefäßkonstriktion eine histamininduzierte Steigerung der Kapillarpermeabilität unvermeidbar ist,besteht bei den Patienten des Kontrollkollektivs zweifellos die Gefahr eines interstitiellen Oedems (Abb.5). Dementsprechend resultiert eine Störung des Ventilations-Perfusions-Gleichgewichtes, welche sich vor allem in einer signifikanten Einschränkung der arteriellen Sauerstoffaufnahme niederschlägt [10].Beispielsweise erreichen die Patienten des Kontrollkollektivs nach einer 30-minütigen Sauerstoffbeatmung einen Sauerstoffpartialdruck von lediglich 300 mmHg (Abb.7); einem Meßbereich, der nach Horovitz et al. [22] bereits als kritischer Insuffizienzbereich bezeichnet wird.

Demgegenüber werden vergleichbare Störungen der pulmonalen Perfusion und Ventilation nach Massivbluttransfusionen mit Aprotinin-ACD-Blut nicht beobachtet. Bei Einsatz dieser mediatorarmen Blutkonserven sind Änderungen des pulmonalvaskulären Widerstandes nicht nachweisbar, so daß der arterielle Sauerstoffpartialdruck im Aprotinin-Kollektiv mit 370 mmHg im altersentsprechenden Normbereich verbleibt (Abb.7).

Da die gerinnungsphysiologischen Beobachtungen eine relevante Beeinträchtigung des Gerinnungs- und Fibrinolysesystems ausschließen,erscheint der Einsatz von Aprotinin-ACD-Blut auch aus dieser Sicht klinisch vertretbar.

Die vorliegenden Ergebnisse gestatten abschließend die Feststellung, daß der initiale Zusatz von Aprotinin zu ACD-Blut die Möglichkeit eröffnet, in den Verlauf transfusionsbedingter Komplikationen kausaltherapeutisch einzugreifen.

LITERATUR

1. Avila JL, Convit J (1973) Studies on human polymorphonuclear leukocyte enzymes. II. Comparative study of the physical properties of primary and specific granules. Biochim Biophys Acta 293:409
2. Bailey DN, Bove JR (1975) Chemical and hematological changes in stored CPD blood. Transfusion 15:244
3. Bamberg E, Breddin K (1974) Serotonin-Freisetzung aus menschlichen Thrombozyten durch einen plättchenaggregierenden Plasmafaktor. Verh Dtsch Ges Inn Med 80:1443
4. Beaven MA (1976) Histamine (First of two parts).N Engl J Med 294:30
5. Beaven MA (1976) Histamine(Second of two parts).N Engl J Med 294:320
6. Berman IR,Iliescu H, Ranson JHC, Eng K (1976) Pulmonary capillary permeability - a transfusion lesion. J Trauma 16:471
7. Bessey OA, Lowry OH, Brock MJ (1946) A method for the rapid determination of the alkaline phophatase with 5 cubic millimeters of serum. J Biol Chem 164:321
8. Brown MJ, Ind PW, Jenner DA (1980) Platelet histamine. N Engl J Med 303:220
9. Collins JA (1980) Pulmonary dysfunction and massive transfusion. Bibl Haematol 45:220
10. Comroe JH, Forster RE, Dubois AB, Briscoe WA, Carlsen E (1972) Die Lunge. Schattauer, Stuttgart New York
11. Durtschi M, Haisch C, Reynolds L, Pavlin E, Koehler T, Heimbach D, Carrico C (1979) Effect of micropore filtration on pulmonary function after massive transfusion. Am J Surg 238:8
12. Elliot BA, Wilkinson JH (1963) The serum "2-hydroxybutyrate dehydrogenase" in diseases other than myocardial infarction. Clin Sci 24:343
13. Gaar KA, Taylor AE, Owens T, Guyton AC (1967) Pulmonary capillary pressure and filtration coefficient in the isolated perfused lung. Am J Physiol 213:910
14. Geelhoed G, Benett S (1975) "Shock lung" resulting from perfusion of canine lungs with stored bank blood. Am Surg 41:671
15. Giertz H (1977) Histamine,5-hydroxytryptamin kinine slow reacting substance of anaphylaxis (SRS6A), prostaglandine. In: Forth W, Henschler D, Rummel W (Hrsg) Allgemeine und spezielle Pharmakologie und Toxikologie. B-I- Wissenschaftsverlag, Mannheim Wien Zürich

16. Hardemann MR,Den Uyl A,Brins HK (1972) A semimechanized method for the fluorometric determination of 5-Hydroxytryptamine (Serotonin) in blood plasma and platelets. Clin Chim Acta 37:71
17. Harke H (1976) Beeinflussung der Mikroaggregation in lagernden Blutkonserven. Anaesthesist 25:374
18. Harke H, Gennrich M (1980) Aprotinin-ACD-Blut.I. Experimentelle Untersuchungen über den Einfluß von Aprotinin auf die plasmatische und thrombozytäre Gerinnung. Anaesthesist 29:266
19. Harke H, Stienen G, Rahman S, Flohr H (1982) Aprotinin- ACD-Blut.II. Der Einfluß von Aprotinin auf die Freisetzung zellulärer Mediatoren und Enzyme im Konservenblut. Anaesthesist 31:165
20. Harke H(1982)Massivtransfusionen.Haemostase und Schocklunge. Springer, Berlin Heidelberg New York, Anaesthesiologie und Intensivmedizin Bd 146
21. Heinzow B, Ziegler A (1979) Kinetik von Nitroglycerin und ihre Konsequenz für die Therapie. In: Pohl-Boskamp G (Hrsg) 2. Hamburger Nitroglycerin-Symposium 29.9.79. Pharmazeut Verlagsges München, S 3
22. Horovitz JH, Carrico CJ, Shires GT (1974) Pulmonary response to major injury. Arch Surg 108:349
23. Kazantsev FN, Zakirov EKH (1973) Histamine content in preserved blood. Prob Gematol Pereliv Krovi 18:53
24. Lorenz W, Reimann HJ, Barth H, Kusche J, Meyer R, Doenicke A,Hutzel M (1972) A sensitive and specific method for the determination of histamine in human whole blood and plasma. Hoppe-Seyler's Z Physiol Chem 353:911
25. Lorenz W, Doenicke A, Meyer R, Reimann HJ, Kusche J, Barth H, Geesing H, Hutzel M, Weissenbacher B (1972) An improved method for the determination of histamine release in man: Its application in studies with propanidid and thiopentone. Eur J Pharmacol 19:180
26. Novak RF, Bermes EW, Cassin B (1972) Platelet enzyme activity during storage. Lactic dehydrogenase, aldolase and electron microscopy correlation. Transfusion 12:405
27. Piepenbrock S, De Caleya FD, Hempelmann G (1975) Untersuchungen über die Beeinflussung von Kreislaufparametern durch Dopamin in der postoperativen Frühphase nach Herzoperationen unter besonderer Berücksichtigung des Herzzeitvolumens sowie der peripheren Durchblutung. In: Schröder R (Hrsg) Dopamin. Schattauer, Stuttgart New York, S 109
28. Schick PK, McKean ML (1979) Serotonin binding in human platelets. Biochem Pharmacol 28:2667
29. Seidl S (1978) Möglichkeiten und Grenzen der Leukopherese Symposium Leukozytentransfusion Wetzlar
30. Shore PA, Burkhalter A, Cohn VH (1959) A method for the fluorometric assay of histamine in tissues. J Pharmacol Exp Ther 127:182
31. Staub NC (1974) Pulmonary edema. Physiol Rev 54:679
32. Staub NC (1978) Pulmonary edema due to increased microvascular permeability to fluid and protein. Circ Res 43:143

Diskussion

- Hempelmann -
Ich habe auf dem einen Bild bei dem Lungengefäßwiderstand nicht gesehen, ob diese Unterschiede auch statistisch signifikant waren?
- Harke -
Die Unterschiede des Lungengefäßwiderstandes sind signifikant.
- Lorenz -
Für die Blutkonserve selbst ist der beobachtete Effekt überzeugend. Ich würde ihn als Proteasehemmung interpretieren. Diese Proteasen aus Leukozyten können Zellen zerstören oder auch basische Polypeptide freisetzen (Ranadire u.Cochrane (1971) J Immunol 106:506) und diese Produkte liberieren dann Histamin. Deshalb muß der Effekt nicht unbedingt über eine direkte Stabilisierung der Zellen erklärt werden, sondern eventuell über die Entstehung von Histaminliberatoren als Folge einer Proteaseaktivierung innerhalb der Blutkonserven. Das ist die 1. Frage; was meinen Sie dazu? Die 2. Frage: Wenn Sie Blutkonserven mit Trasylol für eine Massentransfusion herstellen, ist es dann nicht möglich, daß durch die Eigenschaften des Trasylols als Proteaseliberator und Gerinnungsinhibitor Sie nicht eine Verhinderung von Mediatoren als Mechanismus der Protektion sondern den Effekt des zusätzlichen zweiten Präparates erhalten?
- Harke -
Zu Frage der Proteasenhemmung: Es spricht vieles dafür, daß es sich in den vorliegenden Untersuchungen tatsächlich um einen membranspezifischen Effekt des Aprotinins handelt. So wird nicht nur das Histamin sondern auch das Serotonin sowie eine Reihe verschiedenster Enzyme wie z.B. die Alkalische Phosphatase oder die Lactat-Dehydrogenase an ihrem Austritt in das umgebende Zellmilieu gehindert. Ebenso ist auch der Kaliumausstrom verzögert. Aprotinin stabilisiert während der Lagerung offensichtlich die Zellmembranen und verhindert den Verlust der physiologischen Barrierefunktion. Der biochemische Wirkmechanismus ist derzeit noch ungeklärt.
- Röher -
Haben Sie irgend einen anderen Membranstabilisator benutzt und vergleichbare Effekte gesehen?
- Harke -
Nein, das klappt leider nicht, das ist eben das Schwierige.
- Röher -
Was haben Sie genommen?
- Harke -
Es wurde Cortison in unterschiedlichen Konzentrationen während der Blutentnahme der ACD-Blutkonserve zugesetzt. Obwohl dem Cortison ein membranstabilisierender Effekt nachgesagt wird, konnte in den vorliegenden Untersuchungen ein vergleichbares Ergebnis nicht nachgewiesen werden. Cortison vermag offensichtlich in bestimmten Situationen bestimmte Blutzellen zu beeinflussen, wie dies von den Leukozyten bekannt ist. Vergleichbar posi-

tive Effekte für den Erythrozyten und Thrombozyten sind aufgrund der uns vorliegenden Untersuchungen zu verneinen.

Die 2. Frage nach der Gerinnungsinhibition und dem Eigeneffekt des Aprotinins möchte ich wie folgt beantworten: Ein proteinaseninhibitorischer Effekt des Aprotinins wird besonders augenfällig nachweisbar bei der Herstellung einer Blutkonserve.Durch eine Hemmung der Kontaktaktivierung während der Blutentnahme verfügen Aprotinin-ACD-Blutkonserven gegenüber herkömmlichen Konserven über einen wesentlich höheren Faktor VIII, Faktor II und Fibrinogengehalt. Ein klinisch relevanter Eigeneffekt des Aprotinins konnte in der klinischen Beobachtungsreihe nicht nachgewiesen werden. So war in beiden Patientenkollektiven als Ausdruck eines kurzfristigen Schockgeschehens eine fibrinolytische Aktivität auffällig.Obwohl unter in vitro-Bedingungen für Aprotinin eine Hemmung der Fibrinolyse-Aktivität nachgewiesen wurde, konnte in den vorliegenden Untersuchungen bei den verwandten Dosierungen eine Hemmung der Fibrinolyse nicht beobachtet werden. Aprotinin ist ein multifaktorieller Enzyminhibitor, der die ausschließliche Hemmung eines einzelnen Enzyms unter klinischen Bedingungen unwahrscheinlich macht.

- Bauer -

Haben sich eigentlich die Konserven bezüglich des Hämolysegrades unterschieden? Wenn das ein Effekt wäre,also ein verringerter Zellzerfall, dann müßte ja auch der Hämolysegrad der Konserven ohne und mit Aprotinin unterschiedlich sein.

- Harke -

Der ist unterschiedlich.

- Bauer -

Ein zusätzlicher Parameter würde die unterschiedlichen Theorien erklären: Erhöhter Zellzerfall müßte gesteigerte Hämolyse gerade in den Konserven ohne Aprotinin bedeuten. Wenn es nur über die Membranen geht, dürfte sich hier kein Unterschied zeigen.

- Harke -

Das Ausmaß der Hämolyse ist in herkömmlichen Blutkonserven nahezu doppelt so hoch wie im Aprotinin-Blut.

- Bauer -

Aber das würde für das sprechen, was von Lorenz angedeutet wurde, nämlich daß es durch die Hemmung der Proteasen zu einem geringeren Zellzerfall käme.

- Harke -

Auch das ist möglich. Aber es ist ebenso denkbar, daß ein direkter membran-stabilisierender Effekt den Zellzerfall verzögert.

- Lorenz -

Ich wollte nicht meine Hypothese als einzige in den Raum stellen, ich wollte nur sagen, daß der Mechanismus der Wirkung komplex sein kann. Nachdem aber die Hemmung der Aminfreisetzung gemessen worden ist, würde ich das so interpretieren wie Herr Harke sagt.

- Reimann -
Haben Sie den Abfall der basophilen Granulozyten nachweisen können auch elektronen-mikroskopisch? Haben Sie mal nachgeschaut, ob diese degranuliert sind, ob sie Histamin freigesetzt haben?
- Harke -
Das ist in diesen Untersuchungen noch nicht geschehen, soll aber demnächst nachgeholt werden.
- Hempelmann -
Die Kreislaufeffekte lassen sich ja alleine durch Trasylol erklären, zumindest was den Lungenstrombahnwiderstand anbelangt. Es sind ja keine eklatanten Veränderungen, wenn Sie den Verlauf berücksichtigen.
- Harke -
Eine Eigenwirkung des Aprotinins auf die Lungenstrombahn haben Sie meines Erachtens in Ihren eigenen Untersuchungen auch nicht nachweisen können.
- Hempelmann -
Ja, wir haben Trasylol an Probanden und nicht an Polytraumatisierten untersucht und solche Effekte gesehen, daß dadurch eine Vasodilatation im Lungenstrombahnbereich erfolgt.
- Lorenz -
Welche Dosis haben Sie hier verwandt? Ich habe das Gefühl, hier kommt ein Dosisproblem herein.
- Harke -
Das ist sicher ein Dosisproblem. In den vorliegenden Untersuchungen wurden 200000 E Aprotinin pro Blutkonserve appliziert und da im Mittel 15 Konserven transfundiert wurden, erhielten die Patienten insgesamt 3 Mill. E Aprotinin in 24 h. Da knapp 50% des Aprotinins zellulär gebunden sind, beträgt die freie Wirkkonzentration ca. 1,5 Mill./24 h.
- Hempelmann -
Ich möchte trotzdem darauf hinweisen, daß ein Effekt durch Trasylol an der Lungenstrombahn im Sinne einer Widerstandsabnahme gegeben ist.
- Beger -
Bei welcher Menge?
- Hempelmann -
Bei 200.000 Einheiten bereits.
- Lorenz -
Auf jeden Fall hat Harke damit weniger eingesetzt.
- Harke -
Ich liege wie gesagt bei 1,5 Mill. KIE Aprotinin/24 h.
- Hempelmann -
Na gut, das kann man sich ja ausrechnen - 62500/h.

Histaminfreisetzung durch Kontrastmittel

H. J. Reimann, R. Tauber, U. Schmidt

ZUSAMMENFASSUNG

Bei 100 Patienten wurde das Plasmahistamin vor und nach Gabe von Röntgenkontrastmitteln zur Darstellung der ableitenden Harnwege gemessen. Von normalen Plasmahistaminbasiswerten kam es nach Kontrastmittelgabe im Mittel zu einem Anstieg auf 0,66 ng/ml. Am Ende der Untersuchung (nach 20 min) waren die Plasmahistaminwerte wieder normalisiert.

Die klinisch zu beobachtenden Reaktionen bei 12 Patienten mit einem maximalen Anstieg des Plasmahistamins auf 3,7 ng/ml waren Atemnot, Tachykardie, Übelkeit, Exanthem und Quaddeln.

19 Patienten wiesen eine allergische Diathese auf. Weitere 100 Patienten erhielten eine Prämedikation mit H_1- und H_2-Rezeptor-Antagonisten vor i.v. Gabe eines Röntgenkontrastmittels zur Darstellung der ableitenden Harnwege. In dieser Untersuchungsgruppe gaben 15 Patienten eine allergische Diathese an.

Untersucht wurde bei den Patienten sowohl die klinische Reaktion auf die Gabe von H_1- und H_2-Rezeptor-Antagonisten und auf das Kontrastmittel, als auch das Plasmahistamin. Nach Gabe von H_1- und H_2-Rezeptor-Antagonisten war ein leichter Anstieg des Plasmahistamins meßbar, während nach Applikation des Röntgenkontrastmittels ein signifikanter Anstieg des Plasmahistamins (Maximalwert 3,0 ng/ml) zu verzeichnen war.

Systemische, auf eine Histaminfreisetzung zurückzuführende klinische Reaktionen wurden in dieser Gruppe nicht beobachtet.

EINLEITUNG

Röntgenkontrastmittel gehören zu den Pharmaka, die zu anaphylaktoiden Reaktionen führen können.

In der Literatur sind mehrfach Fälle von leichten anaphylaktoiden Reaktionen bis hin zu Todesfällen beschrieben worden [18].

Die Angaben über die Häufigkeit dieser Todesfälle schwanken stark. Sie liegen zwischen 0,02% und 4% [1,8,22,24].

In zahlreichen Untersuchungen [3,6,7,11,13,14] konnte nachgewiesen werden, daß eine Histaminfreisetzung die Ursache von teilweise schweren anaphylaktoiden Reaktionen beim Menschen ist. Diese können nach Gabe von Narkotika bzw. Anaesthetika, Blutersatzmitteln oder auch nach intravenöser bzw. intraarterieller Verabreichung von Röntgenkontrastmitteln auftreten.

Unerwünschte Reaktionen nach Gabe von Röntgenkontrastmitteln sollten jedoch nicht ausschließlich auf Histaminliberation zurückgeführt werden. Auch andere Mechanismen und Reaktionsabläufe werden diskutiert [18].

Beim Menschen wirkt Histamin durch Anlagerung an H_1-bzw. H_2-Rezeptoren in den verschiedenen Organsystemen. Die klinische Manifestation der Histaminwirkung kann vornehmlich an 5 verschiedenen Reaktionsorten beobachtet werden:
1. Haut
2. Respiratorisches System
3. Kardiovaskuläres System
4. Gastrointestinales System
5. Vegetatives Nervensystem.

An der Haut führt eine Histaminfreisetzung zu einer Hyperämie und zu einer Permeabilitätsstörung der Gefäße [9,17]. Im Bereich des respiratorischen Systems kann es zu einer Druckerhöhung in der Arteria pulmonalis sowie zu einer Erhöhung des Atemwiderstandes bis hin zum Bronchospasmus kommen.

Die kardiovaskulären Wirkungen sind Arrhythmien, Tachykardien bis hin zum Kammerflimmern und Herzstillstand. Im Gastrointestinaltrakt können petechiale Blutungen, Anstieg der Säuresekretion und Motilitätsstörungen auftreten. Am vegetativen Nervensystem zeigt eine Histaminliberation eine Stimulation der autonomen Regulation im Sinne einer gesteigerten Parasympathikuswirkung.

Bei den Nebennieren ruft das Histamin durch Stimulation eine Freisetzung adrenerger Substanzen hervor. Patienten mit anamnestisch bekannter Allergie sind für Histaminzwischenfälle, wie sie nach Gabe von Röntgenkontrastmitteln auftreten können, gefährdeter als Patienten die keine allergische Disposition aufweisen [2].

In der vorliegenden Studie wurde der Frage nachgegangen, ob durch Blockade der H_1- und H_2-Rezeptoren durch spezifische Antagonisten die klinische Symptomatik anaphylaktoider Reaktionen bei i.v.-Gabe von Röntgenkontrastmitteln vermindert bzw. ganz aufgehoben werden kann.

MATERIAL UND METHODIK

Bei 100 Patienten, Durchschnittsalter 56 ± 13 Jahre, 52 männlich, 48 weiblich, wurde der Plasmahistaminspiegel vor und nach i.v. Röntgenkontrastmittelinfusion zur Darstellung der ableitenden Harnwege mit Megluminamidotrizoat (Urovist®) bestimmt.

Die Infusion wurde durch eine in der Cubitalvene liegende Braunüle appliziert (100 ml innerhalb von 3 min). Vor Beginn der Kontrastmitteldarstellung, 3 min und 20 min nach Infusion des Kontrastmittels, wurde Blut zur Plasmahistaminbestimmung abgenommen. Zuvor wurden die Patienten anhand eines Erhebungsbogens in Risikogruppen bezüglich zu erwartender Nebenwirkungen eingeteilt. Dabei wurde besonderer Wert auf die Parameter Allergie vom Soforttyp (Asthma, Pollinosis, Urticaria, Arzneimittelallergie) intravasale Röntgenkontrastmitteluntersuchung in den letzten Monaten sowie frühere Zwischenfälle bei Kontrastmitteluntersuchungen mit Hautreaktionen, Blutdruckabfall und Flush-Symptomatik gelegt.Die Risikoeinteilung basierte weiterhin auf der Bewertung der Funktion von Herz und Kreislauf, Respirationstrakt, zentralem Nervensystem, Leber und Niere.

Bei weiteren 100 Patienten mit einem Durchschnittsalter von 53 ± 16 Jahren, 45 männlich,55 weiblich, wurde vor i.v. Röntgenkontrastmittelinfusion zur Darstellung der ableitenden Harnwege mit Urovist®(100 ml innerhalb von 3 min) ein H_1- und ein H_2-Rezeptor-Antagonist durch eine in der Cubitalvene liegende Braunüle appliziert (Dimetindenmaleat* 0,1 mg/kg KG, Cimetidin** 5 mg/kg KG). Die Injektionszeit für jedes Medikament betrug 2 min.

Vor Beginn der Prämedikation wurde den Patienten Blut zur Plasmahistaminbestimmung (O-Wert) abgenommen.3 min nach Gabe der H_1- und H_2-Rezeptor-Antagonisten erfolgte eine erneute Blutabnahme zur Plasmahistaminbestimmung, die 10 min nach Beendigung der Injektion der H_1- und H_2-Rezeptor-Antagonisten wiederholt wurde. Nach der Prämedikation wurden Puls und Blutdruck zu den Zeitpunkten 0, 5 und 10 min kontrolliert. Im Anschluß daran wurde das Röntgenkontrastmittel infundiert. 3 min und 20 min nach Infusion des Röntgenkontrastmittels wurde wiederum Blut zur Plasmahistaminbestimmung abgenommen. Auch bei dieser Gruppe wurde, wie oben beschrieben, eine Risikoeinteilung durchgeführt.

Die Plasmahistaminbestimmung wurde fluorometrisch durchgeführt und erfolgte blind nach Numerierungen [10,16].

STATISTIK

Die statistische Auswertung erfolgte nach dem Student-t-Test und nach dem Testverfahren von Wilcoxon-Wilcox für parameterfreie multiple Vergleiche abhängiger Stichproben.

ERGEBNISSE

Bei den 100 Patienten,bei denen eine Kontrastmitteldarstellung der ableitenden Harnwege ohne Prämedikation vorgenommen wurde, lagen die Ausgangswerte des Plasmahistamins im Mittel um 0,14 ng/ml. 3 min nach Kontrastmittelgabe kam es zu einem signifikanten Anstieg auf 0,66 ng/ml,wobei Plasmahistaminwerte bis 3,7 ng/ml erreicht wurden. Nach 20 min entsprach der Plasmahistaminspiegel wieder den Ausgangswerten (Abb.1). Nebenwirkungen

---

* Fenistil®-Injektionslösung, Hersteller: Zyma GmbH, München
**Tagamet®-Injektionslösung, Hersteller: Smith Kline Dauelsberg, München - Göttingen

Abb.1. Plasmahistaminspiegel bei 100 Patienten nach Gabe von einem Röntgenkonstrastmittel (Urovist®) ** p<0,005

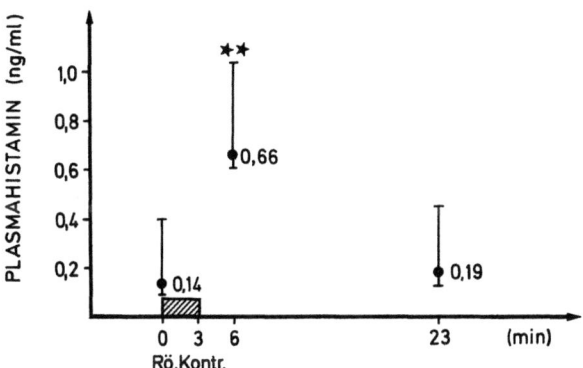

Tabelle 1. Risikoverteilung bei 100 Patienten ohne Prämedikation mit Darstellung der ableitenden Harnwege. Mehrfachzuordnungen der Patienten zu den einzelnen Risikofaktoren

Risiko	normal	erhöht	Summe
Zahl der Fälle	79	21	100
Allergische Diathese	-	19	19
Röntgenkonstrastmittel in den letzten 3 Monaten	-	6	6
Frühere Zwischenfälle bei Röntgenkontrastmittelgabe	-	2	2
Sonstiges	-	4	4

wie Tachykardie, Übelkeit, Exanthem, Quaddeln und Atemnot wurden bei 12 Patienten (7 Allergiker) gesehen, welche im Mittel eine Plasmahistaminerhöhung auf 2,0 ng/ml aufwiesen. 10 dieser Patienten ließen nach unseren Erhebungen ein erhöhtes Risiko erkennen.

Wie aus Tab.1 ersichtlich, wurde bei 19 Patienten dieser Gruppe eine allergische Diathese festgestellt.

In der Prämedikationsgruppe lagen die Ausgangsplasmahistaminwerte bei allen untersuchten Patienten ebenfalls im Normbereich. 3 min nach Ende der Injektion von H_1- und H_2- Rezeptor-Antagonisten war ein Anstieg des Plasmahistamins auf 0,35 ng/ml zu verzeichnen. Bei der Kontrolle 10 min nach Ende der Prämedikation lagen die Plasmahistaminwerte wieder im Ausgangsbereich (Abb.2). Während und nach Applikation von H_1- und H_2-Rezeptor-Anta-

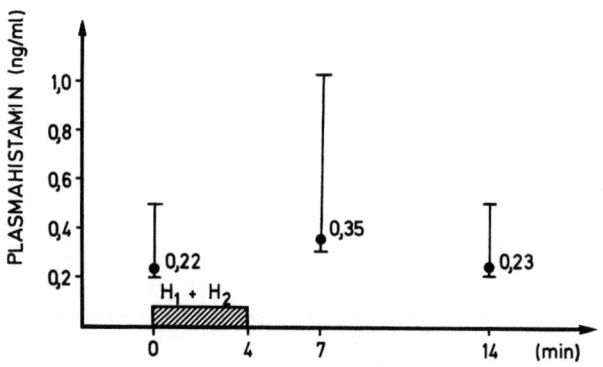

Abb.2. Plasmahistaminspiegel bei 100 Patienten vor und nach Gabe von H_1-(Dimetindenmaleat=Fenistil®) und H_2-(Cimetidin =Tagamet®) Rezeptor-Antagonisten

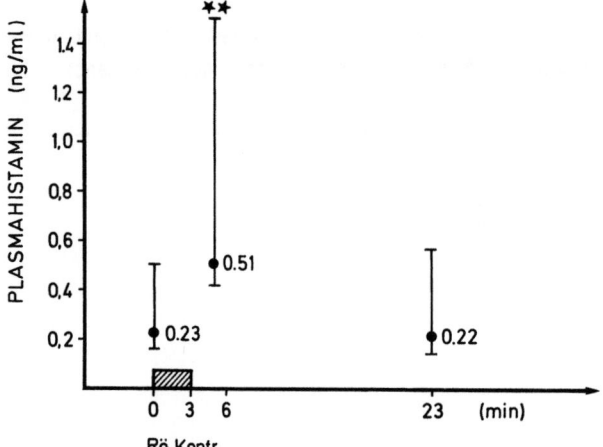

Abb.3. Plasmahistaminspiegel bei 100 Patienten mit einer H_1- und H_2-Rezeptorenblockade vor und nach Gabe von einem Röntgenkontrastmittel (Urovist®)

gonisten blieben Puls und Blutdruck unbeeinflußt. Durch die Prämedikation ausgelöste Nebenwirkungen wurden nicht beobachtet.

3 min nach Gabe des Röntgenkontrastmittels kam es zu einem signifikanten Anstieg des Plasmahistamins, wobei sich Extremwerte von 2,7 und 3,0 ng/ml fanden. 10 Patienten zeigten eine Erhöhung des Plasmahistaminspiegels im Mittel von 1,0 ng/ml (Abb.3). Lediglich 3 Patienten dieser Gruppe zeigten cutane anaphylaktoide Reaktionen: Hautrötung, Urticaria bzw. Quaddeln. Systemische Histaminwirkungen wurden nicht beobachtet, lediglich einmal ein Hitzegefühl angegeben. Bei allen 10 Patienten (6 Allergiker) war zuvor ein erhöhtes Risiko festgestellt worden. In dieser Gruppe fand sich bei 15 Patienten eine allergische Diathese (Tab.2).

Tabelle 2. Risikoverteilung bei 100 Patienten der Prämedikationsgruppe mit Darstellung der ableitenden Harnwege. Mehrfachzuordnungen der Patienten zu den einzelnen Risikofaktoren

Risiko	normal	erhöht	Summe
Zahl der Fälle	81	19	100
Allergische Diathese	-	15	15
Röntgenkontrastmittel in den letzten 3 Monaten	-	7	7
Frühere Zwischenfälle bei Röntgenkontrastmittelgabe	-	3	3
Sonstiges	-	7	7

DISKUSSION

Röntgenkontrastmittel sind Verbindungen, die Elemente mit hoher Ordnungszahl enthalten, da nur diese Röntgenstrahlen stärker als körpereigenes Gewebe absorbieren. Neben Bariumsulfat werden ausschließlich jodhaltige Präparate verwendet.

Während bei oraler Anwendung nur in seltenen Fällen Nebenwirkungen auftreten, muß bei intravenöser oder intraarterieller Applikation von Röntgenkontrastmitteln mit anaphylaktoiden Reaktionen gerechnet werden. Es können Urticaria, Übelkeit, Erbrechen, Blutdruckabfall, Arrhytmien, Tachykardien, Kammerflimmern und sogar Herzstillstand sowie eine Erhöhung des Atemwiderstandes und Bronchospasmus auftreten.

Schon 1979 versuchte Watkins[23] den Mechanismus solcher anaphylaktoider Reaktionen zu erklären. Er unterschied 4 verschiedene Reaktionstypen, die jedoch heute teilweise angreifbar erscheinen:

Typ I: Die hypersensitive Antwort:
Sie setzt eine frühere Exposition mit dem Kontrastmittel voraus und führt unter Einbeziehung von IgE Antikörpern zu einer Freisetzung von Histamin aus den Mastzellen ohne Mitbeteiligung des Komplementsystems.

Typ II: Die Immunkomplex-Reaktion:
Die Art der beteiligten Immunoglobine (IgE, IgM) ist noch nicht eindeutig geklärt, jedoch erfolgt eine Histaminfreisetzung durch den klassischen Komplement-pathway. Immunchemisch führt das zu einem deutlichen Verbrauch von C3 und C4.

Typ III: Das Komplementsystem über den alternativen Weg:
Dies bedeutet bei einer direkten Aktivierung von C3 über Faktor B hohe Spiegel von C3-Fragmenten im Plasma. Histamin und andere vasoaktive Substanzen werden durch die Aktivierung der Komplementfragmente C3a und C5a aus Mastzellen und Basophilen freigesetzt.

Typ IV: Die pharmakologisch-chemische Freisetzung von Histamin:
Die injizierten Substanzen liberieren das Histamin direkt aus der Mastzelle ohne Mitbeteiligung von Antikörpern bzw. Komplement über unterschiedliche, zum Teil noch nicht bekannte Mechanismen.

Analog der Histaminliberation durch Narkotika und andere Pharmaka sowie bei speziellen chirurgischen Eingriffen [4,5,12,15,19,20], bei der sich Histaminwirkungen durch Prämedikation mit H_1- und H_2-Rezeptoren vermindern ließen, muß eine Mitbeteiligung des Histamins auch bei intravasaler Gabe von Röntgenkontrastmitteln angenommen werden.

Es erschien uns deshalb wichtig, Untersuchungen zur Klärung der Frage durchzuführen, ob durch Prämedikation mit H_1- und H_2-Rezeptor-Antagonisten das Kontrastmittelrisiko vermindert werden kann.

Nach Gabe von Röntgenkontrastmitteln ohne H_1- und H_2- Rezeptor-Antagonistenprophylaxe kam es zu einem signifikanten Anstieg des Plasmahistamins im Mittel auf Werte von 0,66 ng/ml. Bei 12 Patienten fanden sich Nebenwirkungen in Form von Tachykardie, Übelkeit, Quaddeln und Atemnot. 10 von diesen Patienten waren vorher in die Klasse des erhöhten Risikos eingestuft worden. Diese Patienten zeigten einen signifikanten Histaminanstieg auf im Mittel 2,0 ng/ml.

In der Prämedikationsgruppe kam es nach Applikation von H_1- und H_2-Rezeptor-Antagonisten zu einem meßbaren, wenn auch nicht signifikanten Plasmahistaminanstieg ohne klinische Bedeutung. Nach Applikation des Röntgenkontrastmittels kam es bei 10 Patienten zu einem signifikanten Anstieg des Plasmahistamins, im Mittel 1,0 ng/ml. Es fanden sich lediglich bei 3 Patienten histaminspezifische cutane Reaktionen. Systemische Reaktionen wurden nicht beobachtet.

Sämtliche 10 Patienten waren vor der Prämedikation und Röntgenkontrastmitteldarstellung in die Gruppe eines erhöhten Risikos eingestuft worden.

Aufgrund der vorliegenden Untersuchung ist der Effekt einer H_1/H_2-Prophylaxe im Sinne einer Reduktion der Histaminfreisetzungsreaktionen deutlich geworden. Ein protektiver Effekt mit nur einem H_1- bzw. nur einem H_2-Rezeptor-Antagonisten allein ist nicht zu erzielen [14,21]. Bei Risikopatienten, insbesondere bei Atopikern, kann es nach Gabe von Röntgenkontrastmitteln zu einer vermehrten Histaminfreisetzung kommen. Zumindest für diese Patientengruppe ist eine Prämedikation mit einem H_1- und H_2-Rezeptor-Antagonisten empfehlenswert. Nebenwirkungen durch diese Prämedikation sind, bis auf eine leichte Sedierung nicht zu befürchten. Während pränarkotisch ein solcher sedierender Effekt durchaus wünschenswert ist, könnte er vornehmlich bei ambulanten Röntgenpatienten in der Praxis zu einem

Risiko führen - man denke an den Straßenverkehr. Dieses Risiko ist jedoch überschaubar, während das der anaphylaktoiden Reaktionen unberechenbar bleibt.

LITERATUR

1. Ansell G (1970) Adverse reactions to contrast agents. Invest Radiol 5: 374
2. Doenicke A (1975) Propanidid. In: Arias A, Llaurado R, Nalda MA, Lunn JN (eds) Proc IV Europ Congr Anaesthesiology, Excerpta Medica, Amsterdam p 107
3. Doenicke A (1980) Pseudo-allergic reactions due to histamine release during intravenous anaesthesia. In: Dukor P, Kallos P,Schlumberger HD, West EB (eds) Pseudo-allergic reactions. Vol 1 Genetic aspects and anaphylactoid reactions. Karger, Basel p 224
4. Doenicke A (1980) H_1- und H_2-Rezeptoren - Wirksame Agonisten und Antagonisten (Pharmakotherapie der Allergie). In: Weis KH, Cunitz G (Hrsg), 25 Jahre DGAI, Springer, Berlin Heidelberg New York S 42
5. Doenicke A, Lorenz W (1982) Histamine release in anaesthesia and surgery. Premedication with H_1- and H_2-receptor antagonists:Indications, benefits and possible problems. Klin Wochenschr 60:1039
6. Doenicke A, Lorenz W (1970) Histaminfreisetzung und anaphylaktoide Reaktionen bei Narkosen. Biochemische und klinische Aspekte. Anaesthesist 19:413
7. Doenicke A,Lorenz W,Beigl R,Bezecny H,Uhlig G,Kalmar L,Praetorius B, Mann G (1973) Histamine release after intravenous application of short-acting hypnotics: a comparison of etomidate,althesin (CT 1341) and propanidid. Br J Anaesth 45:1097
8. Kuemmerle HP, Garrett ER, Spitzy KH (1976) Klinische Pharmakologie und Pharmakotherapie. Urban & Schwarzenberg, München Berlin Wien, 3. Aufl S 288
9. Lasser EC (1976) An experimental basis for histamine release in contrast material reactions. Radiology 110:49
10. Lorenz W, Benesch L, Barth H,Matejka E, Meyer R, Kusche J, Hutzel M, Werle E (1970) Fluorometric assay of histamine in tissues and body fluids: Choice of the purification procedure and identification in the nanogram range. Z Anal Chem 259:94
11. Lorenz W, Doenicke A (1978) Histamine release in clinical conditions. Mt Sinai J Med 45:357
12. Lorenz W,Doenicke A,Dittmann I, Hug P, Schwarz B (1977) Anaphylaktoide Reaktionen nach Applikation von Blutersatzmitteln beim Menschen: Verhinderung dieser Nebenwirkungen von Haemaccel durch Prämedikation mit H_1- und H_2-Rezeptorantagonisten. Anaesthesist 26:644
13. Lorenz W, Doenicke A, Messmer K, Reimann HJ,Thermann M, Lahn W,Berr J, Schmal A,Dormann P,Regenfuss P,Hamelmann H (1976) Histamine release in

human subjects by modified gelatin (Haemaccel) and dextran. An explanation for anaphylactoid reactions observed under clinical conditions. Br J Anaesth 48:151
14. Lorenz W,Doenicke A, Meyer R, Reimann HJ, Kusche J,Barth H,Geesing H, Hutzel M, Weissenbacher B (1972) Histamine release in man by propanidid and thiopentone: Pharmacological effects and clinical consequences. Br J Anaesth 44:355
15. Lorenz W,Doenicke A,Schöning B,Ohmann Ch,Grote B,Neugebauer E (1982) Definition and classification of the histamine release response to drugs in anaesthesia and surgery: Studies in the conscious human subject. Klin Wochenschr 60:896
16. Lorenz W, Reimann HJ, Barth H, Kusche J, Meyer R, Doenicke A, Hutzel M (1972) A sensitive and specific method for the determination of histamine in human whole blood and plasma. Hoppe-Seyler's Z Physiol Chem 353:911
17. Messmer K, Lorenz W, Sunder-Plassman L, Klövekorn W, Hutzel M (1970) Histamine release as cause of acute hypotension following rapid colloids infusion. Naunyn-Schmiedebergs Arch Pharmakol 267:433
18. Ring J (1978) Anaphylactoide Reaktionen.Springer,Berlin Heidelberg New York (Anaesthesiologie und Intensivmedizin Vol 111)
19. Röher HD, Lorenz W, Lennartz K,Kusche J,Dietz W,Gerdes B, Parkin JV (1982) Plasma histamine levels in patients in the course of several standard operations:Influence of anaesthesia,surgical trauma and blood transfusion. Klin Wochenschr 60:926
20. Schöning B, Lorenz W, Doenicke A (1982) Prophylaxis of anaphylactoid reactions to a polypeptidal plasma substitute by H_1- plus H_2-receptor antagonists: Synopsis of three randomized controlled trials. Klin Wochenschr 60:1048
21. Sewing KFr (1982) Comment: Effects and side effects of H_1- and H_2-receptor antagonist in clinical situations. Klin Wochenschr 60:1046
22. Shehadi WH (1975) Adverse reactions to intravascularly administered contrast media. Am J Roentgenol 124:145
23. Watkins J (1979) Anaphylactoid reactions to i.v. substances. Br J Anaesth 51:51
24. Witten DW (1975) Reactions to urographic contrast media.JAMA 231:947

Diskussion

- Hempelmann -
Ist es richtig, daß die Vortestung von Kontrastmitteln völlig verlassen wurde?
- Reimann -
Ja.
- Hempelmann -
Man liest immer wieder Hinweise, gerade in der röntgenologischen Literatur, daß doch vorgetestet wird, aber das sollte man heute doch wohl nicht mehr machen.
- Reimann -
Nein, heute sagen die Röntgenologen folgendes: Es soll eine gezielte Anamnese bestehen, der Patient soll befragt werden und er muß einen Fragebogen ausfüllen. Sobald das nicht vorhanden ist, sollte man den Mut haben, keine Diagnostik durchzuführen. Wenn in der Anamnese z. B. eine allergische Diathese vorhanden ist, muß man sehr vorsichtig sein.
- Hempelmann -
In 10 Jahren wird jeder Röntgenologe dem zustimmen, denn dann braucht man das wahrscheinlich nicht mehr.
- Lorenz -
Ich wollte dem zustimmen. Die Vortestung, ich möchte es auch noch mal betonen, ist von den immunologisch orientierten Radiologen - auch von Lasser in San Diego, völlig verlassen worden. Er sagt, es gibt Patienten, die auf eine Vortestung mit einem tödlichen Schock reagieren, das ist die eine Seite und es gibt andererseits Patienten, die nach der Vortestung nichts zeigen und dann bei der Gabe des Kontrastmittels ein Vollbild entwickeln, sodaß die Aussage fragwürdig und die Gefährdung des Patienten durch die Vortestung bereits gegeben ist.
- Reimann -
Das hat er schon 1979 gesagt.
- Bauer -
Dazu ein klinisch-chirurgisches Problem: Wir haben eine ganze Reihe von Patienten, die angeben, Kontrastmittelunverträglichkeit mit zum Teil schweren Reaktionen bei einer i.v. Galle gehabt zu haben. Nun müssen wir sie operieren. Wir wollen intraoperativ den Choledochus kontrollieren. Da wir kein Choledochoskop zur Verfügung hatten, mußten wir es mit dem Röntgen machen oder später über die T-Drainage. Wir haben das immer trotzdem gemacht, obwohl Kontrastmittelempfindlichkeiten bekannt waren und haben nichts gesehen. Die Frage ist, ob eine solche überhaupt zu erwarten ist, bei intrakanalikulärer Gabe im Gegensatz zur intravenösen Gabe, und ob gleiche Reaktionen auftreten können wie vorher bei der i.v. Gabe des Kontrastmittels?
- Lorenz -
Herr Lennartz und Herr Röher haben diese Studie in Marburg durchgeführt.

Der 1. Teil wurde in der Kliwo publiziert, wir haben dabei in keinem einzigen Fall Plasmahistaminerhöhungen beobachtet.
- Bauer -
Bei bekannter Empfindlichkeit?
- Lorenz -
Nein!
- Bauer -
Darf ich nochmal präzisieren: Mir geht es um die Patienten, bei denen eine Empfindlichkeit bekannt ist. Sie kommen und sind meinetwegen mit Ultraschall diagnostiziert. Dann sollte noch mal eine Cholangiographie gemacht werden, sie zeigten schwerste Kontrastmittelreaktionen, die Untersuchung wurde abgebrochen. Nun müssen wir aber operieren, der Patient hat Choledochussteine und wir wollen intraoperativ bei diesem bekannten Allergiker mit Kontrastmittel kontrollieren, da wir kein Choledochoskop haben.
- Lennartz -
Vielleicht kann ich Ihre Frage beantworten. Ich wäre bei diesen Patienten sehr zurückhaltend mit der intraoperativen Choledochographie. Wir haben letzthin einen Patienten gehabt den habe ich mit Herrn Röher durchgesprochen. Die Untersuchungen der Histaminbestimmung sind von Herrn Lorenz noch nicht fertig. Es kam bei einer bekannten Jodallergie während der Hautdesinfektion mit Beta-Isodona zu einer schweren allergischen Reaktion mit Blutdruckabfall, Tachykardie und auch Flush. Nach der Resektion des Darmes (es war eine Sigmaresektion), kam es bei Betupfen der Schnittstelle des Darmes wieder zu einer allergischen Reaktion. Ich wäre jedenfalls auch bei der intraoperativen Anwendung von Kontrastmitteln bei bekannter Allergie zurückhaltend.
- Hotz -
Wir gehen regelmäßig bei der retrograden Gangdarstellung von Gallen- und Pankreassystemen so vor und wir machen diese Untersuchung besonders bei Patienten, bei denen der Radiologe sagt, hier traue ich mich nicht mehr, hier besteht anamnestisch offensichtlich eine Überempfindlichkeit. Ich habe niemals selber erlebt, bei Hunderten von ERCP's und habe auch nie von einem anderen Kollegen gehört, daß eine anaphylaktische Reaktion durch die retrograde Instillation von Kontrastmitteln in Gallen- und Pankreasgang ausgelöst wurde.
- Bauer -
Ich glaube, die Situation ist anders als wenn Sie Jod auf die Haut aufbringen wie beim Beta-Isodona.
- Beger -
Um die Frage konkret zu formulieren, kommt es bei lokaler Applikation eines jodhaltigen Kontrastmittels im Gegensatz zur systemischen Applikation zu einer Freisetzung von Histamin, z.B. in den Choledochus oder ins Duodenum?
- Lennartz -
Lokale Applikation.
- Beger -
Es ist eine unter Chirurgen allgemein akzeptierte Erfahrung, daß man auch

bei bekannter Kontrastmittelunverträglichkeit das Kontrastmittel lokal applizieren kann. Teilweise ist man intraoperativ dazu gezwungen, z.B. bei einer Choledocholithiasis, um eine Reoperation zu vermeiden. In Bezug auf die Histaminfreisetzung scheint die Lokalapplikation von Kontrastmittel pathophysiologisch eine andere Bedeutung zu haben als die systemische.
- Hempelmann -
Die Narkose spielt dabei offensichtlich auch noch eine kleine Rolle.
- Bauer -
Aber sie sehen es auch nicht.
- Lorenz -
Der Mechanismus ist die Frage. Nehmen wir einmal an, es ist eine IgE-mediierte, was überhaupt bei den Kontrastmitteln umstritten ist, wo kommt denn dann das Allergen mit dieser Zelle überhaupt in Kontakt, wenn der Choledochus und auch das Duodenum praktisch ein Zellverband ist, der diesen Kontakt nicht zuläßt. In dem Moment, wo der Darm aber aufgeschnitten ist, kann auch bei der lokalen Hintupfung durchaus dieses Allergen mit den Zellen in Reaktion treten. Dann kann eine solche massive Reaktion erfolgen, weil die Menge des Antigen ja keineswegs groß ist, die benötigt wird um ein Vollbild einer solchen Reaktion zu machen. Wahrscheinlich ist der intakte Zellverband einfach die Ursache.
- Bauer -
Herr Hempelmann, ich glaube die Narkose kann nicht das Argument sein. Das wird ja durch das belegt, was Herr Hotz sagt, denn bei seinen retrograden Darstellungen hatten die Patienten keine Narkose. Wir sehen das gleiche, wenn wir postoperativ beispielsweise bei den sogenannten Risikopatienten über die T-Drainage, auch ohne Narkose, kontrollieren, bevor wir das T-Drain entfernen. Also die Narkose, glaube ich, spielt hier sicher nicht die entscheidende Rolle in der Unterdrückung der Reaktion.
- Hempelmann -
Das ist ein Analogieschluß zu den Reaktionen mit den Plasmaexpandern, deswegen meine Frage, haben Sie eindeutig geringer ausgeprägte Reaktionen?
- Bauer -
Aber ich glaube, das trifft hier nicht zu.
- Lorenz -
Da bin ich mir nicht sicher. Um diese Frage zu untersuchen, haben wir eine tierexperimentelle Studie durchgeführt (s. Publikation über H_1- und H_2-Antagonisten in diesem Band). Wir haben 48/80 in Ringer verwendet, also bewußt einen klassischen Histaminliberator, und ein klassisches pharmakologisches, wenig aktives Plasmasubstitut, so daß man nicht behaupten kann, IgE oder Komplementaktivierung wären an der Reaktion entscheidend beteiligt. Wir haben uns gefragt: Wird vor der Narkose, nach einer Stunde Narkose oder nach zwei Stunden Narkose (Thiopental) die Histaminliberierung durch 48/80 irgendwie verändert? Nichts ist geschehen! Die Blutdrucksenkung war genau so stark, die Histaminfreisetzung war genau so stark, das widerspricht, zumindest im Tierexperiment, den bisherigen Behauptungen.

- Hempelmann -
Das ist sicherlich eine ganze neue Ansicht, denn bisher ist in der Literatur eine Abschwächung all dieser Reaktionen unter den Bedingungen einer Vollnarkose beschrieben worden.
- Reimann -
Ich darf nur eines sagen, daß man auch gerade tierexperimentell lokale Histaminfreisetzung gesehen hat, gerade weil z.B. der Choledochus sehr histaminreich ist, die Ureteren haben einen wahnsinnig hohen Histamingehalt. Gerade im Tierexperiment hat man zeigen können, daß durch die lokale Applikation auch eine lokale Freisetzung mit einer Erhöhung der Kontraktionsfähigkeit dieser beiden Organe einhergeht.
- König -
Ich glaube, daß man auch die Menge der am Ort ansässigen Mastzellen zu berücksichtigen hat. Wenn Sie das Beispiel des angeschnittenen Darmes nehmen, dann haben Sie eben die serösen oder submukösen Mastzellen, das 2. ist sicherlich der pathophysiologische Mechanismus auf den Herr Lorenz eingegangen ist. Man weiß durch die Arbeit von Arroyave, daß es höchstwahrscheinlich zu einer Komplementaktivierung kommt neben einer vielleicht IgE-induzierten Reaktion, die durchaus stattfinden kann. Dann ist natürlich immer wieder die Frage, ob im Lumen des Choledochus ähnliche Verhältnisse bezüglich der Komplementaktivierung generell bestehen wie sie im Plasma bestehen und das wage ich zu bezweifeln.
- Reinhardt -
Haben Sie unter Ihren Patienten irgendeinen mit einem Asthmaanfall gesehen? Denn das würde mich wundern, wenn die unter einer Kombination von H_1- und H_2-Blockern protektiv beeinflußt worden wären, weil ja normalerweise beim Asthma bronchiale H_1-Antihistaminika nicht wirken. Meine 2. Frage: Nach Ihren Daten waren die Basalspiegel von Histamin nach Gabe von Antihistaminkombinationen höher als unter Kontrollbedingungen. Wie würden Sie diesen Befund interpretieren?
- Reimann -
Zur 1. Frage: Wir haben keinen Asthmatiker gehabt, haben auch nichts gesehen, keine Erhöhung des Bronchialwiderstandes, dazu kann ich nichts sagen.
Zur 2. Frage: Die Basalwerte waren in beiden Gruppen niedrig, lediglich nach der Gabe von H_1- und H_2-Rezeptor-Antagonisten kam es zu einer leichten Erhöhung. Diese Erhöhung, die kann man vielleicht dadurch erklären, daß die Rezeptoren blockiert werden. Wir müssen uns eventuell auch von der Ansicht trennen, daß durch Gabe von H_1- und H_2-Blockern, ich denke bei H_2 an Cimetidin, die Histaminmethyltransferase generell erhöht wird; vielleicht lokal in irgendeinem Areal, sodaß es dadurch doch zu einem Stau von Histamin kommt, den wir messen können.
- Lorenz -
Welche Injektionsgeschwindigkeit wurde angewendet?
- Reimann -
2 Minuten.
- Lorenz -
2 Minuten für jeden der beiden Antagonisten?
- Reimann -
Ja.

Histaminbestimmungsmethoden

W. Lorenz, A. Schmal, E. Neugebauer, A. Doenicke, B. Schöning, H. Rohner

ZUSAMMENFASSUNG

Beim Menschen sind Plasmahistaminbestimmungen indiziert zur Diagnose von Histaminfreisetzungsreaktionen unter klinischen Bedingungen, zur Aufklärung der Mechanismen von unerwünschten Reaktionen auf Arzneimittel und zur Identifizierung von klinischen Situationen in Anaesthesie und Chirurgie, bei denen aus irgendwelchen Gründen pathologische Plasmahistaminspiegel vorkommen.

Normale und pathologische Plasmahistaminspiegel variieren beträchtlich in der Literatur. Aufgrund von Ergebnissen an 300 Patienten in Heidelberg und in Studien mit medizinischen Entscheidungsfindungsmethoden wird empfohlen, den normalen Bereich der menschlichen Plasmahistaminkonzentrationen von 0-1,0 ng/ml zu definieren. Plasmahistaminspiegel von mehr als 1 ng/ml müssen als pathologisch angesehen werden.

Da die Probleme der Blutgewinnung und Plasmapräparation in der letzten Zeit mit zunehmender Anwendung an verschiedenen Zentren zugenommen haben, wird eine detaillierte Beschreibung für diese Prozedur in dieser Mitteilung gegeben. Fotographien der Methode werden beigegeben, um eine Vorstellung dafür zu liefern, wie die Bestimmung unter Routinebedingungen abläuft.

Bei der Beurteilung verschiedener Plasmahistamin-Bestimmungs-Methoden sollte für die fluorometrische Methode in unserem Labor berücksichtigt werden, daß eine lange Erfahrung von mehr als 15 Jahren klinischer Anwendung vorliegt, daß die Methode unter klinischen Bedingungen sich als zuverlässig erwiesen hat, daß sie praktikabel und relativ billig ist und daß man bei ihr auch ohne Radioisotope arbeiten kann. Andere Nicht-Isotopenmethoden sind entweder noch nicht ausgereift, wie z.B. die HPLC-Verfahren, oder verlangen einen ungewöhnlich hohen Aufwand, wie die Gaschromatographie - Massenspektromie.

INDIKATION FÜR PLASMAHISTAMINBESTIMMUNGEN IN ANAESTHESIE UND CHIRURGIE

Seit den ersten Berichten über Histaminfreisetzung durch Anaesthetika und Hypnotika [6,17] wurden zahlreiche Substanzen identifiziert, die anaphylaktoide Reaktionen unter klinischen Bedingungen auslösen und Histamin während dieser pathologischen Zustände freisetzen (Tab.1). Die Inzidenz derartiger Reaktionen nahm so drastisch zu [5,8,12,13], daß Methoden für ihre Identifizierung dringend benötigt wurden.

Tabelle 1. Arzneimittel in Anaesthesie und Chirurgie, von denen pathologische Plasmahistaminspiegel unter klinischen Bedingungen nachgewiesen wurden. Alle Bestimmungen wurden mit der Methode von Lorenz et al.[22] durchgeführt, wenn nicht anders vermerkt. Untersuchungen an Probanden, wenn nicht anders beschrieben. Die kontrollierten Studien an Probanden und Patienten wurden von 1968-83 von Doenicke und Lorenz durchgeführt, wenn nicht anders dargestellt. a) Watkins et al. [36], b) Schöning und Lorenz (unveröffentlicht), c) Philbin et al. [29], d) Berg-Seiter et al. [1], e) Watkins und Thornton [36], f) Lennartz, Lorenz, Röher und Dudziak (unveröffentlicht), g) Parkin et al. [27], h) Lorenz u. Schöning [19,21], i) Schöning und Lorenz [32], k) Röher et al. [30].
*Haemaccel="klassisches", nicht mehr im Handel befindliches Polygelin. Haemaccel-35="gereinigtes" Haemaccel [19], (+) nur Symptome einer cutanen Reaktion, kein Anstieg des Plasmahistaminspiegels über 1 ng/ml

Arzneimittel	Anzahl der Personen	Dosis (mg/kg i.v.)	Ergebnis der Testung
1) ANAESTHETIKA U. HYPNOTIKA			
Propanidid, Probanden	56	5-7	+
Patienten	2	7	+
Althesin, Probanden	8	0,075	+
Patienten	18 a	0,07	+
Etomidat	43	0,2	-
Thiopental	15	5	+
Methohexital	10	1,5	+
Diazepam	10	0,15	-
Flunitrazepam	10	0,02	+
Lormetazepam	10	0,015	+
2) MUSKELRELAXANTIEN			
Succinylcholin, Probanden	8	1,0	+
Patient	1 b	1,0	+
Alloferin	8	0,1	+
Pancuronium	8	0,06	+
3) ANALGETIKA			
Morphin, Patienten	15 c	1,0	+
Patienten	10 d	0,05 i.th.	+
Fentanyl, Patienten	15 c	0,05	-
Patienten	10 e	0,0015	+
Probanden	22	0,002	(+)
Alfentanil	22	0,02	(+)

Arzneimittel	Anzahl der Personen	Dosis (mg/kg i.v.)	Ergebnis der Testung
4) LOKALANAESTHETIKA			
Mepivacain (0,5%), Patient	1 f	1 wheal s.c.	+
Impletol	1 f	1	+
(Procain, Coffein)			
5) ARZNEIMITTELKOMBINATIONEN			
Etomidat-Pancuronium	8	0,2, 0,1	(+)
Etomidat-Lormetazepam	10	1,5, 1,0	+
6) PRÄMEDIKATION			
Kochsalz (physiol.)	48	0,2 ml/kg	+
Atropin	36	0,01	+
Methylprednisolon	7	15	+
7) ANTIHISTAMINIKA			
Dimethpyrinden(Fenistil)(H_1)	7	,0,1	–
Prometazin (Atosil)(H_1)	10	0,4	–
Chlorpheniramin (H_1)	7	0,3	+
Cimetidin (H_2)	12 g	5, 10	+
Ranitidin (H_2)	5 g	1,0	+
8) PLASMASUBSTITUTE			
Haemaccel*, Probanden	80	6 ml/kg	+
Patienten	600 h	6 ml/kg	+
Haemaccel-35, Patienten	150 i	6 ml/kg	–
Oxypolygelatine, Probanden	10	6 ml/kg	+
Patient	1 f	ca. 20 ml	+
Gelafundin (MFG)	25	6 ml/kg	+
Dextran-60 (Macrodex)			
Probanden	35	6 ml/kg	+
Patienten	2	ca. 20 ml	–
Dextran-70 (Fisons)	10	6 ml/kg	+
Dextran-75 (Salvia)	5	6 ml/kg	+
Dextran-40 (Salvia)	5	6 ml/kg	+
Hydroxyäthylstärke (400/0,7)	20	6 ml/kg	+
(200/0,5)	25 f	6 ml/kg	–
Humanalbumin, Patient	1	3 ml/kg	+
9) BLUTTRANSFUSION			
Erythrozytenkonzentrat, Patienten	14 k	6 ml/kg	+

Die klassischen anaphylaktoiden und anaphylaktischen Reaktionen werden gewöhnlich gut erkannt,wobei Hypotension,Bronchospasmus und generalisierte Hautreaktionen die Leitsymptome darstellen. Diese Reaktionen allein sind nur eine Minorität. Die durchschnittliche Histaminfreisetzungsreaktion weist andere klinische Symptome auf: Tachykardie und MILDE HYPERTENSION, ganz vereinzelte Hauteffloreszenzen wie Erythemflecken oder einzelne Quaddeln an für die Arzneimittel oft charakteristischen Stellen, wie z.B. am rechten und linken Rippenbogen oder hinter dem Ohr, Symptome im Respirationstrakt in der Region von Kehlkopf und Nase wie Husten, Engegefühl in der Kehle, verstopfte Nase und Niesen und schließlich pathologische Plasmahistaminwerte von mehr als 1 ng/ml [21]. Leider werden in Anaesthesie und Chirurgie diese klinischen Symptome häufig nicht entdeckt. Die Hautreaktionen entziehen sich der Beobachtung durch die Operationstücher. Tachykardie und leichte Hypertension werden nicht mit anaphylaktoiden Reaktionen in Verbindung gebracht und werden wegen ihres transienten Verlaufes auch nicht genügend beachtet. Deshalb wird auch die durchschnittliche Histaminfreisetzungsreaktion beim bewußtlosen Patienten leicht übersehen. Aber diese durchschnittliche Histaminfreisetzungsreaktion ist keinesfalls zu vernachlässigen. Sie kann einen schweren Zwischenfall bei einer 2. Exposition gegenüber dem Arzneimittel anzeigen und kann außerdem auch schon im unmittelbar postoperativen Verlauf mit Plättchenaggregation und Gerinnungsstörungen verbunden sein, die bisher im Zusammenhang mit Histaminfreisetzung in der Klinik überhaupt noch nicht studiert wurden [21].

Deshalb empfehlen wir hauptsächlich drei Indikationen für Plasmahistaminbestimmungen beim Menschen (Patienten und Probanden):
1. Zur Diagnose anaphylaktoider Zwischenfälle und Histaminfreisetzungsreaktionen bei Patienten.
   Dies ist bei leichten Fällen bis 30 min nach der Reaktion möglich, in schweren Fällen bis zu 2 h nach dem Zwischenfall, was mit der Pharmakokinetik der Histaminfreisetzung (Bateman-Funktion) in Übereinstimmung steht.
2. Zur Klärung des Mechanismus, durch den ein Arzneimittel anaphylaktoide Reaktionen auslöst.
   Erst diese Kenntnisse vermitteln die Basis für eine kausal bestimmte Prämedikation.
3. Zur Identifizierung von klinischen Situationen in Anaesthesie und Chirurgie, aber auch in allen anderen Disziplinen der Medizin,bei denen aus irgendwelchen Gründen pathologische Plasmahistaminspiegel vorkommen.
   Zum Beispiel handelt es sich hier um operative Maßnahmen mit Gewebszerstörung,um Bluttransfusion mit der Infusion von freiem Histamin,um Arzneimittelkombinationen etc. [30].

NORMALE UND PATHOLOGISCHE PLASMAHISTAMINSPIEGEL

Normale und pathologische Plasmahistaminspiegel variieren beträchtlich in der Literatur. In Tab.2 wurden nur die Studien berücksichtigt, die als am meisten typisch und zuverlässig in der internationalen Beurteilung gelten. Diese Studien reichen in der oberen Grenze des Meßbereiches von 0,6-9 ng/ml!

Im Gegensatz hierzu muß aber betont werden, daß seit 1974 unsere Gruppe immer wieder Plasmahistaminkonzentrationen veröffentlicht hat, die im Mittel unter 0,5 ng/ml liegen und einen Bereich von 0-1,0 ng/ml aufweisen. Arbeitsgruppen, die die enzymatischen Isotopenmethoden UND gleichzeitig Schritte für die Identifizierung von Histamin wie Dünnschichtchromatographie verwenden, haben jetzt dieselben Werte wie unsere Gruppe erhalten, die mit der fluorometrisch-fluoroenzymatischen Methode arbeiten und dabei ebenfalls Schritte für die Histaminidentifizierung mit einschließen [28]. Besonders qualifizierte Bestimmungen der Plasmahistaminkonzentration erreichten mit Isotopenmethoden die Arbeitsgruppen von Brown et al.[2] und Moss et al.[25]. Ihre Werte stimmen mit unseren Werten überein, auch unter Bedingungen einer externen Qualitätskontrolle (Lorenz und Ind, unveröffentlicht).

Um den Normalbereich für Plasmahistaminspiegel beim Menschen und im besonderen bei Patienten zu definieren, werden große Zahlen an untersuchten

Tabelle 2."Normalwerte" für Plasmahistaminspiegel beim Menschen, gemessen mit verschiedenen Methoden. *Werte, die nach jetziger Ansicht als zuverlässig gelten. Flu=Fluorometrie, IE=Ionenaustauschchromatographie, E=Butanolextraktion, D= enzymatische Doppelisotopenmethode, S=enzymatische Einfachisotopenmethode, TLC=Dünnschichtchromatographie, M=Fluorometrie, aber mit veränderten Bedingungen für den Konsensationsansatz o-PD [15]

Autoren	Methode	n	[ng Base/ml] x̄ oder x	Bereich
Noah, Brand [26]	Flu,IE	12	2,5	1-9
Graham et al. [9]	Flu,IE+E	43	0,6	0,1-1,4
Lorenz et al. [22]	Flu,IE+E	54	0,7	0,1-1,4
Lorenz et al. [23]	Flu,IE+E	22	0,45*	0-1,3
Stevenson et al. [35]	Iso,D	8	1,3	0-2,5
Lorenz,Doenicke [16]	Flu,IE+E	40	0,3*	0-0,9*
Shaff, Beaven [33]	Iso,D	19	0,6	0-1,5
Bruce et al. [4]	Iso,S	25	0,6	0-1,4
Brown et al. [2]	Iso,S,TLC	17	0,4*	0,1-0,6*
Lorenz et al. [20]	Flu,IE+E,M	48	0,25*	0,1-0,9*
Schöning, Lorenz [32]	Flu,IE+E	299	0,35*	0-0,9*

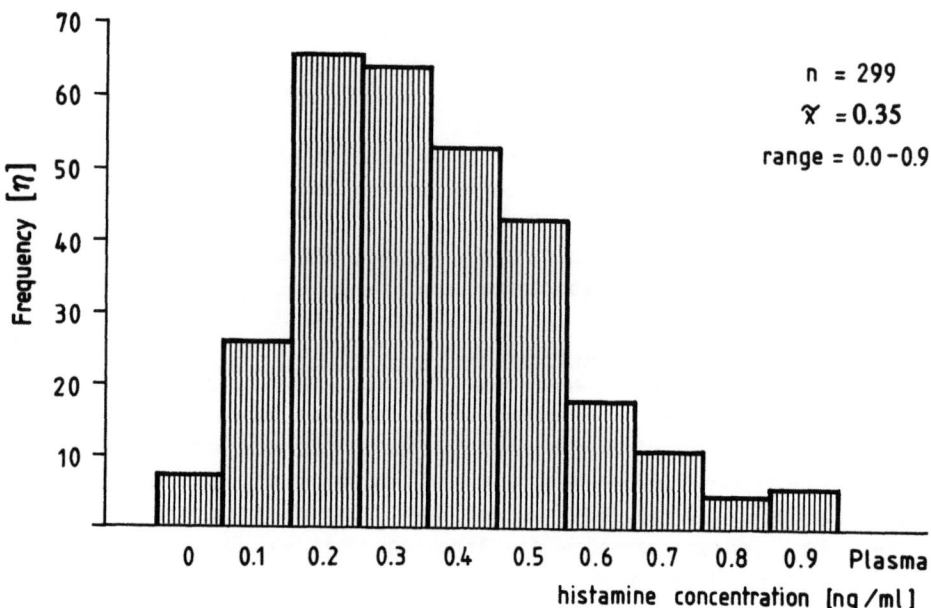

Abb.1. Plasmahistaminkonzentrationen bei 300 orthopädischen Patienten in Heidelberg. Die Plasmaprobe eines Patienten ging während der Probenpräparation verloren. Die Stichprobe der Patienten umfaßte Männer und Frauen, 5 Altersklassen (20->60 Jahre) und war durch Randomisierung so gestaltet, daß genau 30 Patienten jede einzelne Zelle besetzten (1979/1980). Für weitere Angaben s. Schöning u. Lorenz [32]

Personen benötigt. Diese Empfehlungen der klinischen Chemie sind voll zu unterstützen. Auf dem Gebiet des Plasmahistamins wurde diese Forderung zum 1. Mal in einer ausgedehnten Studie in Heidelberg erfüllt, wo 300 Patienten von beiden Geschlechtern und 5 Altersklassen in die Untersuchungen eingeschlossen wurden. Aufgrund der Ergebnisse dieser Studie (Abb.1) und aufgrund von Effizienzbestimmungen für den Test mit Hilfe einer diagnostischen Entscheidungsfindungsmatrix [21] wird empfohlen, den Normalbereich für Plasmahistaminkonzentrationen von 0-1,0 ng/ml zu wählen. Mehr als 1 ng/ml muß als PATHOLOGISCH angesehen werden [21].

PROBLEME BEI DER PROBENNAHME UND PLASMAPRÄPARATION, UM RICHTIGE UND ZUVERLÄSSIGE PLASMAHISTAMINSPIEGEL ZU ERHALTEN

Plasmahistaminbestimmungen verlangen einige Erfahrung in einem klinisch-chemischen oder analytisch-biochemischen Labor. Zu viele Störfaktoren im Wasser, an der Glasware oder in den Reagentien können mit der Histaminbestimmung interferieren [16,20,22]. Die Erlernung der Methode für verschie-

Tabelle 3. Vergleich der basalen Plasmahistaminspiegel bei Patienten mit systemischer Mastozytose mit denen bei gesunden Kontrollpersonen (matched pairs). Randomisierte kontrollierte Studie, Ergebnisse als Inzidenzen oder Mediane und Bereiche. Alle Versuche wurden 1977 durchgeführt. Alter in Jahren, Gewicht in kg. Unterschiede im Plasmahistaminspiegel SM versus HC $p<0,05$ (Mann-Whitney test)

Systemische Mastozytose (SM)

Nr.	Name	Geschlecht	Alter	Gewicht	Tag	Uhrzeit	Plasmahistamin [ng/ml]
1	H.H.	männl.	37	83	29.9.	11.15	0,6
4	G.J.	weibl.	54	72	29.9.	15.15	0,45
5	Sch.P.	männl.	40	78	4.10.	16.00	0,25
8	R.H.	männl.	51	71	5.10.	11.30	0,6
9	H.U.	männl.	51	85	5.10.	13.45	0,55
11	B.A.	weibl.	49	55	11.10.	14.00	0,35
14	K.H.	männl.	36	78	12.10.	10.45	0,65
15	Sch.K.	männl.	36	80	12.10.	11.45	1,0
18	St.R.	männl.	49	84	12.10.	13.45	0,6
20	M.E.	weibl.	44	70	12.10.	16.30	0,95
Gesamt		7 männl. 3 weibl.	47 (36-54)	78 (55-85)	-	10.45-16.30	0,6 (0,25-1,0)

Gesunde Kontrollpersonen (HC)

Nr.	Name	Geschlecht	Alter	Gewicht	Tag	Uhrzeit	Plasmahistamin [ng/ml]
2	R.h.	männl.	34	82	29.9.	12.30	0,4
3	H.U.	weibl.	30	55	29.9.	14.30	0,35
6	K.H.	männl.	47	95	4.10.	16.30	0,15
7	W.S.	männl.	47	67	5.10.	10.30	0,45
10	P.R.	männl.	30	71	5.10	15.00	0,4
12	A.E.	weibl.	37	60	11.10	15.00	0,3
13	V.H.	männl.	27	78	12.10	10.00	0,35
16	B.J.	männl.	31	74	12.10	12.20	0,5
17	G.H.	männl.	37	72	12.10	13.10	0,3
19	G.K.	weibl.	38	63	12.10	15.30	0,65
Gesamt		7 männl. 3 weibl.	36 (27-47)	72 (55-95)	-	10.00-16.30	0,35 (0,15-0,65)

dene Gruppen war zwar in Marburg innerhalb von 8-14 Tagen möglich, aber an den jeweiligen Arbeitsstätten dauerte es doch oft Monate, bevor fluoreszierende Verbindungen ausgeschaltet und die notwendigerweise niedrigen Leerwerte erhalten wurden. Für die kurzfristige Untersuchung von Histaminproblemen bietet es sich deshalb an, Plasmaproben an ein Referenzlabor zu schicken und dort die Analysen durchführen zu lassen.

Hier taucht aber ein Problem auf, das mindestens so kritisch ist, wie eine zuverlässige Histaminbestimmung. Seit 1972 haben wir wiederholt betont, daß die Probennahme und Plasmapräparation unter speziellen Gesichtspunkten erfolgen muß, um zuverlässige und richtige Plasmahistaminspiegel beim Menschen zu erhalten [14-16,20,22]. Dasselbe Problem gilt auch für Versuchstiere [11,24]. Unsere Befunde wurden inzwischen durch die Hammersmith Gruppe [3] und durch die Göteborg-Gruppe [10] bestätigt.Deshalb kann man gegenwärtig auch nur schwer verstehen, warum speziell verschiedene amerikanische Autoren [34,35] diesen äußerst wichtigen Aspekt vernachlässigen und aufgrund ihres machtvollen Einflusses eine beträchtliche Verwirrung in die Probleme des Normbereiches und der pathologischen Plasmahistaminspiegel bringen. Bei Mastozytose-Fällen ist das N Engl J Med geradezu eine Fundgrube falscher Ergebnisse [7].In einer kontrollierten klinischen Studie an 10 Patienten mit Mastozytose und 10 gleichaltrigen und gleichgeschlechtigen Kontrollpersonen zeigten Rohner und Lorenz [31],daß bei optimaler Probennahme sich die Plasmahistaminspiegel bei Mastozytose-Patienten

Tabelle 4.Mögliche Irrtümer bei der Probennahme und Plasmapräparation, die die Zuverlässigkeit der Plasmahistaminwerte beeinträchtigen können [14]. Die Angaben in Klammern beziehen sich auf das Literaturverzeichnis
---
1. Ungeeignete Zeit für die Probennahme [22]
   - weniger als 10 min nach Alkoholdesinfektion
   - weniger als 30 min nach Anaesthesie und kleinen Operationen
   - weniger als 6 h nach einer Mahlzeit
   - weniger als 30 min nach körperlicher Arbeit oder anderen Form von Streß

2. Ungeeignete Probenkühlung [22]

3. Ungeeignete Probenpräparation
   - Heparin mit Histamin contaminiert [20]
   - Spitzen oder Glasware mit Histamin, OPD-reaktiven Substanzen oder fluoreszierenden Verbindungen (Weichmacher) verunreinigt [16]
   - Hämolyse (nicht immer!, s.[20])
   - Plasma mit Thrombozyten oder Leukozyten verunreinigt [22]
   - Verzögerung bei der Plasmapräparation (mehr als 30 min bis zur Eiweißfällung [22]
---

nur geringfügig von denen der Kontrollpersonen unterscheiden.Pathologische Ausgangsspiegel wurden nicht erzielt, die Erhöhung beim Mastozytose-Kranken lag im Normbereich (Tab.3).

Bereits in einer früheren Übersicht [14] wurde eine Liste möglicher Irrtümer bei der Handhabung von Proben zusammengestellt (Tab.4).Jeder der angegebenen Faktoren kann die für die Diagnose bedeutsame Richtigkeit der Plasmahistaminwerte beeinflussen. Diese Liste wurde aber in den folgenden Jahren noch besonders durch Untersuchungen ausgedehnt, die sich mit Verunreinigungen an der Glasware (Weichmacher?) [16], mit der Reinheit von Lösungsmitteln [15] und mit der Interferenz von Arzneimitteln bei der Plasmahistaminbestimmung beschäftigten, die in der Anaesthesie Verwendung finden [20]. Die Empfehlungen, die wir gegenwärtig für die Blutentnahme und Plasmapräparation zusammengestellt haben, werden im Detail in den folgenden Abschnitten wiedergegeben.

Bis 1974 benützten wir für die Blutentnahme und Plasmapräparation 20 ml Polyäthylenspritzen (Injekt 20, Braun-Melsungen), gaben das Blut in Polyäthylenröhrchen und setzten zur Gerinnungshemmung hochgereinigtes Heparin

Abb.2. Fotografie der Geräte zur Plasmapräparation. PVC Kühlbox (inneres Volumen 215x145x80 mm) mit Reagenzglasständer, der zu Box und Sarstedtspritzen paßt (70 mm hoch, 28x28 mm für jede Zelle, Boden aus gewelltem Draht 8x8x1 mm). Sarstedtspritzen nach Katalog 1980 als Sicherheits-Monovette® 10 ml, in steriler Ausführung (einzeln verpackt), mit Konuskappe, NH_4- oder Li-Heparinat

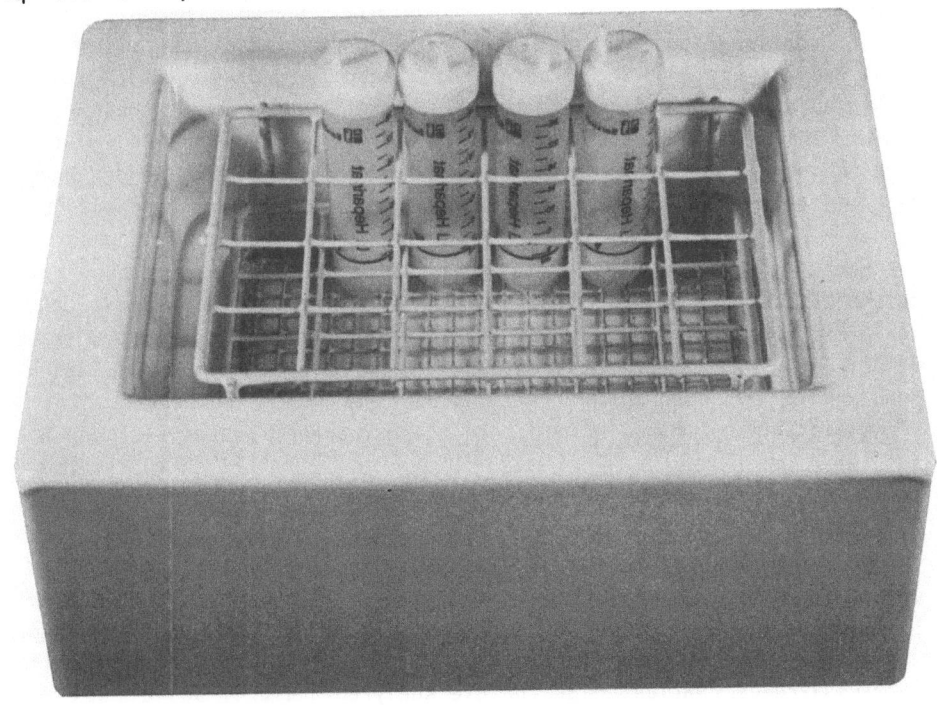

in Kochsalzlösung zu [22]. Seit dieser Zeit benutzten wir speziell verfügbare 20 ml bzw. seit 1980 10 ml Polypropylenspritzen der Fa. Sarstedt, Nümbrecht-Rommelsdorf (BRD) (Monovette®). Diese Spritzen enthalten Polypropylenperlen, die mit Ammonium- oder Lithiumheparinat (150 I.E./Spritze) überdeckt sind. Die Form der Spritze ist so gestaltet, daß sie unmittelbar auch als Zentrifugierungsröhrchen verwendet werden kann.Mit dieser Spritze in der Leukozyten und Thrombozyten rasch an die Perlen angelagert werden, ist die Plasmapräparation beträchtlich beschleunigt und vereinfacht, ohne daß dabei ein signifikanter Verlust an Histamin aus dem Plasma auftreten würde. Dies wurde durch Zugabe von Histamin zu Vollblut getestet [24].

Normalerweise wird Blut aus dem linken Unterarm über eine Polyäthylenkanüle (Braunüle, Braun Melsungen) oder über eine Fluoräthylenpropylenkanüle (Abbocath T, Abboth Ingelheim) entnommen. Um die Gefahr einer Verunreinigung von Plasma mit Weichmachern [16] zu vermindern, wurden andere Arten von Kathetern bisher immer ausgeschlossen. Aus demselben Grund werden auch die ersten 5 ml der Blutentnahme aus einer gestauten Vene immer verworfen.

Für jede von 2-3 Testproben werden jeweils 10 ml Blut langsam abgezogen wobei vor allen Dingen die Bildung von Bläschen vermieden werden muß. Nach vorsichtigem Mischen der Proben werden sie SOFORT in einem Eiswasserbad gekühlt, das speziell für diese Präparation entwickelt wurde (Abb.2). Das Eiswasser an der Außenseite der Spritzenkörper muß dabei über die Höhe des Spiegels des Blutes reichen. Danach besteht Zeit für etwa 30 min, bis die Zentrifugierung durchgeführt werden muß, da in diesem Zeitintervall die Plasmahistaminspiegel sich bei der Testung nicht geändert haben.

Die Proben werden dann in einer Kühlzentrifuge (Minifuge Christ Osterode) bei 2°C und 1000xg für nur 15 min zentrifugiert. Mit Hilfe einer 10 ml-Auslaufpipette und einem Peläusball (Brandt, Wertheim) oder einer 1 ml-Eppendorfpipette werden 4 ml Plasma entfernt. Diese ziemlich aufwendige Methode ist notwendig, weil die Spitze der Pipette niemals in den Bereich der letzten 2 cm Plasma oberhalb der Leukozytenschicht reichen sollte. In diesem Volumen sind aufgrund der Ergebnisse von Ausstrichen immer noch Thrombozyten und einige Leukozyten suspendiert. Die Plasmaprobe wird sofort mit 2 ml 2 M $HClO_4$ in einem 13 ml Glasröhrchen (AR Klargas, Schott-Ruhrglas, Wertheim) gemischt und für 10 min bei 1800 x g (Raumtemperatur) zentrifugiert. Der gesamte Überstand wird wiederum in ein 13 ml Glasröhrchen dekantiert und in der Tiefkühltruhe bei -20°C aufbewahrt, bis die Plasmahistaminbestimmung erfolgt. In tiefgefrorenem Zustand ist das Histamin über wenigstens 2 Jahre stabil.Dieser außerordentlich glückliche Umstand erleichtert den Versand der Histaminproben.

Blutentnahmen und Plasmapräparation wurden so gründlich standardisiert, um vor allen Dingen den Klinikern in unseren Studien mehr Sicherheit zu geben. Diese werden deshalb auch über die Methodik der Blutentnahme und Plasmapräparation im Detail aufgeklärt und trainieren die Abnahme von Blut an einigen Gesunden, bevor eine Studie durchgeführt wird oder ein speziell interessierender Patient Blut für die Analysen liefert. Bei allen Einzel-

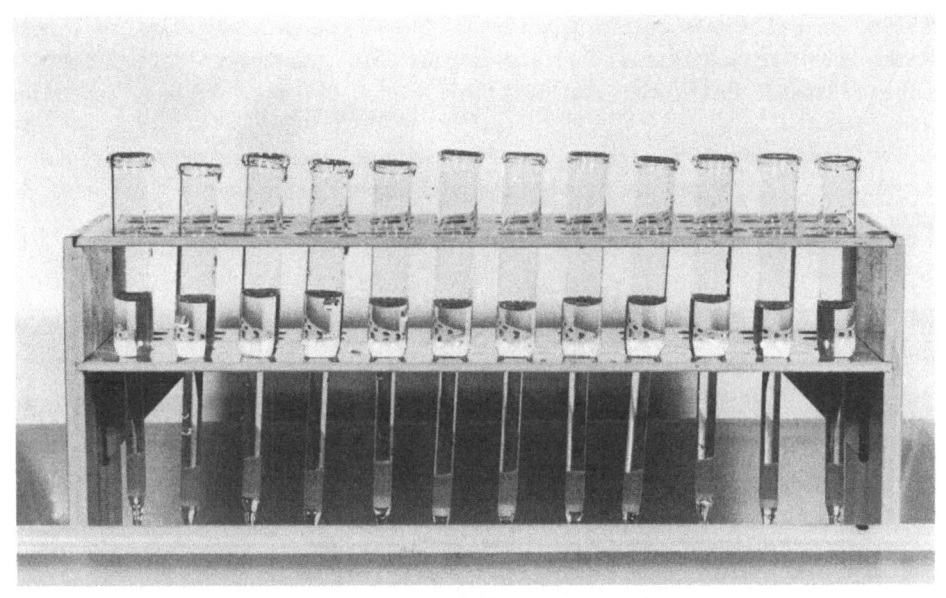

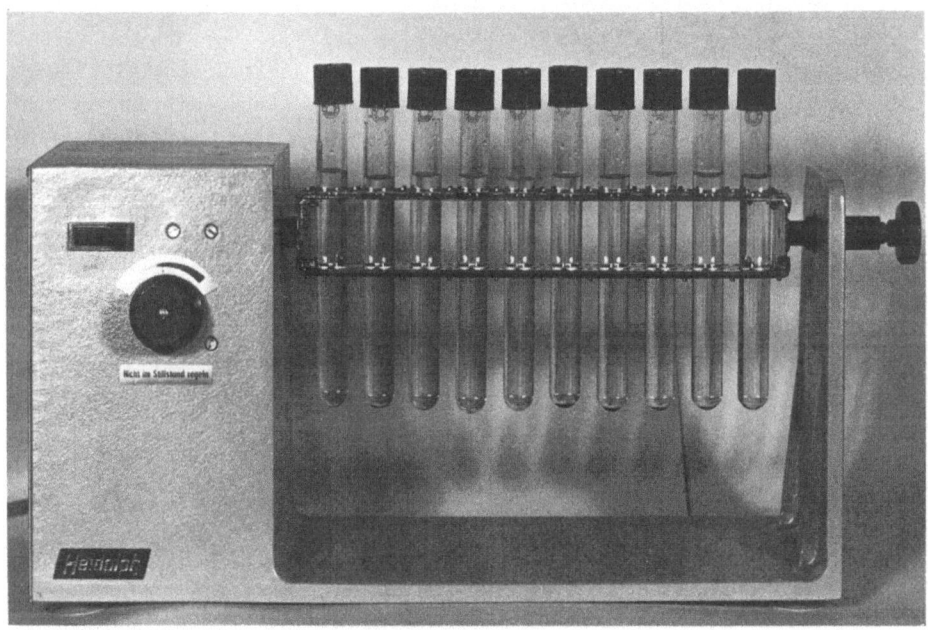

Abb.3 a, b. Fotografien der Geräte und Glaswaren für die fluorometrische-fluoro-enzymatische Bestimmung der Plasmahistaminkonzentration. Ein spezieller PVC Reagenzglasständer (a) wurde für 4x12 Ionenaustauschersäulchen entwickelt, wie in [22] beschrieben. Histamin wird von den Säulchen DIREKT in die Corning (Sovirel®) Röhrchen eluiert. Nach Schütteln im Heidolphapparat (b) ist eine Zentrifugation zur Phasentrennung NICHT notwendig

fällen von Patienten sollte Plasma von 2 Kontrollpersonen immer mitabgenommen und mitgeschickt werden. Nur so läßt es sich ausschließen, daß erhöhte Plasmahistaminwerte das Ergebnis einer falschen Probenpräparation sind.

Mit dieser Standardisierung der Probennahme und Plasmapräparation war es möglich, richtige und zuverlässige Plasmahistaminwerte von etwa 20 Zentren in ganz Europa zu erhalten.

PRAKTIKABILITÄT DER FLUOROMETRISCHEN-FLUOROENZYMATISCHEN PLASMAHISTAMINBESTIMMUNG

Die Technik der fluorometrischen-fluoroenzymatischen Plasmahistaminbestimmung hat sich hinsichtlich der Praktikabilität in den letzten 15 Jahren ständig verbessert [15,16,18,22]. Um die Methode selbst durchzuführen, ist es noch immer empfehlenswert, die Beschreibung in der Arbeit von 1972 [22] zu verwenden. Die Vorschriften werden deshalb auch in dieser Arbeit nicht wiederholt.

Um aber eine bessere Vorstellung von der Durchführung der Methode zu vermitteln, werden in dieser Mitteilung Fotografien der Geräte für die Ionenaustauschchromatographie und für die Lösungsmittelextraktion beigefügt (Abb.3a,b). Beide Teile des Verfahrens sind standardisiert und vereinfacht zu einem solchen Ausmaß, daß 50 Plasmaproben/Tag von einer einzigen technischen Kraft analysiert werden können.

Die beträchtliche Erfahrung, die sich über nunmehr 15 Jahre der Anwendung angehäuft hat, die Zuverlässigkeit der fluorometrischen Methode unter klinischen Bedingungen, die Praktikabilität und die relativ niedrigen Kosten und schließlich auch die Möglichkeit, ohne Radioisotope arbeiten zu können, sollte bedacht werden, wenn irgendein Urteil über diese oder über andere Methoden zur Plasmahistaminbestimmung beim Menschen gefällt wird.

Mit Unterstützung durch die Deutsche Forschungsgemeinschaft
(Lo 199/13-6)

LITERATUR

1. Berg-Seiter S, Koßmann B, Dick W, Lorenz W (1984) Untersuchungen zur Histaminliberation unter periduraler Morphinapplikation. Anaesthesist (eingereicht)
2. Brown MJ, Ind PW, Barnes PJ, Jenner DA, Dollery CT (1980) A sensitive and specific radiometric method for the measurement of plasma histamine in normal individuals. Anal Biochem 109:142
3. Brown MJ, Ind PW, Jenner DA (1980) Platelet histamine. N Engl J Med 303:756
4. Bruce C, Taylor WH, Westwood A (1979) An improved radioenzymatic assay

for histamine in human plasma, whole blood, urine, and gastric juice. Ann Clin Biochem 16:259
5. Clarke RSJ (1982) Epidemiology of adverse reactions in anaesthesia in the United Kingdom. Klin Wochenschr 60: 1003
6. Doenicke A, Lorenz W (1970) Histaminfreisetzung und anaphylaktische Reaktionen bei Narkosen. Biochemische und klinische Aspekte. Anaesthesist 19:413
7. Feldmann EJ, Isenberg JI (1976) Effects of metiamide on gastric acid hypersecretion, steatorrhoea and bone-marrow function in a patient with systemic mastocytosis. N Engl J Med 295:1178
8. Fisher M, McD (1982) The epidemiology of anaesthetic anaphylactoid reactions in Australasia. Klin Wochenschr 60:1017
9. Graham H, Scarpellini JAD, Hubka BP, Lowry OH (1968) Measurement and normal range of free histamine in human blood plasma. Biochem Pharmacol 17:2271
10. Granerus G, Weinfeld A, Westin J (1983) Histamine symptoms and histamine metabolism in chronic granulocytic leukaemia. Agents Actions 13: 251
11. Kusche J, Lorenz W, Stahlknecht CD, Richter H, Hesterberg R, Schmal A, Hinterlang E, Weber D, Ohmann Ch (1981) Intestinal diamine oxidase and histamine release in rabbit mesenteric ischemia. Gastroenterology 80: 980
12. Langrehr D, Newton D, Agonston S (1982) Epidemiology of adverse reactions in anaesthesia in Germany and the Netherlands. Klin Wochenschr 60:1010
13. Laxenaire MC, Moneret-Vautrin DA, Boileau S, Moeller R, (1982) Adverse reactions to intravenous agents in anaesthesia in France. Klin Wochenschr 60:1006
14. Lorenz W (1975) Histamine release in man. Agents Actions 5:402
15. Lorenz W, Doenicke A (1978) Anaphylactoid reactions and histamine release by intravenous drugs used in surgery and anaesthesia. In: Watkins J, Ward AM (eds) Adverse response to intravenous drugs. Academic Press London, Grune & Stratton New York, p 83-112
16. Lorenz W, Doenicke A (1978) Histamine release in clinical conditions. Mt Sinai J Med 45:357
17. Lorenz W, Doenicke A, Halbach S, Krumey I, Werle E (1969) Histaminfreisetzung und Magensaftsekretion bei Narkosen mit Propanidid (Epontol®). Klin Wochenschr 47:154
18. Lorenz W, Doenicke A, Messmer K, Reimann HJ, Thermann M, Lahn W, Berr J, Schmal A, Dormann P, Regenfuss P, Hamelmann H (1976) Histamine release in human subjects by modified gelatin (Haemaccel®) and dextran: An explanation for anaphylactoid reactions observed under clincical conditions? Br J Anaesth 48:151
19. Lorenz W, Doenicke A, Schöning B, Karges H, Schmal A (1981) Incidence and mechanisms of adverse reactions to polypeptides in man and dog. In: Hennessen W (ed) Developments in biological standardization. Vol 48,

Symposium on standardization of albumin, plasma substitutes and plasmapheresis. Karger, Basel p 207-234
20. Lorenz W, Doenicke A, Schöning B,Neugebauer E (1981) The role of histamine in adverse reactions to intravenous agents. In: Thornton A (ed) Adverse reactions of anaesthetic drugs. Elsevier/North Holland, Biomedical press, p 169-238
21. Lorenz W, Doenicke A,Schöning B,Ohmann Ch, Grote B,Neugebauer E (1982) Definition and classification of the histamine-release response do drugs in anaesthesia and surgery: Studies in the conscious human subject. Klin Wochenschr 60:896
22. Lorenz W, Reimann HJ, Barth H, Kusche H, Meyer R, Doenicke A, Hutzel M (1972) A sensitive and specific method for the determination of histamine in human whole blood and plasma. Hoppe-Seylers Z Physiol Chem 353:911
23. Lorenz W, Seidel W, Doenicke A, Tauber R, Reimann HJ, Uhlig R,Mann G, Dormann P, Schmal A, Häfner G,Hamelmann H (1974) Elevated plasma histamine concentrations in surgery: Causes and clinical significance. Klin Wochenschr 52:419
24. Lorenz W, Thermann M, Messmer K,Schmal A,Dormann P,Kusche J, Barth H, Tauber R,Hutzel M,Mann G,Uhlig R (1974) Evaluation of histamine elimination curves in plasma and whole blood of several circulatory regions. A method for studying kinetics of histamine release in the whole animal. Agents Actions 4:336
25. Moss J,Rosow CE,Savarese JJ,Philbin DM,Kniffen KJ(1981) Role of histamine in the hypotensive action of d-tubocurarine in humans. Anesthesiology 55:19
26. Noah JW, Brand A (1961) A fluorimetric method to determine the levels of histamine in human plasma. J Allergy 32:236
27. Parkin JV, Ackroyd EB, Glickman S, Hobsley M, Lorenz W (1982) Release of histamine by H_2-receptor antagonists. Lancet i:938
28. Parkin JV, Lorenz W, Barth H, Rohde H,Ohmann Ch,Thon K, Weber D, Crombach M (1982) Assay and identification of histamine in human gastric aspirate by a fluorometric-fluoroenzymatic technique. Its application in patients with chronic duodenal ulcer. Agents Actions 12:17
29. Philbin DM, Moss J, Rosow CE, Akins CW,Rosenberger JL (1982) Histamine release with intravenous narcotics: Protective effects of H_1- and H_2- receptor antagonists. Klin Wochenschr 60:1056
30. Röher HD, Lorenz W, Lennartz H, Kusche J, Dietz W,Gerdes B, Parkin JV (1982) Plasma histamine levels in patients in the course of several standard operations: Influence of anaesthesia, surgical trauma and blood transfusion. Klin Wochenschr 60:926
31. Rohner H, Lorenz W (unveröffentlicht)
32. Schöning B, Lorenz W (1981) Prevention of allergoid (cutaneous anaphylactoid) reactions to polygeline (Haemaccel®) in orthopaedic patients by premedication with H_1- and H_2-receptor antagonists. In: Hennessen W (ed) Developments in biologic standardization. Vol 48, Symposium on

standardization of albumin, plasma substitutes and plasmapheresis. Karger, Basel p 241-249
33. Shaff RE, Beaven MA (1979) Increased sensitivity of the enzymatic isotopic assay of histamine:Measurement of histamine in plasma and serum. Anal Biochem 94:425
34. Soter NA, Wasserman SI, Austen KF, McFadden ER (1980) Release of mastcell mediators and alterations in lung function in patients with cholinergic urticaria. N Engl J Med 302:604
35. Stevenson DD, Arroyave CM, Bhat KN, Tan EM (1976) Oral aspirin challenges in asthmatic patients:a study of plasma histamine. Clin Allergy 6:493
36. Watkins J, Thornton JA (1982) Immunological and nonimmunological mechanisms involved in adverse reactions to drugs. Klin Wochenschr 60:958

Diskussion

- Hempelmann -
Ergeben sich aus dem Vortrag von Herrn Lorenz Fragen? Es war alles recht umfangreich und von Sachkenntnis geprägt.
- Zesch -
Wenn man jetzt statt der Plasmaexpander beispielsweise Kochsalz infundiert mit der gleichen Versuchsanordnung, findet man dann auch eine Tachykardie mit einer Histaminausschüttung aufgrund der Streßsituation der Infusion?
- Lorenz -
In der Regel nicht, wie wir nach Ringer-Infusion gesehen haben. In seltenen Fällen haben wir aber Histaminfreisetzung nach Kochsalzinjektion bekommen. Watkins (1981) und wir haben Fälle beschrieben, wo die Injektion einer Nadel eine ausgedehnte Urticaria und Plasmahistaminspiegelerhöhung ausgelöst hat. Diese Urticaria factitia, die die klinischen Immunologen und Dermatologen ja sehr gut kennen, werden bereits durch banale physikalische Reize ausgelöst. Patienten mit einer solchen Histaminfreisetzung müssen natürlich aus kausalen Gründen auch dieselbe klinische Symptomatik zeigen wie Patienten mit arzneimittel-induzierten Reaktionen. Es gibt aber auch eine Gruppe von Patienten, die nahezu jedes klinische Merkmal einer Histaminfreisetzung völlig unspezifisch ohne Histaminfreisetzung entwickelt. Dies sind die falsch-positiven Patienten, die es bei jedem diagnostischen Verfahren gibt. Bei Schöning und mir waren dies bisher 8 bis 10 Patienten, die nach Anlegen des Infusionskatheters genauso ihre Tachycardie entwickelten wie Reaktanten, bei denen aber eine Plasmahistaminerhöhung fehlt. Dies ist die Begründung, warum in einer Entscheidungsmatrix die Spezifität und Sensitivität zusammen nicht 100% erreichen können. Man kann nur optimieren, man kann keine 100% erreichen, weil mit mehr Sensitivität die Spezifität in einer ROC-Kurve abnehmen muß.

- Reinhardt -
Nach klassischer Lehrbuchmeinung, die ja weitgehend auf Befunde von Doenicke und Lorenz beruht, besteht die Kreislaufreaktion nach Histaminfusion in einer Blutdrucksenkung.Wie lassen sich diese Befunde mit den jetzt vorgelegten Daten, die eine deutliche Blutdrucksteigerung nach Histamingabe beschreiben, in Einklang bringen?
- Lorenz -
Dies ist dosis- und konzentrationsabhängig zu sehen. Wie wir früher nicht gewußt haben, ist die durchschnittliche Histaminreaktion eben nicht der katastrophale Schockzustand mit Hypotension, Bronchospasmus und generalisierte Urticaria, sondern eine Reaktion mit Tachykardie und Hypertension. Nachdem wir diese Beobachtungen publizierten und diskutierten, beschrieben die Amerikaner (Levi, Ginsburg) Herzinfarktbilder und Hypertensionen in größerem Umfang mit Histaminfreisetzung. Auf einmal kommen Berichte aus allen Ecken, die sagen, es gibt eine solche Histaminreaktion und eine solche Histaminreaktion und eine solche Histaminreaktion! Dieser Vorgang ist keine Ausnahme, sondern typisch für medizinische Entscheidungsfindung. "To use diagnostic information to revise probabilities" galt ja auch beim Herzinfarkt, wo die Höhe der CPK oder Transaminasen sich so im Laufe der Zeit geändert hat, sodaß aus diesen Werten völlig neue Inzidenzen für dieses kardiovaskuläre Ereignis entwickelt wurden.
- Beger -
Ist es richtig zu argumentieren, daß vielmehr eine periphere Histaminfreisetzungsreaktion bestimmt wurde als eine tatsächliche Reflektierung des Histaminspiegels und des Turnovers von Histamin?Denkbar ist doch,daß Plasmahistaminspiegel durch Teilkreisläufe und insbesondere durch die Leber beeinflußt werden können;bekannt sind die differenten Histaminspiegel vor, in der Lunge und in der Pulmonalvene ebenso wie prae- und posthepatisch. Wir können die Phänomene der Histaminclearance und -freisetzung nicht anhand gemessener Plasmahistaminspiegel objektivieren.
- Lorenz -
Dieser Einwand ist richtig, wird aber in den Begriffen "Sensitivität" und "Spezifität" schon berücksichtigt. Grundsätzlich begünstigt außerdem die Pharmakokinetik des Histamins einen Test auf der Basis des peripheren Plasmaspiegels, weil die Lunge Histamin nicht eliminiert. Histaminspiegel bei peripherer Histaminfreisetzung, z.B. in der Haut, unterscheiden sich deshalb nicht sehr zwischen der Lungenvene und der Lungenarterie.
Es erfolgt nur eine Verdünnung, wenn z.B. aus der Lunge Histamin freigesetzt wird und durch das Herz und den großen Kreislauf zirkuliert. Teilweise wird es dann in der Peripherie und der Niere eliminiert und metabolisiert.Insofern sind peripher venöse Bestimmungen nur zur Optimierung der Diagnose für eine systemisch definierte Reaktion da. Sie war bisher erfolgreich, aber es sind lokale Histaminfreisetzungen denkbar, z.B. am Herzen, mit der Symptomatik eines kompletten Herzinfarktes,die nicht in unser Dreiklassenschema passen. Da muß man dann gewissermaßen,wenn man will,eine eigene Klassifizierung für bestimmte Bedingungen schaffen. Aber diese kli-

nischen Verhältnisse haben dann auch nicht dieselbe Symptomatik, sie haben andere Symptome als die der durchschnittlich systemischen Histaminfreisetzungsreaktion.

- Beger -

Es gibt eine Arbeit von Trapanars (1969) an Herz-Lungenpräparaten, in der das Bild als "herzinfarktähnliche Wirkung des Histamins" definiert wird.

- Lorenz -

Das ist richtig. Es ist schwierig zu sagen, denkbar ist, daß in der Peripherie nur wenig Histamin aus dem Herzen erscheint, aber hierzu habe ich keine Daten.

- Erjavec -

Die Pharmakologen haben das Pech, mit vielen Tieren zu arbeiten. In der Lunge gibt es bei Ratte und Maus einen Metabolismus des Histamins, nicht dagegen bei der Katze, beim Schwein und beim Menschen. Deswegen sind auch die Daten aus der Literatur zwischen den Spezies sehr verschieden. Man darf nicht vergleichen, was einige Untersucher an Herz- und Lungenpräparaten von Meerschweinchen gemacht haben mit den tatsächlichen Verhältnissen beim Menschen.

Abbau des Histamins in der Leber

H. G. Beger, M. Büchler, D. Stopik, W. Krautzberger

ZUSAMMENFASSUNG

Bei zwei Patientengruppen (Gruppe I:11 Kontrollpersonen mit abdominalchirurgischen Operationen und mikroskopisch und histologisch unauffälliger Leber, Gruppe II: 10 Patienten mit histologisch gesicherter Leberzirrhose) wurde Plasmahistamin im peripher venösen und arteriellen Blut sowie in der Vena portae und Vena hepatica bestimmt.

Die Histaminkonzentrationen bei Patienten mit morphologisch gesunder Leber waren in: Vena cubitalis: 0,7 ± 0,2 ng/ml; Vena portae: 1,3 ± 0,2 ng/ml; Vena hepatica: 0,5 ± 0,2 ng/ml; Arteria femoralis: 0,8 ± 0,2 ng/ml. Bei Patienten mit histologisch gesicherter Leberzirrhose wurden folgende Plasmahistaminwerte bestimmt: Vena cubitalis: 1,2 ± 0,3 ng/ml; Vena portae: 1,7 ± 0,4 ng/ml; Vena hepatica: 0,9 ± 0,3 ng/ml; Arteria femoralis: 1,1 ± 0,3 ng/ml. Die Plasmahistaminkonzentration ist bei Patienten mit Leberzirrhose im Vergleich zu lebergesunden in der Vena cubitalis ($p<0,01$), in der Vena portae ($p<0,001$) und in der Lebervene ($p<0,001$) signifikant höher. Bei lebergesunden Patienten bewirkte die Leberpassage eine signifikante Verminderung (VH/VH $p<0,001$) der Plasmahistaminkonzentration, so daß im Lebervenenblut die durchschnittliche Konzentration bei 0,5 ± 0,2 ng/ml lag. Die errechnete Histaminelimination der Leber war bei Patienten mit histologisch normaler Leber 68% und bei Patienten mit zirrhotischer Leber 42%.

Die Leber ist in den Histaminstoffwechsel des im Splanchnicusbereich freigesetzten Histamins einbezogen. Es besteht ein signifikanter Konzentrationsgradient vom prä- und posthepatischen Blut. Bei Patienten mit zirrhotischer Leber ist die Histaminelimination durch die Leber deutlich vermindert.

EINLEITUNG

Nach tierexperimentellen Untersuchungen ist bekannt, daß die Leber in die Pfortader appliziertes Histamin zu 30 - 90% inaktiviert [3,6,7,10,13]. Vom klinischen Standpunkt aus wäre diese Funktion der Leber im Rahmen des Histaminstoffwechsels verständlich, da der Organismus so vor dem Eintritt von Histamin in den Systemkreislauf geschützt wird, und unerwünschte hämodynamische bzw. die Magensäuresekretion übermäßig stimulierende Effekte aufgehoben werden. Im Gegensatz hierzu steht die Tatsache, daß Histamin aus der Leber selbst durch unterschiedliche Reize freigesetzt werden kann [12]. Daher ist die Bedeutung der Leber im Histaminstoffwechsel insbesondere des aus dem Splanchnicusbereich freigesetzten Histamins bisher ungeklärt [4].

In der vorliegenden Untersuchung wurde bei lebergesunden Patienten im Rahmen von abdominalchirurgischen Eingriffen und bei Patienten mit Leberzirrhose die Plasmahistaminkonzentration in verschiedenen Blutkompartments bestimmt und die Histamin-Clearance-Funktion der Leber errechnet.

PATIENTENGUT UND METHODE

Gruppe I umfaßt 11 Kontrollpersonen mit morphologisch und laborchemisch unauffälliger Leber (6 männlich, 5 weiblich, 36-65 Jahre), die sich im Rahmen einer Ulcuserkrankung, einer Hiatushernie, Achalasie, Cholecystolithiasis oder eines Duodenaldivertikels einem abdominalchirurgischen Eingriff unterzogen. In Gruppe II sind 10 Patienten mit histologisch gesicherter Leberzirrhose (5 männlich, 5 weiblich, 33-69 Jahre) davon 2 mit portocavaler End' zu Seit'-Anastomose, 2 mit splenorenalem Shunt und 6 Patienten ohne Shunt-Operation zusammengestellt.

Bei allen Patienten wurde jeweils am Ende einer Laparotomie ein Teflon-Katheter über eine Mesenterialvene in den Pfortaderstamm eingeführt und eingebunden [5]. Zur Messung der Histaminkonzentration in der Lebervene wurde 1 h vor Untersuchungsbeginn über eine Femoralvene ein Katheter via Vena cava inferior vorgeschoben. Die Blutentnahmen zur Analyse erfolgten bei nüchternen Patienten morgens annähernd simultan aus der Vena cubitalis, aus der Vena portae, Vena hepatica und Arteria femoralis. Die Bestimmung des Plasmahistamingehaltes erfolgte nach dem von Lorenz et al. [8] mitgeteilten kombinierten Verfahren der Ionenaustauschchromatographie an Dovex 50 W-X 8 mit anschließender Extraktion in Butanol, Isolierung im alkalischen Milieu und fluorimetrischer Messung nach Kondensation mit O-Phthaldialdehyd. Die Wiederfindung des dem Plasma hinzugebenenen Histamins lag bei 65-75%, der Variationskoeffizient betrug 6%. Der Anteil des von der Leber eliminierten Histamins wurde prozentual aus den Konzentrationen in der Pfortader, der Lebervene und Leberarterie (=Femoralarterie) nach der von Stopik et al. [11] mitgeteilten Formel rechnerisch ermittelt. Die Ergebnisse der Untersuchungsreihen sind als Mittelwerte ± Standardabweichung angegeben. Die Signifikanz wurde mit dem Student-t-Test geprüft.

ERGEBNISSE

Die Plasmahistaminkonzentrationen im prä- und posthepatischen Venen- und Arterienblut sind in Abb.1 zusammengestellt. Bei lebergesunden Patienten bewirkt die Leberpassage eine signifikante Verminderung (p<0,001) der Plasmahistaminkonzentration, so daß im Lebervenenblut die durchschnittli-

	histolog. normale Leber		histolog. Cirrhose	
	n	ng/ml	n	ng/ml
Vena cubitalis	11	0,7 ± 0,2	10	1,2 ± 0,3*
Arterie	11	0,8 ± 0,2	10	1,1 ± 0,3*
Vena portae	11	1,3 ± 0,2	8	1,7 ± 0,4*
Vena hepatica	11	0,5 ± 0,2	8	0,9 ± 0,3*

* VC $p < 0,01$
A p n.s.
VP $p < 0,001$
LV $p < 0,001$

Abb.1. Plasmahistamin bei Patienten mit Leberzirrhose

	Pat. N	Clearence %
Histolog. normale Leber	11	67,8 ± 11,8
cirrhotische Leber	10	42,0 ± 15,1
	$\bar{x}$	± SD

Abb.2. Kalkulierte Histaminclearance der Leber

che Konzentration bei 0,5 ± 0,2 ng/ml im Vergleich zur Vena portae mit 1,3 ± 0,2 ng/ml gefunden wurde. Die Plasmahistaminkonzentration bei Patienten mit Leberzirrhose ist im Vergleich zu lebergesunden prä- und posthepatisch signifikant erhöht, auch wenn durch die Leberpassage noch eine signifikante Verminderung des Histamingehaltes zwischen Vena portae und Vena hepatica erfolgt. Der von der Leber aus dem durchströmenden Plasma entzogene Histaminanteil betrug bei einer arteriellen Beimischung des portal einfließenden Blutes von 35% in der Kontrollgruppe im Mittel 67,8 ± 11,4%, bei der Leberzirrhose im Durchschnitt 42 ± 15,1%. Durch die Verschiebung des arteriellen Anteils der Leberdurchblutung um 10 - 20% in der Gruppe der Leberzirrhotiker veränderte sich rechnerisch die jeweilige Plasmahistamineliminierungsrate durch die Leber lediglich um 1-3% (Abb.2).

DISKUSSION

Beim Menschen werden in einer gesunden Leber etwa 2/3 des portal einströmenden aus dem Splanchnicusgebiet stammenden Histamins eliminiert. Wie tierexperimentell und an einer Studie am Menschen mit C_{14} markiertem Histamin gezeigt werden konnte, kann die Leber auch exogen zugeführtes Histamin verstoffwechseln [1,6,7,13]. Zwischen prä- und posthepatischem Blutstromgebiet bestehen sowohl bei gesunder als auch zirrhotisch veränderter Leber signifikante Unterschiede in der Plasmahistaminkonzentration. Diese Befunde stimmen mit der Tatsache überein, daß in der Leber eine hohe Aktivität von Histaminmethyltransferase gefunden wurde [2]. Bei Patienten mit zirrhotischer Leber ist die errechnete Histaminelimination signifikant vermindert. Es besteht in allen venösen Blutkompartments eine Hyperhistaminämie. Erklärung für diese verminderte Histaminelimination sind entweder die verminderte Aufnahme von Histamin in der Leberzelle und der herabgesetzte Katabolismus oder die verstärkte Freisetzung des Histamins aus der zirrhotisch veränderten Leber in das posthepatische Stromgebiet. Lorenz et al. [9] fanden im Lebergewebe von Zirrhose-Patienten einen erhöhten Histamingehalt sowie eine stark erhöhte Mastzellzahl, was für eine verstärkte Histaminfreisetzung aus zirrhotischem Leberparenchym spricht. Die bei Leberzirrhose erhöhten prä- und posthepatischen Plasmahistaminkonzentrationen, sei es durch verminderte Elimination oder verstärkte Histaminfreisetzung in der morphologisch und funktionell veränderten Leber, könnten für die hyperdyname Kreislaufregulation und in der Pathogenese des sogenannten hepatogenen gastroduodenalen Ulcus Bedeutung haben.

LITERATUR

1. Arnoldson H,Helander C,Helander F,Lindell S,Lindholm B, Olsson O, Roos B, Svanborg A, Söderholm B, Westling H (1962) Elimination of C_{14}-histamine from the blood in man. Scand J Clin Lab Invest 14:241
2. Barth H, Kapp B,Chrombach M, Priesack W,Lorenz W (1981) Histamine storage and metabolism of human liver in disorders of the biliary tract. Agents Actions 11:101
3. Beger HG, Stopik D, Bittner R,Kraas E,Roscher R (1975) Der Einfluß der Leber auf die Plasmahistaminkonzentration.Messungen im prae- und posthepatischen Blut vor und nach abdominellen Operationen. Z Gastroenterol 13:474
4. Beger HG, Stopik D (1982) Histamine release and hepatic elimination of histamine following abdominal surgery. Klin Woschenschr 17:935
5. Eisele RH, Beger HG, Kintzonidis D, Nasseri M, Bücherl ES (1969) Die langfristige Katheterisierung des Pfortadergefäßsystems nach abdominellen Operationen beim Menschen. Z Ges Exp Med 149:356
6. Gillespie IE,Grossmann MI (1962) Gastric secretion of acid in response to portal and systemic venous injection of gastrin. Gastroenterol 43:189
7. Lick RF, Welsch KH, Hart W,Brückner W, Balser DR,Gürtner Th (1967) Zur sekretorischen Funktion des Magens nach Injektion von Histamin,Gastrin und synthetischem Tetrapeptid in den großen Kreislauf und die Pfortader. Z Gastroenterol 5:7
8. Lorenz W,Barth H, Benesch L,Matejka E,Meyer R,Kusche J, Hutzel M,Werle E (1970) Fluorometric assay of histamine in tissues and body fluids. Z Analyt Chem 252:94
9. Lorenz W,Seidel W,Doenicke A,Tauber R,Reimann HJ, Uhlig R,Mann G,Dormann P,Schmal A,Häfner G,Hamelmann H (1974) Elevated plasma histamine concentrations in surgery: causes and clinical significance. Klin Wochenschr 52: 419
10. Silen W,Eiseman B (1959)The nature and cause of gastric hypersecretion following portocaval shunts. Surgery 46:38

11. Stopik D, Beger HG, Bittner R (1974) Über den Einfluß der Leber auf die prae- und posthepatischen Konzentrationen des Plasmahistamins beim Menschen. Klin Wochenschr 52: 696
12. Tauber H, Uhlig R, Mann G, Schmal A, Lorenz W (1972) Histamine release from the liver by trypsin. Br J Surg 59:913
13. Witte Ch, Beger HG, Meves M, Kraas E, Hardenberg E (1971) Der Einfluß der Leber auf die histaminstimulierte Magensekretion beim Menschen. Langenbecks Archiv Chir 329: 1029

Diskussion

- Hempelmann -
Herr Beger, Shuntdurchblutung in der Leber ist für die Anaesthesisten nicht ganz uninteressant, insbesondere auch im Zusammenhang mit DHB. Können Sie in Abhängigkeit von der Shunt-Durchblutung in der Leber, Veränderungen der Histaminspiegel feststellen? Gibt es medikamentöse Beeinflussungen?
- Beger -
Diese Frage haben wir nicht untersucht.
- Hempelmann -
Sie haben ja Patienten mit Leberzirrhose und Normalpatienten untersucht. Gibt es denn Hinweise, daß das durchaus klinisch relevante Effekte haben könnte?
- Beger -
Eine direkte Korrelation zwischen der Höhe des Histaminspiegels und der Höhe des Shuntvolumens haben wir nicht versucht herzustellen.
- Hempelmann -
Wir diskutieren immer noch, ob man bei Patienten mit Leberzirrhose (unabhängig jetzt von den sonstigen Einwendungen gegen DHB) DHB geben sollte oder nicht. Die allgemeine Auffassung ist wohl, daß man da zurückhaltend ist.
- Beger -
Ich kann hierzu keine präzisen Angaben machen.
- Lorenz -
Die Leber des Menschen hat die höchste Histaminmethyltransferaseaktivität aller bisher untersuchten Säugerorgane. Das ist eine wichtige Besonderheit, die wir berücksichtigen müssen. Außerdem ist die Enzymaktivität abhängig von Krankheiten. Patienten mit Cholecystektomie oder mit einem Verschlußikterus haben höhere Aktivitäten als lebergesunde Patienten.
- Beger -
Ich bin für diese Anmerkungen dankbar, denn der von der Marburger Arbeitsgruppe gemessene Histamingehalt der Leber ist zwar im Vergleich zu anderen gastrointestinalen Organen nicht deutlich erhöht; das Gewichtsvolumen der Leber ist die entscheidende Größe, denn hierin liegt die Möglichkeit in kurzer Zeit sehr viel Histamin freizusetzen. Die ebenfalls in Marburg durchgeführten Bestimmungen der Histaminmethyltransferaseaktivität bestä-

tigen, daß der Abbauweg in der Leber über die HMT und nicht über die Aminooxydase funktioniert.

- Reimann -

Ich möchte noch ergänzen: Wir haben die Mastzellen in der Leber eingefärbt und fanden eine Erhöhung der Mastzellzahl bei Leberzirrhose und bei Carcinom. Jetzt müßte es so sein, daß man in solchen Situationen wie Operationen eine vermehrte Freisetzung aus diesen Mastzellen von Histamin finden sollte und nicht eine Abnahme. Also, daß das jetzt umgekehrt ist, daß Sie sogar jetzt eine Freisetzung von Histamin aus der Leber noch bekommen könnten ist theoretisch interessant.

- Beger -

Ja, die Histaminfreisetzung aus der Leber ist bereits gemessen worden, beispielsweise trypsininduziert (Tauber R, Uhlig R, Mann G, Schmal A, Lorenz W (1972) Br J Surg 59:913).

- Schauer -

Ich muß auf noch mehr Komplexität dieses Geschehens hinweisen, ich möchte es noch ergänzen, was Herr Reimann sagt. Es ist bekannt, daß die Mastzellzahl z.B. auch im Herzmuskel der Leberzirrhose ansteigt und man kann fast theoretisch, wenn man eine starke Vermehrung perivaskulär am Herzmuskel findet, rückschließen, auf eine Leberzirrhose.
Darüberhinaus kennen wir auch Plasmazellvermehrungen im Knochenmark, die bis zu plasmazytomartigen Bildern gehen können bei der Leberzirrhose. Ich weiß nicht, was da alles immunologisch passiert. Ich glaube, das sind sehr komplexe Mechanismen die man nicht nur mit einfachen Daten messen und so ohne weiteres erklären kann.

- Beger -

Ja, ich teile Ihre Auffassung, auf einem Diagramm habe ich gezeigt, daß beispielsweise ein arterieller Histaminspiegel über dem periphervenösen Spiegel liegen kann (0,8 gegen 0,7 ng/ml). Zum einen sind diese Ergebnisse Mittelwertangaben und spiegeln nicht immer das theoretisch zu erwartende wider, zum anderen sind Plasmahistaminspiegel im peripheren Blut von lokalen Gegebenheiten und insbesondere von Teilkreisläufen beeinflußt. Meine Frage wäre, ist die Vermehrung der Plasmazellen bei Leberzirrhose absolut oder relativ?

- Reimann -

Signifikante Vermehrung!

- Beger -

Haben Sie die signifikante Vermehrung im Verhältnis zu den Hepatozyten bestimmt?

- Reimann -

Zu den Hepatozyten!

- Zesch -

Herr Beger, haben Sie Veränderungen des Histaminspiegels im Plasma in Abhängigkeit zum Grad der histologischen Veränderungen der Leberzirrhose gesehen?

- Beger -
Dieser Frage sind wir nachgegangen, zusammen mit Herrn Stopik ((1978) Klin Wochenschr 56:242). Es wurden Patienten untersucht mit morphologisch normaler Leber, Fettleber der Stadien I bis II und Patienten mit Leberzirrhose sowie Übergängen zwischen diesen Stadien. Die Antwort ist, daß eine Korrelation zu existieren scheint. Je ausgeprägter die Leberschädigung, um so höher ist der Plasmahistaminspiegel. Gründe hierfür sind einmal das um den Clearance-Ort herumgeshuntete Histamin und die verminderte Clearance-Funktion der Leber.

- Zesch -
Oder war es das erhöhte Mastzellangebot?

- Beger -
Das entspricht den klinischen Erfahrungen an Patienten mit Lebermetastasen, bei denen eine periphere Ligatur der Arteria hepatica durchgeführt wurde. Hier erfolgte mit dem Knotenführen eine hochgradige, langdauernde hypotensive Phase. Dieser Effekt ist wohl dem freigesetzten Histamin zuzuschreiben, wie auch anhand anderer Experimente nach Infusion von Trypsin oder Gallensalzen in die Pfortader gezeigt werden konnte.

- Lorenz -
In Salzburg haben Boeckl und wir Schweinelebertransplantationen durchgeführt (Lorenz W, Hell E, Boeckl W, Reimann HJ, Zimmermann G (1973) Eur Surg Res 5:11). Zu dem Zeitpunkt des Leberanschlusses und gleichzeitiger Plasmahistaminbestimmung im posthepatischen Blut, kam es zu einer massiven Histaminfreisetzung, die mit den hypotensiven Reaktionen der Tiere, oder sogar dem Tod der Tiere korrelierte. Bei den Tieren, die wir mit Antihistaminika vorbehandelt hatten, fielen diese hypotensiven Krisen vollkommen weg und die Inzidenz des Überlebens war verdoppelt.

- Röher -
Darf ich dazu etwas fragen, Herr Lorenz: Da nach Freigabe des Pfortaderstroms nach dem Anschluß an den Splanchnicus Pool immens Histamin frei wird, korreliert das in irgendeiner Weise zur Passage der angeschlossenen Leber, wie sah das prä- und wie sah das posthepatisch bei denen aus? Ist das nur ein Durchlauf oder wird da noch zusätzlich addiert?

- Lorenz -
Das haben wir an der isolierten Leber untersucht, d.h. bevor diese Leber transplantiert wurde. Wir haben einige dieser Lebern nur erwärmt, d.h. perfundiert mit Ringer-Lösung von 37°C, sodaß kein Zweifel über die Herkunft des Histamins aufkommen konnte. Auf der venösen Seite kam massiv von dieser isolierten Leber Histamin heraus mit einer ganz klaren Clearance-Kurve. Wir wollten klären, ob es tatsächlich Histamin aus dem Splanchnicusgebiet war, das da durchlief und nicht metabolisiert wurde, weil die Leber durch Hypothermie enzymatisch ausgeschaltet war, oder ob es tatsächlich die Mastzellen der Leber waren, die in der Ischämiephase so geschädigt wurden, daß sie ihr Histamin abgaben.

- Reimann -
Wobei das nicht der Hund, sondern das Schwein war, sodaß man da nicht noch vom "outflowblock" sprechen könnte.
- Lorenz -
Genau.
- Hempelmann -
Es muß eine ganze Menge an Histamin sein, sonst würden ja die Patienten nach Freigabe der Leber, nach Lebertransplantation nicht in so hypotone Phasen kommen, wie man es praktisch bei jeder Lebertransplantation sehen kann.
- Beger -
Die Frage ist, ob Histamin die hypotone Phase induziert.
- Hempelmann -
Nicht nur Histamin, das ist multifaktoriell: Das ist die Kälte, das ist die Azidose, das ist der Volumenverlust, das ist das Kalium, das ist eine ganze Menge.
- Beger -
Es bleibt ungeklärt, ob Histamin dafür verantwortlich ist.
- Lorenz -
Beim Menschen ist es nicht gemessen, aber beim Schwein haben wir es bewiesen, weil die H_1-Antihistaminika die hypotensiven Phasen aufgehoben haben.
- Schauer -
Aber die große Frage ist, wieweit das Histamin aus dem Leberparenchym und wie weit es aus der Kapsel stammt, denn die Mastzellzahl ist in der Kapsel extrem hoch und im Leberparenchym sehr niedrig.

Histamin-Effekte auf Organsysteme

Die Mastzelle – Morphologie und Funktionen

A. Schauer

ZUSAMMENFASSUNG

Die Mastzellen stehen in inniger Beziehung zu den Gefäßverläufen der terminalen Strombahn; die größte Anzahl wird in den serösen Häuten (Pericard, Pleura, Peritoneum), in den Meningen und im Corium der Haut gefunden. Die Blutbasophilen unterscheiden sich in einigen Eigenschaften wesentlich von den Gewebsmastzellen. Tierexperimentell (Ratte) entwickeln sich die Mastzellen ortsständig in den Geweben; die Zellreifung ist etwa 10 Tage post partum weitgehend abgeschlossen. Die Granula werden in der Golgizone präformiert, sie lagern bereits dort ihre organische Proteinmatrix ein und werden metachromatisch. Sie besitzen teilweise lysosomale Enzymaktivitäten wie saure Phosphatase, unspezifische Esterase und β-Glucuronidase, aber auch proteolytische Aktivitäten (Aminopeptidase, trypsin like enzyme etc.).

Die Histaminaufladung erfolgt mit Hilfe einer mastzelleigenen Histidindecarboxylase. Die Bedeutung der Mastzellen ist wie die der Plasmazellen offensichtlich regionär unterschiedlich. Diese Tatsache ist bedeutungsvoll an verschiedenen Sekretionsorganen. An der Magenschleimhaut besteht eine enge Beziehung der Mastzellen zu den Belegzellen. Das dort unter bestimmten Bedingungen freigesetzte Histamin kann direkt an den Belegzellen wirksam werden. Ob sie Gegenspieler der sekretionshemmenden Somatostatin-Zellen sind, ist offen. Bei Durchblutungsstörungen, z.B. experimentellem Mesenterialinfarkt, treten rasch degenerative Veränderungen mit Histamin- und Enzymverlusten ein, ebenso werden bei akuten Entzündungsabläufen schon nach wenigen Minuten intensive Degranulations- und Enzymverluste nachweisbar. Bei chronischen Entzündungsprozessen treten mäßige bis exzessive Vermehrungen der Mastzellen auf. Der klassische Mechanismus der anaphylaktischen Reaktion mit Bindung von Antikörpern vom Reagintyp (IgE) an Rezeptoren der Mastzellenoberfläche und der Mechanismus werden erläutert. - Auf die Bedeutung der Ca^{2+} ATPase bzw. Störungen des Ionengleichgewichts zwischen Natrium- und Calcium-Ionen wird hingewiesen. Die fakultative Bedeutung der Mastzellen bei Reaktionen vom verzögerten Typ ist in der ortsständigen Mediatorwirkung bei Mastzellvermehrung zu sehen.

EINLEITUNG

Die Mastzelle mit ihren 500-1000 metachromatischen Granula im Zytoplasma kommt praktisch in allen Bindegewebsstrukturen des Körpers vor [72]. Sie ist bevorzugt entlang der Blut- und Lymphgefäßverläufe vor allem im Bereich der terminalen Strombahn im lockeren Stromagewebe lokalisiert. In den parenchymatösen Organen, die nur wenig Bindegewebe enthalten, wie z.B. der Leber, Niere und im Herzmuskel finden sich die Mastzellen im Bereich der Adventitia der Gefäßverläufe und im regionären Bindegewebe. Die Anzahl in diesen parenchymatösen Organen ist damit relativ gering.

Die größte Anzahl der Mastzellen wird in den serösen Häuten, wie Pleura, Pericard, Peritoneum sowie in den Meningen gefunden, ferner im Corium der Haut und hier besonders an den Akren. Nahezu 100% des hohen Gewebshistaminspiegels sind in diesen Zellen deponiert [1,39,46,67,75,78].

Die Gewebsmastzellen zeigen gegenüber den Blutbasophilen wesentliche Unterschiede: Letztere enthalten wesentlich weniger Granula und zeigen keine positive Naphthol-ASD-Chloracetat-Esterase-Reaktion [49]. Die Granula der Gewebsmastzellen beinhalten das Proteoglycan Heparin, die Blutbasophilen Chondoitin-Sulfat [3]. Die zelluläre Ausstattung mit Inhaltsstoffen und die Funktion der Mastzellen in den verschiedenen Organen ist ebenfalls unterschiedlich.

HERKUNFT, ENTWICKLUNG UND STRUKTUR DER MASTZELLEN

Lennert und Parwaresch [49] konnten immunhistochemische Hinweise dafür finden, daß die Mastzellen sich aus der myelomonozytären Reihe ableiten. Als wichtigste Hinweise führen die Autoren folgende Punkte auf:
1. Nachweis von Übergangsformen zwischen Monozyten und Mastzellen nach massiver Mastzelldestruktion.
2. Zytolytische Effekte an Mastzellen durch hochspezifische autologe Makrophagenseren.
3. Vorkommen einer KCN-sensitiven Myeloperoxydase in unreifen Rattenmastzellen.
4. Gemeinsames Vorkommen der Naphthol-AS-D-Chloracetatesterase in myelopoetischen Zellen und Mastzellen.
5. Die Koincidenz maligner Mastzellerkrankungen und der myelomonozytären Leukämie.

Diese Befunde und die daraus abgeleiteten Forderungen würden bei dem in der Fetalentwicklung bereits sehr frühen Auftreten der Mastzellen die Annahme nahe legen, daß mit der Entwicklung des Kreislaufs solche Zellen aus der Blutbahn in das Bindegewebe übertreten.

In systematischen Untersuchungen an Rattenfeten fanden wir [75], daß sich Mastzellen in großer Anzahl ortsständig in den unreifen mesenchymalen Geweben, deren Zellen retikulär untereinander verbunden sind, entwickeln (Abb.1).

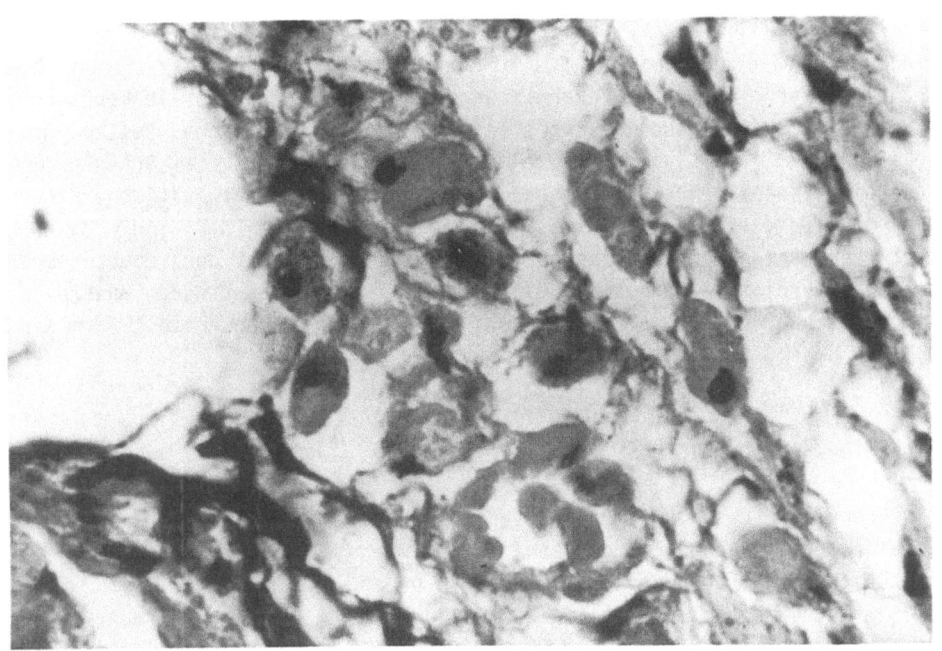

Abb.1. Fetale Mastzellen der Ratte. Das tiefschwarz gefärbte Golgi-Feld und die dicht gelagerten Granula liegen auf gleicher Seite vom randständigen Zellkern. In den beiden Zellen links im Bild unten homogene, heller gefärbte Kerne, darunter die Golgi-Zone und die kräftiger und dunkler rot gefärbten Granula. Keine Gegenfärbung der Zellkerne. Vergr. rd.55-fach

In den netzartig angeordneten Zellen bilden sich in der Lascano-Färbung [48] - einer Versilberungstechnik - erkennbar, stark positive, tief schwarz angefärbte Golgi-Zonen, in deren Umgebung nach kurzer Zeit in der simultan durchgeführten Pseudoisocyaninfärbung metachromatische Granula erkennbar werden; diese Merkmale identifizieren diese Zellen eindeutig als zunächst noch unreife Mastzellen. Eine Auswanderung solcher Zellen aus den Blutgefäßen in das Bindegewebe hinein, wurde in unseren Untersuchungen nicht festgestellt.

Damit schien uns bewiesen, daß die Mastzellen in den mesenchymalen Geweben durch Differenzierungsvorgänge "in loco" entstehen. Daraus ist zu folgern, daß es, wie im Knochenmark analog einer myelogenen "Stammzelle" auch im Bindegewebe eine "Stammzelle" geben muß, aus der sich nicht nur Histiozyten entwickeln, sondern aus der auch die Gewebsmastzellen durch spezielle genexpressorisch bedingte Differenzierung entstehen. Letztlich stehen diese Befunde nicht in direktem Widerspruch zu den Ergebnissen und Schlußfolgerungen von Lennert und Parwaresch [49].

Die Mastzellen haben nämlich auch histiocytäre Grundeigenschaften, wie die Befähigung zu bestimmten Speicherungsphänomenen, die als "Mastopexie" bezeichnet wurden, (z.B. Speicherung von Eisenverbindungen und Transferrin); an Stelle der immensen Phagozytosefähigkeit der Histiozyten mit intrazellulärer lysosomaler Verarbeitungsfähigkeit (= parenterale Verdauung) werden aber überwiegend die sekretorisch aktiven spezifischen Mastzellgranula gebildet. Bei zytotoxischen Reaktionen werden mit den Granula aber auch die lysosomalen Leitenzyme saure Phosphatase und unspezifische Esterase mit freigesetzt. Neuerdings wird von Schwartz et al. [77] die Meinung vertreten, daß neben den sekretorischen Granula getrennt auch nicht sekretorische lysosomale Granula in den Mastzellen vorkommen. In den Mastzellen ist nämlich eine Aryl-sulfatase A und B enthalten, aber nur die A-Form wird z.B. im anaphylaktischen Schock freigesetzt [54].

STUFEN DER GRANULASYNTHESE

Die Granulasynthese läuft nach unseren früheren Untersuchungen in den entscheidenden Synthesevorgängen ähnlich ab, wie sie Palade am Rockfeller Institut für die Granula endokriner Zellen erarbeitet hat [75].

Sie ist schon an den fetalen Mastzellen gut verfolgbar aber ganz besonders eindrucksvoll an den Mastozytomzellen des P 815-Mastozytoms der Maus demonstrierbar, da hier die Syntheseprozesse gerafft ablaufen. In der Ver-

Abb.2. Feinstruktur eines Mastzellgranulums des Meerschweinchens. Vergr.rd. 350.000-fach

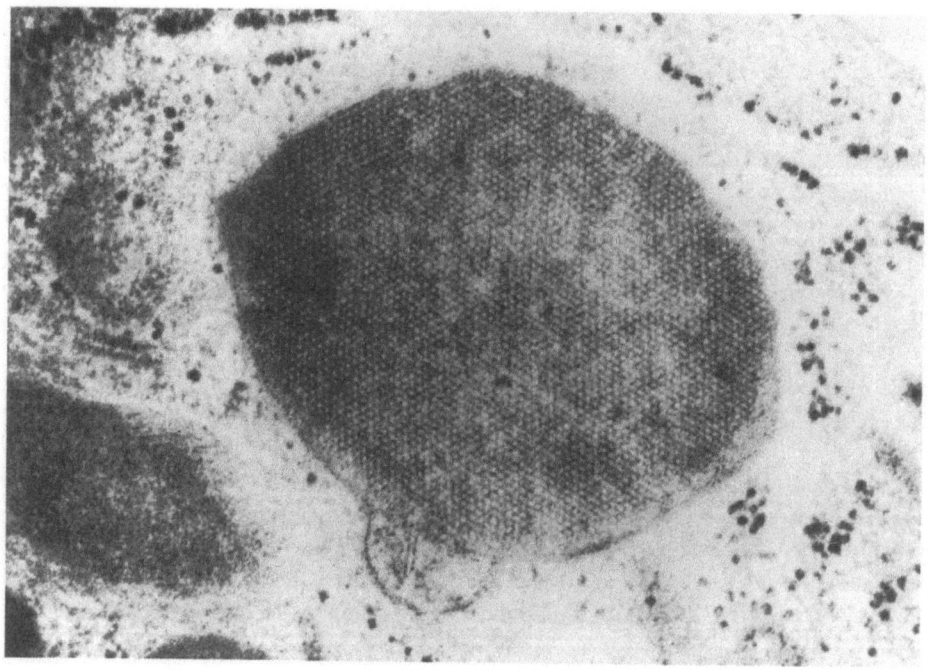

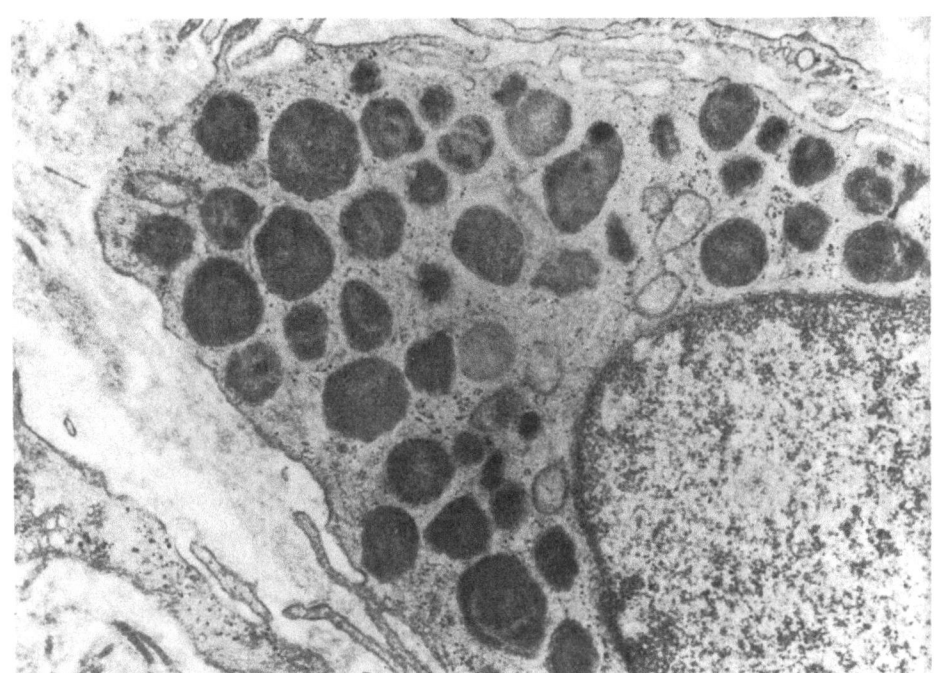

Abb.3. Mastzelle aus der Haut des Menschen. Zellkern rechts unten. Vergr.rd. 77.000-fach

Abb.4. Feinstruktur der Mastzellgranula des Menschen. Vergr.rd. 480.000-fach

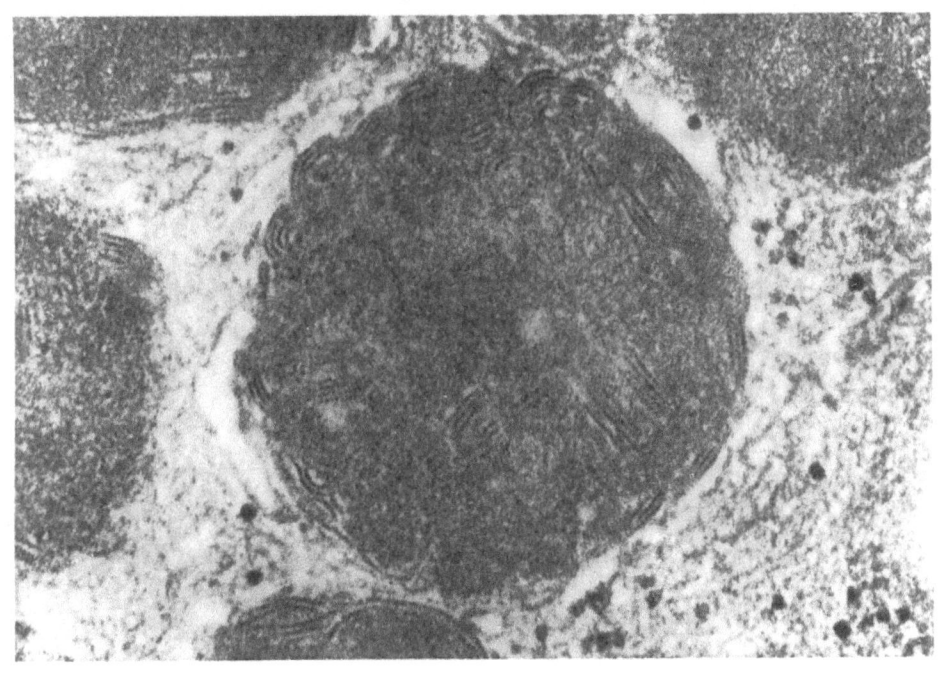

silberungstechnik nach Lascano [48] lassen sich die Golgifelder distinkt schwarz anfärben. In der unmittelbaren Umgebung werden in der Pseudoisocyaninfärbung [75] die rot gefärbten metachromatischen Granula nachweisbar.Die Golgizone besitzt nach unseren Untersuchungen darüber hinaus eine hohe Desoxyguanosintriphosphat spaltende Aktivität.

In der Toluidinblaufärbung zeigen die Mastzellgranula der Mastocytome analog den normalen Gewebsmastzellen auf Grund des Gehaltes an sauren Mucopolysacchariden eine ausgeprägte Metachromasie.

Die organische Grundstruktur der Mastzellgranula besteht aus einem kationischen, also sauren kristalloiden Protein, das elektronenoptisch beim Meerschweinchen z.B. ein tweedartiges,beim Menschen ein fingerprintartiges Muster aufweist (Abb.2,3,4). Die sauren Mucopolysaccharide sind vermutlich an die regelmäßig (rhythmisch) aufgebaute granuläre Proteinmatrix [47] gebunden [74]. Die genaueren Bindungsverhältnisse beider Substanzen sind aber nicht näher bekannt.Die Einzelschritte dieser von uns 1964 publizierten Granulasynthese sind 1978/79 durch Padawer et al. [63,64] grundsätzlich bestätigt worden.

Auf Grund chromatographischer Modelluntersuchungen von Werle und Amann [93] war zunächst anzunehmen, daß die basischen biogenen Amine Histamin, Serotonin oder Dopamin, die Spezies unterschiedlich in den Mastzellen nachzuweisen sind, salzartig an die sauren SO_3H-Gruppen der Mucopolysaccharide gebunden sind. Diese Bindung war im Modellversuch im schwach sauren Bereich am stabilsten, die Substanzen dissoziierten zunehmend bei Annäherung des pHs an den neutralen oder leicht alkalischen Bereich.

Zuletzt wurde aber auch eine schwache Bindung verschiedener saurer Hydrolasen und des Histamins durch Ionenbindung an die Proteinmatrix der Granula nachgewiesen [43,89]. In dem kationischen sauren Protein läge eine hohe Bindungskapazität vor.In den normalen Mastzellen und in Mastozytomen, ist ein typisches lysosomales Enzympotential mit der sauren Phosphatase und unspezifischen Esterase nachweisbar. Diese Enzyme treten wie wir an fetalen Mastzellen zeigen konnten, mit der Entwicklung der Granula auf, und gehören damit zur Grundausstattung der Mastzellen. Eine phasenverschobene Entwicklung metachromatischer und lysosomal aktiver Granula war nicht nachweisbar.

Darüber hinaus findet sich in den Granula auch eine ausgeprägte proteolytische Aktivität:

Zu nennen sind hier eine mit den ersten Granula auftretende polyvalente Aminopeptidase, die befähigt ist, eine ganze Reihe synthetischer Substrate u.a. z.B. auch Histidyl-β-Naphthylamid zu spalten. Ferner findet sich ein chymotrypsinartiges Enzym und beim Menschen und Hund auch ein trypsinartiges Enzym, das unter Verwendung von Benzoylarginin-β-Naphthylamid (BANA) als Substrat und verschiedenen anderen Substraten nachgewiesen wurde. Eine differente Chymase, die sog. Protease II wurde in den Untersuchungen von Yoshida et al. [98] in sog. atypischen Mastzellen des Darms und der Lunge gefunden (Abb.5-11, Tab.1-3).

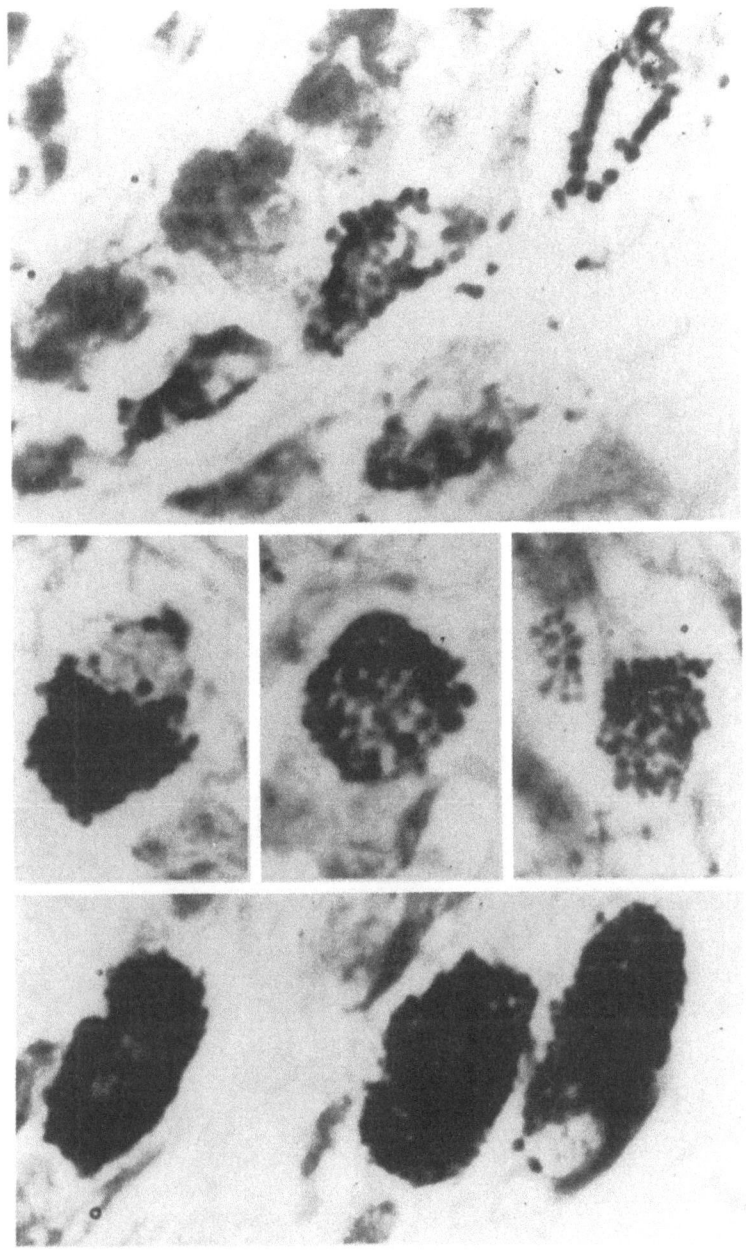

Abb.5 a-c. Aminopeptidasereaktion bei verschiedenen Entwicklungsstufen der Mastzellen. a) Bei einem 19 Tage alten Rattenfeten. Der Reaktionsniederschlag ist an den häufig peripher angeordneten Granula lokalisiert. b) Bei einer 2 Tage alten Ratte. Parallel zur Zunahme der Granula hat die Intensität des Reaktionsniederschlages in der Zelle zugenommen. c) Bei einer 9 Tage alten Ratte. Weitere Zunahme der Granulazahl und der Stärke des Reaktionsniederschlages. Vergr. 1.500-fach

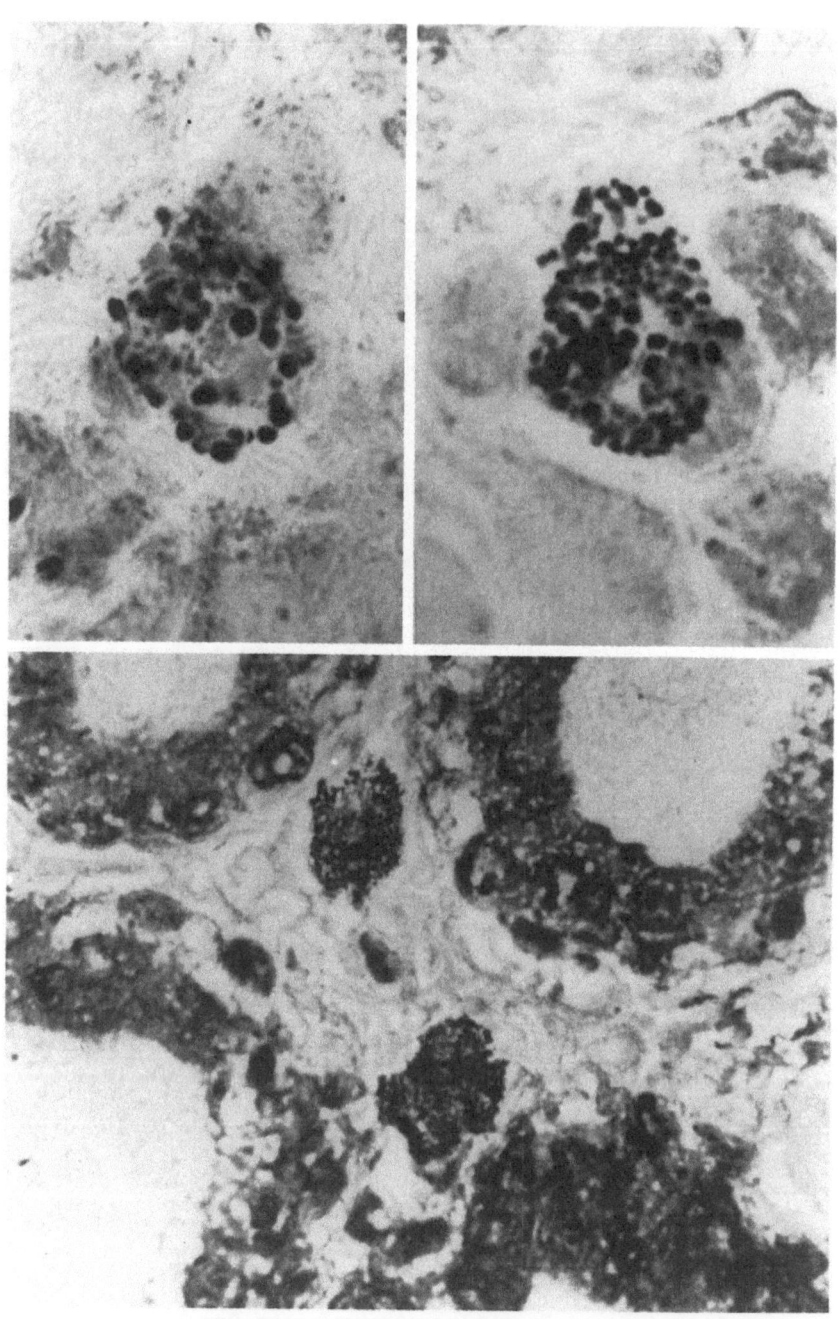

Abb.6 a-c. Saure Phosphatasereaktion (Diazo-Methode nach Pearse [66]). a) Mastzelle mit starker Enzymreaktion an den Granula bei einem 20 Tage alten Rattenfeten. b) Bei einer 20 Tage alten Ratte. c) Gleiche Reaktion an zwei Mastzellen der Rattenschilddrüse eines erwachsenen Tieres. Vergr. a) und b) 1.800-fach, c) 800-fach

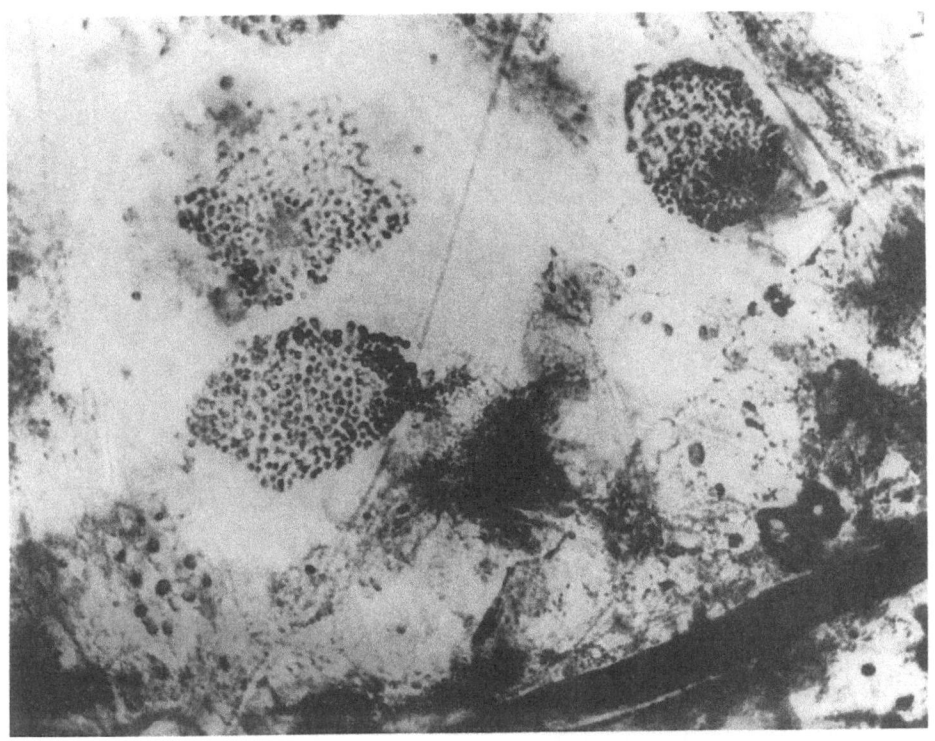

Abb.7. Rattenmesenterium. ATP-ase-Reaktion nach Wachstein und Meisel [91]. Die Mastzellgranula zeigen eine kräftige Enzymreaktion. Vergr.rd. 620-fach

Tabelle 1. Aminopeptidasenachweis an Mastzellen

Substrat	Aktivität	Lokalisation
Leuzyl-Beta-Naphthylamid	+++	Granula
Leuzyl-4-Methoxy-2-Naphthylamid	+++	Granula
Alanyl-Beta-Naphthylamid	+++	Granula
Glycil-Beta-Naphthylamid	++	Granula
Histidin-Beta-Naphthylamid	+	Granula
Alpha-Glutamyl-Beta-Naphthylamid	-	
Gamma-Glutamyl-Beta-Naphtthylamid (transpeptidaseartiges Enzym)	-	
L-Cystin-di-Beta-Naphthylamid	-	

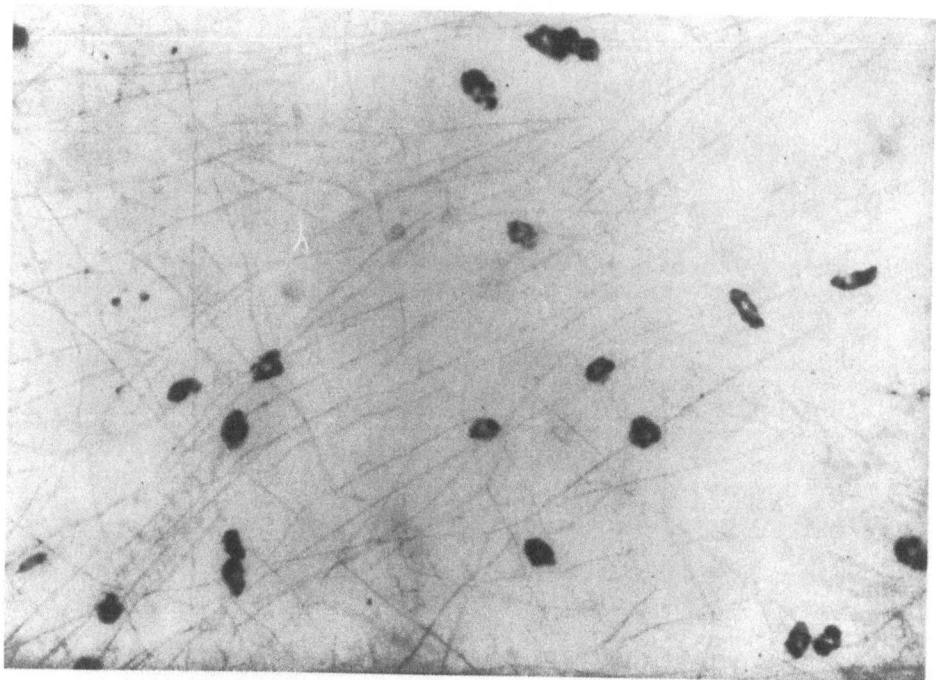

Abb.8. β-Glucuronidasereaktion an den Mastzellen des Meerschweinchenmesenteriums. Vergr.rd.130-fach [12]
Abb.9. Rattenmesenterium. Alle Mastzellen zeigen eine starke Aminopeptidasereaktion. Keine Gegenfärbung. Vergr.rd.95-fach
Abb.10. Rattenmesenterium. Starke Aminopeptidasereaktion der Mastzellen. Enge Lagebeziehung zu den Gefäßen.Vergr.rd.620-fach

Tabelle 2. Amidase- und esterolytische Aktivität mit Trypsin ähnlichen Eigenschaften beim Menschen

Substrat	Aktivität
DL-Benzoyl-Arginin-Beta-Naphthylamid (BANA)	+++ Mensch +, Hund-
DL-Benzoyl-Lysin-Beta-Naphthylamid (BLyNA)	+++ Mensch +, Hund-
L-Tosyl-L-Arginin-Beta-Naphthalamid (TANA)	-
D-Benzoyl-Arginin-Beta-Naphthylamid	- kompetitiver HK
Epsilon-Aminocaproyl-Beta-Naphthylamid (e-ACA-NA)	- kompetitiver HK
Trypsininhibitoren	
BANA + Sojabohneninhibitor	+++
BANA + Ovomucoid	+++
BANA + Trasylol	+++
BANA + DFP	-

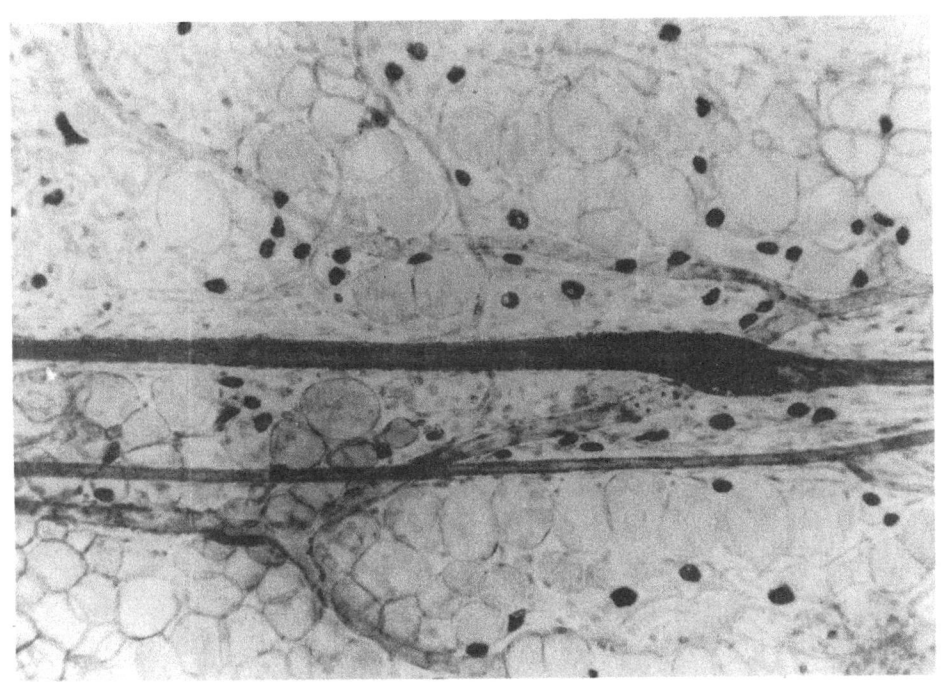
Abb.9. (Text s. S. 102)
Abb.10. (Text s. S. 102)

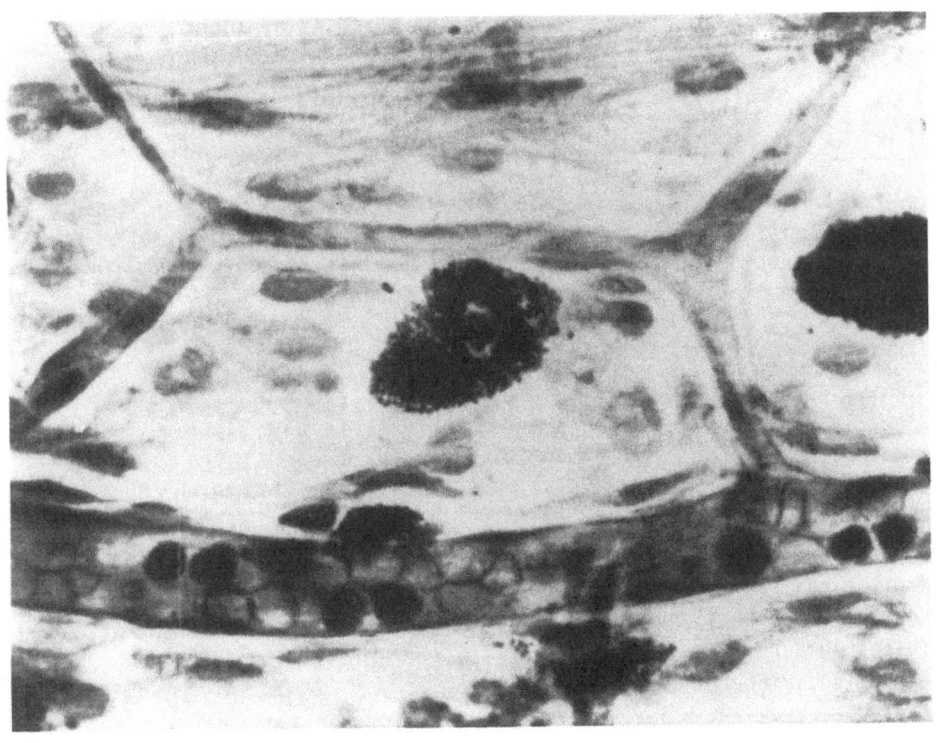

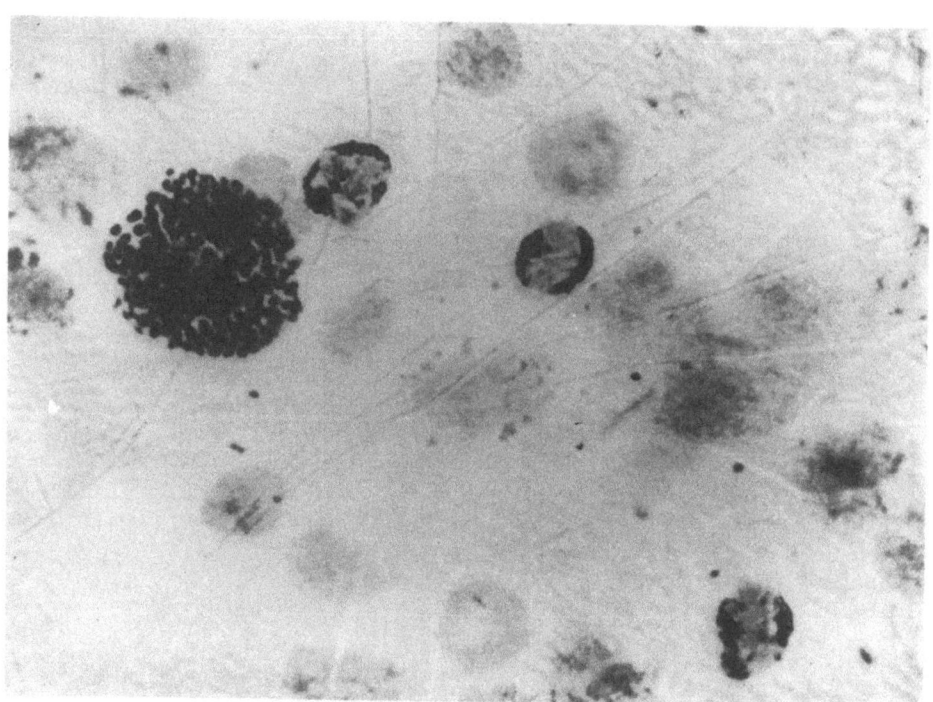

Abb.11. Kombinierte Dithizon-Toluidinblaufärbung am Rattenmesenterium. Eine große, stark granulierte Mastzelle links im Bild. Drei Histiozyten mit gekörntem Dithizon-positiven-Zytoplasma. Vergr.rd.1.250-fach

Tabelle 3. Esteraseaktivitäten an den Mastzellen verschiedener Spezies und des Menschen. Nachweis mit synthetischen Substraten

Substrat	Aktivität	Spezies
Alpha-Naphthylacetat	- (+)	Ratte, Mensch(+)
Naphthol-ASD-Acetat	+	Ratte
Naphthol-AS-Cl-Acetat	+++	Mensch, Hund
Naphthol-ASD-Cl-Acetat	+++	Mensch, Ratte
Naphthol-AS-Beta-Alanyl-Glycinat	+++	Mensch, Hund
Naphthol-AS-Epsilon-Aminocaproat	+++	Mensch, Hund
Naphthol-AS-D-Epsilon-Aminocaproat	+++	Mensch, Hund
Thioessigsäure	-	Ratte
5-Bromindoxylacetat	-	Ratte

Ob diese Enzyme intrazelluläre Bedeutung, beispielsweise für Substratfreilegungen oder dergleichen haben, ist offen. Mit großer Wahrscheinlichkeit spielen sie aber nach Vollzug des Mastzelldegranulationsprozesses extrazellulär eine Rolle. Nachdem seit den Feststellungen Ungars [88] die Proteolyse als ein Leit- oder Kardinalphänomen der akuten Entzündung aufzufassen ist,ist es naheliegend,die freiwerdende proteolytische Aktivität der Mastzellen in dieser Richtung zu deuten.Durch das nachgewiesene Enzymspektrum ist aus einem akuten entzündlichen Exsudat die Freilegung von kreislaufwirksamen Peptiden möglich.

Eine Spekulation [64] geht dahin,daß die Enzyme auch dazu befähigt sein könnten, einen oberflächlichen Überzug von Reaginantikörpern (IgE) abzubauen. Die definitiven Bedeutungen dieses proteolytischen Enzympotentials sind aber immer noch weitgehend offen. Zusätzlich zur Tryptase enthalten menschliche Mastzellen eine kallikreinartige Aktivität, die Kinin aus frischem und erhitztem Plasma freisetzen kann. Es ist eine Serinesterase, hemmbar durch Trasylol und Disopropylphosphofluoridat. Argininesterasen wurden ebenfalls nachgewiesen.Die Freisetzung dieser Enzyme erfolgt parallel mit Histamin durch IgE und Antigenstimulation [62]. Zusätzlich fanden Newball et al. [60,61] einen Praekallikreininaktivator und einen Hageman Faktor Aktivator. Lagunoff [42] hat 1981 über die neutralen Proteasen der Mastzellen und ihre Funktionen noch einmal zusammenfassend berichtet. Durch die Wirkung von 48/80 konnte auch eine Peroxydase freigesetzt werden, die geeignet ist, Leukotriene zu inaktivieren [27].

LEBENSDAUER UND REGENERATIONSFÄHIGKEIT

Reife Mastzellen zeigen relativ kleine zentral lokalisierte Zellkerne. Mitosen sind praktisch nicht nachweisbar. Doppelkernige Mastzellen sind möglich, sie kommen unter bestimmten Bedingungen vor allem in Hypoxieexperimenten gehäuft vor. In Versuchen, bei denen unverdaubare Partikel appliziert wurden, fanden sich diese auch 10 Monate später noch im Zytoplasma der Mastzellen. Alle diese Befunde sprechen für die Langlebigkeit dieser Zellen im Ruhezustand des Bindegewebes. Die Mastzelle ist damit analog bestimmter Organzellen - beispielsweise der Leberzelle - den regeneratorisch stabilen Geweben zuzuordnen.

Nach Mastzellzerstörung durch cytotoxische Wirkungen,tritt eine Neubildung ein. Der Regenerationsprozess ist allerdings sehr schwierig zu verfolgen, da Granula in großer Menge in Makrophagen aufgenommen werden, die dann als sog. "Quasimastzellen" erscheinen. Regenerierende Mastzellen sind davon kaum abzugrenzen.

MASTZELLDEGRANULATION - HISTAMINLIBERIERUNG

Zahlreiche experimentelle Arbeiten der letzten Jahrzehnte haben sich mit diesem Problem auseinandergesetzt [28,44,45]. Vorab sei festgestellt, daß es durch diese Untersuchungen ein enormes kaum überschaubares Detailwissen gibt und je nach zur Diskussion stehendem Wirkungsmechanismus auch Einzelkonzepte existieren, daß aber ein uniformes Konzept für den Liberierungsmechanismus bisher nicht vorliegt.

Gesichert ist,daß Histamin aus Mastzellen freigesetzt werden kann,ohne daß ein erkennbarer Granulaverlust nachweisbar ist. Umgekehrt wird mit jedem Mastzelldegranulationsprozess, wie immer er auch zustande kam, auch Histamin liberiert. Dabei ist zu beachten,daß der Vorgang nicht homogen in allen Geweben gleichmäßig verläuft, sondern daß erhebliche Speziesunterschiede und regionale Unterschiede bestehen [14,15]. Darüber hinaus wird nach den neuerlichen Untersuchungen von Askenase und Theoharides [2] durch Amitryptilen und andere Substanzen die IgE-abhängige und die durch die Substanz 48/80 ausgelöste Histaminfreisetzung gehemmt, ohne daß die tritiiert kontrollierte Serotoninfreisetzung beeinflußt wird, was für unterschiedliche Bindungsmechanismen der beiden biogenen Amine sprechen könnte [85]. Kürzlich haben Lagunoff und Martin [45] einen neuerlichen Versuch unternommen, die Histamin freisetzenden Wirkungen gruppiert darzustellen. Sie haben folgende Hauptgruppen unterschieden:

- IgE - Rezeptor-abhängige Verbindungen, cytotoxische Verbindungen
- Enzyme
- Polysaccharide (Dextrin: Rowley [73]; Mannan: Waki und Kimura [92])
- Lectine   (Ratte: Sullivan et al. [83],Sugiyama et al. [82],
                   Sullivan et al. [84]
                   Maus: Siraganian und Siraganian [81]
                   Hamster: Hook et al. [29]
                   Mensch: Ennis [14])
- Anaphylatoxine
- Polybasische Verbindungen
- Paucibasische Verbindungen
- Calcium
- Andere Verbindungen

Der Degranulationsprozess durch Immunreaktionen ist ohne Zweifel der interessanteste und auch der bedeutendste. Nach Bindung von Reagin-Antikörpern (IgE) an Mastzelloberflächenrezeptoren und Interaktion mit Antigen wird in die Zelle eine Message übermittelt, die zur Histaminfreisetzung führt. Nach Untersuchungen von Batchelor et al. [4] in den letzten Jahren gibt es Hinweise dafür, daß die Ca^{2+} ATPase am Ca-Influx Antigen-stimulierter Mastzellen beteiligt ist.Da die Ca^{2+} ATPase ein nach außen gerichtetes Enzym ist, stellt sich die Frage, wie die Calciumspiegel in der ruhenden Zelle konstant gehalten werden.

Eine Möglichkeit ist die, daß der Calcium-Natriumaustausch mit der Ca^{2+}

ATPase in der Regulation des Ionenflusses durch die Mastzellmembran korreliert ist.

Der Efflux des Calciums wird gewährleistet durch eine relativ hohe extrazelluläre Natriumkonzentration. Cochrane und Douglas [7,8] fanden in ihren Untersuchungen eine Granula- bzw. Histaminfreisetzung nach Reduktion des extrazellulären Natriumspiegels. Diese Befunde stützen die These der Arbeitsgruppe um Batchelor [4].

Die wichtigsten Fragenkomplexe, die mit der Histaminfreisetzung assoziiert sind, sind die Proteolyse und Phospholipidmethylierung [32], die Proteinkinaseaktivierung [96], die Proteinphosphorylierung [79] und die endogene Phospholipase A_2-Aktivität [55-57].

Die histaminfreisetzende Wirkung durch Phospholipase A_2 war durch die Untersuchungen von Whelan [94] als zytotoxisch - durch Lysolipide hervorgerufen - und damit als indirekt angesehen worden. Erst durch die Befunde von Chi und Henderson [6] konnte mit einer gereinigten Phospholipase A_2 aus Schweinepankreas der Beweis der nicht zytotoxischen Exocytose erbracht werden.

Erst wenn potente Hemmkörper dieses Enzyms zur Verfügung stehen, wird man mehr über die Bedeutung der endogenen Phospholipase aussagen können.

Unter den Polysacchariden, die zur Histaminfreisetzung befähigt sind, spielen die Dextrane mit Molekulargewichten zwischen 30.000 und 300.000 eine bedeutende Rolle.Die toxischen Histaminfreisetzungseffekte wurden vor allem bei der Ratte nachgewiesen, sie waren durch Glucosegabe oder an diabetischen Ratten reduziert. Während in vivo keinerlei Zweifel bestand, blieben Wirkungen an Rattenperitonealmastzellen in vitro zunächst aus. Nach Zusatz von Phosphatidylserin zum Inkubationsmedium wurde die Wirkung aber voll hergestellt [23].

Die Dextran bedingte Histaminliberierung [21] hat in verschiedenen Aspekten Ähnlichkeit mit den Antigen-induzierten Reaktionen. Unter den Lectinen ist das Concanavalin von Keller [38] bereits 1973 als Modell-Substanz untersucht worden. Die wichtigsten Faktoren, die die Wirksamkeit der Substanz bestimmen sind nachfolgend kurz aufgeführt.

Concanavalin bedingte nicht cytotoxische Histaminfreisetzung aus Rattenmastzellen - Faktorenabhängigkeit -
- Genetisch bedingte Abhängigkeit (Rattenstamm)
- Adaequater Pool von Ca^{++}-Ionen
- Grad der Sensibilisierung
- Praesenz oder Abwesenheit von exogen hinzugefügten Phosphatidylserin
- Hemmung durch Concanavalin bindende Monosaccharide.

Die Anaphylatoxine degranulieren nach den Befunden von Mota [59] Meerschweinchen-Mesenterium-Mastzellen und führten zur Histaminfreisetzung aus Meerschweinchenlungen.

In späteren Untersuchungen konnte durch die Befunde von Cochrane und Müller-Eberhard [9] die Fähigkeit von menschlichem C_{3a}, Histamin aus peritonealen Mastzellen freizusetzen, nachgewiesen werden.

Lepow et al. [50] und Wuepper et al. [97] haben die Fähigkeit des C_{3a}, Hautmastzellen des Menschen zu degranulieren, festgestellt. Vergleichende Untersuchungen der Anaphylatoxine ergaben, daß C_{5a} etwa 1000fach wirksamer ist als C_{3a} [90].

Die Wirkung der Anaphylatoxine ist nicht zytotoxisch, sie ist temperatur- und Ca^{2+}-abhängig; sie wird nach Vorbehandlung der Anaphylatoxine mit Carboxypeptidase verhindert. Sie ist für beide Anaphylatoxine additiv und wird durch exogenes Phospatidylserin potenziert. Sie wird gehemmt durch Theophyllin, Prostaglandin E_1 und Isoproterenol, Substanzen, die intrazellulär cyclisches AMP erhöhen [24,25,30,31,68,80].

Die Anaphylatoxin induzierte Histaminfreisetzung ist der durch IgE vermittelten ähnlich [11], sie läuft aber schneller ab [24,68,80].

Zu der Wirkung polybasischer Substanzen gibt es ein umfassendes Literaturgut. Wenngleich bereits vor der Entdeckung der histamin-liberierenden Eigenschaften der Substanz 48/80 schon zahlreiche andere histaminfreisetzende Substanzen beschrieben wurden, so hat gerade diese Substanz als Prototyp polycationischer Substanzen als Testsubstanz eine besondere Bedeutung erlangt [65] (Abb.12). Diese Substanz wurde in sehr zahlreichen Expe-

Abb.12. Rattenmesenterium. Entgranulierung der Mastzellen 1 h nach Einwirkung von 48/80. Starke Aminopeptidasereaktion auch an den in das Gewebe abgegebenen Granula. Vergr.rd.1.200-fach

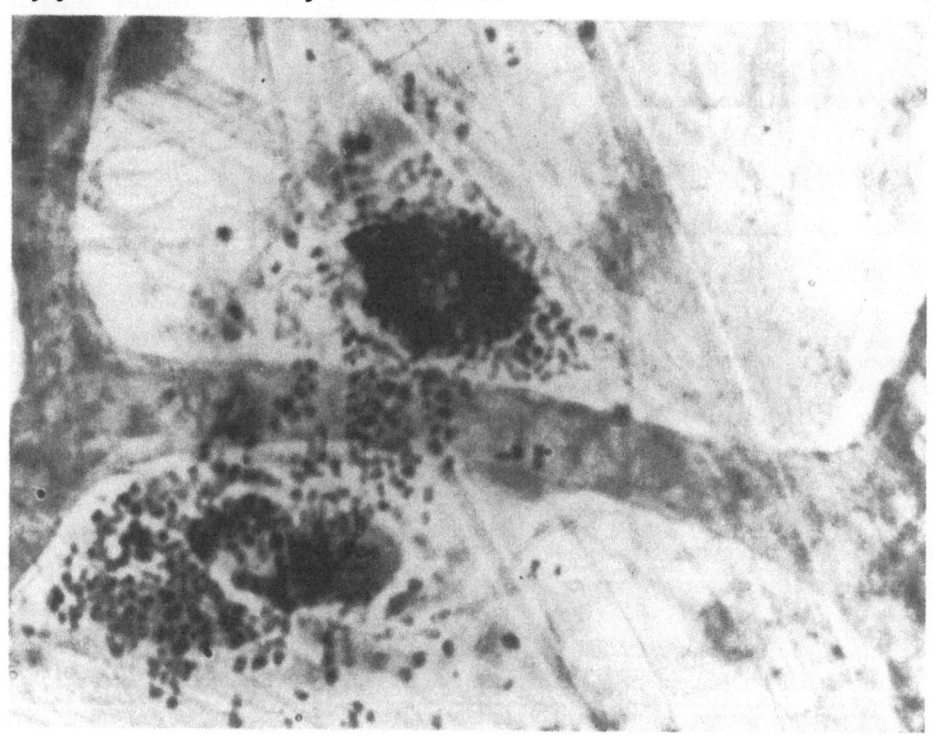

rimenten als starke,histaminfreisetzende blutdrucksenkende Substanz eingesetzt. Der Effekt wurde als ein sekretorischer und nicht lytischer Prozeß charakterisiert [35].Bestimmte Eigenschaften der Histaminfreisetzung durch 48/80 [22] sind auch verschiedenen oligo- und polybasischen Verbindungen eigen:Dazu gehört die sehr schnelle Histaminliberierung, die Fähigkeit zur Freisetzung in Calcium-freien Medien, die Resistenz gegenüber der Hemmung durch niedrige Konzentrationen von Dinatriumchromoglykat [71] und ein Fehlen der Potenzierung durch Phosphatidylserin [70].

Die basische Polypeptidgruppe wirkt nicht über cytotoxische Eigenschaften. Arginin-Verbindungen - wie z.B. Bradykinin - haben eine stärkere Wirkung als Lysin-tragende Verbindungen (z.B. Kallidin). Grob kann man sagen, daß die Histamin-freisetzende Aktivität um so größer ist, je größer die Anzahl der basischen Gruppen ist, wobei hier eine Limitierung bei etwa 6 liegt [45] (Tab.4).

Tabelle 4. Polypeptide mit Histamin-freisetzender Aktivität nach Angaben von Lagunoff und Martin [45]

Polypeptid	ED_{50}	Referenz	
Polymyxin B	8×70^{-7}	Jasani et al.	[33]
Bradykinin	3×10^{-5}	Johnson u. Erdös	[34]
Lys-Bradykinin (Kallidin)	1×10^{-5}	Johnson u. Erdös	[34]
Met-Lys-Bradykinin	8×10^{-6}	Johnson u. Erdös	[34]
Substanz P	5×10^{-6}	Kurose u.Saek	[41]
Neurotensin		Kruger et al.	[40]
Somatostatin	$1,5 \times 10^{-6}$	Theoharides et al.	[86]
ACTH (1-24)	3×10^{-6}	Schnitzler et al.	[76]
PTH (1-34)	10^{-6}	Wilhelms et al.	[95]

Tabelle 5.Pharmaka mit sekretorischer und lytischer Histamin-liberiender Aktivität

sekretorisch	lytisch
Stilbamidin	
Morphin [13,26]	Pethidin
Codein Tubocurarin [26]	Decylamin
Ketotifen	Oxatomid
Guanethidin	Chlorpromazin [19]
	versch.Antihistaminika

Unter den Polymerverbindungen erwiesen sich Polyarginin und Polylysin und Polyornithin als hochaktive Substanzen [17,45].

Paucibasische Verbindungen (mono-bi- und tribasisch) verursachen ebenfalls eine Histaminfreisetzung. Liegt diese Aktivität im therapeutischen Bereich, so können entsprechende Nebenwirkungen auftreten. In den meisten Fällen ist der Wirkungsmechanismus nicht eindeutig geklärt. Er ist auch nicht einheitlich:

Es können teilweise oder vollständig Lysen der Membranen auftreten, die Histaminfreisetzung kann aber nicht lytisch, sekretorisch verlaufen(Tab.5).

Zum Nachweis zytotoxischer Wirkungen wurden verschiedene Testmöglichkeiten mit unterschiedlicher Aussagekraft angegeben:
1. Nachweis einer Lyse im Elektronenmikroskop.
2. Aufnahme von Typanblau in die Zelle.
3. Freisetzung von Laktatdehydrogenase aus der Zelle.
4. Fehlen der Abhängigkeit der zellulären ATP-Freisetzung bei 4°C.
5. Resistenz des Sekretionsprozesses bei Zellen nach Erhitzung für 10-15 min auf 50°C.

Eine bedeutende Rolle der Vermittlung der Histaminfreisetzung durch Calcium-Ionen wurde lange Zeit vermutet. Eine annähernde Aufklärung erfolgte aber erst nach Einführung der Ca-Ionophoren in den Untersuchungsprozeß.

Die Substanz A 23187 [18,21,51] und Ionomycin [5] erwiesen sich in verschiedenen Systemen als wirksame Histaminliberatoren durch Exocytose. Wenngleich die Ionophoren z.T. auch zytotoxische Eigenschaften haben [51], so geschieht die Histaminfreisetzung nicht auf dieser Basis.

Die Calciumionen-bedingte Histaminfreisetzung konnte auch auf zwei anderen Wegen erhärtet werden:
1. durch Mikroinjektion von Calcium in die Zellen [37],
2. Fusion der Zellen mit Calcium 2^+ beladenen Liposomen [87].

BEDEUTUNG DER MASTZELLEN UNTER PHYSIOLOGISCHEN UND PATHOLOGISCHEN BEDINGUNGEN

a) Physiologische Wirkung am Kreislauf

Bei der primären Einschätzung der physiologischen Wirkung der Mastzellen liegt es nahe, von ständigen, offensichtlich geringfügigen Freisetzungen von Histamin und Heparin auszugehen, wobei einerseits der unmerkliche und morphologisch nicht erkennbare Austausch von Histamin gegen eine basische Substanz mit ähnlicher Bindungsfähigkeit an Heparin (Ionenaustausch) in Betracht kommt. Andererseits ist aber auch ein partieller oder nur geringfügiger Degranulationsprozeß mit Exozytose der Granula, die dann sekundär durch Entkoppelung der Bindungen der einzelnen Inhaltsstoffe ihre biologisch wirksamen Substanzen freigeben, möglich. Daß solche Vorgänge eine Rolle spielen müssen, ergibt sich schon daraus, daß die normale Mastzelle eine Histidindekaboxylase besitzt, die wohl ständig den Histaminbedarf

Tabelle 6. Vergleich der Histidindecarboxylaseaktivitäten zweier Mastozytome der Maus bei Zusatz von Coenzym

Tumor I: erzeugt durch Methylcholanthren	Tumor I (Dunn u. Potter [10] P 815 Mastocytom)		Tumor II (Furth et al. [20])	
	Gamma pro Gramm Gewebe			
Tumor II: erzeugt durch Röntgenstrahlen	Histamin im Leeransatz	Bildung bei Zusatz von Pyrid:5 Ph	Histamin im Leeransatz	Bildung bei Zusatz von Pyrid:5 Ph
niedrigster Wert	380	0	200	360
höchster Wert	1680	1920	720	2100
Mittelwert aus 7 Messungen	720	390	540	1200

Abb.13. Lungenarterie mit starker ödematöser Wanddurchtränkung. Intimaabhebung und hämorrhagischem perivaskulären Oedem bei einem P-815-mastocytomtragenden Tier im Tumorspätstadium. Goldner-Färbung. Vergr.rd.120-fach

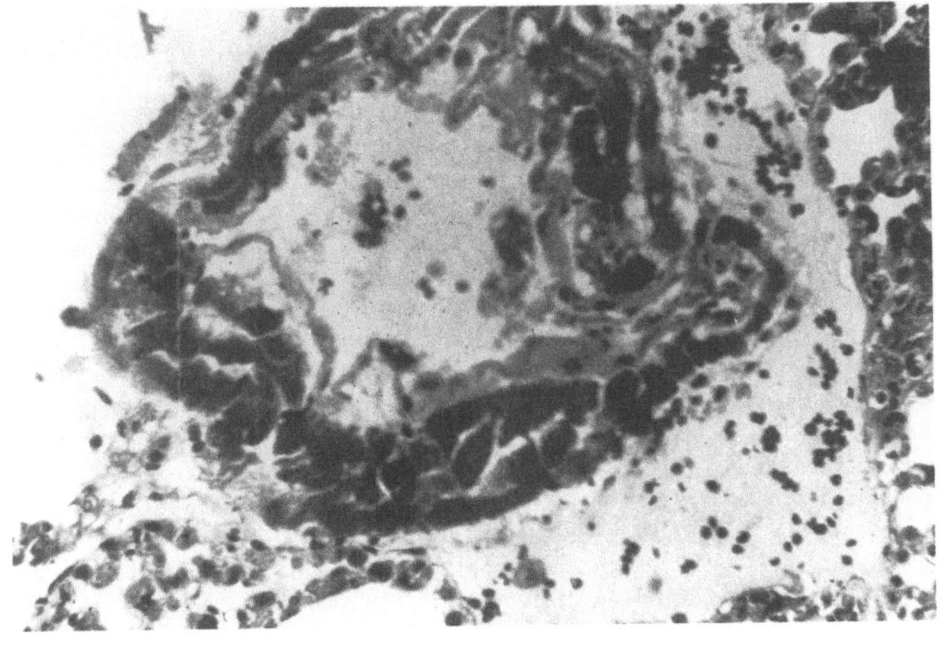

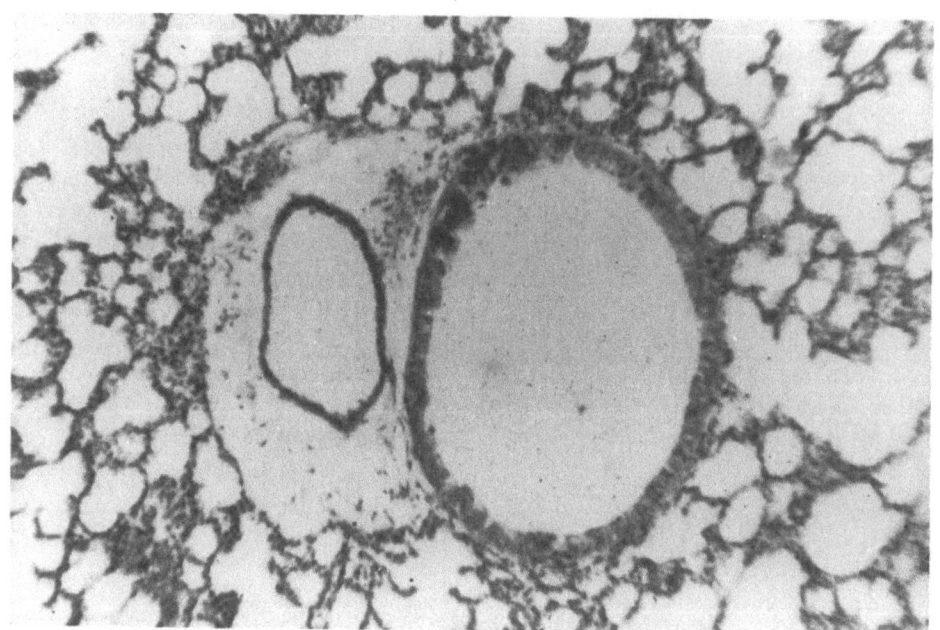

Abb.14. Starkes perivaskuläres Oedem um eine kleine Lungenvene bei einem P-815-mastocytomtragenden Tier im Tumorspätstadium. H.E.-Färbung. Vergr.rd. 90-fach

nachliefert. Sie ist auch in den Mastozytomen (Dunn-Tumor = P 815-Mastozytom und Furth-Tumor) in hoher Aktivität nachweisbar [75] (Tab.6). Die Hauptwirkung des Histamins an der terminalen Strombahn, nämlich die Lähmung der präkapillären Sphincteren und die starke Permeabilitätssteigerung, ist allgemein bekannt und braucht nicht näher ausgeführt werden.

Diese stummen, nicht durch erkennbare Vorgänge an den Gewebsmastzellen ablaufende Histaminliberierung wird in verstärktem Maße bei Mastozytomtragenden Tieren an den Folgen erkennbar. Durch spontane Histaminliberierung hervorgerufen, finden sich hier an den kleineren Gefäßen erhebliche perivaskuläre Oedeme; z.T. treten schwere Gefäßwandschäden auf, die zu starker Aufsplitterung führen [75] (Abb.13,14).

b) **Physiologische Wirkungen an Sekretionsorganen**
Beispielhaft seien hier die Verhältnisse am Magen besprochen. Eine wichtige Histaminquelle an der Magenschleimhaut sind die Gewebsmastzellen. Sie finden sich entlang den haarnadelartig verlaufenden Gefäßen zwischen den reagenzglasartig angeordneten Corpusdrüsen. In ausführlichen Studien haben Lorenz et al. [52,53] die Bedeutung der Mastzellen für den Sekretionsmechanismus der Magenschleimhaut bearbeitet. Sehr eindrucksvoll stellte sich in dem morphologischen Teil dieser Studie die sehr enge Beziehung der Mastzellen zu der Belegzellpopulation dar. Dieser Befund ist nicht nur von

großer Bedeutung für den Sekretionsmechanismus sondern auch in Zusammenhang mit der Wirkung der in etwa gleicher Anzahl an der Magenschleimhaut nachweisbaren Somatostatinzellen, die dem APUD-Zellsystem zugehören und eine säuresekretionshemmende Wirkung auslösen. Sie liegen ebenfalls zumindest partiell außerhalb der Drüsenschläuche. Mit ihren dentritenartigen Zytoplasmaausläufern umscheiden sie die Magendrüsen. Auf eine Kurzformel gebracht, könnte man somit die Somastotatinzellen als den bedeutendsten Gegenspieler der Mastzellen betrachten, was nicht abwegig wäre, nachdem den Mastzellen ohnehin auch eine APUD-zellähnliche Funktion zukommt.

c) **Wirkungen unter pathologischen Bedingungen**
Hier möchte ich die folgenden wesentlichen Prozesse besprechen:
1. Akute Kreislaufstörung,
2. Akute unspezifische Entzündung,
3. Immunreaktion vom "Soforttyp" (anaphylaktische Reaktion=Typ I) und vom verzögerten Typ (Typ IV).

Abb.15.Rattenmesenterium. Akute Zirkulationsstörung durch Unterbindung des Gefäßstieles und der Arkadengefäße. Aminopeptidasereaktion. Die Mastzellen sind großteils als große blasse, unscharf begrenzte Flecken erkennbar. Dazwischen finden sich kleine, scharf begrenzte, stark fermentpositive Mastzellen (obere linke Bildhälfte).Vergr.rd. 25-fach

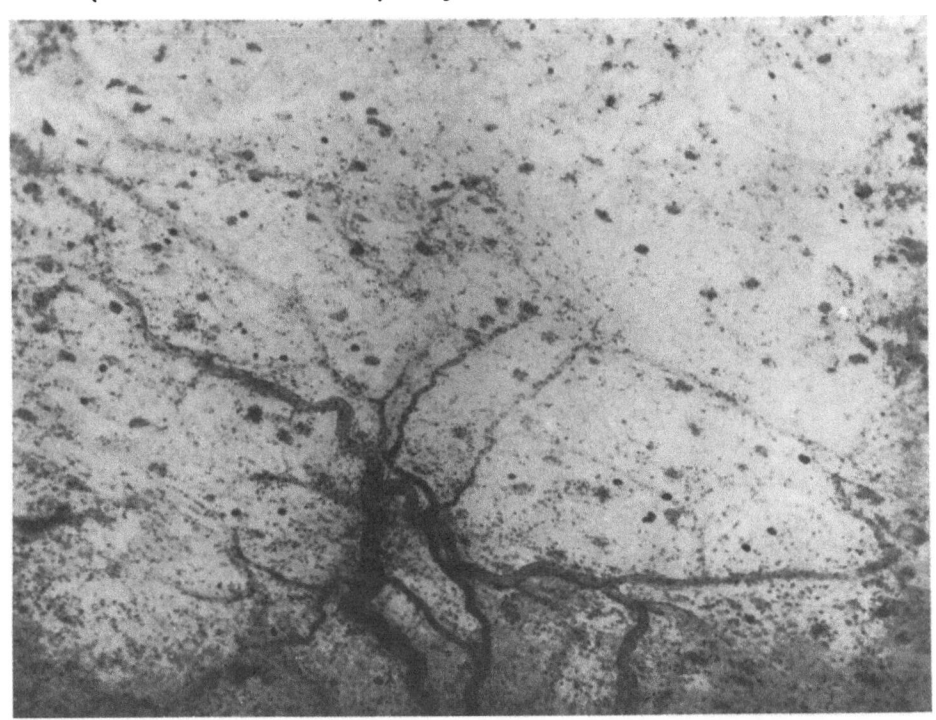

1. Akute Kreislaufstörung

Im Rattenversuch tritt schon etwa 30 min nach Ligatur eines Mesenterialgefäßes eine akute mesenteriale Durchblutungsstörung ein. In Abhängigkeit davon degranulieren die ortsständigen Mastzellen entlang der Gefäßverläufe. Dieser Prozeß ist sowohl in der Toluidinblaufärbung als auch in der Aminopeptidasereaktion gut verfolgbar. Es kann nur gefolgert werden, daß unter dem Einfluß der Hypoxie ein Flüssigkeitseinstrom in die Mastzelle erfolgt, der die Porenerweiterung und Ausschläusung der Granula bewirkt. Es ist davon auszugehen, daß gleiche Mechanismen bei Gefäßunterbindungen und in Infarktbezirken mastzellreicher Gewebe auch im Menschen ablaufen (Abb.15).

2. Akute unspezifische Entzündung

Bei Auslösung akut entzündlicher Prozesse durch sehr verschiedene Faktoren wie Hitzewirkung, Senföl, Streptolysin usw. reagiert der Organismus lokal gleichartig mit akuter Mastzelldegranulierung, wobei metachromatische Anfärbbarkeit und Enzymaktivität der Granula z.B. nach Applikation von Streptolysin besonders schnell verschwinden. Diese Ergebnisse lieferten eine bedeutende Aussage über die Herkunft wichtiger Mediatoren für den akuten exudativen Entzündungsablauf. Bei chronischen Entzündungen treten dagegen in Übereinstimmung mit dem allgemeinen, in der Regel proliferativen Charakter oft starke Mastzellvermehrungen auf.

3. Immunreaktionen vom Soforttyp (anaphylaktische Reaktion Typ I)

Auf den Mechanismus wurde bereits bei der Besprechung des Degranulationsprozesses eingegangen. Solche Prozesse können lokal begrenzt sein oder mehr oder weniger generalisiert; d.h. wir finden dann das Bild einer akuten allergischen Entzündung mit starkem histaminbedingtem Oedem oder das Phänomen des akuten anaphylaktischen Schocks. Über die IgE vermittelte Histaminfreisetzung wurde in zahlreichen Reviews berichtet [16,36,58] (sh. besonders auch die Ausführungen von König in diesem Band).

Bei Immunreaktionen vom verzögerten Typ IV spielen Mastzellreaktionen ebenfalls eine gewisse Rolle. Entsprechend der allgemeinen Zellproliferationen tritt eine mehr oder weniger ausgeprägte Mastzellvermehrung auf.

Wie kaum ein anderes Zellsystem im Organismus birgt die Mastzelle mit ihren Inhaltsstoffen, besonders den biogenen Aminen große Gefahren in sich. Das akute anaphylaktische Phänomen ist seit den historischen Experimenten von Richet und Pirquet [69] gut bekannt und bei rechtzeitigem ärztlichem Zugriff auch gut beherrschbar. Die chronischen Histaminwirkungen mit ihren z.T. ebenfalls fatalen Folgen werden in zunehmendem Maße aufgeklärt und durch die Synthese wirksamer Antagonisten weitgehend oder vollständig vermeidbar.

LITERATUR

1. Anderson P, Uvnäs B (1975) Selektive localization of histamine to electron dense granules in antigen challenged sensitized rat mast cells and to similar granules located from sonicated mast cells. An electron microscopic study. Acta Physiol Scand 94:64
2. Askenase PW, Theoharides TS (1980) Differential release of serotonin and histamine from mast cells. Fed Proc 39:905 (Abstract)
3. Bach MK (1982) Mediators of anaphylaxis and inflammation. Ann Rev Microbiol 36:371
4. Batchelor KW, Cooper DH, Stanworth DR (1979) The possible role of membrane located adenosinetriphosphatases in mast cell triggering. In: Pegys J (ed) The mast cell. Pitman Medical publishing Co Ltd, London
5. Bennett JP, Crockcroft S, Gomperts BD (1979) Ionomycinstimulates mast cell histamine secretion by forming a lipid soluble calcium complex. Nature 282:851
6. Chi EY, Henderson WR (1982) Phospholipase A_2-induced rat mast cell secretion: role of arachidonic acid metabolite. Lab Invest 47:579
7. Cochrane DE, Douglas WW (1976) Histamine release by exocytosis from rat mast cells on reduction of extracellular sodium. A secretory response inhibited by calcium, strontium, barium or magnesium. J Physiol 257:433
8. Cochrane DE, Douglas WW (1974) Calcium-induced extrusion of secretory granules (exocytosis) in mast cells exposed to 48/80 or the ionophores A-23 187 or X 537 A. Natl Acad Sci USA 71:408
9. Cochrane CG, Müller-Eberhard HJ (1968) The derivation of two distinct anaphylatoxin activities from the third and fifth components of human complement. J Exp Med 127:371
10. Dunn ThB, Potter A (1957) A transplantable mastcell neoplasm in the mouse. J Nat Cancer Inst 18:587
11. Dvorak AM, Lett-Brown M, Thueson D, Grant JA (1981) Complement induced degranulation of human basophils. J Immunol 126:523
12. Eder M, Schauer A (1961) Fermenthistochemische und experimentelle Untersuchungen an Gewebsmastzellen. Beitr Path Anat 124:251
13. Ellis H, Johnson AR, Moran NC (1970) Selective release of histamine from rat mast cells by several drugs. J Pharmacol Exp Therap 175:627
14. Ennis M (1982) Histamine release from human pulmonary mast cells. Agent Action 12:60
15. Erjavec F (1982) Species and tissue differences of histamine storage and release. Agent Action 12:81
16. Foreman JC (1981) The pharmacological control of immediate hypersensitivity. Ann Rev Pharmacol 21:63
17. Foreman JC, Lichtenstein LM (1980) Induction of histamine secretion by polycations. Biochem Biophys Acta 619:587
18. Foreman JC, Mongar JL, Gomperts BD (1973) Calcium ionophores and movement of calcium ions following the physiological stimulus to a secretory process. Nature 245:249

19. Frisk-Holmberg M (1971) On the mechanism of chlorpromazine-induced histamine release from rat mast cells. Acta Physiol Scand 83:412
20. Furth J, Hagen P, Hirsch EJ (1957) Transplantable mastocytoma in the mouse containing histamine, heparin 5-hydroxytryptamine. Proc Soc Exp Biol (NY) 95:824
21. Garland LG, Mongar JL (1976) Differential histamine release by Dextran and the Ionophore A 23 187. The action of inhibitors. Int Arch Allergy Appl Immunol 50:27
22. Garland LG,Payae AN (1979) The role of cell fixed calzium in histamine release by compound 48/80. Br J Pharmacol 65:609
23. Goth A, Adams HR, Knohuizen M (1971) Phosphatidylserine: Selective enhancer of histamine release. Science 173: 1034
24. Grant JA,Dupree E,Goldman AS,Schultz DR,Jackson AL (1975) Complement mediated release of histamine from human leucocytes.J Immunol 114:1101
25. Grant JA, Settle L, Worthon EB, Dupree E (1976) Complement-mediated release of histamine from human basophils II. Biochemical characterization of the reaction. J Immunol 117:450
26. Grosman N (1981) Histamine release from isolated rat mast cells:Effect of morphine and related drugs and their interaction. Agent Action 11: 196
27. Henderson WR, Kaliner M (1979) Mast cell granule peroxidase: Location, secretion and SRS-A inactivation. J Immunol 122:1322
28. Henson PM, Ginsberg MH, Morrison DC (1978) Mechanisms of mediator release by inflammatory cells in membrane fusion. In: Poste G, Nicolson GL (eds) Cell surface reviews. 5,407-508, Amsterdam
29. Hook WA, Dougherty SF, Oppenheim JJ (1974) Release of histamine from hamster mast cells by concanavalin A and phytohemagglutinin. Infect Immun 9:903
30. Hook WA, Siraganian RP (1977) Complement induced histamine release from human basophils. III. Effect of pharmacologic agents. J Immunol 118:679
31. Hook WA, Siraganian RP, Wahl SM (1975) Complement induced histamine release from human basophils. I. Generation of activity in human serum. J Immunol 114:1185
32. Ishizaki T (1982) Biochemical analysis of triggering signals induced by bridging of IgE receptors. Fed Proc 41:17
33. Jasani G, Kreil G, Mackler BF, Stanworth DR (1979) Further studies on the structural requirements for polypeptides mediated histamine release from rat mast cells. Biochem J 181:623
34. Johnson AR, Erdös EG (1973) Release of histamine from mast cells by vasoactive peptides. Proc Soc Exp Biol Med 142:1252
35. Johnson AR, Moran NC (1969) Selective release of histamine from rat mast cells by compound 48/80 and antigen. Am J Physiol 216:453
36. Kagey-Sobotka A, Mac Glashan D, Lichtenstein LM (1981) Role of receptor aggregation in triggering IgE mediated reactions. Fed Proc 41:12
37. Kanno T, Cochrane ED, Douglas WW (1973) Exocytosis (Secretory granule

extrusion) induced by injection of calcium into mast cells. Can J Physiol Pharmacol 51:1001
38. Keller R (1973) Concanavalin A, a model "antigen" for the in vitro detection of cell bound reaginic antibody in the rat. Clin Exp Immunol 13:139
39. Kruger PG (1979) Enigma of disodium cromoglycate action on mast cells. Int Arch Allergy Appl Immunol 60:110
40. Kruger PG, Aas P, Onarheim J, Helle KB (1982) Neurotensin induced release of histamine from rat mast cells in vitro. Acta Physiol Scand 114:467
41. Kurose M, Saeki K (1981) Histamine release induced by neurotensin from rat peritoneal mast cells. Eur J Pharmacol 76:129
42. Lagunoff D (1981) Neutral proteases of mast cells. In: Becker EL, Simon AS, Austen KF (eds) Biochemistry of acute allergic reactions. Kroc Foundation Ser Vol 14, 89-101, Liss, New York
43. Lagunoff D (1966) Structural aspects of histamine binding: The mast cell granula. In: von Euler US, Rosell S, Uvnäs B (eds) Mechanisms of relase of biogenic amines. Pergamon, Oxford, p 79-94
44. Lagunoff D, Chi EY (1980) Cell biology of mast cells and basophils. In: Weismann G (ed) Cell biology of Inflammation. Biochemical, Amsterdam p 217-265
45. Lagunoff D, Martin TW (1983) Agents that release histamine from mast cells. Am Rev Pharmacol Toxicol 23:331
46. Lagunoff D, Phillips MT, Iseri O, Benditt EP (1964) Isolation and preliminary characterization of rat mast cell granules. Invest 13:1331
47. Lagunoff D, Pritzl P (1975) Characterization of rat mast cell granule proteins. Arch Biochem Biophys 173:554
48. Lascano EF (1959) A new silver method for the Golgi apparatus. AMA Arch Path 68:499
49. Lennert K, Parwaresch MR (1979) Mast cells and mast cell neoplasia: a review. Histopathology 3:349
50. Lepow IH, Willms-Kretschmer K, Patrick RA, Rosen FS (1970) Gross and ultrastructural observations on lesions produced by intradermal injection of human C_{3a} in man. Am J Pathol 61:13
51. Lichtenstein LM (1975) The mechanism of basophil histamine release induced by antigen and by the calcium ionophore A 23187. J Immunol 114:1692
52. Lorenz W, Schauer A, Heitland St, Calvoer R, Werle E (1969) Biochemical and histochemical studies on the distribution of histamine in the digestive tract of man, dog and other mammals. Naunyn Schmiedebergs Arch Pharmak 265:81
53. Lorenz W, Thon K, Barth H, Neugebauer E, Reimann HJ, Kusche J (1983) Metabolism and function of gastric histamine in health and disease. J Clin Gastroenterol 5, Suppl 1:37
54. Lynch SM, Austen KF, Wassermann SI (1978) Release of aryl sulfatase A but not B from rat mast cells by noncytolytic secretory stimuli. J Immunol 121:1394
55. Martin TW, Lagunoff D (1979) Inhibition of mast cells and basophils.

In: Weissmann G (ed) Cell biology of Inflammattion. Biochemical, Amsterdam pp 714
56. Martin TW, Lagunoff D (1979) Interactions of lysophospholipids and mast cells. Nature 279:250
57. Martin TW,Lagunoff D (1982) Rat mast cell phospholipase A_2: Activity towards exogenous phosphatidyl serine and inhibition by (7-nitro, 2, 1, 3-benzox-adiazol-4-yl) phosphatidyl serine. Biochemistry 21:1254
58. Metzger H,Goetze A,Kanellopoulos DJ,Holowka D,Fewtrell C (1982) Structure of the high affinity mast cell recepter for IgE.Fed Proc 41:8
59. Mota I (1959) The mechanism of action of anaphylatoxin. Its effect on guinea pig mast cells. Immunology 2:403
60. Newball HH, Meier HL, Kaplan AP, Sevak SD, Cochrane CG, Lichtenstein LM (1981) Activation of Hagemann factor by proteases released during antigen challenge of human lung. Trans Assoc Am Physicians 94:126
61. Newball HH, Meier HL, Lichtenstein LM (1980) Basophil mediators and their release with emphasis on B12-A. J Invest Dermatol 74:344
62. Newball HH, Talamo RC,Lichtenstein LM (1979) Anaphylactic release of a basophil Kallikrein-like activity. J Clin Invest 64:466
63. Padawer J (1978)The mast cell and immediate hypersensitivity. In: Bach MK (ed) Immediate hypersensitivity.Modern concepts and developments. M Dekker,New York Basel
64. Padawer J (1979) Mast cell structure implications for normal physiology and degranulation. In:Pegys J (ed) The mast cell. Pitman Medical Publishing Co, Ltd, England
65. Paton WDM (1951) Compound 48/80: A potent histamine liberator. Br J Pharmacol 6:499
66. Pearse AGE (1968)Histochemistry.Theoretical and Applied. J and A Churchill Ltd, London
67. Pepys J, Edwards AM (1979) (eds) The mast cell: Its role in health and disease. Tunbridge Wells. Pitman Medical, England pp 873
68. Peterson B, Nilsson A, Stalenheim G (1975) Induction of histamine release and desensitization in human leukocytes: Effect of anaphylatoxin. J Immunol 114:1581
69. Pirquet, Richet (1902) zit. nach Richet Ch. de l'anaphylaxie ou sensibilite croissante des organismes à des doses successives de poison. Arch Di Fisiol 1903-04,1, 129-142
70. Read GW, Knoohuizen MK, Goth A (1977) Relationship between phosphatidylserine and cromolyn in histamine release. Eur J Pharmacol 42:171
71. Read GW, Kiefer EF, Weber JF (1973) Compound 48/80:Structure-activity relations and poly-THIQ a new more potent analog. J Med Chem 16:1292
72. Riley JF, West GB (1953) The presence of histamine in tissue mast cells. J Physiol 120:528
73. Rowley DA (1963) Mast cell damage and vascular injury in the rat. An electron microscopic study of a reaction produced by thorotrast. Br J Exp Pathol 44:284
74. Schauer A (1967) Die Mastzelle. Buchartikel im XIII Congressus Inter-

nationalis Dermatologiae, München. Springer, Berlin Heidelberg New York (Sonderband)
75. Schauer A (1964) Die Mastzelle. Fischer, Stuttgart
76. Schnitzler S, Renner H, Pfüller U (1981) Histamine release from rat mast cells induced by prostamine sulfate and polyethylene imine. Agent Action 11:73
77. Schwartz LB, Lewis RA, Seldin D, Austen KF (1981) Acid hydrolases and tryptase from secretory granules of dispersed human lung mast cells. J Immunol 126:1290
78. Selye H (1965) The mast cells. Butterworth, Washington
79. Sieghart W, Theoharides TC, Douglas WW, Greengard P (1981) Phosophrylation of a single mast cell protein in response to drugs that inhibit secretion. Biochem Pharmacol 30:2737
80. Siraganian RP, Hook WA (1976) Complement induced histamine release of human basophils. II. Mechanisms of the histamine release reaction. J Immunol 116:639
81. Siraganian PA, Siraganian RP (1974) Basophil activation by concanavalin A: Characteristics of the reaction. J Immunol 112:2117
82. Sugiyama K, Sasaki J, Yamasaki H (1975) Potentiation by phosphatidyl serine of calcium dependent histamine release from rat mast cells induced by concanavalin A. Jpn J Pharmacol 25:485
83. Sullivan TJ, Greene WC, Parker CW (1975) Concanavalin A-induced histamine release from normal rat mast cells. J Immunol 115:278
84. Sullivan TJ, Parker KL, Kulszycki A jr, Parker CW (1976) Modulation of cyclic AMP in purified rat mast cells III. Studies on the effects of concanavalin A and Anti IgE on cyclic AMP concentrations during histamine release. J Immunol 117:713
85. Theoharides TC, Askenase PW (1980) Amytrietyline permits release of serotonin but not histamine from stimulated mast cells. Eur J Cell Biol 22:181
86. Theoharides TC, Betchaker T, Douglas WW (1981) Somatostatin induced histamine secretion in mast cells. Characterization of the effect. Eur J Pharmacol 69:127
87. Theoharides TC, Douglas WW (1978) Secretion in mast cells induced by calcium entrapped within phospholipid vesicles. Science 201:1143
88. Ungar G (1953) The fibrinolytic system and inflammation. In: The mechanism of inflammation. Acta Inc Med Publishers, Montreal
89. Uvnäs B, Åborg CH, Bergendorff A (1970) Storage of histamine in mast cells. Evidence of ionic binding of histamine to protein carboxyls in the granula heparin-protein complex. Acta Physiol Scand (Suppl) 336:1
90. Vallotta EH, Müller-Eberhard HJ (1973) Formation of C_{3a} and C_{5a} anaphylatoxins in whole serum after inhibition of the anaphylatoxin inactivator. J Exp Med 137:1109
91. Wachstein M, Meisel E (1968) zit. nach Pearse. Histochemistry theoretical and applied. J and A Churchill Ltd, London, p 721

92. Waki I, Kimura M (1978) Possible role of IgE constituent carbohydrate in the mediation of histamine release. Jpn J Pharmacol 28:739
93. Werle E, Amann R (1955) Über eine Bindung des Histamins an Heparin. Naturwissenschaften 21:583
94. Whelan CJ (1978) Histamine release from rat peritoneal mast cells by phospholipase A. The activation of phospholipase A by phospholipids. Biochem Pharmacol 27:2115
95. Wilhelms OH, Kreusser W, Ritz E (1981) Parathyroid hormone elicits histamine release from mast cell miner. Electrolyte Meth 6:29
96. Winslow CM, Austen KF (1982) Enzymatic regulation of mast cell activation and secretion by adenylate cyclase and cyclic AMP-dependent protein kinases. Fed Proc 41:22
97. Wuepper KD, Bokisch VA, Müller-Eberhard HO, Stougthton RB (1972) Cutaneous responses to human C_3-anaphylatoxin in man. Clin Exp Immunol 11:13
98. Yoshida N, Everitt MT, Neuratz H, Woodbury RG, Powers JC (1980) Substrate specifity of two chymotrypsin-like pro teases from rat mast cells. Study with peptide 4-nitro-amelides and comparison with cathepsin G+. Biochemistry 19:5799

Die Abbildungen sind teilweise den früheren Publikationen [74,75] entnommen.

Biochemie der Mastzelle

W. König, A. Bohn, K. D. Bremm, J. Brom, K. Theobald, P. Pfeiffer

ZUSAMMENFASSUNG

Die Mastzelle kann im Rahmen der immunologischen und nichtimmunologischen Aktivierung akute, subakute und chronische Entzündungsprozesse einleiten. Zu den immunologischen Stimuli der Mastzellaktivierung gehören das Immunglobulin E, die Komplementbruchstücke C3a, C4a, C5a wie C3b und fernerhin kationische Proteine aus Granulozyten. Es ist erwiesen, daß Mastzellen neben den Rezeptoren für IgE auch Rezeptoren für Immunkomplexe auf der Oberfläche tragen. Diese modulieren je nach ihrer Größe die IgE induzierte Mediatorenfreisetzung. Die Herstellung monoklonaler antigenspezifischer IgE-Antikörper in der Maus erlaubt exaktere Untersuchungen zur Rezeptorenanalyse und Affinität. Die Aktivierung der Mastzelle über das IgE-Signal erfolgt über die Vernetzung von juxtaponierten IgE-Molekülen. Offenbar ist die Aggregation (Clustering) von Rezeptormolekülen in der Membran entscheidend für die Induktion der Sekretion. Es wird zur Zeit diskutiert, daß die Rezeptorvernetzung eine membranständige Esterase und Methyltransferase aktiviert. Bei der Membranperturbation wird Lysophosphatidylcholin vermehrt gebildet. Über die Phospholipase-Arachidonsäure-Sequenz wird das Membransignal transduziert. Es erfolgt die Ausschüttung präformierter (Histamin, lysosomale Enzyme, neutrophil chemotaktischer Faktor) und neugenerierter Mediatoren (Leukotriene mit chemotaktischer und spasmogener Wirkqualität, thrombozyten-aggregierender Faktor-PAF). Es wird gezeigt, daß das Anaphylatoxin induzierte Membransignal ebenfalls über die Phospholipase-Arachidonsäuresequenz weitergeleitet wird. Hemmer der Phospholipase A2 oder der Lipoxygenase inhibieren die C5a induzierte Histaminfreisetzung. Die Vielzahl der freigesetzten Mediatoren führt zu einem interzellulären Wechselspiel und könnte an den verspätet auftretenden mastzellinduzierten Entzündungsreaktionen beteiligt sein.

Seit der Beschreibung von Mastzellen und basophilen Granulozyten durch Paul-Ehrlich haben wesentliche Erkenntnisse auf dem Gebiet der Zellbiologie und Immunologie in den vergangenen Jahrzehnten die Bedeutung dieser Zellen für die Auslösung allergischer Erkrankungen aufgezeigt [1,25,38, 47]. Maßgeblich für den Erkenntnisgewinn erwiesen sich die Entdeckung des IgE, seine hohe Affinität zu spezifischen Rezeptoren auf Mastzellen und basophilen Granulozyten wie auch der Nachweis einer Vielzahl von Entzündungsmediatoren, die für akute, subakute und chronische Krankheitsprozesse verantwortlich gemacht werden [4,7,16,17,43,60,70]. Zu den pathologischen Auswirkungen allergischer Reaktionen in der Lunge, Nasenschleimhaut, Haut und im Gastrointestinaltrakt gehören Symptome wie Vasodilatation, Zunahme der vaskulären Permeabilität, Konstriktion der glatten Muskulatur, Infiltration von Granulozyten, lokale Gewebszerstörungen wie auch eine wesentliche Beteiligung bei seiner Regeneration [35,36]. Die Fähigkeit, diese Faktoren zu bilden, könnte auch eine adaptive Funktion des Organismus auf externe Noxen darstellen, wodurch einerseits die lokale Homöostase des umgebenden Gewebes gewährleistet wird wie zum anderen, nach überschießender Freisetzung, das Bild der Entzündung resultiert. Diese führt nicht notwendigerweise zur Auslösung einer klinisch faßbaren allergischen Erkrankung sondern kann, wenn sie ausgewogen verläuft im Rahmen der Infektabwehr z.B. zur Elimination des Erregers führen [41].

Trotz der vielfältigen molekularen und zellbiologischen Fortschritte ist die derzeitige Kenntnis über die Funktion und Bedeutung der Mastzelle bei allergischen Erkrankungen immer noch lückenhaft. Die zelluläre Herkunft der Mastzelle ist nachwievor umstritten;die in letzter Zeit vielfach diskutierte Heterogenität der Mastzellpopulationen wie auch die der basophilen Granulozyten könnte dafür verantwortlich sein,daß im einen Fall die allergische Erkrankung sich vornehmlich in der Nase und an den Konjunktiven abspielt, in anderen Fällen in der Haut, im Gastrointestinaltrakt oder Bronchialbaum manifestiert [1,6,28,49]. Dies hat verständlicherweise auch Auswirkungen für immunpharmakologische Überlegungen hinsichtlich einer wirkungsvollen antientzündlichen Therapie.Die basisexperimentellen Modelle erlauben es z.Z. nicht,die mögliche Heterogenität der Mastzellen und basophilen Granulozyten in ihrem vollen Ausmaß zu berücksichtigen. Die in diesem Referat zusammengetragenen Ergebnisse sind naturgemäß anhand von Zellpopulationen erarbeitet worden, die entweder aus dem peripheren Blut, der menschlichen Lunge und der Peritonealhöhle gereinigt wurden oder mit Hilfe von basophilen Leukämiezellen der Ratte und des Menchen erzielt wurden. Im folgenden soll der derzeitige Kenntnisstand zur Herkunft der membranbiologischen Aktivierung, zu den Mediatoren wie auch die intrazellulären Wechselwirkungen von Mastzellen und anderen Entzündungspartnern in Bezug auf klinisch relevante Fragestellungen diskutiert werden [38,39,52,70,73].

1. MORPHOLOGIE UND HERKUNFT VON MASTZELLEN UND BASOPHILEN GRANULOZYTEN

Mastzellen und basophile Granulozyten haben einige gemeinsame Charakteristika: dazu gehören 1. das Vorliegen von spezifischen metachromatischen Granulen, die aus saurem Proteoglycan bestehen und somit basische Farbstoffe binden. 2. Zelloberflächenrezeptoren für den Fc-Anteil des IgE. Darüberhinaus gibt es auch wesentliche Unterschiede; Mastzellen sind mononukleäre Zellen, die im Bindegewebe, besonders an antigen-präsentierenden

Stellen wie Haut und Mucosaoberflächen um Gefäße weitverbreitet sind. Die menschliche Epidermis enthält nach Schätzungen ca. 7225 ± 2176 Mastzellen/mm^3. Die Herkunft der Gewebsmastzellen ist unklar; sie werden nicht in der peripheren Zirkulation gefunden. Neuere Ergebnisse sprechen dafür, daß die Vorläuferzellen für einige Mastzellpopulationen aus Knochenmarkszellen entstehen. Die fehlende Reifung von Mastzellen im Knochenmark wie auch das Nichtvorhandensein im peripheren Blut läßt darauf schließen, daß die Vorläuferzellen in das Gewebe einwandern und sich dort in Mastzellen umwandeln. Basophile sind andererseits polymorphnukleäre Leukozyten, die im Knochenmark heranreifen und im peripheren Blut zirkulieren. Sie kommen in der Regel nicht extravaskulär vor. Im Rahmen spezifischer immunpathologischer Vorgänge können aber auch Basophile über chemotaktische Faktoren in das Gewebe einwandern. Wie im Ratten- und Mäusemodell gezeigt wurde, sollen zwei unterschiedliche Mastzellpopulationen in der gastrointestinalen Mucosa vorliegen. Diese Zellen unterscheiden sich histochemisch wie auch in ihrem Sekretionsprofil [1,6,28,39]. Strobel [69a] beschrieb unterschiedliche Mastzellpopulationen im menschlichen Intestinum. Diese Heterogenität der Mastzelle könnte verschiedene Differenzierungsvorgänge darstellen. Es wird diskutiert, daß mesenteriale Mastzellen bei Ratten aus perivaskulären undifferenzierten Mesenchymalzellen entstehen (s.[49]). In Gewebekulturen konnte gezeigt werden, daß Mäusemastzellen sich aus lymphatischem Gewebe (Thymus, Lymphknoten) entwickeln. Andererseits können sich auch Vorläuferzellen aus dem Knochenmark in Mastzellen umdifferenzieren. Inwieweit diese Heterogenität auch beim Menschen vorliegt, bleibt weiteren Untersuchungen vorbehalten. Ob anhand der Heterogenität sich die Organmanifestation der allergischen Erkrankungen erklären läßt, bleibt abzuwarten. Trotz dieser Heterogenität zeigen Mastzellen aller Spezies eine signifikante Inhibition der immunologisch-induzierten Sekretion nach Gabe von Pharmaka, die zu einer Erhöhung des intrazellulären cyclischen AMP-Spiegels (cAMP) führen.

Basophile können über Antikörper und T-Zell-abhängige Regulationsvorgänge zu einer Akkumulation im Gewebe veranlaßt werden [1]. In der Haut werden diese Reaktionen als cutane basophile Hypersensitivität (CBH-Jone's Mote Reaktion) bezeichnet. Solche Infiltrate können im Darm wie auch unter Umständen in anderen Gewebsregionen vorkommen.Die CBH-Reaktion könnte also zunächst über Antikörper beladene Gewebsmastzellen ablaufen, die Entzündungsmediatoren immer dann freisetzen,wenn Zellen mit dem homologen Antigen stimuliert werden. In der Folge würden die chemotaktischen Mediatoren Basophile, Eosinophile und Lymphozyten aktivieren. Die am Ort des Entzündungsgeschehens akkumulierten Basophilen können wiederum nach Antigenkontakt Mediatoren freisetzen und somit eine anaphylaktische Kaskadenreaktion veranlassen. Man kann somit annehmen, daß der zirkulierende basophile Granulozyt eine schnell mobilisierbare Zelle für IgE-vermittelte Immunreaktionen darstellt;das spätere Auftreten von Gewebsmastzellen würde dann für langdauernde und qualitativ unterschiedliche Beantwortungen verantwortlich sein. Diese basisexperimentellen Beobachtungen sind von erheblicher klinischer Bedeutung. Hastie et al.[20] untersuchten Basophile und Mastzellen von allergischen Patienten. Bei ihren Untersuchungen fanden sich basophile Leukozyten vornehmlich in Nasensekreten während Mastzellen in Abstrichen und Gewebsproben der Nasenschleimhaut gefunden wurden. Die Autoren folgerten daraus, daß basophile Leukozyten durch die Epithelschicht und Mastzellen in das Epithel hineinwandern, wenn die Mucosa den Allergenen ausgesetzt ist. Beide Zelltypen wären somit für die Pathogenese der allergischen Rhinitis verantwortlich. Kawabori et al.[29] fanden darüberhinaus, daß die Anzahl der Mediator tragenden Zellen auf der Oberfläche nach Allergenprovokation und während der Pollensaison zunimmt und diese im Rahmen einer wirkungsvollen Desensibilisierung und Corticosteroidbehandlung abnimmt.

2. DAS IMMUNGLOBULIN E - TRÄGER DER ALLERGISCHEN REAKTION VOM TYP I

Träger der physikochemischen und biologischen Eigenschaften allergischer Reaktionen ist der IgE-Antikörper [25,38,39,47,70]. Seine Konzentration beträgt im Normalserum 78-700 ng/ml und kann bei Allergikern Werte bis zu 3000 ng/ml erreichen. Die Entdeckung von Myelom IgE-Proteinen erlaubte seine molekularbiologische und funktionelle Analyse; das IgE hat ein Molekulargewicht von 190000 Dalton und besteht aus 2 schweren und 2 leichten Ketten. Für die Klassenspezifität ist die Aminosäuresequenz der schweren Kette ausschlaggebend. Sie trägt 3 hauptantigenetische Determinanten. Das Molekül, welches aus einer variablen Region und 4 konstanten Bereichen besteht, ist mit der besonderen Eigenschaft ausgestattet, sich mit hoher Affinität an spezifische Rezeptoren von Mastzellen und basophilen Granulozyten zu binden. Diese Bindung wird durch Strukturen vermittelt, die im Fc-Anteil des IgE-Moleküls lokalisiert sind.

3. REZEPTOREN FÜR IgE UND SEINE ZIELZELLEN

Die membranbiologischen Grundlagen der Sensibilisierung durch IgE schließen 2 Vorgänge ein:
1. Die Bindung des IgE-Antikörpers an den Rezeptor.
2. Die Aktivierung der Zielzelle nach Antigenzugabe, so daß die Mediatoren der Entzündung freigesetzt werden.

IgE bindet sich mit hoher Affinität (Assoziationskonstante 10^9-10^{10}L/Mol) an Mastzellen und basophile Granulozyten. Aus verschiedenen Untersuchungen geht hervor, daß IgE sich mit niedriger Affinität (10^6-10^7L/Mol) an B-, T-Zellen und Makrophagen binden kann und bei der Antikörperregulation wie auch parasitär cytotoxischen Reaktionen eine Rolle spielt. Für die allergische Reaktion sind Mastzellen und basophile Granulozyten die Zielzellen, wie durch Autoradiographie oder Fluoreszenzserologie gezeigt wurde. Kagey-Sobotka et al. [27] berechneten die Anzahl zellgebundener IgE-Moleküle und korrelierten sie mit der Serumkonzentration von IgE. Ihre Ergebnisse zeigten, daß mit höherer Serumkonzentration naturgemäß sich mehr IgE-Moleküle an die Zielzellen binden und fernerhin, daß die Anzahl gebundener Moleküle bei verschiedenen Donoren erheblich variiert; sie kann sich von 3000 - 500.000 Molekülen pro basophiler Zelle erstrecken. Diese Unterschiede hinsichtlich der Rezeptorbeladung haben keinen Einfluß auf die Sekretionsleistung der Zelle [27,38]. Die Rezeptoren für IgE an Rattenmastzellen und humanen basophilen Granulozyten sind isoliert worden [38,47]. Der IgE-Rezeptor von Ratten-Basophilen Leukämiezellen besteht aus einer "Alpha-Untereinheit" mit einem Molekulargewicht von 50.000 und einer "Beta-Untereinheit" mit einem Molekulargewicht von 30.000 Dalton. Die radioaktive Markierung der intakten Zellen erwies, daß nur ein Teil der "Alpha-Subunit" an der Oberfläche zugänglich ist und somit IgE bindet (Alpha 2). Die übrigen Anteile der "Alpha- und Beta-Subunit" liegen innerhalb der Membran. Für die Rezeptoren an humanen basophilen Granulozyten wurde ein Molekulargewicht von 58.000-68.000 Dalton errechnet [21].

Die membranbiochemischen Vorgänge, welche nach der Antigenbindung an der Mastzelle ablaufen, bezeichnet man als Aktivierung. Es genügen zwei juxtaponierte zellständige IgE-Moleküle, um nach Bindung des homologen Antigens zur Aktivierung der Zielzellen zu führen. Bei der Bindung des Antigens kommt es zu einem Zusammenfließen der vernetzten IgE-Moleküle an der Oberfläche der Zellen, die das für die Sekretion notwendige Membransignal einleiten sollen. In ähnlicher Weise kann eine solche Membranperturbation durch einen Antikörper gegen das zellgebundene IgE wie auch über eine Vernetzung der IgE-Moleküle durch Concanavalin A, durch Anbieten von IgE-Dimeren oder Polymeren, über antiidiotypische Antikörper wie auch über einen Antikörper, der gegen den IgE-Rezeptor gerichtet ist, eingeleitet werden (Abb.1). In den beschriebenen Fällen konnte nachgewiesen werden, daß Histamin aus Mastzellen oder basophilen Granulozyten freigesetzt wird. Die Vorstellung, daß die Vernetzung von IgE-Molekülen ausreicht, um Mastzellen zu aktivieren, hat die gedankliche Grundlage für die Bridging Theorie gelegt.

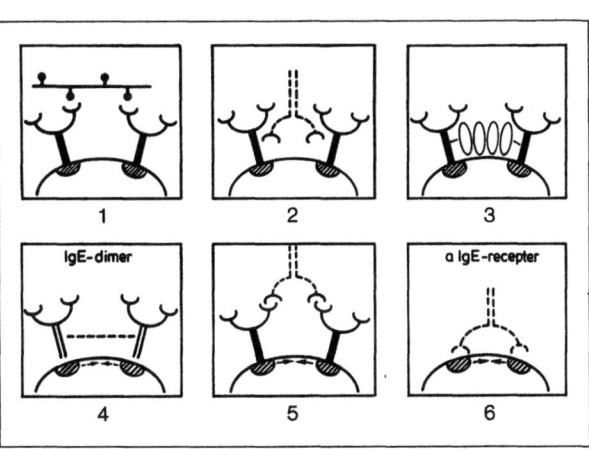

Abb.1. Möglichkeiten der Aktivierung von Mastzellen und basophilen Granulozyten. 1) IgE-multivalentes Antigen; 2) Anti-IgE; 3) Concanavalin A; 4) IgE-Dimere; 5) antiidiotypische Antikörper; 6) a IgE-Rezeptor

Stanworth (zit. nach [38]) unterscheidet neben einer Bindungssite für IgE eine zusätzliche Aktivierungssite. Er geht davon aus, daß nach Bindung und Vernetzung der IgE-Moleküle eine Effektor-site über Konformationsänderungen des Fc-Anteils entsteht, die für die Aktivierung eines 2. Rezeptors, der sich von der Bindungssite unterscheidet, verantwortlich ist. Neben den IgE-Rezeptoren haben Mastzellen und basophile Granulozyten Rezeptoren für das konformierte Fc-Stück von IgG und sind somit in der Lage Immunkomplexe und, wie im Tierexperiment gezeigt wurde, monomeres IgG bestimmter Subklassen zu binden [38]. Während der Antigen induzierten Degranulation sind 2 Vorgänge beschrieben worden:1. Ein Freisetzungsprozess, der zur Ausschleusung von Histamin enthaltenen Granulozyten führt und 2. ein Vorgang der Deaktivierung bei dem die basophilen Granulozyten die Fähigkeit verlieren, auf weitere Zugaben von Antigen zu reagieren [18]. Für die Deaktivierung sollen Enzyme verantwortlich sein, welche vermutlich zu einem Verlust von IgE-Rezeptorkomplexen führen [27,s,38].

4. BIOCHEMIE DER AKTIVIERUNG VON MASTZELLEN UND BASOPHILEN GRANULOZYTEN

Die Hauptaufgabe der Mastzelle besteht vermutlich in der Sekretion. Nach heutigen Vorstellungen führt das IgE induzierte Membransignal zu einer Aktivierung einer membranständigen Protease, die vermutlich ein Teil desjenigen Multikomponentensystems ist, das den IgE-Rezeptor bildet (Abb.2).

Abb.2. Biochemie der Aktivierung von Mastzellen und basophilen Granulozyten

T-Phase	= Methyltransferasen	Lys	= Lyso -
E ?	= Protease?	HETEs	= hydroxylierte Eicosatetraen-Säuren
PS	= Phosphatidylserin		
PME	= Phosphatidylmonoethanolamin	PGs	= Prostaglandine
		ADCy	= Adenylatcyclase
PC	= Phosphatidylcholin		

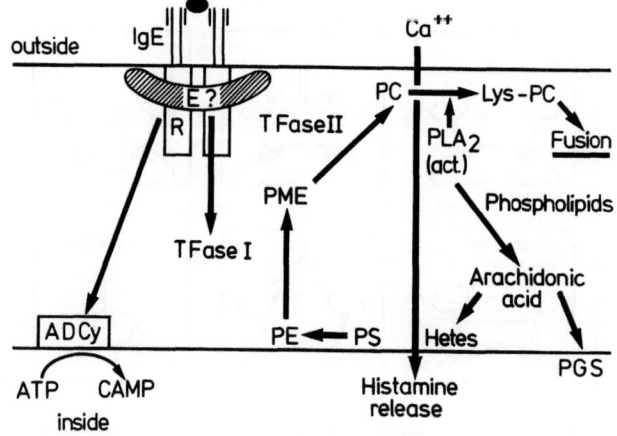

Die frühen membranbiochemischen Ereignisse, die an Rattenmastzellen nach ihrer Aktivierung gemessen wurden, bestehen a) in Veränderungen des Lipidstoffwechsels b) im Calciumtransport durch die Membran und c) in der Verschmelzung der perigranulären mit der Cytoplasmamembran [39]. Axelrod und Hirata zeigten an Mastzellen und Rattenbasophilen Leukämiezellen, daß es im Rahmen der allergischen Reaktion zu einer Aktivierung der membranständigen Methyltransferasen kommt, was zu einem erhöhten Umsatz der Phospholipide führt [3,32]. Aus den membranständigen Phosphatidylserin wird durch die Einwirkung dieser Enzyme Phosphatidylcholin und Lysophosphatidylcholin. Die letztere Komponente bewirkt vermutlich als Fusogen die Verschmelzung der zellständigen Granulen mit der Plasmamembran. Das Lysophosphatidylcholin soll darüberhinaus den Calciumeinstrom in die Zelle regulieren. Mit dem Calciumeinstrom kommt es zur Aktivierung der membranständigen Phospholipase A2, welche zur Freisetzung von Arachidonsäure aus den Phospholipiden führt [10,59,62,72]. Die Arachidonsäure kann durch eine Cyclooxygenase zu den Prostaglandinen und durch eine Lipoxygenase zu mono- wie dihydroxylierten Eicosatetraensäuren (HETE's und Leukotriene) umgewandelt werden. Die freigesetzten Lipoxygenasefaktoren aus der Membran sind nicht nur Mediatoren der Entzündung sondern beeinflussen darüberhinaus das Sekretionsausmaß der Zellen [37,45]. Lipoxygenasefaktoren sind chemotaktisch für neutrophile-, mononukleäre und eosinophile Granulozyten [9,11,12,17,33,34,40,41]. Die Peptidoleukotriene (LTC$_4$,LTD$_4$,LTE$_4$) haben die klassischen Eigenschaften der "slow reacting substances of anaphylaxis" [31,56,60]. Dieser Vorgang der Membranaktivierung und die damit verbundene Freisetzung von Arachidonsäuremetaboliten ist nicht nur ein Spezifikum der Mastzellen; die gleichen Vorgänge finden an neutrophilen Granulozyten und mononukleären Zellen statt. Das Ausmaß der Sekretion ist von dem intrazellulärem Gehalt an cyclischen Nukleotiden abhängig [44,70,73]. Ein Anstieg des cAMP's, wie er insbesondere nach Aktivierung der beta-adrenergen Rezeptoren eintritt, vermindert das Sekretionsausmaß, während eine Erhöhung des cGmP's die Mediatorensenkung verstärkt. Diese Befunde besagen jedoch nicht, daß Pharmaka, die in jedem Fall zum cyclischen AMP-Anstieg führen, notwendigerweise eine Reduktion der Mediatoren-Sekretion bewirken. Erforderlich ist mit der Erhöhung des cAMP's die Aktivierung der cAMP-abhängigen Proteinkinasen, die vermutlich für die Sekretionsleistung eine entscheidende Rolle spielen. Die Komplexität der membranbiochemischen Vorgänge, die der Zellaktivierung folgen, ist offensichtlich. Es handelt sich hierbei um allgemeingültige Erscheinungen und nicht um Besonderheiten der Mastzelle. Neben der Sensibilisierung durch den IgE-Antikörper kann die Mastzelle durch andere immunologische Mechanismen z.B. durch Komplementfragmente, Dextrane, basische Peptide, Enzyme oder auch durch nichtimmunologische Einwirkungen zur Mediatorenfreisetzung aktiviert werden (Abb.3). Ob die membranständige Reaktionssequenz bei all diesen Induktoren einheitlich ist, kann zur Zeit nicht eindeutig gesagt werden [39].

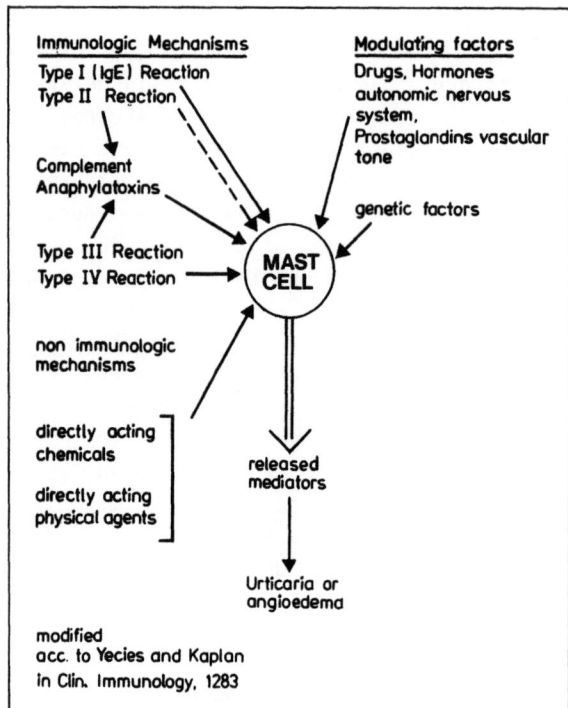

Abb.3. Aktivierungsmöglichkeiten von Mastzellen und Basophilen über immunologische- und nicht-immunologische Induktoren

5. MEDIATOREN DER ENTZÜNDUNG

Mediatoren sind biologische Effektormoleküle, die mit spezifischen Rezeptoren an Organen oder Zielzellen reagieren und zu einer sekundären Aktivierung von biochemischen Mechanismen an den Zellen oder Endorganen führen. Es ist bekannt, daß die Mastzelle akute, subakute wie auch chronische Entzündungsprozesse einleitet. Dies läßt sich durch das Vorhandensein unterschiedlicher Entzündungssubstanzen, d.h. Mediatoren mit Spezifität für unterschiedliche Entzündungspartner und Zielzellen zeigen. Bei den Mediatoren der Entzündung, die von Mastzellen nach immunologischer und nicht-immunologischer Stimulierung freigesetzt werden, unterscheiden wir die präformierten von den neugenerierten Faktoren. Zu den präformierten gehören das Histamin [35,51], chemotaktische Peptide [4,16] und der neutrophil-chemotaktische Faktor (Tab.1) [2,30]. Zu den neugenerierten Faktoren zählen wir den thrombozytenaktivierenden Faktor (PAF), die "slow reacting substance of anaphylaxis" (SRS-A), die neuerdings als Leukotrien C_4, D_4 und E_4 bezeichnet wird, den Lipid-chemotaktischen Faktor für neutrophile und eosinophile Granulozyten (Leukotrien B_4 und dessen Isomere), eine Vielzahl von mono- und dihydroxylierten Eicosatetraensäuren wie auch die Cyclooxygenaseprodukte der Arachidonsäure, die Prostaglandine. Daneben enthalten die Granula der Mastzellen aktive Enzyme und Strukturproteoglykane, die in zahlreiche biologische Systeme regulativ eingreifen.

Tabelle 1. Zusammenstellung zu den praeformierten Mediatoren

Mediatoren	Molekulargewicht	Funktionen
Histamin	111	proinflammatorisch (H_1)
Eosinophil chemotaktische Tetra-Oligopeptide (ECF-A)	300 2 500	anti-inflammatorisch (H_2) Chemotaxis von eosinophilen neutrophilen Granulozyten
Neotrophil-chemotaktischer Faktor (NCF)	750 000	Chemotaxis, Deaktivierung von Neutrophilen
Heparin	750 000	Antikoagulans, antikomplementär
Chymase (Ratte)	25 000	Proteolyse
Tryptase (Mensch)	130 000	Proteolyse
Kallikrein	1 200 000	Bradykinin-Synthese
Praekallikrein-Aktivator		Kinin, Komplement-Gerinnungssystem
Hageman-Faktor		Kinin, Komplement-Gerinnungssystem
N-acetyl-β-D-Glukosaminidase	150 000	
β-Glukuronidase	280 000	
Arylsulfatase A	115 000	Abbau von Kollagen

PRÄFORMIERTE MEDIATOREN

Histamin:
Der über lange Zeit wohl am klarsten definierte Mediator der allergischen Reaktion ist das Histamin. In Mastellen wie auch basophilen Leukozyten findet sich Histamin als Komplex mit Heparin in cytoplasmatischen Granula. Im Cytoplasma wird Histamin aus L-Histidin über eine spezifische, cytoplasmatische Histidindecarboxylase synthetisiert. Der Transport des Histamins von seinem Syntheseort im Cytoplasma zu seiner Ablagerung in den

Granulen ist unklar. Einmal in den Granula angelangt kann das Histamin eine feste, ionische Bindung an Karboxylgruppen der Granulaproteine für viele Wochen gespeichert werden. Nach entsprechenden Zellreizen schleusen die Granula durch Fusion der perigranulären Membran mit der Plasmamembran ihren Inhalt aus. Aus seinem Verbund mit Heparin wird das Histamin über Ionenaustauschprozesse freigesetzt. Das einmal freigegebene Histamin wird zu inaktiven Derivaten abgebaut; diese Inaktivierung kann einerseits über Methylierung oder durch oxidative Desaminierung erfolgen. Die besonderen pharmakologischen Eigenschaften des Histamins beruhen auf seiner Fähigkeit: a) die glatte Muskulatur zu kontrahieren, b) die kleinen Blutgefäße zu erweitern und c) die Sekretionsleistung exokriner Drüsen zu stimulieren. Dabei hängt das Ausmaß der biologischen Antwort im wesentlichen von der Sensitivität des jeweiligen Gewebes gegenüber Histamin ab. Nach heutigen Vorstellungen übt das Histamin seine Wirkung auf das Zielgewebe durch Interaktion mit spezifischen Membranrezeptoren aus. Diejenigen Rezeptoren, die als H_1 bezeichnet werden, sind in der Haut und in der glatten Muskulatur vorhanden und werden durch die klassischen Antihistaminika blockiert, während H_2-Rezeptoren kompetitiv durch eine Gruppe von Substanzen blokkiert werden können, die zu den Thioureaderivaten gehören.

Pulmonale Bronchokonstriktionen, Vasodilationen und Zunahme des cyclischen GMP's sind H_1 vermittelte Effekte, während H_2 induzierte Signale die Inhibition der lymphozytär mediierten Cytotoxizität und eine Reduktion der IgE-induzierten Histaminfreisetzung infolge Erhöhung des cyclischen AMP-Spiegels bewirkt. Histamin inhibiert über H_2-Rezeptoren auch die Chemotaxis von neutrophilen Granulozyten wahrscheinlich durch Stimulierung der Adenylcyclase und damit Zunahme des cyclischen AMP's. Die pulmonalen Effekte des Histamins induzieren sowohl eine direkte wie auch eine Reflexkonstriktion der groß- und auch kleinkalibrigen Atemwege. Durch seine pharmakologischen Eigenschaften, wie Vasodilatation und Erhöhung der vaskulären Permeabilität, kommt dem Histamin eine führende Rolle in dem frühen Stadium der Entzündung zu. Diese Annahme wird durch die Beobachtung unterstützt, daß Mastzellen sich gehäuft an kleinen Blutgefäßen im Bindegewebe, wo der Entzündungsreiz sich zuerst auswirken kann, finden. Dabei kann Histamin durch sekretorische wie durch cytotoxische Vorgänge freigesetzt werden.

Neutrophil chemotaktischer Faktor (NCF):
Aus Mastzellen wurde ein Faktor mit einem Molekulargewicht von etwa 750.000 Dalton isoliert, der eine chemotaktische Anziehung von neutrophilen Granulozyten bewirkt [2,30]. Er wird in vivo nach Kälteexposition, bei Patienten mit idiopathischer Kälteurticaria sowie beim allergischen Asthma freigesetzt und kann in vitro nach Antigen-Kontakt aus sensibilisierten Lungenstücken gewonnen werden. Über seinen Verbleib im Serum ist nur sehr wenig bekannt. Die Aktivität erscheint innerhalb kurzer Zeit nach immunologischer Stimulierung und ist nach 1-2 h nicht mehr nachweisbar. Die Tatsache, daß der neutrophile Granulozyt das Entzündungsgeschehen beeinflußt, ist nicht überraschend. Durch die Freisetzung seiner Enzyme, die in den

spezifischen wie auch in den azurophilen Granula vorliegen, ist er maßgeblich am Entzündungsgeschehen beteiligt. Die Aktivierung der Granulozyten erfolgt durch Phagozytose wie auch durch Einwirkung von den im Plasma vorliegenden Faktoren z.B. C3a und C5a. Neurophile Granulozyten wie mononukleäre Zellen nehmen offensichtlich in größerem Umfang als bisher angenommen an dem akuten wie am chronisch-allergischen Geschehen teil. Diese Annahme basiert auf jüngsten Erkenntnissen der Grundlagenforschung; sie besagen,daß neugenerierte Mediatoren,wie die Lipidchemotaktischen Faktoren (LTB_4 und Isomere), die slow-reacting-substance der Anaphylaxie (LTC_4, LTD_4, LTE_4) und der thrombozytenaggregierende Faktor (PAF) in hohem Maße aus neutrophilen Granulozyten, mononukleären Zellen und Makrophagen gebildet werden können und nicht, wie bisher angenommen, ausschließlich von Mastzellen produziert und freigesetzt werden [7,19,22,40,41,46,55].

NEUGENERIERTE MEDIATOREN

Der thrombozytenaktivierende Faktor (PAF = AGEPC)

Henson [22] beschrieb PAF als ursächlichen Mediator bei der Anaphylaxie des Kaninchens; PAF ist nun als Acetylglycerylätherphosphorylcholin (AGEPC) chemisch identifiziert (Tab.2). Dieser Faktor wird sowohl in alveolären wie auch peritonealen Makrophagen, von humanen Mastzellen, Blutmonozyten und von neutrophilen Granulozyten gebildet. Intravenöse Injektion von PAF führt im Kaninchenmodell zu Thrombozytopenie, Neutropenie, Basophilopenie, zur intravaskulären Freisetzung des Thrombozytenfaktors 4, zu kardiovaskulären und pulmonalen Veränderungen. All diese Symptome sind charakteristisch für die IgE induzierte Mediatorenfreisetzung und die dadurch vermittelte anaphylaktische Reaktion beim Kaninchen. Wie man weiß, haben Thrombozyten des Kaninchens im Unterschied zu anderen Spezies Rezeptoren für IgE. PAF hat aber auch im humanen Modell pathophysiologische Auswirkungen. Intradermale Injektion dieses Mediators in geringsten Konzentrationen führt zu Schmerz, Juckreiz und nachfolgendem Ödem. Es kommt fernerhin zur Aggregation und Sekretion lysosomaler Enzyme aus menschlichen neutrophilen Granulozyten wie auch zur Freisetzung von Arachidonsäuremetaboliten, darüberhinaus zur Freisetzung von Aminen aus Thrombozyten, zu ihrer Aggregation wie auch zur Freisetzung des Thrombozytenfaktors 4. PAF führt zur Kontraktion der glatten Muskulatur, die durch klassische Antihistaminika, Anticholinergika oder Inhibitoren der Leukotriene oder Cyclooxygenaseprodukte nicht inhibiert werden. Inwieweit die systemische Hypotension therapeutisch ausgenutzt werden kann wird z.Z. diskutiert.

Die Verknüpfung der interzellulären Reaktionen bei Entzündungsvorgängen wird am auffälligsten, wenn man sich die biologische Wirkung der Arachidonsäuremetabolite vergegenwärtigt [5,24,26,40,48,54,58,63,68,72,74]. Die Freisetzung der Arachidonsäure, dem Vorläufer der Prostaglandine und Leukotriene, ereignet sich innerhalb von 30 s nach einer IgE-abhängigen Stimulierung [43]. Bei der oxidativen Umwandlung der Arachidonsäure über die

Tabelle 2. Biologische Eigenschaften des Thrombozytenaktivierenden Faktors (PAF = AGEPC)

PAF= AGEPC	(Acetylglycerylätherphosporylcholin)
Ref.:	Henson u. Mitarbeiter
Herkunft:	alveolare, peritoneale Makrophagen, Mastzellen, Blutmonozyten, Neutrophile
i.v.: (Kaninchen)	reversible Thrombozytopenie, Neutropenie, Basopenie, intravaskuläre Freisetzung des Thrombozytenfaktors 4 (α-Granulen), kardiovaskuläre und pulmonale Veränderungen; rechtsventrikulärer systolischer Druckanstieg; Zunahme des Lungenwiderstandes; aortaler systolischer Druckabfall
Haut (i.d): (Mensch)	Hautverfärbung (weiß), Schmerz, Juckreiz, nachfolgendes Ödem
Neutrophile: (Mensch)	Aggregation und Sekretion von lysosomalen Enzymen
Thrombozyten: (Mensch)	Freisetzung von Aminen; Aggregation, Faktor-4-Freisetzung

Cyclooxygenase entstehen 2 cyclische Endoperoxyde, PGG_2 und PGH_2. PGH_2 wird in Ratten und menschlichen Mastzellen vornehmlich zu PGD_2 metabolisiert. Lungenfragmete des Menschen produzieren nach allergischer Stimulierung PGD_2, PGE_2, $PGF_{2\alpha}$, PGI_2 und Thromboxan A_2 [64], wohingegen gereinigte Mastzellen vornehmlich PGG_2 bilden [60]. Daraus läßt sich folgern, daß die zusätzlichen Mediatoren durch Aktivierung sekundärer Zellen (interstitielle, mononukleäre Zellen der Lunge) gebildet werden. Dies gilt auch für die Freisetzung von SRS-A nach IgE abhängiger Stimulierung. Werden Lungenfragmente in ihre zellulären Bestandteile enzymatisch aufgeschlüsselt, so ist die allergisch-induzierte SRS-Produktion auf die Mastzellen enthaltene Fraktion beschränkt. Mit zunehmendem Reinheitsgrad an Mastzellen nimmt die SRS-Produktion jedoch ab, was wiederum auf die Beteiligung einer 2. Zelle schließen läßt [43].

Biologische Aktivitäten der Leukotriene und Lipoxygenasefaktoren
Der gegenwärtige Wissensstand über den Arachidonsäuremetabolismus ist in Abb.4 a,b,c dargestellt. Neben der Transformation durch die Cyclooxygenase wird die Arachidonsäure durch die 5-Lipoxygenase zur 5-Hydroxyperoxydoei-

Abb.4 a. Darstellung des Cyclooxygenaseweges

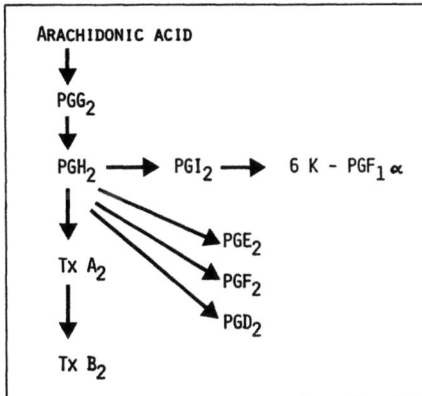

Abb.4 b. Darstellung des Lipoxygenaseweges

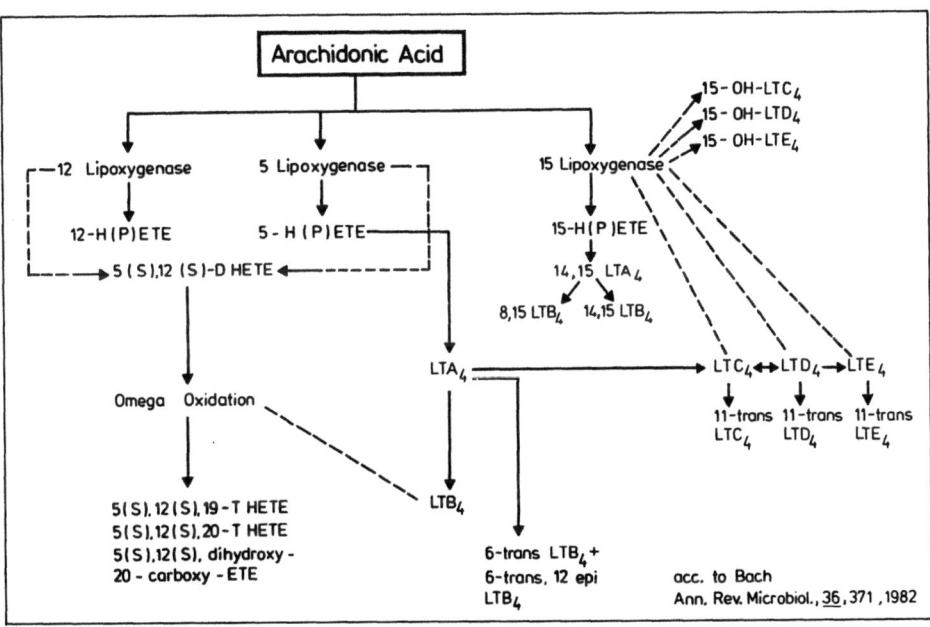

cosatetraensäure (5-HPETE) umgewandelt, woraus das instabile Leukotrien A_4 (LTA_4) entsteht. Leukotrien A_4 ist die Vorläufersubstanz für das Leukotrien B_4; nach Einführung eines Glutathionrestes über eine S-Glutathionyltransferase entsteht das Leukotrien C_4; nach enzymatischer Einwirkung über eine Gamma-Glutamyltranspeptidase das Leukotrien D_4 und über eine Glycinyltranspeptidase das Leukotrien E_4. Diese Substanzen haben die spasmogenen Eigenschaften der "slow reacting substance of anaphylaxis (SRS-A)". Das Leukotrien B_4 wie auch seine Isomere haben sowohl in vitro als auch in vivo starke chemotaktische Aktivität für neutrophile und eosinophile Granulozyten [11]. Die Lipoxygenasefaktoren sind erst kürzlich von der Arbeitsgruppe um Samuelsson [60] eindeutig charakterisiert worden. Ihre

Mediator	Funktion	Inaktivierung
Prostaglandin D2	Bronchokonstriktion, verstärken Leukotrieneffekte	Prostaglandin-15-Dehydrogenase
Prostazyklin (PGI_2)	inhibieren Thrombozytenaggregation	$\longrightarrow$ 6-keto-PGF$_{1\alpha}$
Thromboxan A2	Bronchokonstriktion Thrombozytenaggregation	$\longrightarrow$ TXB2
Prostaglandin E2	inhibiert Histaminfreisetzung, verstärkt Leukotrienwirkung	Prostaglandin-15-Dehydrogenase
Prostaglandin $F2_\alpha$		Prostaglandin-15-Dehydrogenase
5-Hydroxyperoxyeicosatetraensäure (5-H-PETE)	verstärkt Histamin freisetzung, Chemotaxis, Chemokinese	Lipoxygenalyse
5-Hydroxyeicosatetraensäure (5-HETE)	wie für H-PETE	wie für H-PETE
12-Hydroxyperoxyeicosatetraensäure (12-H-PETE)	inhibiert Thrombozytenzyklooxygenase (und Aggregation)	
15-Hydroperoxyeicosatetraensäure	inhibiert Prostazyklinsynthese	
15-Hydroxyeicosatetraensäure	inhibiert 5-Lipoxygenase u. T-Zellproliferation	
Leukotrien B4	starke Chemotaxis	
Leukotrien C4	starke Broncho- und Vasokonstriktion, Zunahme der vaskulären Permeabilität	Lipoxygenalyse über die 15-Lipoxygenase
Leukotrien D4	starke Konstriktion der Luftwege, distalen Vasodilatation, Zunahme der vaskulären Permeabilität	Lipoxygenalyse
Leukotrien E4	Bronchokonstriktion, Zunahme vaskulären Permeabilität	Lipoxygenalyse
Thrombozytenaktivierender Faktor (PAF, AGEPC)	Aggregation von Thrombozyten Neutrophilen, TXA2-Bildung, Bronchokonstriktion.	Bildung von 2-Lyso AGEPC

Abb.4 c. Neugenerierte Mediatoren

Bedeutung für die Entstehung und für das Ausmaß der allergischen Reaktion ist offensichtlich. Lipoxygenasefaktoren werden nicht nur aus Mastzellen und Basophilen nach IgE-Stimulierung gebildet, sondern auch aus neutrophilen Granulozyten, mononukleären Zellen, Subpopulationen von Makrophagen und Thrombozyten. Eine Inhibition des Cyclooxygenaseweges z.B. durch nicht steroidale Antiphlogistica kann zur Akkumulation von Lipoxygenasefaktoren führen [31,37,39,45]. Dies entspricht der klinischen Beobachtung, daß es bei prädisponierten Individuen zu einer Intoleranz gegenüber Acetylsalicylsäure beim sogenannten "acetylsalicylic acid induced asthma" kommen kann. Bei der Aktivierung von Thrombozyten über die 12-Lipoxygenase entsteht die 12-Hydroxyeicosatetraensäure (12-HETE), die chemotaktische Aktivität für neutrophile- und eosinophile Granulozyten aufweist. Die unterschiedlichen Zelltypen haben somit auch unterschiedliche Arachidonsäuretransformationsprofile. Die aktivierten Peritonealmakrophagen der Maus generieren Cyclooxygenase- und 5-Lipoxygenasefaktoren wie PGE_2, PGI_2 und LTC_4. Bei stimulierten menschlichen neutrophilen Granulozyten überwiegt vornehmlich der 5-Lipoxygenaseweg mit der nachfolgenden Freisetzung von mono- und dihydroxylierten Eicosatetraensäuren, während Ratten und menschliche Mastzellen in großer Menge PGD_2 freisetzen. Kaninchenperitonealmakrophagen bilden über eine 15-Lipoxygenase hauptsächlich die 15-Hydroxyperoxydoeicosatetraensäure (15-HPETE). Diese Substanz kann auch aus menschlichen Lungenfragmenten freigesetzt werden. Die 5- und 15-HETE's induzieren eine langsame Histamin ähnliche Kontraktion an menschlichen Bronchialspangen. Die 5-HETE erwies sich dabei ähnlich aktiv wie Histamin und potenzierte darüberhinaus die Bronchokonstriktion gegenüber Histamin. Die 15-H-PETE kann in Analogie zur Bildung von Leukotrien A_4 aus der 5-H-PETE sowohl in eine 14,15- und eine 8,15 Dihydroxyeicosatetraensäure umgewandelt werden. Die biologische Zuordnung dieser Moleküle ist z.Z. noch nicht abgeschlossen (s.[4]).

Unter den spasmogen wirksamen Lipidpeptiden erwies sich an Parenchymstreifen der Lunge das Leukotrien D_4 hundertmal aktiver als Leukotrien C_4, wohingegen Leukotrien C_4 wiederum hundertmal aktiver als Histamin war [4,14,43]. An Trachealspangen zeigten LTC_4 und LTD_4 gleiche Aktivität, wobei sie wiederum tausendmal aktiver waren als Histamin. An venösen und arteriellen Gefäßpräparationen des Menschen zeigten sich Leukotrien C_4 und D_4 in gleichem Maße aktiv. Eine selektive Wirkung haben die Leukotriene am Herzen; LTC_4 und LTD_4 üben einen negativ-inotropen Effekt aus; es kommt zu einer Reduktion des Koronarflusses und in höheren Konzentrationen zum AV-Überleitungsblock. Leukotriene üben darüberhinaus eine signifikante Auswirkung auf die Mucusproduktion und den Mucustransport aus [54,63]. Dies gilt ebenfalls für die monohydroxylierten Eicosatetraensäuren (HETE's); die gesteigerte Stimulation der Mucusproduktion kann durch den SRS-Antagonisten FPL 55 712 reduziert werden. Die Instillation von Leukotrienen (LTC_4, LTD_4) in Affen führte zu einer starken Zunahme des Lungenwiderstandes und zu einer Abnahme in der dynamischen Compliance, während die Aerosolapplikation beim Menschen weniger drastische Effekte aufwies. Man könnte daraus schließen, daß diese kurzlebigen Mediatoren nur im Umfeld ihrer Entstehung wirksam werden. Die jüngsten Untersuchungen sprechen dafür, daß Lipoxygenasefaktoren nicht nur Mediatoren der Entzündung sondern auch Modulatoren sind und somit die Sekretionsleistung von Zellen beeinflussen; 5-H-PETE, 5-HETE wie auch andere Lipoxygenasefaktoren werden in Membranlipide eingebaut und erhöhen somit die Stoffwechselleistung von Zellen [39,45,50]. LTB_4 ist für menschliche neutrophile und eosinophile Granulozyten, mononukleäre Zellen und Rattenmakrophagen chemokinetisch und chemotaktisch aktiv [11,24,61]. Es erwies sich als aequipotent mit dem bakteriellen Peptid n-formyl-methionyl-leucyl-phenylalanin und war etwa zehnfach aktiver als das Anaphylatoxinbruchstück C5a. Die biologischen Eigenschaften von Leukotrien B_4 wurden durch seine intraperitoneale Injektion in Ratten wie auch Meerschweinchen nachgewiesen. Es kam zur Akkumulation von neutrophilen und mononukleären Zellen; die intradermale Injektion (25-100 ng) von LTB_4 führte zu einer dosisabhängigen Akkumulation von Leukozyten. Die intradermale Injektion von Leukotrien B_4 in Affen- oder menschlicher Haut führte zur erhöhten Plasmaexudation [23,40,41]. Diese Auswirkungen wurden durch die gleichzeitige Injektion von PGD_2 wesentlich erhöht. 4 - 6 h nach der Injektion kam es zur Induration an der Einstichstelle. Die intradermale Injektion von Leukotrien C_4 oder Leukotrien D_4 führte zur verstärkten vaskulären Permeabilität der Meerschweinchenhaut. Es kam zur Rötung und Ödembildung.

6. DIE KLINISCHE BEDEUTUNG DER LEUKOTRIENE

Die vielfältigen Eigenschaften der Arachidonsäuremetaboliten führen zu mannigfaltigen interzellulären Auswirkungen [56]; dazu gehören 1. antagonistische oder unterstützende Einflüsse auf die Biosynthese eines spezifischen Produktes, 2. synergistische oder antagonistische Effekte auf Zielzellen und 3. verstärkende Effekte infolge der Freisetzung von sekundären Metaboliten aus Zellen, die durch das entsprechende Produkt ausgelöst werden. Für das 1. Beispiel kann die Suppression wie auch die Verstärkung der SRS-A Freisetzung aus der menschlichen Lunge angeführt werden, wenn sie entweder mit PGE_2 oder $PGF_2\alpha$ vorbehandelt wurde, fernerhin die Suppression der SRS-A Freisetzung aus der Rattenperitonealhöhle nach Vorbehandlung mit PGI_2. Für das 2. Beispiel, d.h. Interaktion der Metaboliten auf der Ebene der Zielzellen, spricht die synergistische Wirkung von PGD_2 auf die chemotaktische Antwort von menschlichen Granulozyten gegenüber Leukotrien B_4. Der 3. Typ der Interaktion ergibt sich aus der Tatsache, daß Thromboxan A_2 aus der Meerschweinchenlunge nach ihrer Kontraktion mit Leukotrien C_4 freigesetzt wird. Das Thromboxan seinerseits, führt wiederum zu einer verstärkten Konstriktion. Diese Befunde zeigen sehr deutlich, daß die pathologische Reaktion eines Entzündungsmediators als Summe seiner Umfeldkomponenten gesehen werden muß, d.h. die überschießende Beantwortung eines Entzündungsreizes ist nicht notwendigerweise durch die Höhe des entsprechenden Mediators determiniert, sondern kann durch das Fehlen von gegenregulatorischen Mechanismen bedingt sein. Es kommt fernerhin hinzu, daß Arachidonsäuremetabolite durch andere entzündungsauslösende Faktoren wie z.B. Anaphylatoxine in außerordentlich hohem Maße gebildet werden können [57, 69].Damit erklärt sich eine Interaktion von entzündungs-induzierenden Faktoren, die je nach ihren physikalischen Eigenschaften bei einem geringen Molekulargewicht schnell am Wirkort erscheinen und bei einer bestehenden Entzündung durch höher molekulare Entzündungsfaktoren (wie z.B. Komplementfragmente) abgelöst werden.

Leukotriene wie auch monohydroxylierte Eicosatetraensäuren haben die Fähigkeit, pathophysiologische Reaktionen wie Asthma,Bronchospasmus, Mucosaödem,zelluläre Infiltration,Mucusproduktion und verschlechterte Schleimclearance zu bewirken. Ihre Effekte auf das Gefäßsystem könnten zu Ventilations- und Perfusionsstörungen führen. Leukotrien B_4-Metabolite und SRS-Aktivität wurden im Sputum von asthmatischen Patienten nachgewiesen, obwohl bis jetzt noch nicht eindeutig geklärt ist, ob es sich hierbei vornehmlich um 11-LTC_4 oder LTD_4 handelt. Der experimentell-induzierte allergische Bronchospasmus wurde an Affen durch Aerosol-Vorbehandlung mit dem Lipoxygenaseinhibitor-ETYA unterdrückt [53]. Passivsensibilisiertes menschliches Lungengewebe zeigt nach Antigenzugabe im Organbad eine initiale Kontraktion; die durch Antihistaminika blockiert werden kann, während die nachfolgende anhaltende (4-15 min) Phase nur über den SRS-Antagonisten FPL 55 712 inhibiert wird. Daraus kann man folgern, daß die initiale Phase der antigen-induzierten Bronchokonstriktion wahrscheinlich durch Histamin bedingt ist,während die prolongierte Phase über das SRS-A zustande kommt. Bei der chronischen Bronchitis beschrieben Turnbull et al. die Anwesenheit von Histamin, SRS-A Aktivität wie auch das Vorliegen von IgE im Sputum dieser Patienten [s.31]. Eine exakte Zuordnung der unterschiedlichen Faktoren steht bislang noch aus. Cromwell et al. konnten bei Patienten mit zystischer Fibrose Leukotrien B_4, C_4 und D_4 im Sputum nachweisen [3,s.31].Diese Mediatoren könnten ursächlich für die massive Atemwegsobstruktion, gesteigerte Schleimproduktion und im Sputum vorliegende Neutrophilie, welche für die zystische Fibrose charakteristisch ist, verantwortlich sein.

Wenn man über die Bedeutung der Mediatoren bei broncho-pulmonalen Erkrankungen spricht, muß man sich bewußt sein, daß die Lunge sowohl Mediatoren der Entzündung produziert [57] wie auch als Zielorgan diesen Mediatoren ausgesetzt ist. Für die Pathogenese asthmatischer Erkrankungen sind verantwortlich: 1. die Mediatoren der Entzündung; 2. pathophysiologische Mechanismen, die der Hyperreaktivität der Atemwege zugrunde liegen und 3. die Zusammensetzung des Bronchialschleims (Abb.5). Die Kenntnis der Beziehung zwischen Mastzellen, basophilen Granulozyten und den das Bronchialsystem auskleidenden Epithelzellen kann wesentlich zum Verständnis der pathogenetischen allergischen und nicht allergischen Komponenten des Asthma-bronchiale beitragen. Die Anzahl der im Lumen und in der Epithelschicht des Bronchialsystems gefundenen Mastzellen ist im oberen Respira-

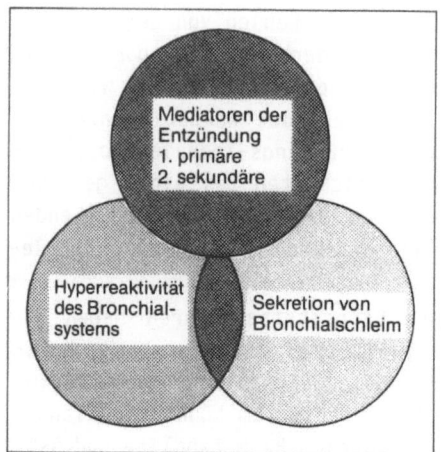

Abb.5. Schematische Darstellung der Pathogenese asthmatischer Erkrankungen

Tabelle 3. Stimulierbarkeitsunterschiede von humanen Mastzellen und basophilen Granulozyten

Vergleich von humanen Mastzellen und basophilen Granulozyten

Mastzelle	Basophile
LTC/LTD	LTC/LTD
PAF (10-100x als in PMNs)	PAF ?
PGD	PGD
0 CAMP-Veränderung	0 CAMP-Veränderung
0 H$_2$-Rezeptoren	H$_2$-Rezeptoren
PGD → 0 Erhöhung der Histaminfreisetzung Antagonisten	PGD erhöht die Histaminfreisetzung
CAMP-Agonisten verringern die Histaminfreisetzung durch Zunahme des CAMP	CAMP-Agonisten verringern die Histaminfreisetzung durch Zunahme des CAMP
	5-H-(P)-ETE → Zunahme der Histaminfreisetzung
niedrige Konzentrationen an Corticosteroiden inhibieren nicht	niedrige Konzentration an Corticosteroiden inhibieren die Histaminfreisetzung

tionstrakt sehr gering. Gehäufter finden sich die Mastzellen in der Submucosa des Tracheobronchialbaums.Die Epithelzellen des Respirationstraktes stellen somit eine erste Abwehrbarriere für hochmolekulare Substanzen wie z.B. Antigene dar. Diese dichte Barriere kann durch Faktoren, welche die Permeabilität der Mucosa verändern, aufgelockert werden. Hierdurch könnte das Antigen in die Tiefe der epithelialen Mucosa eindringen und somit eine größere Anzahl von vorhandenen Mastzellen aktivieren. Beim allergisch-induzierten Bronchospasmus sind also 2 Pathomechanismen zu berücksichtigen: 1. die Freisetzung der Mediatoren aus den lumenwärts gelegenen Mastzellen und 2. die Amplifizierung der Reaktion durch das hierdurch ermöglichte Eindringen des Antigens in die Submucosa. Inwieweit die Freilegung von "Irritant Rezeptoren" für die Pathogenese des Asthmas verantwortlich sind, entzieht sich unseren Kenntnissen. Es sollte darauf hingewiesen werden, daß Mastzellen [65] und Basophile sich in ihrer Stimulierbarkeit unterscheiden [15] (Tab.3).

Mit der exakten Analyse der Lipoxygenasefaktoren erwuchs das Bedürfnis, diejenigen Regulationsmechanismen kennenzulernen, die bei der Freisetzung der Lipidfaktoren wirksam werden könnten (Abb.6) [8,13,42,71]: a) es ist nun erwiesen daß Lipoxygenasefaktoren ihrerseits die Freisetzung neuer Faktoren blockieren; so inhibiert das Thrombozytenprodukt 12-HETE die Umwandlung der Arachidonsäure zu 5-H-PETE über den 5-Lipoxygenaseweg wie auch die Transformation der Arachidonsäure über den 15-Lipoxygenaseweg. Ähnliches gilt für das stabile Produkt 5-HETE, welches die 12-Lipoxygena-

Abb.6. Immunpharmakologische Beeinflussung in der Freisetzung von Lipidmediatoren

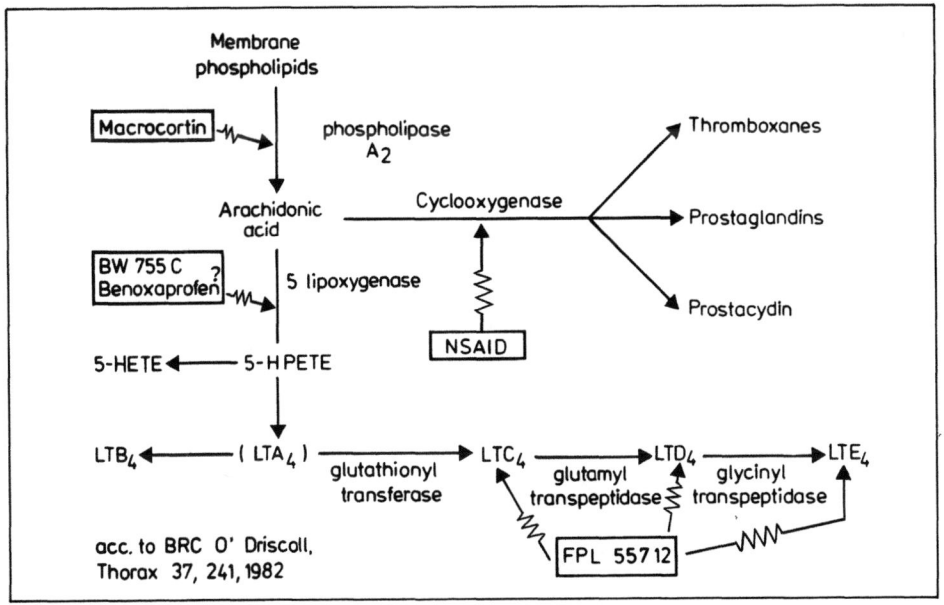

se, die 5-Lipoxygenase und 15-Lipoxygenase inhibiert; b) Immunpharmaka können in die Entstehungssequenz der Faktoren eingreifen, die antiinflammatorischen Eigenschaften der Corticosteroide werden damit erklärt, daß unter dem Einfluß von Steroiden Proteine synthetisiert werden, (Makrokortin, Lipomodulin), welche die Auswirkungen der Phospholipase A_2 inhibieren und somit die Freisetzung der freien Arachidonsäure mit nachfolgender Transformation zu Leukotrienen und Prostaglandinen inhibieren. Pharmaka, die in die Lipoxygenasesequenz eingreifen, sollen das Benoxaprofen wie auch das BW 755 C sein; c) Arachidonsäureanaloga konnten in unterschiedlich starkem Maße die Lipoxygenase- und Cyclooxygenase- oder die Lipoxygenasesequenz allein inhibieren wie an in vitro Studien der Histaminfreisetzung aus menschlichen Basophilen wie auch in vivo Studien gezeigt wurde. FPL 55 712 ist ein spezifischer Antagonist von LTC_4 und Leukotrien D_4; diese Substanz wird jedoch oral nicht absorbiert und hat eine sehr kurze Halbwertszeit. Calciumantagonisten könnten antiallergische und antiinflammatorische Eigenschaften ausüben, wie anhand des "Exercise induced Bronchospasmus" gezeigt wurde. Ob Chromolyn den Calciumeinstrom beeinflußt und somit seine therapeutische Wirkung über die Reduktion von Arachidonsäuremetaboliten zu erklären ist, wird sich in Zukunft zeigen. Weitere Untersuchungen sind erforderlich, welchen Mediatoren bei den unterschiedlichen allergischen Krankheitsformen die größte Aufmerksamkeit geschenkt werden muß, um gezielt pharmakologisch eingreifen zu können.

Immunologische Rückkopplung bei allergischen und entzündlichen Reaktionen
Die Ausführungen belegen, daß allergische Reaktionen und entzündliche Krankheitsprozesse über unterschiedliche immunologische Systeme eingeleitet werden und zur Sekretion gleicher oder ähnlicher Faktoren führen. Daraus erklärt sich, daß allergische Reaktionen vom Soforttyp, die innerhalb der ersten Minuten nach Kontakt mit dem Antigen auftreten, häufig eine sogenannte Spätphase aufweisen [66]. Diese kann sich Stunden nach der Initialphase manifestieren (Abb.7). Zur Erklärung der späten Reaktionsphase lassen sich folgende Hypothesen aufstellen:

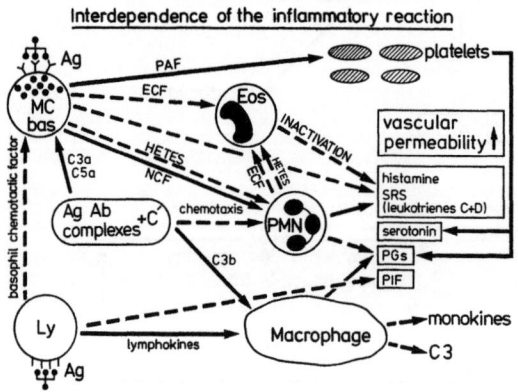

Abb.7. Interzelluläre Wechselbeziehungen bei allergischen und entzündlichen Reaktionen

1. Eosinophile und neutrophile Granulozyten, die durch Mastzellmediatoren an den Ort der Sofortreaktion gebracht werden, können ebenfalls Mediatoren produzieren, welche über ihre biologischen Aktivitäten (Spasmogenität, Gefäßpermeabilität) auch retrograd Mastzellen aktivieren.
2. Lösliche Antigen-Antikörperkomplexe aktivieren das Komplementsystem, anaphylaktische Peptide wie C3a und C5a führen bei Mastzellen und Granulozyten zur Sekretion von präformierten und neugenerierten Mediatoren und sind außerdem selber chemotaktisch und spasmogen aktiv. Das größere Komplementbruchstück C3b wiederum aktiviert Makrophagen, die Prostaglandine und Lipoxygenasefaktoren bilden.
3. Sensibilisierte T-Lymphozyten könnten nach Antigen-Kontakt die Produktion von Lymphokinen übernehmen. Einige dieser Lymphokine wirken direkt und indirekt auf die Gefäßpermeabilität wie auch auf das Sekretionsausmaß von Mastzellen.
4. Es ist bekannt, daß T-Lymphozyten chemotaktische Faktoren für basophile Granulozyten produzieren und Makrophagen derart stimulieren, daß Komplementkomponenten und deren Fragmente produziert werden.

Die Wechselwirkungen zwischen den verschiedenen immunpathologischen Reaktionsgeweben könnten also die Ursache für die Spätphase der Sofortreaktion sein. Allergische Reaktionen sind somit multifaktoriell und unterliegen mannigfaltigen Rückkopplungsmechanismen. Sie stellen ein Kontinuum an immunologischen Reaktionen dar; ein besseres Verständnis ihrer Pathogenese wird den Zugang zu therapeutischen Maßnahmen erleichtern, welche spezifisch den einen oder anderen Reaktionsweg zu beeinflussen vermögen.

LITERATUR

1. Askenase PW (1980) Immunopathology of parasitic diseases. Involvement of basophil and mast cells. Springer Seminars in Immunopathology. 2:417
2. Atkins PC, Norman M, Weiner H (1976) Release of neutrophil chemotactic activity during immediate hypersensitivity reactions. Ann Intern Med 86:415
3. Axelrod J, Hirata F (1982) Phospholipid methylation and the receptor-induced release of histamine from cells. TIPS 3:156
4. Bach MK (1982) Mediators of anaphylaxis and inflammation. Ann Rev Microbiol 36:371
5. Bartmann W, Beck G (1982) Prostacyclin und synthetische Analoga. Angew Chem 94:767
6. Befus AD, Pearce FL, Gauldie J, Horsewood P, Goodacre RL, Cole F, Heatley RV, Bienenstock J (1979) In: Pepys J, Edwards AM (eds): Isolation and characteristicts of mast cells from the lamina propria of the small bowel. The mast cell: its role in health and disease. Pitman, Medical Publishing Co, Tunbridge Wells p 702
7. Benveniste J (1981) Platelet-activating factor (PAF-acether). Behring-Inst Mitt 68:92

8. Blackwell GJ, Flower RJ (1981) Glucocorticoids, lungs and prostaglandins. Bull Eur Physiopath Resp 17:595
9. Borgeat P, Samuelsson B (1979) Arachidonic acid metabolism in polymorphonuclear leukocytes: unstable intermediate in formation of dihydroxy acids. PNAS 76:3213
10. Cheung WY (1982) Calmodulin: an overview. Fed Proc 41: 2253
11. Cunningham FM, Smith MJH (1982) Leukotriene B4: Biological acitivities and the cytoskeleton. Br J Parmacol 75: 383
12. Czarnetzki BM, König W, Lichtenstein LM (1976) Eosinophil chemotactic factor (ECF). I. Release from polymorphonuclear leukocytes by the calcium ionophore A 23187. J Immunol 117:229
13. Folco G, Omini C, Rossoni G, Vigano T, Berti F (1982) Anticholinergic agents prevent guinea-pig airway constriction induced by histamine, bradykinin and leukotriene C4: Relationship to circulating TXA2. Eur J Pharmacol 78:159
14. Ghelani AM, Holroyde MC, Sheard P (1980) Response of human isolated bronchial and lung parenchymal strips to SRS-A and other mediators of asthmatic bronchospasm. Br J Pharmacol 71:107
15. Mac Glashan DW jr, Lichtenstein LM (1981) The purification of human basophils. J Immunol 124:2519
16. Goetzl EJ, Austen KF (1975) Purification and synthesis of eosinophilotactic tetrapeptide of human lung tissue: identification and eosinophil-chemotactic factor of anaphylaxis. PNAS 72:4123
17. Goetzl EJ, Derian C, Valone FH (1980) The extracellular and intracellular roles of hydroxy-eicosatetraenoic acids in the modulation of polymorphonuclear leukocyte and macrophage function. J R E S 28:105
18. Goldstein B, Dembo M, Sobotka A, Lichtenstein LM (1979) Some invariant porperties of IgE-mediated basophil activation and desensitization. J Immunol 123:1873
19. Hanahan DJ, Demopoulos CA, Liehr J, Pinchard RN (1980) Identification of naturally occuring platelet activating factor isolated from rabbit basophils as acetyl glyceryl ether phosphoryl choline. J Biol Chem 255: 5514
20. Hastie R, Chir PhD, Heroy JH, Levy DA (1979) Basophil leukocytes and mast cells in human nasal secretions and scrapings studied by light microscopy. Lab Invest 40:554
21. Hempstead BL, Parker CW, Kulczycki A (1979) Characterization of the IgE-receptor isolated from human basophils. J Immunol 123:2283
22. Henson PM (1980) An overview of lipid mediators in the inflammatory process. J R E S 28:93
23. Higgs GA, Salmon JA, Spayne JA (1981) The inflammatory effects of hydroperoxy and hydroxy acid products of arachidonate lipoxygenase in rabbit skin. Br J Pharmacol 74:429
24. Hsueh W, Sun FF (1982) Leukotriene B4 biosynthesis by alveolar marcrophages. B B Res Comm 106:1085

25. Ishizaka T (1982) Biochemical analysis of triggering signals induced by bridging of IgE receptors. Fed Proc 14:17
26. Jakschik BA, Falkenhein S, Parker CW (1977) Precursor role of arachidonic acid in release of slow reacting substance from rat basophilic leukemia cell. PNAS 74:4577
27. Kagey-Sobotka A, MacGlashan DW, Lichtenstein LM (1982) Role of receptor aggregation in triggering IgE-mediated reactions. Fed Proc 41:12
28. Kaliner MA (1980) Is a mast cell a mast cell? Allergy Clin Immunol 66:1
29. Kawabori S, Unno T, Okuda M, Otsuka H (1981) Electron microscopic studies of basophilic cells in allergic nasal secretions and mucous membranes. Rhinology 19:Suppl 1:115
30. Kay AB, Lee TH (1982) Neutrophil chemotactic factor of anaphylaxis. Allergy Clin Immunol 70:317
31. Kay AB (1982) Leukotrienes and lung diseases. Thorax 37: 241
32. Kennerly DA, Sullivan TJ, Parker CW (1979) Activation of phospholipid metabolism during mediator release from stimulated rat mast cells. J Immunol 122:152
33. König W, Czarnetzki BM, Lichtenstein LM (1976) Eosinophil chemotactic factor (ECF). II. Release during phagocytosis of human polymorphonuclear leukocytes. J Immunol 117:235
34. König W, Tesch H, Frickhofen N (1978) Generation and release of eosinophil chemotactic factor from human polymorphonuclear neutrophils by arachidonic acid. Eur J Immunol 8:434
35. König W (1978) Die immunbiologische Rolle des Histamins und seine Bedeutung für die Allergiediagnostik. Immun Infekt 6:38
36. König W (1978) Struktur und Funktion des eosinophilen Leukozyten. Immun Infekt 6:97
37. König W, Pfeiffer Ph, Kunau HW (1981) Effect of arachidonic acid metabolites on the histamine release from basophils and rat mast cells. Monogr Allergy 66 (Suppl 1):149
38. König W, Theobald K, Möller G, Pfeiffer Ph, Bohn A (1981) The IgE-receptor. In: Ring J, Burg G (Eds): New trends in allergy. Springer, Berlin Heidelberg New York p 21
39. König W, Pfeiffer Ph, Szperalski B, Bohn A (1981) Membrane biochemical events in mast cell and basophil activation and secretion. Behring-Inst Mitt 68:30
40. König W, Kunau HW, Borgeat P (1982) Induction and comparison of the eosinophil chemotactic factor with endogeneous hydroxyeicosatetraenoic acids: its inhibition by arachidonic acid analogs. In: Samuelsson B, Paoletti R (eds) Leukotrienes and other Lipoxygenase Products. Raven Press, New York p 301
41. König W, Bremm KD, Müller P, Kunau WH, Borgeat P, Spur B, Crea AEG, Falsone G (1983) On the biological role of lipid chemotactic factors, in "First international conference on leucocyte locomotion and chemotaxis" Agents and Actions. In: Keller HU, Till GO (ed), Vol 12 Birkhäuser, Basel p 167
42. Kroegel C, Kunau HW, König W (1981) Inhibition of the eosinophil che-

motactic factor (ECF) release from human PMNs and rat mast cells by arachidonic acid analogues. Cell Immunol 60:480
43. Lewis RA, Austen F (1981) Mediation of local homeostasis and inflammation by leukotrienes and other mast celldependent compounds. Nature 293:103
44. Lichtenstein LM (1971) The role of cyclic AMP in inhibiting IgE-mediated release of histamine. Ann Acad Sci 185:403
45. Marone G, Kagey-Sabotka A, Lichtenstein LM (1979) Effects of arachidonic acid and its metabolites on antigen induced histamine release from human basophils in vitro. J Immunol 123:1669
46. Mencia-Huerta JM, Hadji L, Benveniste J (1981) Release of a slow-reacting-substance from rabbit platelets. J Clin Invest 68:1586
47. Metzger H, Goetze A, Kanellopoulos J, Holowka D, Fewtrell C (1982) Structure of the high-affinity mast cell receptor for IgE. Fed Proc 41:8
48. Moncada S, Vane JR (1981) Prostacyclin, its biosynthesis, actions and clinical potential. Phil Trans R Soc Lond 294:305
49. Mygind N (1979) Nasal Allergy. 2nd ed Blackwell, Oxford
50. Naccache PH, Molski ThFP, Becker EL, Borgeat P, Picard S, Vallerand P, Sha'afi RI (1982) Specificity of the effect of lipoxygenase metabolites of arachidonic acid on calcium homeostasis in neutrophils. J Biol Chem 257:8608
51. Neugebauer E, Lorenz W (1981) Histamine in health and disease. Behring Inst Mitt 68:102
52. Patkar SA, Diamant B (1982) Mechanism of histamine release from rat peritoneal mast cells. Klin Wochenschr 60:948
53. Patterson NAM, Burka JF, Craig ID (1981) Release of slow-reacting substance of anaphylaxis from dispersed pig lung cells: effect of cyclooxygenase und lipoxygenase inhibitors. J Allergy Clin Immunol 67:426
54. Peatfield AC, Piper PJ, Richardson PS (1982) The effect of leukotriene C4 on mucin release into the cattrachea in vivo and in vitro. Br J Pharmacol 77:391
55. Pinckard RN, McMagnus LM, Hanahan DJ (1982) Chemistry and biology of acetyl glyceryl ether phosphorylcholine (Platelet-activating factor). In: Weissmann G (ed) Advances in Inflammation Research, Vol 4. Raven Press, New York
56. Piper PJ, Samhoun MN (1982) Stimulation of arachidonic acid metabolism and generation of thromboxane A2 by leukotrienes B4, C4 and D4 in guinea-pig lung in vitro. Br J Pharmacol 77:267
57. Pison U, Theobald K, Bohn A, Kunau HW, König W (1983) Evidence for phospholipase arachidonic acid involvement in anaphylatoxin-induced smooth muscle contraction and histamine release from mast cells. Monogr Allergy 18:206
58. Rouzer CA, Scott WA, Hamill AL, Liu FT, Katz DH, Cohn ZA (1982) Secretion of leukotriene C and other arachidonic acid metobilites by macrophages challenged with immunoglobulin E immune complexes. J Exp Med 156:1077

59. Rubin RP (1982) Calcium-phospholipid interactions in secretory cells:a new perspective on stimulus-secretion coupling. Fed Proc 41:2181
60. Samuelsson B (1980) The leukotrienes: a new group of biologically active compounds including SRS-A. TIPS 227:1
61. Serhan CN, Radin A, Smolen JE, Korchak H, Samuelsson B, Weissmann G (1982) Leukotriene B4 is a complete secretagogue in human neutrophils: a kinetic analysis. BB Res Comm 17:1006
62. Sieghardt W, Theohardes TC,Alper SL,Douglas WW,Greengard P (1978) Calcium-dependent protein phosporylation during secretion by exocytosis in the mast cell. Nature 275:329
63. Shelhamer JH, Marom Z, Sun F, Bach MK, Kaliner M (1982) The effects of arachinoids and leukotrienes on the release of mucus from human airways. Chest 81:36
64. Shulman ES, Newball HH, Demers LM, Fitzpatrick FA, Adkinson F (1981) Anaphylactic release of thromboxane A2,Prostaglandin D2 and Prostacyclin from human lung parenchyma. Am Rev Respir Dis 124:402
65. Shulman ES, MacGlashan DW, Peters StP,Schleimer RP,Newall HH,Lichtenstein LM (1982) Human lung mast cells: Purification and characterization. J Immunol 129:2662
66. Solley GD, Gleich GJ, Jordan RE,Schroeter AL (1976) The late phase of the immediate wheal and flare skin reaction: Its dependence on IgE antibodies. J Clin Invest 58:408
67. Spannhake EW,Levin JL,McNamara DB,Hyman AL, Kadowitz PJ (1981) In vivo synthesis of airway-active agents from arachidonic acid. Bull Eur Physiopath Presp 17:523
68. Stenson WF,Parker CW (1980) Monohydroxy eicosatetraenoic acids (HETEs) induce degranulation of human neutrophils. J Immunol 124:2100
69. Stimler NP, Bach MK, Bloor CM, Hugli TE (1982) Release of leukotrienes from guinea pig lung stimulated by C5a des Arg anaphylatoxin. J Immunol 128:2247
69.a Strobel S, Müller HRP,Ferguson A (1981) Human intestinal mucosal mast cells:evaluation of fixation and staining techniques.J Clin Pathol 34: 851
70. Sullivan TJ, Kulczycki A (1980) In:Parker ChW. Immediate hypersensitivity response in "Clinical Immunology,Vol.1" WB Saunders Company, Philadelphia London Toronto
71. Sun FF,McGuire JC,Morton DR,Pike JE,Sprecher H,Kunau WH (1981) Inhibition of platelet arachidonic acid 12-Lipoxygenase by acetylenic acid compounds. Prostaglandins 21:5029
72. Tesch H, König W (1980) Phospolipase A2 and arachidonic acid: a common link in the generation of the eosinophil chemotactic factor (ECF) from human PMN by various stimuli. Scand J Immunol 11:409
73. Winslow CM, Austen KF (1982)Enzymatic regulation of mast cell activation and secretion by adenylate cyclase and cyclic AMP-dependent protein kinases. Fed Proc 41:22
74. Yoshimoto S,Yoshimoto T,Tsubura E(1982)Arachidonic acid-induced chemilumenisescence of human polymorphonuclear leukocytes.BB Res Com107:779

Diskussion

Vorsitz: H. Lennartz, K. Sewing

- Sewing -
Ich habe zwei Fragen, das heißt zwei Fragenkomplexe. Die 1. Frage geht an Herrn Schauer. Herr Schauer da ist immer die Rede von einer sogenannten atypischen Mastzelle, gibt es irgendwelche morphologische Eigenarten und wenn ja, welche, die eine Zelle, eine Mastzelle als atypisch charakterisieren würde. Ich würde gerne den 2. Fragenkomplex an Herrn König noch anzuschließen versuchen. Sie haben den immunologischen Aspekt der Mastzelle ganz in den Vordergrund Ihrer Betrachtung gestellt und ich würde dem eigentlich aus immunologischer Sicht nichts hinzuzufügen haben. Für mich ist nur außerordentlich schwer vorzustellen, daß eine Zelle, die ganz intensiv in das immunologische Geschehen eingebettet ist, durch spezifische Rezeptoren für Immunglobuline IgE und IgG etc. nun auch in irgendeiner Form noch so triviale Funktionen haben soll wie die Bereitstellung von Histamin für die Magensekretion. Das funktioniert und paßt irgendwie für mich nicht so ganz ins Bild und ich würde gerne von Ihnen wissen, ob Sie dafür eine Erklärung haben oder ob es keine Erklärung dafür gibt.

- Schauer -
Aus meiner Sicht kann ich nur sagen, daß alle Untersuchungen, die wir über die Entwicklung der Mastzellen und der Granulasynthese durchgeführt haben, völlig uniform verliefen ohne Unterschiede und daß wir "atypische Mastzellen" dabei nicht beobachtet haben.

- Sewing -
Das heißt somit, es gibt keine atypische, sondern Mastzelle ist Mastzelle oder ist das nicht das, was Sie sagen wollten?

- Schauer -
Ja, wenn Sie die Ausführungen von mir bezüglich des Blutbasophilen nehmen, so hat Herr Lennert sich vor allem mit diesem Problem befaßt. Auch was die Wasserlöslichkeit der Granula betrifft, bestehen gewisse Unterschiede und bestimmte Enzymaktivitäten sollen in den Blutbasophilen nicht vorkommen, hier sind gewisse Unterschiede. Die Blutbasophilen werden aber letztlich als Mastzellen aufgefaßt, aber ich würde nicht sagen, daß das atypische Mastzellen sind. Unter uns Pathologen ist der Ausdruck "atypisch" ohnehin in dieser Richtung verpönt. Es kann sich hier nur um biochemische oder biologische Unterschiedlichkeiten handeln, weil wir den Ausdruck Atypie nur für die neoplastische Atypie verwenden.

- Lorenz -
Eigentlich müßte man sagen heterogene Mastzellen, denn der Begriff atypische und typische ist lediglich eine Differenzierung in zwei Gruppen und inzwischen sind wir ja eigentlich weiter (Pearce F (1982) Klin Wochenschr 60:954). Die Mastzelle z.B. in der menschlichen Lunge verhält sich anders gegenüber Histaminliberatoren und Stabilisatoren wie Intal als die Mastzelle im Darm, in der Haut und in der Leber usw. Auch wird die eine durch

Reaktion von IgE mit Antigen stimuliert, eine andere reagiert nicht auf IgE. Wir kennen eine ganze Gruppe von Mastzellen, die IgE-intensiv ist, und es gibt Mastzellen, die reagieren auf MCD-Peptid, andere reagieren nicht auf MCD-Peptid. Die Differenzierung in ihrem biochemischen, in ihrem histochemischen sowie in ihrem elektronenmikroskopischen Verhalten, z.B. hinsichtlich Form und Größe der Granula, erlaubt die Unterscheidung einer Serie von Mastzelltypen (Lorenz, Schauer, Reimann (1971) Arch Pharmacol 269:416).

- Schauer -

Herr Lorenz, das habe ich in meinem Vortrag ja gesagt, daß der Degranulationsprozeß arealsmäßig unterschiedlich verläuft und Sie führen selbst eine ganze Menge von Unterschiedlichkeiten in der Reaktivität aus, aber das ist sehr heterogen, es sind sehr viele Faktoren, Einzelfaktoren und ich glaube man kann doch nicht die einen als typisch und die anderen als atypisch bezeichnen.

- Lorenz -

Heute haben wir isolierte Zellen, an denen wir Unterschiede testen können, z.B. die isolierte Hundemagen-Mastzelle aus der Mucosa. Da haben wir in der Größe der Zelle einen deutlichen Unterschied, d.h. die einen Zellen sind im 5 µ-Bereich, die anderen im 6 µ-Bereich, die anderen sind 8 bis 10 oder 15 µ groß, also man kann zwei Häufigkeitsverteilungen bekommen. Die eine Gruppe z.B. als isolierte Mastzellen reagiert auf Acetylcholin, die klassische reagiert nicht auf Acetylcholin. Die eine reagiert auf 48/80 die andere reagiert nicht auf 48/80, alles an isolierten und doch hochgereinigten Zellpopulationen. Und dann die eine, wie Sie ja wissen, reagiert bei pH 1 oder 4 mit basischen Farbstoffen, die andere nicht. Das sind doch echte Unterschiede in ihren Verhaltensweisen.

- Schauer -

Qualitative Unterschiede ganz verschiedener Art.

- König -

Darf ich vielleicht zur Frage 1 Stellung nehmen: Es gibt immunologische Untersuchungen, in denen man die Mastzellreife oder Entwicklung in den 60-er Jahren studiert hat. Burnet und Ginsburg haben fetalen Thymus genommen, den kultiviert und haben nach 4 bis 6 Wochen praktisch eine reine Mastzellpopulation bekommen. Daraus entstand damals das Konzept, daß die T-Zelle sozusagen die Precursor-Zelle ist für die Mastzelle. Wir haben das seinerzeit mit fetalem Thymus ebenfalls durchgeführt. Wenn Sie jetzt schauen 1. nach der Rezeptorausbildung dieser sogenannten Mastzellen in ihrer Ontogenese, 2. nach der Synthesefähigkeit von Histamin, so ist die Rezeptorausbildung relativ früh bereits da für IgE, ohne daß das klassische Granulengerüst da ist; ich würde deshalb eher an eine biochemische Heterogenität denken, die vielleicht auch nicht unbedingt morphologisch faßbar ist. Das ist Punkt 1.

Punkt 2 ist, daß das alte Konzept, daß Pharmaka, die auf den cAMP-Spiegel einwirken und den cAMP-Spiegel erhöhen, die Sekretion automatisch blockieren, also das Theophyllinkonzept. Dies ist kaum noch tragbar, weil man mittlerweile klar weiß, daß am cAMP-Kompartment wahrscheinlich unterschiedliche

Proteinkinasen wirksam sind. Auch das wäre wiederum ein Beweis dafür, daß vielleicht in einer biochemischen Feindiskriminierung, nicht unbedingt in einer morphologischen Feindiskriminierung, hier die funktionelle Heterogenität zustande kommt. Ich glaube, es wird sehr, sehr schwierig sein, wirklich klassen-spezifische funktionelle Parameter einzuführen. Sie sehen in der Ratte wohl Mastzellen, die voll sind mit Granulen und einige haben weniger Granulen, aber das ist das einzige, was letztlich als morphologisches Kriterium existent ist.

- Schauer -

Herr Lorenz, ich darf das vielleicht noch ergänzen. Wir haben die Bilder der vitalen Mastzellgranulaentwicklung gesehen. Da waren in den frühen Entwicklungsphasen die Granula 3 bis 4 mal so groß wie in ganz reifen Zellen. Ich glaube, daß man aus Granula bzw. aus morphometrisch meßbaren Granularunterschieden nicht ohne weiteres etwas aussagen darf.

- Lennartz -

Die 2. Frage von Herrn Sewing steht noch aus.

- Lorenz -

Die 1. Frage ist nicht beantwortet. Es ist eine sehr komplizierte Frage.

- König -

Aber nicht lösbar.

- Schauer -

Da ist doch nur das alte Experiment von Ginsberg, wo man ganz überrascht war und dachte, stammt denn die Mastzelle von T-Zellvorstufen ab?

- König -

Aber ich meine, das ist jetzt so.

- Lorenz -

Das ist aber nicht das letzte, Sie haben gesagt, das ist ein altes Experiment, es gibt aber allein schon in diesem Jahr wieder 5 oder 6 Arbeiten, die diese These bestätigen.

- König -

Nein, ich meine die aus dem Thymus.

- Lorenz -

Ob die Darmmastzellen eigentlich aus dem Thymus ausgewandert sind, um an diese Stelle zu kommen, Herr Schauer, das ist nicht uralt, sondern das ist momentan heißestes Thema.

- König -

Vielleicht darf ich nochmal sagen, die Kultivierung des fetalen Thymus war nicht der ausschließliche Beweis und auch nicht der Beweis dafür, daß die Mastzelle von T-Zellen kommt, denn der fetale Thymus ist voll von sogenannten Precursorzellen. Die heutige Auffassung geht dahin, einschließlich der Experimente mit Anti-T-Zell-Antiseren und dann spezifischen Oberflächenmarkern, daß man sagt, durch Kultivierung des fetalen Thymus ist es möglich, Mastzellen zu bekommen. Die T-Zelle ist nicht der Precursor, sondern es ist eine im Thymus vorliegende Zelle, die wahrscheinlich durch Emigration während der Reifung aus dem Thymus auswandert. Es bestehen wohl offenbar Unterschiede, wenn man ein Tier thymektomiert. Man stellt eben fest, daß die Zahl der in der Darmmucosa vorliegenden Mastzellen abnimmt; daraus hat zumindest Askenase geschlossen, daß es eine Mastzelle gibt, die eben in irgendeiner Form T-Zell-regulatorisch beeinflußbar ist und eine andere Mastzelle, die im Mesenterium ist, im Peritoneum ist, die offenbar T-Zell-regulatorisch insensitiv ist.

- Lorenz -

Die Heterogenität der Mastzelle entscheidet ja die Frage, aus welchem Organ erfolgt die Histaminfreisetzung, z.B. beim Dextran. Herr Schauer, wir müssen versuchen zu erklären, warum reagiert Dextran ausschließlich auf die frei schwimmende Rattenperitoneal-Mastzelle, warum reagiert sie schon nicht mehr auf die im Gewebeverband befindliche peritoneale Rattenmastzelle und warum sind auch die anderen Mastzellen wie z.B. Dünndarmmastzelle, Duodenalmastzelle der Ratte völlig insensitiv. Diese Untersuchungen mit den verschiedenen Liberatoren, immer in Verbindung mit der Frage, ob die Zellen histochemisch anders aussehen oder in ihrer Größe anders sind, die hat zu dieser Untergruppierung geführt. Wir würden uns im Moment eine große Schwierigkeit antun, wenn wir das herausgearbeitete Konzept verwerfen, das hat uns bisher eigentlich ein ganzes Stück weitergeholfen.

- Schauer -

Ja, aber ich kann darauf nur abschließend sagen, ich habe die Lennert'sche Ansicht ja auch angeführt, daß die immunologische und enzymhistochemische nachweisbare Ausstattung dazu geführt hat, zu sagen, die Mastzelle ist eine Abkunftszelle aus der myelomonozytären Reihe und ich glaube, es gibt auch im Bindegewebe mesenchymale "Stammzellen". Analog einer Knochenmarkstammzelle aus der auf Blastenebene eine Weiterentwicklung in verschiedene Richtungen möglich ist. Daß genexpressorisch an diesen Zellen Unterschiede sind, das glaube ich ist klar, und das wissen wir auch für viele andere Zellsysteme. Das gilt ja auch für epitheliale Organzellen gleichermaßen.

- Lennartz -

Ist das jetzt beantwortet oder klargestellt, dann kommt die nächste Frage.

- König -

Das war die potenzielle Trivialität der Mastzelle auf den Magen. Ja es ist wirklich sehr merkwürdig, daß die Mastzelle einerseits über C5a und IgE Histamin entläßt; wenn Sie aber C3b nehmen, das große Komplementbruchstück C3b, dann wird kein Histamin entlassen, sondern nur lysosomale Enzyme wie z.B. Beta-Glucuronidase. Ich würde sagen, die Zelle, wenn sie auch durch ihr Vorkommen trivial erscheint, diskriminiert offenbar sehr wohl bezüglich des möglichen Sekretionsmodus, dem sie dann unterliegt. Ja, warum hat die Zelle, oder warum ist die Zelle auch noch im Magen? Ich kann es beim besten Willen nicht beantworten, ich würde sagen, daß sicher die Mastzelle, die ich als mehr oder weniger potenziellen Feind dargestellt habe, wie auch heute morgen dargestellt wurde, sicher eben regulatorische Funktionen bezüglich der Vaskularisierung und vielleicht auch des Abrufens anderer potenzieller Zellen hat. Das ist das einzige, was ich über die Magenmastzelle hier aus der immunologischen Sicht sagen kann.

- Lorenz -

Vielleicht ist es in der Tat so, daß die immunologische Sicht leider ein Versuch ist, aus einem speziellen Blickwinkel die ganze Mastzell- und Histamin-Situation - ich möchte nicht gerade sagen, zu dominieren - damit zu erklären. Deshalb führt sie auch zu Hypothesen, die auf vielen Gebieten, so in Drüsen und am Kreislauf, kaum zu praktischen Ergebnissen gelangen. Sie müssen z.B., wenn Sie so argumentieren, erklären, warum die Magenmastzelle kein IgE bindet und offensichtlich keine IgE-Rezeptoren hat.

- Eberlein -

Hat sie IgE Rezeptoren?

- Lorenz -

Nein. Von Soll (1971, Arch Pharmacol 269:416) ist es mit IgE, IgG, IgM und IgA geprüft worden. Aus welchen Gründen auch immer hat man keinerlei Hinweis, daß diese Antikörper überhaupt gebunden werden. Natürlich kann man jetzt hergehen - das haben in der Tat die Immunologen sofort getan - und argumentieren, die Magenmastzelle sei keine Mastzelle, aber das ist der Gesichtswinkel des Spezialisten. Selbst die Magenmastzellen sind ja untereinander nicht einheitlich, wie wir gezeigt haben.

- Sewing -

Man darf bei diesen Untersuchungen nicht vergessen, daß es sich dabei um mit sehr brutalen Methoden herausgelöste Mastzellen aus dem Zellverband handelt. Diese brutalen Methoden bleiben mit Sicherheit nicht ohne Auswirkungen auf die Zellrezeptoren.

- Lorenz -

Nein. Hier handelt es sich um in vivo- und in vitro-Versuche. Beide korrelieren gut.

- König -

Ich darf vielleicht Ihren Punkt nochmal unterstützen, auch Mastzellen im Magen haben Rezeptoren für IgE, nur das Problem ist natürlich....

- Lorenz -

Wer hat das nachgewiesen?

- König -

Das ist nachgewiesen worden, also auch fluoreszenzserologisch, aber die Mastzelle ist charakterisiert durch ihren Besatz an IgE und auch an Fc-Gamma-Rezeptoren. Das Problem ist natürlich das, wenn Sie Lungen-Mastzellen nehmen und Sie fangen an, das Ganze zu präparieren, brauchen Sie mit der Elutrierzentrifugen-Technik 24-36 h und dann sind sie natürlich kaputt.

- Lorenz -

Das stimmt insofern nicht, weil schon Reinigungen über verschiedene Stufen durchgeführt wurden (Ennis, 1980). Wir müssen uns doch Modelle überlegen, mit denen wir sowas prüfen können, und wenn wir in vivo mit ähnlichen Modellen arbeiten und zeigen, daß die Liberatoren die in vivo liberieren, auch in vitro liberieren, und die die in vivo nicht liberieren auch in vitro nicht liberieren, dann haben wir doch die notwendige gesuchte Einheit zwischen diesen beiden Dingen, das sollte man zunächst einmal akzeptieren. Dextran z.B. liberiert Histamin auch nur bei der Ratte und liberiert nicht beim Hund und liberiert nicht beim Menschen und das ist doch genau der Punkt, um den es uns dann klinisch geht. Das nächste Problem ist z.B. eine Vereinheitlichung des Konzeptes, daß MCD-Peptide, basische Stoffe und IgE in ihrem Mechanismus gleichgesetzt werden. Darüber bin ich nicht glücklich. Im Moment bemühen wir uns, auf verschiedensten Ebenen in den Gruppen von Pearce, Foreman, Stanworth, Gomperts, Lagunoff, Diamant etc. zwischen der Reaktionsweise des MCD-Peptides, des Capsicain, der Ionophore und des IgE zu unterscheiden, z.B. in der Frage der Art der Mobilisierung des Calciums.

- König -

Ja, ich meine das ist ein faires Argument, das Problem ist nur, Herr Lorenz, sobald wir nicht in der Lage sind, eine reife Zelle zu nehmen und durch Fusionierung, das was ich Ihnen dargestellt habe, die Folgelinie zu bekommen, ist alles andere Spekulation, d.h. Sie werden immer mit einem heterogenen Zellgemisch arbeiten, es sei denn, Sie sind in der Lage, mit monoklonalen Antikörpern klar zu sagen, das ist Mastzellfähnchen 1, das ist Mastzellfähnchen 2, das ist Mastzellfähnchen 3. Solange das aber nicht gegeben ist, wird es sehr, sehr schwierig sein, zu sagen, also gut, diese Mastzelle reagiert nicht. Es ist in der Tat so, wenn Sie Rattenperitonealzellen nehmen, die reagieren außerordentlich gut mit MCD, das haben wir mit Herrn Habermann gemacht. Sie reagieren außerordentlich gut mit den terminalen Aminosäuresequenzen, wenn Sie menschliche basophile Granulozyten nehmen, diese reagieren sozusagen nur in einem Funktionsspektrum, das praktisch an die toxische Grenze herangeht. Aber ich glaube es wird sehr schwierig sein, nur bei Sekretionsstudien und vielleicht morphologischen Trakton diesen Weg zu gehen, daß man sagt, ja das ist wirklich jetzt eine andere Mastzelle, ich glaube da helfen eben nur Oberflächenmarker und andere Dinge weiter und vielleicht eben die Klonierung einzelner Mastzellen.

- Lorenz -

Aber wenn sie den Zellverband wieder sehen, schauen sie doch wieder anders aus und wir reden von der menschlichen Situation und nicht von der isolierten Zelle, auch nicht von der monoklonalen Zelle.

- König -

Das ist klar, aber es geht ja darum, Funktion zu analysieren und Funktion, ich meine das immunologische Meßsystem haben Sie nur etablieren können, daß Sie T- und B-Zellen und Makrophagen haben und daß es Unterschiede in T-Zell-Populationen gibt, indem sie sozusagen sich der einzelnen Zelle gewidmet haben und wie sie jetzt im immunologischen Konzert in vivo reagieren, das ist ja völlig klar, kann auch eine andere Situation sein, aber es ist der einzige experimentelle Zugang.

- Lennartz -

Es stand noch eine Frage von Herrn Tryba aus.

- Tryba -

Heparin und Histamin liegen an der Mastzelle in Komplexform. Werden die auch immer zusammen in gleicher Form ausgeworfen oder gibt es dort Unterschiede? Kann man das trennen und wie hoch ist der Heparinauswurf?

- Schauer -
Ich glaube,daß es Histaminfreisetzung gibt,ohne daß Heparin frei wird,ohne daß es einen Degranulationsprozeß gibt, das funktioniert über Ionenaustausch mit anderen basischen Substanzen.
- Tryba -
Aber das gibt es auch mit Heparin.
- Schauer -
Ja.
- Tryba -
Kann man das vorher bestimmen oder ist es nicht bestimmbar?
- Schauer -
Sie meinen, daß der Komplex herausgeht?
- Tryba -
Daß das Heparin zusammen mit herausgeht.
- Schauer -
Ja, das glaube ich schon, daß das geht.
- Lorenz -
Man denkt an Rocha e Silva's Arbeit über die Hundeleber, bei der Histaminfreisetzung mit lytischer Aktivität einhergeht, oder an Zietz et al. mit ihren Tests an der Meerschweinchenleber.
- Schauer -
Es ist,so glaube ich,sehr pH abhängig, wenn Sie das pH steigern, dann geht die salzartige Bindung auseinander.
- Tryba -
Läßt sich durch eine exogene Heparinzufuhr, die Histaminliberation beeinflussen?
- Lorenz -
Das kann ich Ihnen beantworten. Da gibt es Untersuchungen von Herrn Schuster in "Arzneimittelforschung", in den 60-er Jahren veröffentlicht. Damals war sogar die Frage aufgekommen, ob man mit einer geringen Gabe eines Histaminliberators die weitere Histaminliberierung blocken kann, obwohl die Zellen noch voll mit Histamin sind. Man hat das damals erklärt, daß gewissermaßen die Sekretion des Histamins geblockt wird durch kleine Mengen von Heparin. Man hat dann auch in vitro Experimente gemacht, indem man bestimmte Heparindosen, allerdings auf Milligrammbasis,zugegeben hat (Rinderheparin). Damit konnte man eine Histaminfreisetzung blockieren. Ich glaube nicht, daß es sehr physiologisch ist.
- Siewert -
Vielleicht müßte man diese Versuche noch mal reproduzieren.
- Schauer -
Ich glaube,gerade was das Heparin betrifft, das ist ein Polyelektrolyt, da gibt es Komplexbindungen und Sekundärreaktionen. Heparin hemmt zahlreiche Enzymsysteme. Ich wäre mit simplen Experimenten sehr vorsichtig.
- Beger -
Als Kliniker sei mir bei der Betrachtung dieser in vivo-Ergebnisse eine Frage erlaubt: Eine bekannte Reaktion der Histaminfreisetzung ist der Kon-

takt von Mastzellen mit Lipid A, einem Endotoxinbruchstück aus gramnegativen Keimen. Geht das über denselben Weg oder wie funktioniert die Histaminliberation in diesem Fall?
- König -
Nein, sondern der bekannte Kontakt des Lipid A Mechanismus ist im Grunde genommen eine alternative Komplementaktivierung,d.h. wenn Sie Lipid A plus Mastzelle zusammengeben, da werden Sie kaum eine signifikante Histaminfreisetzung bekommen,aber wenn Sie das Lipid A haben und Sie nehmen Serum, dann aktivieren Sie den alternativen Bypass und Sie bekommen die Anaphylatoxinwirkung.Sie sprechen mit Recht an,ob die IgE induzierte Reaktion eine Ausnahmesituation ist.Wir haben ja lange diskutiert über die verschiedenen Pharmaka einschließlich der Kontrastmittel. Es könnte über IgE laufen, es könnte natürlich über Komplementaktivierung laufen, das was das IgE-System eben außerordentlich befruchtend für diese anderen Systeme gemacht hat, ist, daß Sie es praktisch mit klaren Rezeptor-Ligand Modellen zu tun haben, wo der "Mörtel wirklich fest an der Mauer hängt", weil das IgE dort fest bindet. Es gibt heute nach wie vor keine Vorstellung,wie das C5a sich in die Membran einlagert und dann die Sekretion induziert. Das ist eben sehr schwierig, es gibt Bindungsexperimente, von Chenowatt und T.Hugli, die C5a, also humanes C5a isoliert,radioaktiv markiert haben und dann Bindungsexperimente machten. Es gibt keine klaren Vorstellungen bezüglich eines C5a Rezeptors. Bezogen auf das Lipid A ist es ein Komplement induzierter Effekt.
- Beger -
Ich habe noch eine 2. Frage. Wird die Histamineffizienz peripher durch die Leukotriene vermittelt, die ja ebenfalls freigesetzt werden, und kann man beide Wirkungen von einander trennen?
- König -
Ich habe versucht darzustellen, daß Histamin ein Mediator ist. Histamin ist sicherlich der klassische Mediator, aber aufgrund der neueren Erkenntnisse weiß man, daß es natürlich sehr viele andere Mediatoren gibt und ich darf vielleicht auf die alten Studien von Levi und Burke über die kardiale Anaphylaxie zurückgehen. Levi und Burke hatten gezeigt, daß die Zugabe von Histamin wie erwartet zur Tachykardie führt, wenn sie dann Histamin und die klassische SRS Präparation zugeben, erfolgt ein Herzstillstand. Mittlerweile haben sie Daten gebracht, wenn sie Histamin nehmen und synthetisches Leukotrien C4 zuführen, erhalten sie das gleiche Phänomen, also hier haben sie eine konzertierte Aktion von 2 Mediatoren, die wir jetzt mal simplifiziert haben,indem wir nur Leukotrien C4 genommen haben. Wir selber haben Experimente gemacht, indem wir die Einwirkung der Leukotriene oder Lipoxygenasefaktoren auf eine C5a induzierte, in vitro natürlich, C5a induzierte Histaminsekretion aus basophilen Granulozyten gemacht haben und man sieht, daß praktisch die Leukotriene zu einer wesentlichen Stärkung der Sekretion führen. Also gibt es, oder sind diese Mediatoren auch Modulatoren der Sekretion. Das heißt, diese Mediatoren werden nicht nur ausgeschüttet, diese Mediatoren (Prostaglandine und Leukotriene) sind natürli-

che Membranmediatoren, d.h. sie führen auch zur Membranperturbation. Sie werden als erstes freigesetzt und erst dann phasenhaft in der Aktivierung verschoben kommt die Granule und wird entleert; sie haben bei gewissen Reaktionen die sogenannte "Piece Meale"-Freisetzung, d.h. durch große Vakuolen wird das Histamin nach außen geschleust.

- Beger -

So daß da eine additive Wirkung eintritt.

- König -

So daß sicher eine additive oder auch synergistische Wirkung zustandekommt.

- Lorenz -

Von klinischer Seite sollte noch auf einiges hingewiesen werden. Wir wollen ja was dagegen tun, wir wollen ja nicht deskriptiv verbleiben und die Patienten sterben sehen, sondern wir wollen versuchen, ein Konzept zu entwickeln um helfen zu können. Das hat uns ja dazu gebracht, von einer "prädominanten" Histaminfreisetzungsreaktion in bestimmten Fällen zu sprechen und sie uns anzusehen, weil wir sie im Moment mit Antagonisten blockieren, genauer gesagt eine Prophylaxe betreiben können. Das ist augenblicklich die Situation. Wir kennen tatsächlich nicht die Rolle der Leukotriene, der Prostaglandine, des Serotonins oder der Kinine in bestimmten Reaktionen. Sie können auch durchaus die Histaminreaktion modulieren, aber wir haben heute eine Chance, wir können diese zu differenzieren anfangen, wo wir bestimmte hohe Spiegel von Histamin sehen und wo wir diese Reaktion beim Menschen oder Tier komplett mit H_1- und H_2-Rezeptor-Antagonisten blockieren können. Wir können slow reacting substance per se nicht mit Antihistaminika blockieren, aber wir können den Modulatoreffekt, wenn das Histamin prädominant in der Reaktion ist, blockieren, indem wir die Histaminwirkung ausschalten. Das haben wir heute an ein paar Beispielen gezeigt. Man kann bei der Dextranreaktion wenig tun, aber man kann bei der Haemaccelreaktion sehr viel tun, dasselbe gilt für Tubocurarin und manche Anaesthetika, da müssen wir differenzieren.

- Erjavec -

Wie ist es mit dem ATP und Histaminliberation. Wo ist ein Rezeptor dafür?

- König -

Ja, das ist eine sehr interessante Frage. Über ATP und Histaminliberation hat B. Diamant sehr viel gearbeitet. In dem gegenwärtigen Konzept ist das ATP zur Zeit noch nicht so klar unterzubringen, es sei denn, daß man eben sagt, ja gut, intrazellulär cyclisches AMP etc. ATP Involvierung; das Problem ist nur, daß man ein wenig von der sogenannten Dominanz des cyclischen AMP's weggekommen ist, weil man eben gesehen hat, daß es Induktoren gibt, die das cyclische AMP sehr stark erhöhen wie das Choleraenterotoxin und Sie können die Sekretion völlig blockieren. Wenn Sie Prostaglandin D2 nehmen, was ebenfalls zu einer außerordentlich starken Erhöhung des cyclischen AMP führt, macht das an der Sekretion überhaupt nichts. Dann hat man sich vorgestellt, daß das cyclische AMP in den Zellen "clustert", einmal an der granulären Membran und einmal unter der Zellmembran, sodaß hier die Frage um die Bedeutung des cyclischen AMP, ATP nach wie vor stark im Fluß ist

und ebenfalls im Zusammenhang damit die Frage des Calmodulin,des Calciumbindungsprotein, der Proteinkinasen etc. Ich glaube,da besteht bezogen auf die Mastzelle bislang nur Spekulation.
- Erjavic -
Glauben Sie, daß es möglich ist, die Zirkulation von Histamin und anderen Substanzen mit Acetylcholin zu modulieren, oder ist das nur eine Spekulation, wir haben das nicht bewiesen.
- König -
Die sogenannte Acetylcholinsensitivität ist ja nach wie vor eine sehr umstrittene Angelegenheit,es gibt einige Investigatoren, die ja immer wieder darauf hingewiesen haben. Wenn man es dann am Meerschweinchen nachvollzog, da merkte man erst, daß es oft sagen wir mal nur genetisch in dem einen Stamm aber schon nicht mehr in dem anderen Stamm ging. Das war alles sehr schwierig, wir haben solche Experimente gemacht, bei Psoriatikern, die sehr gute Mediatorenfreisetzer sind. Zu unserem Erstaunen fanden wir, daß nach Zugabe von Acetylcholin ebenfalls ein 20%iges Mehr an Histamin aus den basophilen Granulozyten herauskommt. Aber ich glaube, ob man eben so weit gehen kann, daß man postuliert, daß sich der Acetylcholintest eignet, um die allergische Bereitschaft eindeutig zu dokumentieren,ich glaube von diesem Konzept muß man abkommen.
- Doenicke -
Herr König, könnten Sie sich denken, daß bei unseren prospektiven Studien, wie mit dem Fentanyl oder Alfentanil die IgE-Bestimmung uns weiterbringen könnte, wenn man einige Stunden nach einer Reaktion noch weiter IgE kontrolliert? Ich denke deshalb daran, weil wir eine Reaktion hatten, ohne Histaminanstieg, aber nach 3 h war das IgE auf 321 angestiegen, nach 24 h mit 240 noch erhöht. Der Patient hatte mit Flush reagiert.
- König -
Ich glaube,um auch noch mal auf Ihre Frage zurückzukommen, Herr Beger, die Unfähigkeit antigenspezifisches IgE gegen kleine Determinanten zu bestimmen, drängt natürlich das IgE-Modell bei vielen Arzneimittel-induzierten Reaktionen oft in den Hintergrund. Das muß man ganz klar sagen. Das totale IgE ist in diesem Zusammenhang völlig irrelevant. Wenn wir davon ausgehen, daß es Patienten gibt, die 70 ng IgE produzieren und der andere Patient oder Proband hat auch 70 ng IgE, dann kann der eine Proband 95% antigenspezifisches IgE gegen mehrere Allergene bilden und der andere bildet nur 1% allergen-spezifisches IgE und das sind natürlich völlig differente Dinge; insofern hilft die Bestimmung des totalen IgE mit Sicherheit nicht weiter.Was wirklich nur weiter hilft, sind eben Systeme, in denen man versucht, diese niedermolekularen Substanzen zu einen Träger zu bringen, daß sie das antigen-spezifische IgE messen können.
- Lorenz -
Ich möchte nochmals fragen: Watkins hat seine große Serie mit insgesamt 500 Zwischenfällen gerade ausgewertet. Er ist der einzige, der mit einem großen Krankengut jetzt zu der Möglichkeit verschiedener Mechanismen bei Arzneimittelunverträglichkeiten in der Chirurgie Stellung nehmen kann. Er

hat eine Gruppe von Patienten isoliert, die erhöhte IgE-Spiegel im Blut haben und eine weitere Gruppe, bei denen IgE (totales IgE im Serum) im niederen Bereich liegt. Um aber den Atopiker zu kennzeichnen, braucht es noch immer diesen Test, da ist er doch nützlich.
- König -
Ich glaube da muß man sicher sehr, sehr vorsichtig sein, wir haben jetzt eine Zweijahresstudie abgeschlossen und haben Bäckerasthmatiker mit Herrn Ulmer studiert und die in vitro Synthese durchgeführt.Es gibt Patienten,da läuft das IgE in der Kultur praktisch weg,also gute IgE-Produzierer sind und wenn Sie dazu die Symptomatik nehmen (z.B.broncheale Provokation), so ist das praktisch nicht oder sehr, sehr wenig. Und dann gibt es Patienten, die sehr wenig produzieren. Sie sind in der bronchealen Provokation sehr stark reaktiv, d.h. es ist nach wie vor immer wieder die Frage, wieviel antigen-spezifisches IgE sie herstellen.
- Lorenz -
Das ist unbestritten. Nur in welche Gruppen differenzieren Sie die Patienten? Auch in der Klassifikation nach Gell und Coombs war nur die Aufstellung von Körben, in die man die verschiedenen beobachteten Reaktionen schmiß! Jetzt stehen wir bei den Arzneimittelnebenreaktionen in einer ganz ähnlichen Situation. Watkin's Unterteilung in vier Körbe wurde auf dem Symposium über Immuntoxikologie in England akzeptiert. Einer dieser Körbe, "jemand hat ein hohes Gesamt-IgE und ist anamnestisch ein Atopiker und hat eine Reaktion" hat sich generell bewährt, z.B. ist ein Atopiker mehr gefährdet,auf Thiopental mit einem Zwischenfall zu reagieren.Es geht bei den Körben in die Richtung - es kann durchaus bei Asthmafällen ganz anders sein - aber nur in diesen Arzneimittel-vermittelten Reaktionen haben sich eigentlich die vier Watkins-Körbe sehr bewährt (IgE-response,Komplement klassisch,Komplement alternativ chemisch,direkte Reaktion mit Mastzellen!).
- Lennartz -
Dann darf ich den Referenten recht herzlich danken, die die schwierigen Themen behandelt haben, vor allem auch den Diskussionsteilnehmern für die rege Diskussion.

Histamineffekte auf Bronchialsystem und pulmonale Zirkulation

P. von Wichert

ZUSAMMENFASSUNG

Histamininhalation bewirkt eine im Individuum dosisabhängige Obstruktion des Bronchialsystems. Patienten mit Asthma sind gegenüber Histamin hyperreaktiv. Im Bronchialsystem finden sich H_1-und H_2-Rezeptoren, wobei die Rolle der H_1- Rezeptoren dominiert. Beta-Adrenergika, Atropin und Theophyllin heben die Histaminwirkung am Bronchialsystem auf. Antihistaminika haben klinisch keine bronchodilatatorische Wirkung, möglicherweise weil tatsächlich andere Mediatoren eine größere Bedeutung haben. Der Stellenwert des Histamins im Rahmen der allergischen Reaktion bleibt deswegen bisher unklar.

Histamin ist auch als ein wesentlicher Mediator der pulmonalen hypoxischen Vasokonstriktion diskutiert worden. Mastzellen sind im Lungengewebe reichlich vorhanden, sie degranulieren bei Hypoxie. Durch die Entdeckung weiterer Substanzen wie Prostaglandine und Leukotriene ist aber auch hierbei die Rolle des Histamins gegenwärtig unzureichend definiert.

Histamin als Mediator von physiologischen und pathologischen Prozessen in der Lunge beschäftigt seit langer Zeit Theoretiker und Kliniker. Die mit der Steuerung des bronchialen Tonus zusammenhängenden Fragen haben dabei wegen ihrer Bedeutung für das Asthma bronchiale besondere Beachtung gefunden [18]. Daneben ist Histamin vor allem als Mediator der hypoxischen pulmonalen Vasokonstriktion diskutiert worden.

Exponiert man ein Individuum inhalativ mit Histamin, kommt es zu einer dosisabhängigen Bronchokonstriktion. Zwischen einzelnen Individuen bestehen erhebliche Unterschiede in der Dosis-Wirkungs-Beziehung. Es ist gut dokumentiert, daß besonders intensiv jene Personen reagieren, die eine Erkrankung vom Typ des Asthma bronchiale haben [3], eine Bedingung, die als Hyperreaktivität beschrieben wird. Mit Hilfe dieser Histaminprovokation können Patienten mit Asthma bronchiale auch im anfallsfreien Intervall aufgrund ihrer Hyperreaktivität erfaßt werden. Interessanterweise besteht eine gute Korrelation zwischen der Histaminreaktivität und der Reaktivität gegenüber spezifischen für die allergische Genese des Asthmas verantwortlichen Allergenen [3,13].

Obwohl dieses klinische Phänomen zweifelsfrei ist, gibt es bisher keine den Kliniker befriedigende Erklärung für den Pathomechanismus. Die Lunge ist einerseits primär ein histaminreiches Organ, andererseits verfügt sie über histaminerge Rezeptoren. Im Bronchialsystem finden sich sowohl H_1- wie H_2-Rezeptoren.Es bestehen jedoch sowohl Speziesdifferenzen in der Wirkung des Histamins am Bronchialsystem [9] wie Differenzen in der Wirkung an unterschiedlichen Stellen des Tracheobronchialsystems. Ob diese Phänomene durch eine unterschiedliche Funktion oder Verteilung der H_1- bzw. H_2-Rezeptoren bedingt sind, oder ob Histamin zunächst andere Mediatoren freisetzt oder andere Rezeptoren aktiviert, die dann für den biologischen Effekt verantwortlich sind, ist nicht klar. Berücksichtigt man die außerordentlich unterschiedlichen im Tierexperiment gewonnenen Daten, erscheint die beim Menschen so konstant meßbare Antwort auf Histamininhalation besonders erstaunlich. Beim Menschen kommt hinzu, daß sich die bronchialen Antworten auf Histamin und Acetylcholinderivate praktisch decken [13].

Es besteht nicht nur eine Empfindlichkeit des Bronchialsystems für exogen zugeführtes Histamin, Histamin ist auch ohne Zweifel einer der wesentlichen Mediatoren, wenngleich nicht der einzige, der bei der allergischen Reaktion vom Soforttyp aus Mastzellen freigesetzt wird. Im Lichte neuerer Untersuchungen werden allerdings gerade die quantitativen bzw. semiquantitativen Beziehungen bei Histamin oder Allergenprovokation zunehmend als überraschend angesehen werden müssen. Es ist inzwischen klar, daß Mastzellen eine heterogene Population darstellen,wobei sich offenbar unterschiedliche Zellen funktionell unterschiedlich verhalten; möglicherweise in Bezug auf Stimulierbarkeit und Mediatorfreisetzung aber auch abhängig vom primären Krankheitsverlauf sind. Hier eröffnen sich höchst interessante Forschungsansätze von großer praktischer Bedeutung.

Die Bronchokonstriktion wird vor allem durch H_1-Rezeptoren vermittelt, H_2-Rezeptoren spielen, wenn überhaupt, eine untergeordnete Rolle [7].

Betrachtet man insgesamt die Einflußgrößen,die das Bronchialsystem während einer Allergenprovokation oder auch einer Histaminprovokation betreffen, so stellt man fest, daß Histamin nur einer, vielleicht gar nicht einmal der wichtigste Mediator ist. Die neueren Untersuchungen über die Rolle der Arachidonsäuremetabolite (Prostaglandine,Leukotriene) legen diese Auffassung nahe. Daneben spielen auch andere vegetative Systeme eine Rolle. Schon seit längerem weiß man, daß die histamininduzierte Bronchokonstriktion mit Alpha-Blockern vermindert werden kann [11]. Ob Histamin direkt an den Alpha-Rezeptoren angreift oder ob eine ähnliche Verstärkungsfunktion wie bei den cholinergen Rezeptoren zu finden ist,ist bisher nicht bekannt. In die bronchiale Reaktion auf Histamin gehen zweifellos alle den Bronchialtonus physiologisch oder pathophysiologisch modifizierende Prinzipien ein [20]. So kann man mit Beta-Adrenergika, Atropin oder Theophyllin die Wirkung des Histamins am Bronchialsystem aufheben [6]. Auch die Histaminliberation aus Mastzellen läßt sich durch nicht antihistamine Substanzen hemmen [14,15]. Im Lichte dieser Beobachtungen ist die semiquantitative

Dosis-Wirkungsbeziehung bei einer Histaminprovokation einmal mehr außerordentlich erstaunlich.

In der klinischen Praxis werden zur Kompensation möglicher Histamineffekte beim Asthma bronchiale Antihistaminika in der Regel nicht eingesetzt. Viele Untersuchungen haben gezeigt, daß sie wirkungslos sind. Häufig wird diese Beobachtung damit erklärt, daß die Rolle des Histamins als zentraler Mediator der allergischen Reaktion zweifelhaft ist. Möglicherweise handelt es sich aber auch um eine Dosisfrage [7,17]. Die H_1-Rezeptoren der Bronchialmuskulatur haben eine geringere Affinität für H_1-Antihistaminika als diejenigen der glatten Muskulatur der Gefäße [17]. Die Histaminrezeptoren selber scheinen bei Gesunden und Asthmatikern weder strukturell noch funktionell unterschiedlich zu sein [5,7].

Klinisch hat man immer wieder untersucht, ob es beim Asthma bronchiale oder der chronischen Bronchitis zu einer Veränderung des Bluthistaminspiegels kommt. Dieser liegt bei Gesunden unter 1 ng/ml (Lorenz, pers. Mitteilung).Bei Untersuchung des Histaminspiegels im Vollblut war gezeigt worden daß dieser während einer Allergenprovokation nicht ansteigt [16], während bei Patienten mit chronisch obstruktiver Bronchitis (Nicht-Atopiker) signifikant erhöhte Plasmahistaminkonzentrationen gefunden wurden [4]. Es darf nicht übersehen werden, daß sich der Histaminbestimmung bis in jüngste Zeiten nicht unerhebliche methodische Schwierigkeiten entgegen stellten, die u.a. aus den gegenüber den jetzigen Normalwerten deutlich höheren Kontrollwerten besonders der 1. Arbeit abzulesen sind. Auch bei Lösung aller methodischen Probleme bleibt unklar, ob das im Plasma gemessene Histamin tatsächlich aus der Bronchialwand frei wird und somit ein Abbild einer hohen lokalen Konzentration von Histamin ist. Auch ist die pathogenetische Rolle derart erhöht gefundener Blut- bzw. Plasmahistaminspiegel für die während der allergischen oder chronisch obstruktiven Erkrankung ablaufende Bronchokonstriktion nicht klar. Die Kompartimentalisierung des Histamins bleibt ebenso unklar wie die schon angesprochene Frage einer direkten Wirkung oder einer Wirkung des Histamins über andere Mechanismen etwa im Sinne der Reflexbronchokonstriktion [12]. Die Frage also, ob Histamin nur ein Marker ist, oder die entscheidende biologisch wirksame Verbindung, bleibt weiterhin ungelöst.

Ein anderer für den Internisten interessanter Komplex ist die Rolle des Histamins bei der Regulation des Pulmonalarterienwiderstandes,insbesondere bei der hypoxischen pulmonalen Vasokonstriktion. Umfangreiche Untersuchungen in den letzten Jahren haben versucht einen Mediator für diesen Mechanismus herauszuarbeiten, wobei das Interesse sich vor allem auf Histamin konzentrierte [1,2,8]. Histamin erfüllt die an einen derartigen Mediator zu stellenden biologischen Forderungen am besten. Die vaskuläre Reaktion bei Verminderung der alveolären O_2-Spannung beginnt innerhalb von Sekunden und beweist, daß falls überhaupt ein Mediator beteiligt ist, dieser aus einem Depot am Ort freigesetzt werden muß [1]. Mastzellen befinden sich in strategisch günstiger Lage um die präkapillären Gefäße im Lungengewebe und enthalten gespeichertes Histamin. Im Tierversuch läßt sich zeigen, daß sie während der Hypoxie degranulieren. Insgesamt dürften in der Lunge 1-2 g Mastzellen lokalisiert sein [1]. Antihistaminika vermindern die pulmonale vaskuläre Reaktion auf Hypoxie,Histaminaseinhibitoren verstärken sie.Unter Hypoxie erhöht sich die Histaminkonzentration im pulmonal venösen Blut, möglicherweise ändert sich auch die Art der Mastzellen im Lungengewebe.

Die experimentellen Daten sind aber nicht unumstritten. Es bestehen Speziesdifferenzen (beim Kalb Vasodilatation auf Histamin [19]) und die Rolle der Untergruppen der Histaminrezeptoren ist schlecht definiert. Möglicherweise haben die H_1-Rezeptoren konstriktorische und die H_2-Rezeptoren dilatatorische Funktionen [10],so daß der funktionelle Effekt dann von der Art der jeweiligen Rezeptorendichte abhängig wäre. Inwieweit allerdings in Analogie zum Bronchialsystem auch vegetative Prinzipien (Alpha- und Beta-Rezeptoren, Arachidonsäuremetabolite) beteiligt oder dazwischengeschaltet sind, ist nicht sicher.Gerade die Rolle der Prostaglandine und Leukotriene hat in jüngster Zeit erhebliche Aufmerksamkeit erregt. Somit ist es ebenfalls in Analogie zum Bronchialsystem auch hier nicht sicher, ob Histamin der einzige, der entscheidende oder nur ein Mediator unter vielen ist. Die klinischen Beobachtungen zur Entstehung und zum Verlauf der pulmonalen Hypertonie würden sich mit nur einem Mediator, der gleichsam pharmakologisch wirkte,nicht erklären lassen.Erinnert sei nur an das Problem der Responder und Nonresponder der hypoxisch pulmonalen Vasokonstriktion.

Insgesamt ergibt die Thematik - Histamin und Lunge - ein außerordentlich vielgestaltiges,z.T. auch widersprüchliches Bild. Viele Fragen sind offen, offenbar auch mehr noch als vor wenigen Jahren. Gerade deswegen handelt es sich um ein faszinierendes,klinisch-biochemisches und pharmakologisches Forschungsgebiet von auch unzweifelhafter direkter klinischer Relevanz.

LITERATUR

1. Bergofsky EH (1979)Active control of the normal pulmonary circulation. In: Pulmonary vascular diseases. M. Dekker, New York Basel p 233
2. Bergofsky EH (1980) Humoral control of the pulmonary circulation. Ann Rev Physiol 42:221
3. Bryant DH, Burns MW (1976) Bronchal histamine reactivity:its relationship to the reactivity of the bronchi to allergens. Clin Allergy 6:523
4. Bugalho de Almeida AA, Zimmermann I, Ulmer WT(1982) Histamingehalt des arteriellen und venösen Vollblutes,Plasmas und der basophilen Granulozyten bei Patienten mit chronisch obstruktiver Bronchitis und gesunden Versuchspersonen. Klin Wochenschr 60:673
5. Busse WW,Sasman J(1977) Decreased H_2 histamine response of granulocytes of asthmatic patients. J Clin Invest 59:1080
6. Cockcroft DW, Killian NN, Mellon JJ, Hargreave FE (1977) Protective effect of drugs on histamine induced asthma. Thorax 32:429

7. Eiser NM, Mills J, Snashall PD, Guz A (1981) The role of histamine receptors in asthma. Clin Science 60:363
8. Fishman AP (1980) Vasomoter regulation of the pulmonary circulation. Ann Rev Physiol 42:211
9. Fleisch JH (1980) Pharmacologic aspects of airway smooth muscle. In: Physiology and pharmacology of the airways. M Dekker, New York Basel p 191
10. Flynn SB, Owen DAA (1974) Vascular histamine receptors in the cat. Br J Pharmacol 52:122
11. Gaddie J, Legge JS, Petrie G, Palmer KNV (1972) The effect of an alpha-adrenergic receptor blocking drug on histamine sensitivity in bronchial asthma. Br J Dis Chest 66:141
12. Golde WM, Kessler GF, Yu DYC (1972) Role of vagus nerves in experimental asthma in allergic dogs. J Appl Physiol 33:719
13. Hargreave FE, Ryan G, Thomson NC, O'Bryne PM, Latimer K, Juniper FF, Dolovich J (1981) Bronchial responsiveness to histamine or methacholine in asthma: measurement and clinical significance. J Allergy Clin Immunol 68:347
14. Morr H (1979) Immunological release of histamine from human lung - studies on the β_2-sympathomimetic stimulator fenoterol. Respiration 38:163
15. Morr H (1979) Immunological release of histamine from human lung - studies on acetylcholine and the anticholinergic agent ipratropium bromide. Respiration 38:273
16. Morr H, Koppermann G (1979) Histaminspiegel im Blut bei Patienten mit allergischem Asthma bronchiale. Dtsch Med Wochenschr 104:25
17. Popa VT (1980) Effect of an H_1-Blocker, chlorpheniraimine on inhalation tests with histamine and allergen in allergic asthma. Chest 78:442
18. Sill V, Lanser K (1981) Der Bronchomotorentonus. Prax Pneumol 35:61
19. Silore ED, Simcha AJ (1973) Histamine-induced pulmonary vasodilatation in the calf. J Appl Physiol 35:830
20. Walters EH (1983) Prostaglandins and the control of airways responses to histamine in normal and asthmatic subjects. Thorax 38:188

Diskussion

- Lorenz -

Vielleicht kann man das Sprichwort "Wasser in den Wein schütten" umdrehen und sagen, es ist etwas Wein unter das Wasser gegossen worden. Wir erhalten im Moment eine bessere Basis, etwas mehr Basiswissen auf dem Gebiet des Histamins. Herr Reimann hat auf dem diesjährigen Kongress der Europäischen Histamingesellschaft über Plasmahistaminspiegelerhöhungen bei Patienten mit obstruktiven Lungenerkrankungen berichtet, so daß der Befund von Ulmer (Bugalho de Almeida et al.,(1982) Klin Wochenschr 60:673) in der jüngsten Zeit dadurch auch seine Untermauerung erfährt. Ich glaube auch, daß wir damit einen Ansatz für einen Mechanismus haben, den wir gestern vergeblich nachzuweisen versuchten, nämlich den Acetylcholin-Potenzierungsmechanismus. Der härteste Beweis für einen Einfluß des Acetylcholins auf die Histaminfreisetzung kommt aus der Ulmerschen Gruppe: Bei Hunden verursachen Acetylcholininhalationen erhöhte Plasmahistaminspiegel. Das paßt also wirklich zu dem Konzept, das Sie hier besprochen haben. Das einzige, was noch rätselhaft für uns ist, ist die Frage, warum die Antihistaminika so schlecht wirken.

- v. Wichert -

Ja, das ist sicher richtig, es ist ein Problem; warum wirken die Antihistaminika so schlecht. Worum es mir auch geht, ist zu zeigen, daß Histamin kein Einbahnsystem ist, sondern daß wir ein System haben, was von völlig unterschiedlichen vegetativen, neurovegetativen oder humoralen Bedingungen beeinflußt wird und das auch eine gewisse Selbstverstärkertendenz hat, wobei die einzelnen Mediatoren einen verzahnenden und potenzierenden Effekt haben. Die Histaminliberation kann man mit Atropin bremsen. Man hat das an Mastzellen geprüft, aber nur die, die vorher mit Acetylcholin zusätzlich auftrat. Mit den anderen Substanzen ist das eben anders. Die Frage, inwieweit nun die Alpha-Rezeptoren im Bronchialsystem eine Rolle spielen ist unbeantwortet. Es sind sicher nicht viele, aber es kann durchaus so sein, daß die wenigen eine ganz entscheidende Bedeutung dann einnehmen, wenn, worüber ja kein Zweifel besteht, es eben zu einer Veränderung der Beta-Rezeptoren bei diesen Patienten kommt. Und da ist nun wiederum die Frage, wie ist das indiziert, immunologisch Histamin, Leukotrien, Infekt oder sonst wie. Ich muß eigentlich sagen, das Bedauerliche ist, je länger man darüber arbeitet, umso weniger versteht man das.

- Reimann -

Darf ich den Komplex der Antihistaminika noch ein bißchen erweitern. Herr Reinhardt setzt das Ketotifen mit Erfolg ein, gerade bei allergischen Asthmatikern. Außerdem haben wir die Möglichkeit, mit Dinatrium-Cromoglicinat (Intal®) zu behandeln. Wie sehen Sie dort die Erfolge? Die 2. Möglichkeit gibt es durch HDC-Blocker, in dem das Histamin in seinem Aufbau gehemmt wird. Würden Sie jetzt diesen Medikamenten a) dem Dinatrium-Cromoglicinat und b) den HDC-Blockern in Zukunft vermehrte Anwendung und Therapieerfolg geben?

- v. Wichert -
Dazu ist vielleicht folgendes zu sagen: Dinatrium-Cromoglicinat (DNCG) ist in England seit vielen Jahren auf dem Markt, und nur um die Relation zu sehen, in England ist der Verbrauch pro Bevölkerung etwa 7 mal höher als in der Bundesrepublik. Dort versteht man seit Jahren besser mit diesen Dingen umzugehen und hat überhaupt mit allergischen Erkrankungen sehr viel intensivere Erfahrungen, woran das immer liegen mag. DNCG hat sich tatsächlich als ein besonders wirksames Medikament erwiesen zur Behandlung des allergischen Asthmas und ist umso wirksamer, je eindeutiger der IgE-meditierte allergische Mechanismus vorhanden ist. Auch Ketotifen ist beim allergischen Asthma einsetzbar. Die Gruppen, bei denen die genannten Pharmaka effektiv sind, überschneiden sich weitgehend, aber nicht ganz, wir haben vor vielen Jahren darüber eine Studie gemacht. Bezüglich des Wirkungsmechanismus des Ketotifens ist im Moment die Diskussion nicht abgeschlossen. Aber es ist gar kein Zweifel, daß für die allergischen Asthmaformen diese beiden Medikamente ausgesprochen sinnvoll sind. Man könnte vielleicht in diesem Zusammenhang direkt die Frage stellen, ob man sie nicht auch mal präoperativ als Histaminhemmer einsetzen könnte, vielleicht ist das schon gemacht. Nur, wenn ich das eben abschließen darf, so ist nur ein Teil unserer Patienten zu behandeln. Ein großer Teil ist eben nicht allergisch, jedenfalls nicht nachweisbar allergisch. Die Auslösung der Bronchokonstriktion geschieht dann irgendwie anders.
- Reimann -
Psychisch.
- v. Wichert -
Psychisch wahrscheinlich nicht, aber wahrscheinlich auf anderen immunologischen Wegen, Freisetzung von Prostaglandinen oder Leukotrienen, Komplementaktivierung durch direkten Virusangriff oder auf unbekanntem Weg. Hier wissen wir einfach zu wenig vom Patienten, als daß wir eine naturwissenschaftlich gut fundierte Therapie empfehlen können.
- Lorenz -
Auf dem diesjährigen Treffen der Europäischen Histamingesellschaft in Bled erfuhren wir von der Arbeitsgruppe Fred Pearce weitere Daten über den Wirkungsmechanismus von Intal (DNCG)(Pearce, Rafil-Tabar (1983)Agents Actions 13:212).Im Gegensatz zur Arbeitsgruppe um Foreman ist diese Gruppe der Ansicht, daß Intal NICHT die durch IgE eröffneten Calcium-Kanäle beeinflußt, die durch Schwermetall-Ionen, durch (Lanthanium-Ionen z.B.,) verschließbar sind. Intal hat vielmehr einen mehr generell stabilisierenden Effekt auf die Mastzellmembran. Ionophor-Wirkungen und damit Antibiotikaeffekte die über Ionophoraktivität wirken,sind mit Intal nicht beeinflußbar. Das führt dazu, daß wir bereits wieder Mechanismen für eine Mastzelle kennen, wo wir mit Intal nichts machen können. Deshalb haben wir gesagt, Alfred Doenicke und ich, Hände weg vom Intal, denn am Schluß kommen wir wieder in das Dilemma, daß wir auf das Spektrum derjenigen Nebenwirkungen, die wir nicht therapieren können, noch ein weiteres Spektrum bekommen, wo wir keine Prophylaxe betreiben können, und dann wird aus einer Prämedikation überhaupt nichts.

- v. Wichert -

Außerdem ist das Intal nicht löslich oder ganz schlecht löslich und kaum applizierbar, jedenfalls nicht als Akutmedikation.

- Reimann -

Es gibt Colimune®, das oral gegeben werden kann, aber noch schlecht resorbiert wird. Andere sind in Vorbereitung, die man oral applizieren kann und die dann in der Lunge wirken.

Histaminfreisetzung in der Chirurgie

Histaminfreisetzung bei Standardoperationen: Überlegungen zur klinischen Relevanz

H. D. Röher, W. Lorenz

ZUSAMMENFASSUNG

Histaminfreisetzung im perioperativen Bereich ist ein häufiges Ereignis, das durch Arzneimittel und operative Maßnahmen gleichermaßen verursacht wird. Die Histaminfreisetzung hat direkte und indirekte, unmittelbare und verzögert auftretende unerwünschte Nebenwirkungen. Sie übt diese Effekte entweder als eine notwendige Determinante aus (z.B. im Falle des Morphins als alleiniges Prinzip), als eine ausreichende Determinante (z.B. bei anaphylaktischen Reaktionen im Zusammenhang mit Leukotrienen und anderen Mediatoren oder als eine beitragende Bedingung (z.B. beim Dextran oder bei kontrastmittelbedingten Zwischenfällen). Histaminfreisetzung kann als ein bedeutsames Risiko in der perioperativen Phase betrachtet werden. Entsprechend bleibt zu erwägen, ob im Rahmen einer Prämedikation vor operativen Eingriffen H_1- und H_2-Rezeptor-Antagonisten nicht einen wichtigen Beitrag zur Risikominderung darstellen. Wenn man sich gegenwärtig nicht zu einer generellen Anwendung entschließen kann, so bleibt wenigstens die Notwendigkeit für vorher definierte Risikopatienten erhalten.

EINORDNUNG VON HISTAMINFREISETZUNG IN STÖRUNGEN DER HOMÖOSTASE WÄHREND CHIRURGISCHER EINGRIFFE

Zahlreiche Einzelbeobachtungen, vor allem aber auch systematische kontrollierte tierexperimentelle und klinische Studien haben inzwischen eindeutig bewiesen, daß es als Folge der Wirkung von Medikamenten oder Plasmasubstituten oder aber auch durch Zusammentreffen mit einer besonderen Erkrankungssituation zu klinisch bedeutsamer Histaminfreisetzung kommt [6]. Die erweiterte perioperative Phase bietet viele Gelegenheiten einer solchen Histaminfreisetzung.
Hierzu gehören:
a) Folge der Vorbereitung und Prämedikation des Patienten,
b) Einleitung der Narkose,
c) Aufrechterhaltung der Narkose und Durchführung der Operation und
d) Behandlungsmaßnahmen in der unmittelbaren postoperativen Periode [9].
Auswirkungen sehr verschiedenartiger Ursachen, wie Schmerzreaktionen, Traumatisierung des Peritoneums mit neurovegetativen Reaktionen oder plötzli-

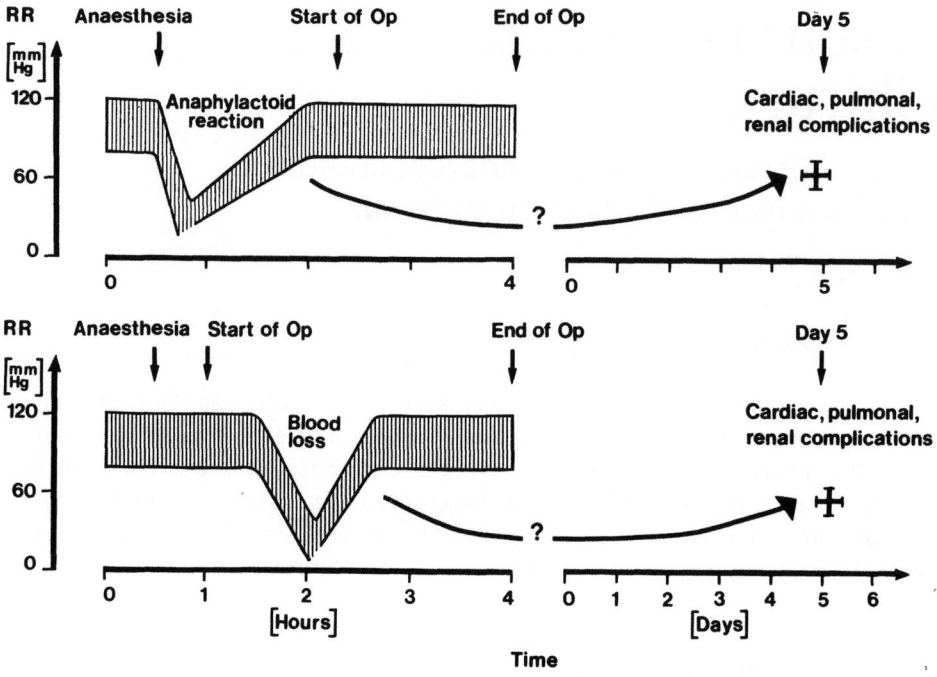

Abb.1. Mögliche Beziehungen zwischen intraoperativen Zwischenfällen und postoperativen Frühkomplikationen.- Die Abbildung entspricht einer Diskussion der Daten in [11]

che Blutverluste führen zu Schwankungen in der Homöostase des Patienten und beeinflussen Pulsfrequenz, Blutdruck und Herzrhythmus. Derartige Reaktionen können sofort oder verzögert einsetzen, dabei kurzfristig oder von längerer Dauer sein und in der Schwere ihrer Auswirkungen schwanken zwischen schneller Rekompensation und spätletalen Folgen (Abb.1). Während für einige Hypnotika, Analgetika und Muskelrelaxantien sowie für Plasmaersatzmittel anaphylaktoide bzw. nicht immunologisch vermittelte Histaminfreisetzungen nachgewiesen sind, die Kreislaufreaktionen mit Tachykardie, Arrhythmie, Hypotension und peripherer Vasodilatation hervorrufen,ist dies für die direkten physischen Manipulationen am Patienten durch den operativen Eingriff selbst noch kaum belegt. Es muß denkbar erscheinen, daß für die oben geschilderten unerwünschten Reaktionen der Histaminfreisetzung entweder ein zusätzlicher Einfluß, eine maßgebliche Mitursache oder sogar die alleinige Bedeutung zukommt. Will man also das tatsächliche RISIKO einer Histaminfreisetzung in der perioperativen Phase beurteilen, so gilt es generell festzustellen, wie häufig dieses Ereignis eintritt, was möglicherweise die Ursache ist,welche Reaktionen sie auslöst und was der Schweregrad und die Folgeerscheinungen solcher unerwünschter Ereignisse sind.

Geht man von der Annahme aus, daß generell einer Histaminfreisetzung in der perioperativen Phase, vor allem während des Operationsverlaufs selbst,

relevante Folgezustände zugeordnet werden müssen, so liegt der Gedanke
einer allgemein anzuwendenden Prophylaxe mit H_1- und H_2-Rezeptor-Antagonisten nahe [7].

HISTAMINFREISETZUNG WÄHREND STANDARDOPERATIONEN

Das Ziel einer eigenen prospektiven, kontrollierten klinischen Studie [11]
war es festzustellen,wie häufig überhaupt und in welcher zeitlichen Zuordnung zu verschiedenen Operationsphasen Veränderungen der Plasmahistaminkonzentration auftraten. Die Operationsarten umfaßten 5 Gruppen zu je 5
Patienten und waren:
a) Resektion euthyreoter Strumen,
b) Lobektomie bzw. Pneumonektomie bei Bronchialcarcinom,
c) elektive Cholecystektomie,
d) abdominale sogen. anteriore Rektumresektionen wegen Carcinoms und
e) aortofemorale bzw. femoropopliteale Bypassoperationen wegen arterieller Verschlußkrankheit.

Für sämtliche Eingriffe bestand die Arbeitsgruppe aus dem jeweils gleichen
hauptverantwortlichen Chirurgen, Anaesthesisten und Beobachter. Der pathologische Meßbereich einer Histaminfreisetzung wurde als über 1 ng/ml gemäß
Weiter-Anerkennung festgelegt [8].

Eindeutig erhöhte Plasmahistaminspiegel wurden bei insgesamt 8 von 25
Patienten gemessen. Dies entspricht einer Häufigkeit von 32%! [11]. Lediglich die Schilddrüsenoperationen zeigten niemals Abweichungen der Histaminkonzentrationen in den krankhaften Bereich, wenn auch ein gewisser
Anstieg während mühseliger Mobilisation einer weit retrosternal eintauchenden Struma permagna registriert wurde. Bei den übrigen 4 Operationsarten wurden erhöhte Plasmahistaminspiegel zwischen 1,05 und 1,75 ng/ml
nachgewiesen (Abb.2). Die zugeordneten Operationsphasen betrafen das Lösen
ausgedehnter Pleuraverwachsungen, eine partielle Pleurektomie sowie den
Zeitpunkt nach Freigabe eines revaskularisierten arteriellen Stromgebietes
durch Entfernung der Gefäßklemme. Bei 3 weiteren Patienten erfolgte die
Erhöhung der Plasmahistaminspiegel unmittelbar der Narkoseeinleitung. Eine
besondere Auffälligkeit bedeutete der Nachweis erhöhter Plasmahistaminkonzentrationen von 1,3 bzw. 1,4 ng/ml im rechten Vorhof nach Transfusion von
Vollblut durch Mikroporfilter.

Neben diesen auffälligen und bereits als klinisch bedeutsam einzustufenden Histaminfreisetzungsreaktionen wurden erhöhte Plasmahistaminspiegel
unterhalb des Bereiches von 1 ng/ml mit einer Clearance-Methode gemessen,
die möglicherweise bereits biologisch bedeutsam sind. Sie betrafen 2 Fälle
von Schilddrüsenresektion, Lungenoperation,Cholecystektomie und einen Fall
einer anterioren Rektumresektion (Abb.2).

Diese Ergebnisse belegen in einem außerordentlich komplexen und multifaktoriellen System, wie es ein größerer operativer Eingriff in Allgemein-

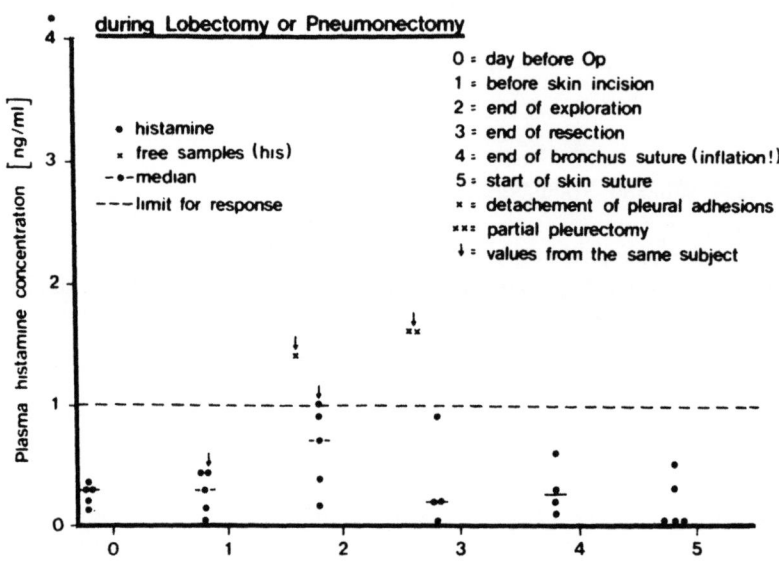

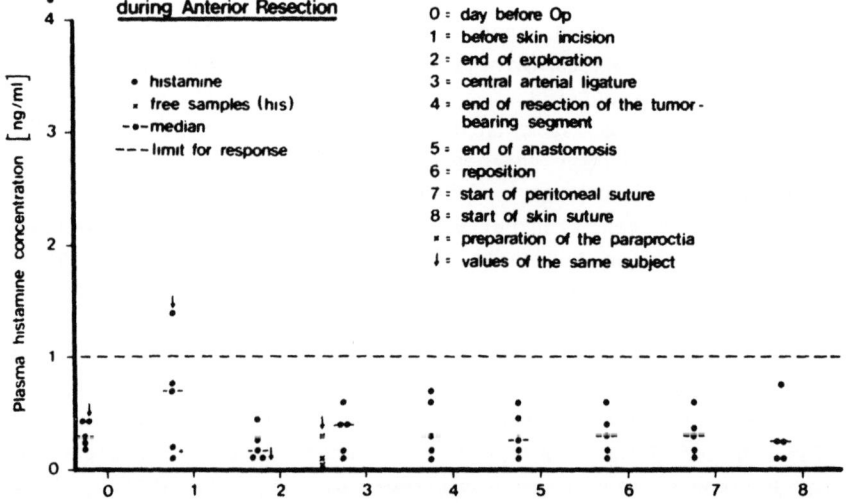

narkose darstellt, zumindest das eindeutige Vorkommen von pathologisch erhöhten Plasmahistaminspiegeln und darüber hinaus die fallweise Erhöhung über einen mittleren Normbereich, ohne daß der bislang anerkannte kritische Grenzwert erreicht wurde (Abb.2).

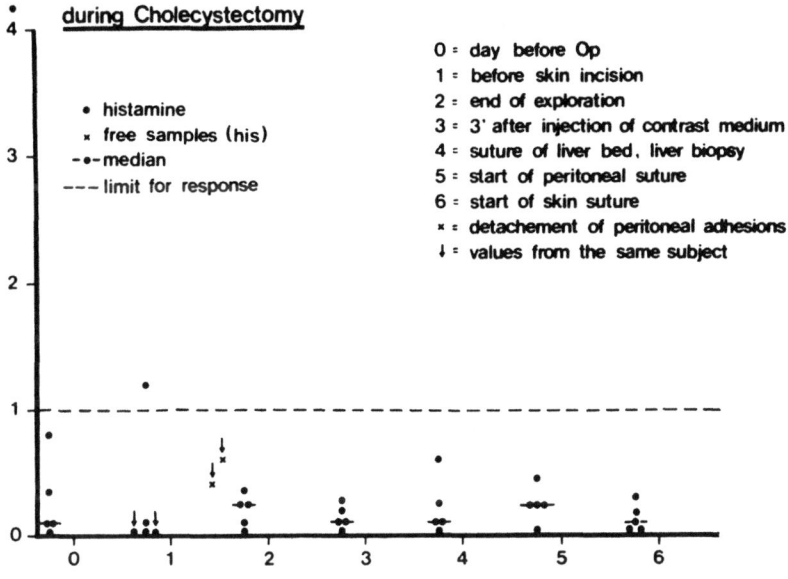

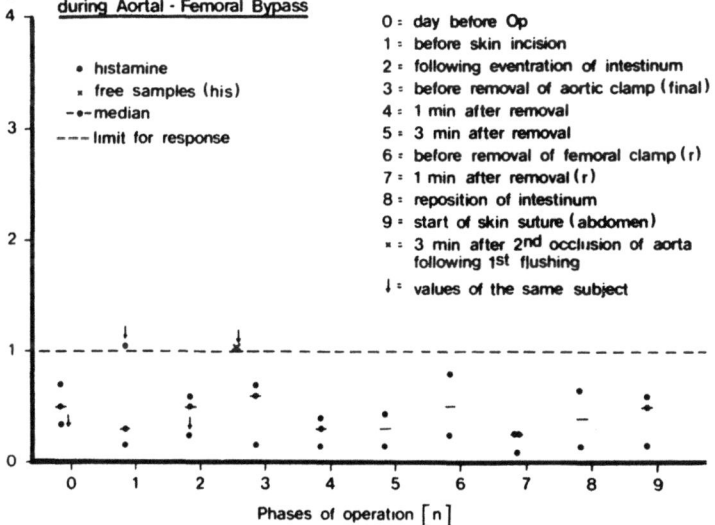

Abb.2. Plasmahistaminspiegel bei chirurgischen Patienten vor und während vier Standardoperationen. ---------- Trennlinie zwischen der oberen Grenze des Normalbereichs und pathologischen Plasmahistaminspiegeln. his=Histamin, r=rechts, l=links, Abszisse=Operationsabschnitt. Hinsichtlich weiterer Bedingungen s. [11]

KLINISCHE KONSEQUENZEN FÜR DIE HISTAMINFREISETZUNG WÄHREND OPERATIVER EINGRIFFE

Um die Fräge zu beantworten, welche Bedeutung einer Histaminfreisetzung im Verlauf einer Narkose mit Einsatz vielfältiger Medikamente und eines operativen Eingriffs mit verschiedenartigen Organmanipulationen zukommt, bedarf es breiter Information über die zu ERWARTENDE HÄUFIGKEIT dieses Ereignisses und ihrer Auswirkung nach Art und Schwere der Reaktion. Die Häufigkeit beobachteter Reaktionen im Zusammenhang mit Histaminfreisetzungen variiert offensichtlich drastisch in direkter Abhängigkeit von der Aufmerksamkeit ihrer Registrierung. So stehen eher banal klassifizierte Hauterscheinungen neben ernsteren systemischen anaphylaktoiden Reaktionen. Eine hohe Inzidenz von 20-100% nachgewiesener Histaminfreisetzungsreaktionen in Studien mit Barbituraten und Propanidid [3],mit dem Plasmasubstitut Haemaccel [12] und Muskelrelaxantien [10] signalisiert eine große Erwartungshäufigkeit im Zusammenhang mit anderen Ursachen in der perioperativen Periode. Nach 23 Studien [5] müssen insgesamt in 20-30% der Fälle Reaktionen erwartet werden. Dabei beträgt die Häufigkeit einer systemischen Reaktion 165% und die einer lebensbedrohlichen Reaktion 0,1-0,5% der Fälle.

Wenn auch meßbare Erhöhungen des Plasmahistaminspiegels als ein wichtiger Indikator für Histaminfreisetzung anzusehen sind, so sind geringergradige Histaminliberierungen u. U. - wenn auch nicht durch Plasmahistaminbestimmungen erfaßbar - keineswegs von minderer Relevanz. Beispielgebend dafür konnten Kaliner et al. [4] zeigen, daß die Infusion von 210.000 ng Histamin in einem 70 kg schweren männlichen Patienten über einen Zeitraum von 30 min lediglich zu einer Erhöhung der Plasmahistaminspiegel von 1 ng/ml führte. Dies bedeutet, daß selbst massive Histaminfreisetzung im Gewebe wirksam sein kann, ohne zu wesentlich erhöhten Plasmahistaminkonzentrationen zu führen. Wenn also per definitionem Plasmahistaminkonzentrationen von 1 ng/ml als pathologisch anzusehen sind und hochwahrscheinlich unerwünschte Reaktionen nach sich ziehen, dann ist damit nicht ausgeschlossen, daß auch bereits niedrigere Histaminspiegel an bedeutsamen klinischen Reaktionen beteiligt sein können.

Wenn auch im Einzelfall schwer nachweisbar,so kann die Histaminfreisetzung auch mit einem VERZÖGERTEN EFFEKT Bedeutsamkeit für später eintretende thromboembolische Komplikationen, für Nachwirkungen kardialer Rhythmusstörungen oder einen hypoxischen Herzstillstand, für die die Manifestierung eines Myokardinfarktes und die Ausbildung einer respiratorischen Insuffizienz (ARDS), schließlich auch für die Streßulcusentstehung erlangen [9]. Mag der primär gesunde Patient über ausreichende Kompensationsreserven verfügen, um Folgen und Einflüsse einer Histaminfreisetzung folgenlos vorübergehen zu lassen,so ist zumindestens der "Risikopatient" in weit höherem Maße gefährdet [14,15].

Wenn aber nach bisher zugängigen Untersuchungsergebnissen in bis zu 30% der operativen Eingriffe unter Vollnarkose infolge Gewebstraumatisierung, Organmanipulation, Zirkulationsunterbrechung und durch einen komplexen

Medikamenteneinsatz ("pharmacological chaos" [1]) eine Histaminfreisetzung über 1 ng/ml sich ereignet, so stellt sich, zumindest bei der Gefahr einer möglichen Auswirkung die Frage nach GENERELL VORBEUGENDEN MASSNAHMEN. Da bislang nicht alle histaminfreisetzenden Medikamente vermeidbar sind, die Entwicklung besserer Pharmaka zeitlich nicht absehbar ist, die Medikamentenanwendung nach ihrer Wahl und Art der Zufuhr nicht mit letzter Sicherheit steuerbar ist, muß nach anderen prophylaktischen bzw. protektiven Maßnahmen gesucht werden. H_1- und H_2-Rezeptor-Antagonisten haben im Zusammenhang mit Untersuchungen über Propanidid und Haemaccel bereits erwiesen, daß zwar nicht die Histaminfreisetzung selbst beeinflußt wurde, aber ihre Auswirkung deutlich zu mindern war [2,13]. Entsprechend bleibt zu erwägen, ob im Rahmen einer Prämedikation vor operativen Eingriffen H_1- und H_2-Rezeptor-Antagonisten nicht einen wichtigen Beitrag zur Risikominderung leisten könnten, wenn nicht in genereller Anwendung, so doch wenigstens für vorher definierte Risikopatienten [2,5].

Mit Unterstützung durch die Deutsche Forschungsgemeinschaft(Lo 199/14-1)

LITERATUR

1. Asbury AJ (1983) The immediate post-operative period. In: Care of the postoperative surgical patient. Butterworths, London (in press)
2. Doenicke A, Lorenz W (1982) Histamine release in anaesthesia and surgery. Premedication with H_1- and H_2-receptor antagonists:Indications, benefits and possible problems. Klin Wochenschr 60:1039
3. Doenicke A, Lorenz W, Beigl R,Bezecny H,Uhlig G,Kalmar L,Praetorius B, Mann G (1973)Histamine release after intravenous application of short-acting hypnotics: a comparison of etomidate, althesin (CT 1341) and propanidid. Br J Anaesth 45:1097
4. Kaliner M,Shelhamer JH,Ottesen EA (1982) Effects of infused histamine: Correlation of plasma histamine levels and symptoms. J Allergy Clin Immunol 69:283
5. Lorenz W, Doenicke A (1984) H_1+ H_2-blockade: a prophylactic principle in anaesthesia and surgery against histamine-release responses of any degree of severity. N Engl J Allergy Clin Immunol (in press)
6. Lorenz W, Seidel W, Doenicke A, Tauber R,Reimann HJ, Uhlig R, Mann G, Dormann P, Schmal A, Häfner G, Hamelmann H (1974) Elevated plasma histamine concentrations in surgery: causes and clinical significance. Klin Wochenschr 52:419
7. Lorenz W, Doenicke A,Dittmann I, Hug P,Schwarz B (1977) Anaphylaktoide Reaktionen nach Applikation von Blutersatzmitteln beim Menschen:Verhinderung dieser Nebenwirkung von Haemaccel durch Prämedikation mit H_1- und H_2- Rezeptorantagonisten. Anaesthesist 26:644
8. Lorenz W, Doenicke A, Schöning B, Ohmann Ch, Grote B, Neugebauer E (1982) Definition and classification of the histamine-release response

to drugs in anaesthesia and surgery: Studies in the conscious human subject. Klin Wochenschr 60:896
9. Lorenz W, Röher HD, Doenicke A, Ohmann Ch (1984) Histamine release in anaesthesia and surgery: a new method to evaluate its clinical significance with several types of causal relationship.Clinics in Anaesthesiology. Saunders, New York (in press)
10. Moss J, Philbin DM,Rosow CE, Basta SJ, Gelb C,Savarese JJ (1982) Histamine release by neuromuscular blocking agents in man. Klin Wochenschr 60:891
11. Röher HD, Lorenz W, Lennartz H, Kusche J, Dietz W,Gerdes G, Parkin JV (1982) Plasma histamine levels in patients in the course of several standard operations: Influence of anaesthesia, surgical trauma and blood transfusion.Klin Wochenschr 60:926
12. Schöning B, Koch H (1975) Pathergiequote verschiedener Plasmasubstitute an Haut und Respirationstrakt orthopädischer Patienten. Anaesthesist 24:507
13. Schöning B, Lorenz W, Doenicke A (1982) Prophylaxis of anaphylactoid reactions to a polypeptidal plasma substitute by H_1- plus H_2-receptorantagonists: Synopsis of three randomized controlled trials. Klin Wochenschr 60:1048
14. Tarhan S (1984) Anästhesierisiko bei koronaren Herzerkrankungen. Krankenhausarzt 57:9
15. Tarhan S, Moffitt EA, Taylor WF, Giuliani ER (1972) Myocardial infarction after general anesthesia. J Am Med Ass 220:1451

Diskussion

Vorsitz: H. J. Eberlein, R. Siewert

- Doenicke -
Sie sprachen von keinen dramatischen Ereignissen im Hinblick auf eine Katecholaminfreisetzung.Folgende Kritik möchte ich anbringen. Unglücklicherweise haben Sie immer dann die Katecholamine bestimmt,wenn wirklich nichts passieren konnte, mit anderen Worten vor dem Schnitt; hätten Sie lieber 2 min nach dem Schnitt die Bestimmung gemacht, wäre vielleicht mehr dabei herausgekommen. Ich meine die Abnahmezeitpunkte gerade für das Noradrenalin sind unglücklich gewählt.
- Röher -
Man kann davon ausgehen,daß der Anaesthesist sozusagen zu dekuvrieren ist, wegen noch nicht ausreichender Narkosetiefe!Das mochten wir wohl nicht tun.
- Doenicke -
Nein, wir wollen ja zusammenarbeiten und jede Untersuchung sollte einen Sinn haben. Es kann durchaus bei den Operationen einiges passiert sein,nur haben Sie es zu den entsprechenden Zeitpunkten nicht gemessen.

- Röher -
Ja, meine Aufmerksamkeit hat sich auch nicht auf die Katecholamine gerichtet, ich war mir in diesem Fall bewußt, daß wir das eigentlich getrennt betrachten sollten. Der Zeitrhythmus und die Bestimmungsphasen werden sich wahrscheinlich ändern müssen, wenn ich ganz bewußt auf die Katecholamine hinaus will. Herr Lorenz wollen Sie nicht aus der Literatur zitieren, wie das mit den vielen Problemen ist, die wir alle nacheinander lösen sollen?
- Lorenz -
Richtig, das ist genau die Basis gewesen, wenn man 5 Parameter in einer Studie hat, dann darf man eigentlich keinen mehr auf $p<0,05$ testen. Das ist das Problem der sogenannten wiederholten Signifikanztests und deshalb empfehlen die Studienplaner und Statistiker nur eine oder höchstens zwei Fragestellungen in einer Studie. Das war der Grund, warum wir unsere Parameter reduzierten und machen später noch eine Studie. Es war nur die Histaminfrage gestellt und wir haben das andere mitlaufen lassen, aber im Kernpunkt haben wir das Histamin bestimmt.
- Doenicke -
Gut, dann sollte man die anderen Parameter nicht mehr erwähnen.
- Hempelmann -
Herr Röher, ich hatte eben schon eine Information von Herrn Lorenz erhalten: Sie beabsichtigen wahrscheinlich medikamentöse prophylaktische Maßnahmen für bestimmte Gruppen zu eruieren. Kann man davon ausgehen, daß Ihre Daten in der Zwischenzeit schon so erhärtet sind, daß man bei den Eingriffen, bei denen Sie von vornherein wissen, daß Sie 6 Konserven oder mehr Blut geben, eine entsprechende Prämedikation heute schon anstreben sollte oder ist das zu früh?
- Röher -
Bis jetzt tun wir es nicht, aber es scheint sich so etwas anzubahnen.
- Beger -
Ihre Hauptinformation aus den Bildern bezieht sich auf das Histamin, Herr Röher. Die Freisetzung des Histamins und ihre maximal gemessenen Konzentrationen bei der Cholecystektomiegruppe erscheinen relativ niedrig im Vergleich zu anderen Untersuchergruppen. Unser Mittelwert liegt bei 0,7 ng/ml, aber ich würde auch sagen, daß bei 1 ng/ml die Grenze anzusehen ist. Ich finde es trotzdem erstaunlich, daß bei diesen großen operativen Eingriffen mit mechanischer Irritation vom Peritoneum etc. so wenig Histamin in der Peripherie auftaucht.
- Lorenz -
Es lag sogar ein zentraler Katheter. Wir haben röntgenologisch geprüft, ob der Katheter im Vorhof war, d.h. es erfolgten keine peripheren Abnahmen. Wir sind selber erstaunt, denn es widerspricht den Befunden von de Bakey, der bei Gefäßoperationen hohe Plasmahistaminspiegel gemessen hatte, jedoch mit unspezifischen Methoden, daher kann man die 40 ng vergessen. Ja wir waren selbst erstaunt, warum wir so niedrig liegen, aber es mag wohl daran liegen, daß wir jetzt das Problem der Kontamination des Plasmas mit Thrombozyten durch Saarstedtspritzen (coated pearls) besser im Griff haben.

Nicht die Histaminbestimmungsmethode, sondern die Plasmapräparationsmethode hat sich geändert. Deshalb liegen die Werte seit 1974 bei 0,2-0,3 ng/ml im Durchschnitt.
- Röher -
Lassen Sie mich vielleicht noch etwas anderes sagen. Die Fortsetzung wird sein, unter nicht so standardisierter Operationssituation als Zufallsüberprüfung bei variablen und zufälligen Operateuren in den gleichen Operationsphasen zu überprüfen, was los ist: Es kann schon sein, daß es Chirurgen gibt, die knautschen am Patienten derart herum, daß sie ungeheure Massen Histamin rausdrücken und daß es in anderen Fällen sehr viel weniger ist. Wir wissen auch, daß beim gleichen Eingriff und gleicher Operationszeit und äußerlich dem gleich erscheinenden Rahmen,es dem einen Patienten sehr gut geht und dem anderen über mehrere Tage relativ viel schlechter.
- Beger -
Natürlich ist es verständlich, daß das traumatisierende Präparieren einen Einfluß hat, dennoch kommen Sie beim Rektumkarzinom nicht umhin,das Rektum zu exstirpieren und ein erhebliches Trauma zu setzen. Was die Katecholaminwerte anbelangt, so haben Sie das nicht als Hauptsache mitgeteilt und die Ergebnisse stehen wohl noch aus.
- Lorenz -
Ja, sie stehen noch aus.
- Röher -
Aber die, die wir gemessen haben, sind sehr niedrig.
- Beger -
Ihre Katecholaminwerte sind sehr niedrig und stehen ganz im Gegensatz zu den bisher erfolgten Publikationen zu diesem Thema. Ich beziehe mich hier insbesondere auf die Veröffentlichungen von Jäätelä (1972, Ann Clin Res 4: 204), der auf diesem Gebiet über die größte Erfahrung verfügt und mit einer ähnlichen Methodik gearbeitet hat, wie sie bei Ihnen angewandt wird.
- Röher -
Ich darf dazu sagen, daß wir selber eine gewisse Reserve bezüglich der Interpretation der Werte haben.
- Lorenz -
Deshalb haben wir sie bisher nicht publiziert.
- Beger -
Besteht nicht die Möglichkeit, daß durch die Filterung der Erythrozytenkonzentration vermehrt Histamin freigesetzt wird?
- Röher -
Wir filtern nicht, um Histamin zu eliminieren. Wir registrieren aber, daß durch die Verwendung des Filters unter Druck noch mehr Histamin ausgequetscht wird und im transfundierten Blut ist.
- Beger -
Dieses Histamin wird wahrscheinlich aus der Erythrozytenmembran freigesetzt.

- Lorenz -

Das ist drin. Da haben wir keine Chance, obwohl die wahrscheinlichste Interpretation die Malträtierung von Leukozyten ist, weil wir natürlich auch in sogenannten leukozytenfreien Erythrozytenpräparaten immer noch 20% der Leukozyten haben.Aber die Interpretation ist zulässig,wir bestimmen im Moment nur das Phänomen, wir haben noch keine richtige Theorie, woher es kommt.

Posttraumatische Histaminfreisetzung
Messungen im periphervenösen und Splanchnicus-Blut nach abdominalchirurgischen Eingriffen

M. Büchler, D. Stopik, H. G. Beger

ZUSAMMENFASSUNG

Bei Probanden aus 4 verschiedenen Gruppen wurde prä- und postoperativ der venöse Plasmahistamingehalt bestimmt, zusätzlich postoperativ der Gehalt im Splanchnicusblut.Gruppe I beinhaltet 16 gesunde Kontrollpersonen,Gruppe II 23 Patienten mit Bauchoperationen, Gruppe III 20 Patienten mit Ulcus duodeni, Gruppe IV 9 Patienten mit akuter Pankreatitis. In der Kontrollgruppe I wurde ein basaler Histamingehalt von 0,7 ± 0,2 ng/ml periphervenös gemessen. In Gruppe II errechnet sich ein präoperatives periphervenöses Plasmahistamin von 0,7 ± 0,3 ng/ml, das frühpostoperativ auf 1,0 ± 0,4 ng/ml ansteigt und sich bis zum 16.postoperativen Tag auf den Ausgangswert normalisiert. Im Splanchnicusblut findet sich frühpostoperativ ein Histamingehalt von 1,9 ± 0,7 ng/ml, der bis zum 16. postoperativen Tag auf 1,1 ± 0,2 ng/ml abfällt. In Gruppe III wird präoperativ ein erhöhter Histamingehalt mit 1,1 ± 0,4 ng/ml gemessen, der frühpostoperativ auf maximal 1,4 ± 0,6 ng/ml peripher-venös ansteigt und bis zum 10. postoperativen Tag auf den Ausgangswert abfällt. Im Splanchnicusblut ist Histamin am 2. postoperativen Tag mit 1,7 ± 0,2 ng/ml maximal erhöht. Der Wert fällt bis zum 10.postoperativen Tag auf 1,3 ± 0,3 ng/ml ab. Gruppe IV zeigt einen präoperativen peripher-venösen Ausgangswert von 0,9 ± 0,8 ng/ml mit frühpostoperativem Anstieg auf 1,1 ± 0,5 ng/ml und Normalisierung bis zum 10. postoperativen Tag. Im Splanchnicusblut wird 3 h postoperativ ein höchster Anstieg auf 1,5 ± 0,6 ng/ml gemessen, bis zum 10. postoperativen Tag wird ein Gehalt von 1,3 ± 0,3 ng/ml erreicht.

Der postoperative Histamin-Anstieg in den 3 Gruppen mit laparotomierten Patienten verdeutlicht die gesteigerte Freisetzung von Histamin nach dem chirurgischen Trauma vor allem in das Splanchnicus-Gebiet.

Histamin ist bekanntermaßen im menschlichen Organismus verantwortlich für verschiedenste physiologische und pathophysiologische Prozesse. Sein ubiquitäres Vorkommen in Mastzellen und basophilen Blutleukozyten und die Mitwirkung im Rahmen einer entzündlichen Gewebsreaktion, bei der Steuerung der Kapillarpermeabilität, beim Gewebswachstum, der Wundheilung und der Magensekretion, kennzeichnen die vielfältige metabolische Aktivität dieses biogenen Amins. Für die Chirurgie pathophysiologisch bedeutsam sind die

Auswirkungen des Histamins bei Traumen, im Schock, insbesondere dem anaphylaktischen, seine Freisetzung im Gefolge einer Ischämie und in der Genese des Ulcus duodeni.

Lorenz et al. [4] haben gezeigt, daß Histamin bei chirurgischen Eingriffen im peripher-venösen Blut vermehrt freigesetzt wird. In der vorliegenden Untersuchung wurde der Gehalt an Histamin im peripheren Venen- und Pfortaderblut vor und nach großen allgemeinchirurgischen Operationen bestimmt. Eine gesonderte Gruppe bilden hierbei Patienten mit Ulcus duodeni und akuter Pankreatitis.

METHODE UND PATIENTENGUT

Die Bestimmung des Plasmahistamingehaltes erfolgte nach der von Stopik et al. [7] mitgeteilten Methode der Ionenaustauschchromatographie an Dowex 50 W-X 8 mit anschließender Extraktion in Butanol, Isolierung im alkalischen Milieu und fluorimetrischer Messung nach Kondensation mit O-Phtalaldehyd. Die Wiederfindung des dem Plasma hinzugegebenen Histamindihydrochlorid lag bei etwa 70%, der Variationskoeffizient bei 6%. Die Identifizierung der isolierten Substanz mit dem authentischen Histamin erfolgte durch den Vergleich der Fluoreszenzspektra sowie durch den Diaminoxydase-Abbau.

Das Patientengut setzt sich aus 4 Gruppen zusammen (Tab.1). Gruppe I beinhaltet 16 Kontrollpersonen mit klinisch und röntgendiagnostisch unauffälligem oberen Gastrointestinaltrakt sowie laborchemisch normalen Leberenzymen, die sich zur Abklärung anderer, meist funktioneller Beschwerden in stationärer Beobachtung befanden. In Gruppe II werden 23 Probanden zusammengefaßt, die sich wegen allgemeinchirurgischer Erkrankungen des oberen Gastrointestinaltraktes einer Laparotomie unterzogen. Gruppe III umfaßt 20 Patienten mit chirurgischer Intervention wegen Ulcus duodeni. In Gruppe IV finden sich 9 Patienten mit akuter Pankreatitis und Laparotomie.

Tabelle 2 zeigt das allgemeinchirurgische Patientengut der Gruppe II mit den entsprechenden Erkrankungen und Operationsverfahren.

Tabelle 1. Posttraumatische Histaminfreisetzung in das Splanchnicusgebiet

Patientengruppen

Gruppe I	Kontrollpersonen (n = 16)
Gruppe II	Allgemeinchirurg. Patienten mit Bauchoperationen (n = 23)
Gruppe III	Patienten mit Ulcus duodeni (n = 20)
Gruppe IV	Patienten mit akuter Pankreatitis (n = 9)

Tabelle 2. Patientengut der Gruppe II mit allgemeinchirurgischen Erkrankungen (n = 23)

1	m	64 J	Choledochus-Tumor	Probelaparotomie
2	w	50 J	Duodenal-Divertikel	Resektion
3	w	63 J	Magen-NPL	B I
4	w	67 J	Gallenwegserkrankung	Gallenwegs-OP
5	m	33 J	Ulcus Ventriculi	B II
6	m	51 J	Stress-Ulcus	B II
7	m	32 J	Pancreas-NPL	Probelaparotomie
8	m	22 J	Leber-Nekrose	Nekrosenausräumung
9	m	42 J	Oberbauchcyste	Cystendrainage Pancreas
10	w	57 J	Gallenwegserkrankung	Choledochus-T-Drain
11	w	66 J	Pancreas-NPL	Probelaparotomie
12	w	28 J	Coeliaca-Stenose	Dekompression
13	m	51 J	Duodenal-Stenose	B II
14	w	73 J	Coeliaca-Stenose	Dekompression
15	m	22 J	Ulcus Ventriculi	B I
16	m	23 J	Ulcus Ventriculi	B II
17	m	76 J	Magen-NPL	B I
18	m	56 J	Pylorus-Stenose	Vagotomie u. Pyloroplastik
19	m	66 J	Verschlußikterus	Choledocho-Duodenostomose
20	w	50 J	Magen-NPL	Gastrektomie
21	m	68 J	N.N.	N.N.
22	w	65 J	Cholelithiasis	Choledochus-Revision
23	m	60 J	N.N.	Probelaparotomie

Bei den Patienten der Gruppen II, III und IV wurde jeweils am Ende der Laparotomie ein Teflon-Katheter über eine Mesenterialvene bis in den Pfortaderstamm vorgeschoben und eingebunden. Die peripher-venösen Blutentnahmen wurden bei allen operierten Patienten am Operationstag vor Verabreichung einer Prämedikation durchgeführt, ebenso 3 h postoperativ und an den darauffolgenden Tagen jeweils einmalig morgens, in Einzelfällen bis zum 16. postoperativen Tag. Simultan wurde bei den operierten Patienten zu den postoperativen Abnahmezeitpunkten Splanchnicusblut aus dem Mesenterialvenenkatheter entnommen. Den Patienten aus der Kontrollgruppe I wurde einmalig morgens nüchtern Kubitalvenenblut entnommen.

ERGEBNISSE

In der Kontrollgruppe I mit 16 Patienten zwischen 31 und 63 Jahren (10 männlich, 6 weiblich) betrug der morgens nüchtern entnommene Plasmahistamingehalt im peripher-venösen Blut 0,7 ± 0,2 ng/ml.

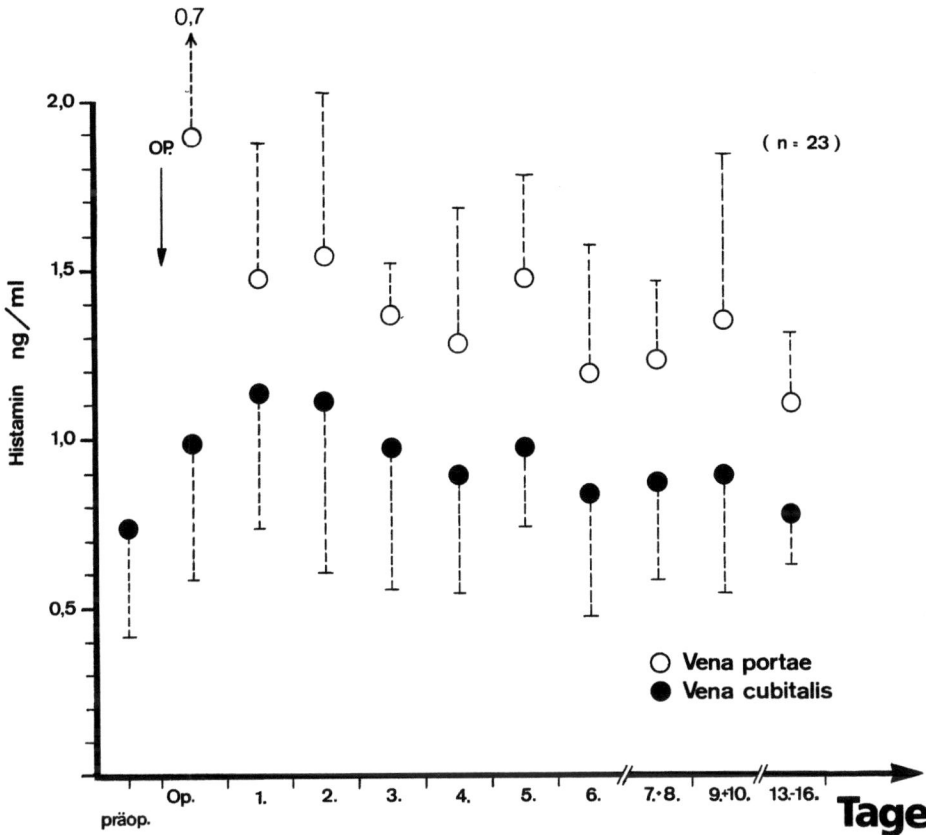

Abb.1. Histamin nach abdominalchirurgischen Eingriffen

Gruppe II mit 23 Patienten zwischen 22 und 73 Jahren (12 männlich, 11 weiblich) repräsentiert ein allgemeinchirurgisches Krankengut. Die basale Plasmahistaminkonzentration vor dem chirurgischen Eingriff und vor der anaesthesiologischen Prämedikation betrug im Kubitalvenenblut 0,7 ± 0,3 ng/ml. Dieser Wert entspricht praktisch dem der Patienten aus der Kontrollgruppe. Frühpostoperativ steigt der Histamingehalt signifikant auf 1,0 ± 0,4 ng/ml an und erreicht ein Maximum von 1,1 ± 0,4 ng/ml am 1. und 2. postoperativen Tag. Bis zum 16. postoperativen Tag normalisiert sich der Histamingehalt wieder auf den Ausgangswert, wobei am 5. und 10. postoperativen Tag wiederum ein mäßiger, nicht signifikanter Anstieg zu verzeichnen war (Abb.1). Die Histaminbestimmungen im Splanchnicusblut erbrachten einen Maximalwert von 1,9 ± 0,7 ng/ml 3 h nach der Operation. Die postoperative Verlaufskurve zeigt ähnliche Charakteristika wie die periphervenöse Histaminkurve. Der Splanchnicus-Histamingehalt fällt bis zum 16. postoperativen Tag auf einen Basalwert von 1,2 ± 0,2 ng/ml ab mit einem 2. relativen Gipfel von 1,5 ± 0,3 ng/ml am 5. Tag und einem 3. von 1,3 ± 0,3 ng/ml am 9. - 10. Tag. Der größte Unterschied im Histamingehalt zwischen

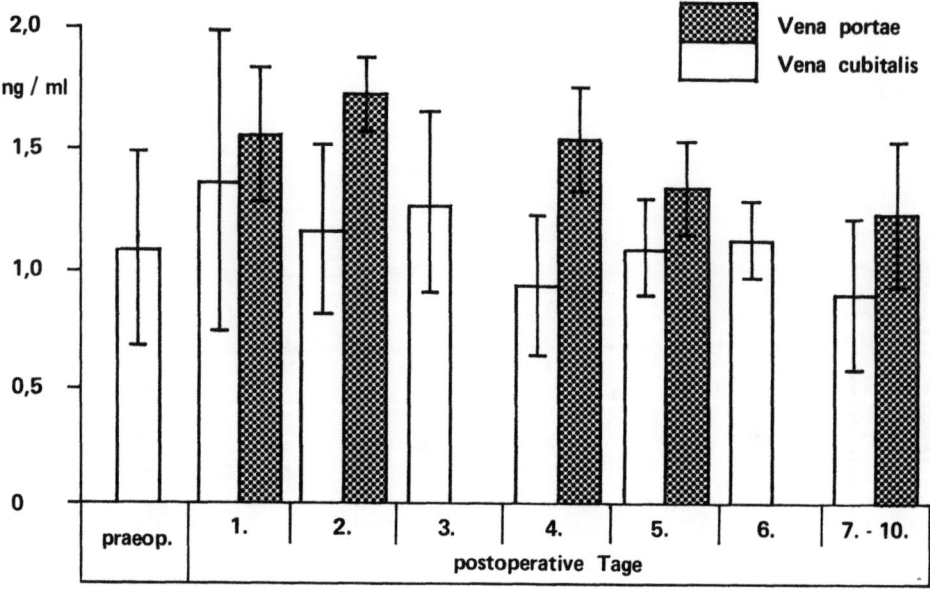

Abb.2. Plasmahistamin bei Patienten mit Ulcus Duodeni

peripher-venösem und Splanchnicusblut besteht frühpostoperativ mit 0,9 ng/ml. Die Konzentrationsunterschiede zwischen peripher-venösem und Splanchnicusblut waren jeweils signifikant.

Gruppe III umfaßt 20 Patienten mit Ulcus duodeni zwischen 18 und 76 Jahren (13 männl., 7 weibl.), die sich entweder einer Vagotomie und/oder einer resezierenden Magenoperation unterzogen. Der präoperative Histamingehalt peripher-venös wurde im Gegensatz zur Kontrollgruppe und zur Gruppe II mit 1,1 ± 0,4 ng/ml erhöht gemessen. Am 1. postoperativen Tag steigt das Histamin maximal auf 1,4 ± 0,6 ng/ml an, um dann kontinuierlich bis zum 10. Tag auf einen Wert von 0,9 ng/ml abzufallen, der unter dem Ausgangswert liegt. Der Gehalt im Splanchnicusblut steigt bis zum 2. postoperativen Tag maximal bis auf 1,7 ± 0,2 ng/ml an und fällt schrittweise bis auf 1,3 ± 0,3 ng/ml am 10. Tag ab. Die größte Differenz zwischen peripherem und Splanchnicusblut besteht mit 0,6 ng am 2. und 4. postoperativen Tag (Abb.2).

Gruppe IV beinhaltet 9 Patienten (6 männlich, 3 weiblich) zwischen 22 und 70 Jahren, die wegen akuter Pankreatitis oder im Gefolge eines akuten Schubes einer chronischen Pankreatitis laparotomiert wurden. Das Operationsverfahren bestand entweder in einer Nekrotektomie mit Spülung und Drainage der Pankreasloge und der Bauchhöhle oder in einer Pankreasteilresektion. Das präoperative peripher-venös gemessene Histamin betrug 0,9 ± 0,8 ng/ml. Frühpostoperativ steigt der Wert auf maximal 1,1 ± 0,5 ng/ml an und erreicht mit geringen Schwankungen am Ende der Meßperiode zwischen dem 7. und 10. postoperativen Tag einen Wert von 0,6 ± 0,2 ng/ml. Die Kurve

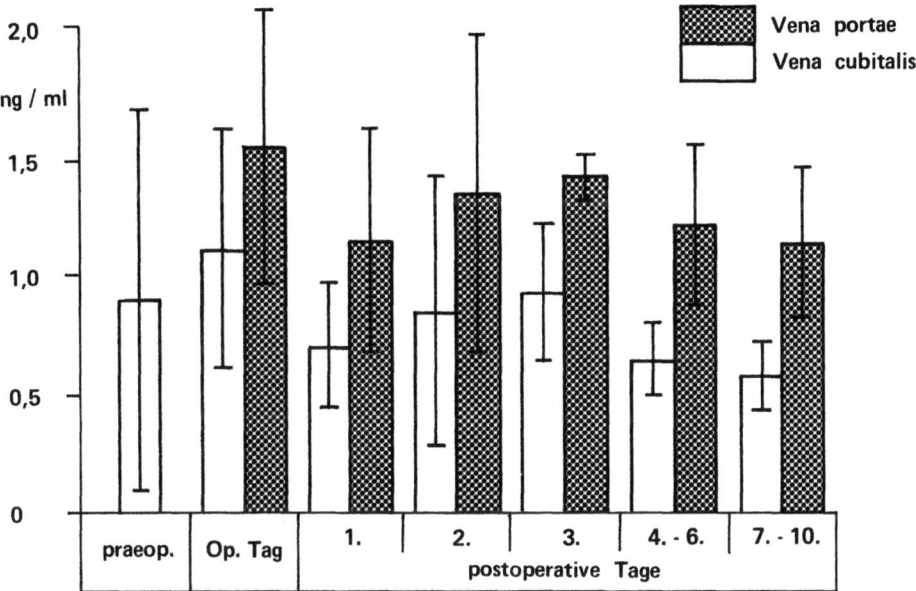

Abb.3. Plasmahistamin bei Patienten mit Pankreatitis

des Histamingehaltes im Splanchnicusblut verläuft kongruent zur periphervenösen Kurve mit einem maximalen Anstieg auf 1,5 ± 0,6 ng/ml 3 h nach der Operation. Am Ende resultiert ein Gehalt von 1,1 ± 0,4 ng/ml zwischen dem 7. und 10. postoperativen Tag (Abb.3).

DISKUSSION

In allen 3 Gruppen, in denen sich die Patienten Operationen des oberen Gastrointestinaltraktes unterzogen, stieg die peripher-venöse Histaminkonzentration im Vergleich zum präoperativen Wert an, was die bereits früher mitgeteilten Ergebnisse bestätigt [1,2]. Signifikant ist der Anstieg in Gruppe II der allgemeinchirurgischen Patienten. Bei einem Normalwert von 1,3 ng/ml [7] steigen die Werte im Splanchnicusblut ebenfalls signifikant an. Die Maximalwerte werden jeweils frühpostoperativ bzw. in den ersten beiden Tagen nach dem Eingriff erreicht. Dieser Befund ist wahrscheinlich durch eine posttraumatisch gesteigerte Histaminfreisetzung im Operationsgebiet zu erklären. Einen relativen Einfluß dürften dabei auch die zur Prämedikation und im Rahmen der Anaesthesie verabreichten Pharmaka haben. Daß jedoch, wie in Gruppe II der allgemeinchirurgischen Patienten bis zum 3. Tag ein signifikant erhöhtes Plasmahistamin zu messen ist, dürfte überwiegend im chirurgischen Trauma begründet sein. Die größte Differenz der Histaminkonzentration zwischen peripherem und Splanchnicusblut erscheint in Gruppe II mit 0,9 ng/ml ebenfalls frühpostoperativ, was in einer hohen

Histaminliberation in das Pfortaderstromgebiet begründet ist und einer relativen Insuffizienz der Leber als wichtigsten Ort der Histaminmetabolisation wenige Stunden nach dem chirurgischen Trauma entsprechen könnte. Die Gruppen III und IV sind hinsichtlich der Histamindifferenz nur schwer zu interpretieren, da in der Ulcusgruppe von einem erhöhtem präoperativen Basalwert im Vergleich zur Kontrollgruppe und Gruppe I ausgegangen wurde und die Gruppe IV eine zu kleine Fallzahl mit entsprechend hoher Standardabweichung zeigt. Das Plasmahistamin wurde in der Gruppe der Ulcuspatienten präoperativ mit 1,1 ng/ml erhöht zum Kontrollkollektiv gemessen. Dieser erhöhte Basalwert kann zur Ulcus-Pathogenese in Beziehung gebracht werden, obwohl beim Menschen die Rolle des Histamins als finalem Stimulator im Säuresekretionsmechanismus der Belegzelle bis heute nicht bewiesen werden konnte. Bereits 10 Tage nach Vagotomie bzw. Magensekretion fällt der Histaminspiegel unter den Ausgangswert auf 0,9 ng/ml ab. Troidl et al. [9] haben in der Magenschleimhaut von Ulcus duodeni-Patienten einen erniedrigten Histamingehalt festgestellt, ohne dabei etwas über den Plasmahistamingehalt mitzuteilen. Stopik et al.[5,6] fanden bei Probanden mit fortgeschrittener Atrophie der Magenschleimhaut erhöhte Plasmahistaminspiegel und einen erniedrigten Histaminausstoß in den Magensaft. Dieselbe Arbeitsgruppe fand bei Patienten mit Leberzirrhose ein erhöhtes Plasmahistamin und brachte diesen Befund mit der Genese des sog. hepatogenen Ulcus in Verbindung.

Die Gruppe IV der Pankreatitits-Patienten zeigt bei kleiner Fallzahl sehr variable präoperative Histaminkonzentrationen von 0,5 bis 2,2 ng/ml, im Mittel mit 0,9 ng/ml mäßig erhöht zum Kontrollkollektiv. Eine gesteigerte Freisetzung von Histamin bei akuter Pankreatitis wurde bisher von verschiedenen Arbeitsgruppen im Tierversuch nachgewiesen und zwar sowohl trypsininduziert [8] als auch im Pfeffer'schen Operationsmodell [3].Lorenz et al. [4] fanden bei 2 von 3 Pankreatitis-Patienten eine vermehrte Histaminliberation. Auch in unserem Patientengut wurde frühpostoperativ ein vermehrter Histaminausstoß in das Splanchnicusblut festgestellt mit Maximalwerten von 2,5 ng/ml, der für das Auftreten eines pankreogenen Schocks, vor allem in der Frühphase der akuten Pankreatitis mit verantwortlich sein kann. Zur Klärung dieser Frage sind jedoch Studien an einem größeren Pankreatitis-Patientenkollektiv erforderlich.

LITERATUR

1. Beger HG, Stopik D, Bittner R, Kraas E,Roscher R (1975) Der Einfluß der Leber auf die Plasmahistaminkonzentration. Messungen im prä- und posthepatischen Blut vor und nach abdominellen Operationen. Z Gastroenterol 13:474
2. Beger HG, Stopik D (1982) Histamine release and hepatic elimination of histamine following abdominal surgery. Klin Wochenschr 17:935

3. Lange E, Schult H, Lorenz W, Reimann HJ, Maroske D, Neuhaus H, Schwarz B, Kresse U (1978) Histamine and pancreatitis: Increase of plasmahistamine levels in dogs with Pfeffer preparation and influence of aminoguonidine on the survival time. Agents Actions 8:376
4. Lorenz W, Seidel W, Doenicke A, Tauber R, Reimann HJ, Uhlig R, Mann G, Dormann P, Schmal A, Häfner G, Hamelmann H (1974) Elevated plasmahistamine concentration in surgery: Causes and clinical significance. Klin Wochenschr 52:419
5. Stopik D (1974) Über das Verhalten des Histamins im Plasma und im Magensekret bei Patienten mit perniziöser Anämie. Klin Wochenschr 52:990
6. Stopik D, Hampel KE (1978) Verhalten des Histamins im Magensekret und im Plasma bei normaler morphologisch veränderter Magenschleimhaut beim Menschen. Z Gastroenterol 16:242
7. Stopik D, Beger HG, Hampel KE (1978) Untersuchungen über die prä- und posthepatischen Plasmahistamin-Konzentrationen und ihre möglichen pathophysiologischen Auswirkungen bei Leberzirrhose. Klin Wochenschr 56:241
8. Tauber H, Uhlig R, Mann G, Schmal A, Lorenz W (1972) Histamine release from the liver by trypsin. Br J Surg 59:913
9. Troidl H, Lorenz W, Rohde H, Häfner G, Ronzheimer M, Schmal A (1975) Histamine content in human gastric mucosa: Its relation to the plasmahistamine stimulated acid secretion and to selective gastric vagotomy with drainage. Agents Actions 5:427

Diskussion

- Lorenz -
Zunächst möchte ich die Gruppe für die große Fallzahl beglückwünschen, denn es ist nicht einfach, bei einer Reihe von Patienten Plasmahistaminspiegel unter solchen Bedingungen zu messen. Die Anordnung ist notwendig, denn im Grunde genommen sind dies wirklich die ersten Messungen, mit Differenzen zwischen Splanchnicusgebiet und systemischer Zirkulation. Es gibt von Herrn Korb (Marburg) eine Untersuchung über die zentrale Leberverfettung, die akut nach Operationen auftritt (unveröffentlicht). Die gestörte Elimination des Histamins unmittelbar postoperativ könnte durchaus etwas damit zu tun haben.
- Schauer -
Oder können die Befunde in Zusammenhang gebracht werden mit den erhöhten Plasmahistaminspiegeln, die lokal und dann systemisch wirksam werden? Das Histamin bewirkt erhebliche perivaskuläre und interstitielle Oedeme an der Lunge eventuell mit starker Desquamation der Alveolardeckzellen. Diese Veränderungen sind jeweils nachweisbar bevor gravierende Veränderungen der Schocklunge eintreten, zumindest superponieren sie die Schocklunge. Sofern sind diese beiden Dinge sehr schwer in der Lunge zu trennen. Können Sie aufgrund Ihrer Verläufe irgendwelche Erklärungen dazu geben?

- Büchler -
Bei den vorliegenden Ergebnissen unseres kleinen Kollektivs von 9 Pankreatitispatienten, von denen im Verlauf der ersten postoperativen Woche 5 Patienten gestorben sind, muß man mit der Interpretation des Plasmahistamin zurückhaltend sein. Die hohen, bereits präoperativ vorhandenen Schwankungen des Plasmahistamins (0,5-2,2 ng/ml) periphervenös erlauben keine weitergehende Aussage.
- Beger -
Darf ich zur Frage der pulmonalen Veränderungen bei akuter Pankreatitis eine kurze Antwort geben. Aus der Literatur ist bekannt, daß die Phospholipase A in Bezug auf die Veränderungen der Lungenmembran die wesentliche pathogenetische Bedeutung bei Patienten mit Pankreatitis darstellt. Lorenz und Mitarbeiter haben gezeigt, daß auch das Histamin im Aszites eine entscheidende Rolle in der Entwicklung des sogenannten früh-pankreatogenen Schocks spielt. Hieraus leitet sich die Frage ab, ob durch eine frühzeitige wirksame Histamin-Rezeptorblockade die Prognose bei akuter nekrotisierender Pankreatitis verbessert werden kann.
- Lennartz -
Ich habe eine Verständnisfrage: Habe ich Sie richtig verstanden, wenn Sie sagen, die Anstiege der Plasmahistaminspiegel bis zum 2. Tag sind auf die Prämedikation und die Anaesthesie zurückzuführen?
- Büchler -
Nein, im Text wurde ausdrücklich betont, daß die Plasmahistaminanstiege bis zum 2. und 3. postoperativen Tag nicht auf Prämedikation, sondern auf das chirurgische Trauma bzw. die Grunderkrankung zurückzuführen sind.
- Reimann -
Mich stört immer noch eines: Die Diskrepanz Eurer niedrigen Plasmahistaminwerte während der Operation und die aus dem Splanchnicus gefundenen doch deutlich erhöhten Werte. Ich habe nach einer Erklärung gesucht und glaube, daß, wenn es zentral abgenommen wird, die Leber eine große Rolle spielt.
- Lorenz -
Wir haben auch intraoperativ Pfortaderwerte gemessen, sie waren bei uns auch nicht erhöht. Postoperativ haben wir bei der Pankreatitis auch erhöhte Werte gemessen (Lorenz et al. (1974) Klin Wochenschr 52:419). Ich bin fest überzeugt, daß die Beger'schen Werte keine falschen Werte sind, im Gegenteil, sie sehen sehr zuverlässig aus.
- Reimann -
Die zweite Sache ist, was ich vielleicht anregen möchte, daß man die Bestimmung noch an den folgenden Tagen und zu verschiedenen Zeiten weiterführt. Vielleicht sehen Sie einen zirkadianen Rhythmus, der vielleicht in München anders ist, als an anderen Orten, vielleicht Serotonin indiziert, auf jeden Fall diese Untersuchungen wären interessant, gerade postoperativ.
- Bauer -
Ist dieser Anstieg des Plasmahistamins vor allem am 1. und 2. postoperativen Tag, der in Ihrer Gruppe so deutlich war, gefolgt von einem Anstieg der Säure-Sekretion? Haben Sie das bei den Patienten mit gemessen?
- Büchler -
Nein.

Dosis-Wirkungsbeziehung verschiedener Glucocorticoide im Endotoxinschock der Ratte: Einfluß auf Überlebenszeiten und Histaminneubildung in verschiedenen Organen

G. Horeyseck, E. Neugebauer, W. Dietz, B. Scheid, K. Dietrich, W. Lorenz

ZUSAMMENFASSUNG

Anhand eines geeigneten, gut reproduzierbaren Endotoxinschockmodells der Ratte (L_D 80) wurde in einer randomisierten, kontrollierten Studie im ersten Teil der Untersuchungen die Effizienz dreier verschiedener Glucocorticoide (Methylprednisolon (MP), Dexametason (DEX), Triamcinolon (TRI)) in unterschiedlichen Dosierungen auf die Parameter Überlebenszeit und Langzeitüberlebensrate (Beobachtungszeitraum 96 h) geprüft. Für alle gleich wurde dosisabhängig sowohl eine Verlängerung der Überlebenszeit (ÜLZ) als auch eine Erhöhung der Überlebensrate (ÜLR) beobachtet (identischer Wirkungsmechanismus!). In den jeweils effektivsten Dosierungen zeigten sich keine Unterschiede zwischen MP 50 und 100 mg/kg KG, DEX 8 mg/kg KG und TRI 10 mg/kg KG (ÜLR 90 - 100%). Höhere Dosierungen (MP 200, DEX 16, TRI 20 mg/kg KG) führten jedoch in allen Fällen wieder zu starkem Abfall der therapeutischen Wirksamkeit. Dieser nicht auf Eigentoxizität zurückzuführende unspezifische Effekt könnte mit einer Risikoerhöhung für das Auftreten unerwünschter Nebenreaktionen verbunden sein.

Inwieweit eine Hemmung der Induktion des histaminbildenden Enzyms Histidindecarboxylase (HDC) in allen Organen nach einer Hypothese von Schayer als ein Mechanismus der protektiven Wirkung der Glucocorticoide im Endotoxinschock gelten kann, wurde in zwei weiteren randomisierten, kontrollierten Studien untersucht. Im Widerspruch zur Hypothese wurden im unbehandelten Endotoxinschock zum Zeitpunkt des Todes:

1. eine organspezifische (Veränderungen der HDC-Aktivität nur in 3 von 6 Organen),
2. eine uneinheitliche (Anstieg der HDC-Aktivität in Lunge und Leber, Abfall dagegen im Magen) und
3. eine zeitabhängige (Anstieg in Lunge und Leber nur bei Tieren mit Tod zwischen 8-14 h, nicht bei Tod >20 h) Veränderung der HDC-Aktivität gemessen.

Im mit 5 und 50 mg MP/kg KG behandelten Endotoxinschock konnte, wegen der in dieser Studie nahezu gleichen Wirksamkeit bezüglich der ÜLR (90-100%), der Einfluß auf die HDC-Aktivität erst zum Zeitpunkt 96 h nach Schockauslösung untersucht werden. Mit 5 mg MP/kg KG konnte in Lunge und Leber eine Hemmung, im Magen eine Aktivierung gegenüber einer Kontrollgruppe (NaCl) gemessen werden; die mit 50 mg MP/kg behandelten Tiere zeigten keinen Unterschied zur Kontrollgruppe. Zur Sicherung des Effektes sind weitere Untersuchungen zu einem früheren Zeitpunkt in der Schockentwicklung notwendig.

EINLEITUNG

Die Arbeit gliedert sich in zwei Fragestellungen, die im Folgenden getrennt abgehandelt werden sollen:

1. Glucocorticoidwirkung im septischen Schock:
Seit mehr als 30 Jahren werden Glucocorticoide zur Therapie von Patienten im septischen Schock eingesetzt [48].Wie kaum eine andere Substanzklasse steht diese seitdem jedoch im Kreuzfeuer der Kritik. Von außerordentlich "nützlich" über "keinen Effekt" bis hin zu "gefährlich" finden sich in der Literatur alle Bewertungsstufen [4,23,30,43,44]. Zum jetzigen Zeitpunkt läßt sich jedoch trotz unterschiedlicher Meinungen Einigkeit zumindest darüber feststellen, daß bei frühzeitigem Einsatz hochdosierter Glucocorticoidtherapie experimentell und klinisch eine Schutzwirkung im Sinne einer Prophylaxe der Progredienz des Schocks und der drohenden Organkomplikationen zu erzielen ist [4,18,43].

Die Unsicherheit für den Einsatz von Glucocorticoiden im septischen Schock erklärt sich zum großen Teil aus der Unspezifität der Wirkung dieser Substanzklasse und den sich hieraus ergebenden Nebenwirkungen,wobei sich die Hauptangst auf die beim septischen Patienten gefährliche Suppression der humoralen und zellulären Immunität konzentriert. Dabei spielt nicht nur die Frage des richtigen Zeitpunktes für den Einsatz im Verlauf einer Sepsis eine entscheidende Rolle, sondern ebenso sowohl die Höhe der Dosierung als auch die Art des zu verwendenden Corticosteroids. Letzteren Faktoren wurde jedoch unerklärlicherweise in der bisherigen Diskussion um das Für und Wider so gut wie keine Beachtung geschenkt [26,31].Gerade hier sollte die Wahl des geeignetsten Steroids in der geringsten effektiven Dosis über einen möglichst kurzen Zeitraum zur Verringerung des Risikos der Nebenwirkungen beitragen. Mit einem geeigneten Endotoxinschockmodell sollte deshalb diese Fragestellung anhand der Zielkriterien Überlebenszeiten und Langzeitüberlebensraten für verschiedene Glucocorticoide untersucht werden.

2. Mechanismen der Glucocorticoidwirkung
Es gehört zur gängigen Praxis in der Medizin, Pharmaka mit geprüfter Wirksamkeit und Sicherheit zur Abwehr und Behandlung von Krankheiten auch ohne genaue Kenntnis der Wirkungsmechanismen einzusetzen. Für Glucocorticoide, die unter diese Kategorie fallen, herrscht, trotz der Beschreibung einer Reihe von Mechanismen, die für die protektive Wirkung im septischen Schock verantwortlich sein können, bisher Unklarheit über den präzisen Wirkungsmechanismus (Zusammenfassungen s.[3,7,14,15,43,47]).

Im Zusammenhang mit der Beeinflussung des Schockmediators Histamin durch Glucocorticoide gewinnen neuere Befunde und Vorstellungen, wie die einer indirekten Verhinderung der Histaminfreisetzung durch Hemmung der Komplementaktivierung (Faktoren C 3a und C 5a) [11,43], der Verminderung der Zahl der IgE-Rezeptoren auf Mastzellen und Basophilen [7], oder der Hemmung einer hypoxieinduzierten Histaminfreisetzung [6] an Aktualität, während der zu Beginn der 60iger Jahre erstmals von Schayer beschriebene und viel diskutierte Mechanismus der Hemmung der vermehrten Histaminneubildung ("induced histamine concept")[37,38,40] in der jetzigen Diskussion zu Unrecht, weil unwiderlegt, nur noch als Randerscheinung vermerkt wird. Schayer's "induced histamine concept" geht davon aus, daß es im septischen (Endotoxin)-Schock zu einer zeitlich progredienten, ungehemmten Neubildung von Histamin durch die Aktivierung einer sogenannten "induzierbaren" Histidindecarboxylase (HDC) in oder nahe den Endothelzellen der Mikrozirkulation der Organe kommt. Diese soll für die Progression des Schocks in der hypodynamen Phase hauptsächlich verantwortlich sein[35,39]. Die Gründe für den Aktualitätsverlust und die bis heute fehlende allgemeine Anerkennung dieses Konzeptes liegen neben Kritik an der Durchführung der Experimente und einer nur indirekten Beweisführung [1,2] hauptsächlich an der Unzulänglichkeit, Veränderungen der HDC-Aktivität in ausreichend großen Probenserien zuverlässig und vor allem praktikabel bestimmen zu können. Mit der Entwicklung einer neuen von Schayer [41] abgeleiteten Bestimmungsmethode von Neugebauer und Lorenz [28] war die Überprüfung der von Schayer postulierten Hypothese am Endotoxinschockmodell der Ratte möglich. Zwei Pilotstudien sollten zunächst die Fragen klären, welchen Effekt Endotoxin auf die HDC-Aktivität verschiedener Organe zum Letalitätszeitpunkt hat und wie die Aktivität durch Methylprednisolon beeinflußt wird.

MATERIAL UND METHODEN

Material

Tiere: Für alle in dieser Arbeit beschriebenen Teilstudien wurden weibliche Ratten(200-250 g) vom Stamm Sprague-Dawley (Zentralinstitut für Versuchstierzucht, Hannover) verwendet (n gesamt = 258 Tiere). Sie wurden jeweils 1 Woche vor Studienbeginn geliefert, zu 4 Tieren/Käfig gehalten und vor und während des Versuchs mit Leitungswasser ad libidum und Standardfutter (Altromin: Standarddiät, Altrominwerke, Lage) versorgt.

Rohenzympräparationen für die Bestimmung der Histidindecarboxylase (HDC)-Aktivität: Die Enzymaktivität der Histidindecarboxylase (E.C. 4.1.1.22) wurde in sechs Organen der Ratte (Lunge, Leber, Magen, Herz, Dünndarm und Niere) in gleicher Weise für Studie 3 und 4 (s.u.) entweder bei Tod der Tiere oder bei Überleben am Ende des Beobachtungszeitraumes bestimmt. Überlebende Tiere wurden nach kurzer Äthernarkose durch Dekapitation getötet.

Nach medianer Laparatomie und Sternotomie wurden in beiden Fällen zunächst alle o.g. Organe so schnell wie möglich (2-4 min nach Tod) vollständig entnommen und in eine auf Eis gekühlte Petrischale gelegt. Die Organe wurden sodann nacheinander von anhängendem Fremdgewebe befreit, mit physiologischer NaCl-Lösung (2-4°C) gewaschen, mit Mulltupfern getrocknet, gewogen, in ein in Eis stehendes 1. Plastikgefäß (20 ml) überführt und mit einer Schere grob zerkleinert. Zur Bestimmung wurden von jedem Organ 0,8 g abgewogen (Herz 0,6 g) in ein 2. Plastikgefäß (20 ml) überführt und bis zur Bestimmung im Anschluß an die Studie bei -40°C tiefgefroren. Der Vorgang (Tod des Tieres - Tieffrieren der Organpräparate) dauerte maximal 15 - 20 min/Tier.

Zur Bestimmung der HDC-Aktivität wurden am Tage der Bestimmung die Proben aus dem 1. und 2. Plastikgefäß in Eiswasser langsam aufgetaut. Die Organreste aus dem 1. Gefäß wurden für jede Studie getrennt pro Organ und Gruppe gepoolt. Von diesem Organpool wurden zur Bestimmung von Leer- und Ausbeutewerten (s. Methode) 4 mal 8,0 g als Stichprobe abgewogen, in 10 ml Plastikzentrifugenröhrchen überführt und mit 4 ml kaltem (0-2°C) Natriumphosphatpuffer (pH 7,3 0,1 M) versetzt. In gleicher Weise wurde mit den 0,8 g Gewebestücken jedes Einzelorgans (2. Plastikgefäß) verfahren. Zur Herstellung der Rohenzympräparationen wurden die Suspensionen bei 0-4°C 15 s mit einem Ulturrax Homogenisator (Schaft 10 N) homogenisiert. Die Homogenate wurden in den gleichen Röhrchen in einer Sorvall RC-2B Kühlzentrifuge bei 0-4°C und 48.000 g für 10 min zentrifugiert. Der klare Überstand, später als Rohenzymextrakt bezeichnet, wurde sofort danach zur Bestimmung der Enzymaktivität der Histidindecarboxylase eingesetzt.

Arzneimittel und Reagenzien: 6 α-Methylprednisolon-hemisuccinat-Natrium (Urbason 250®), Hoechst AG, Frankfurt/Main, Dexametason-o-phosphat (Fortecortin®), Merck, Darmstadt, Triamcinolon-acetonid-21-Phosphat (Volon A®), Heyden, Bacto-Lipopolysaccharide W. E. coli 055: B5 (Difco Lab. Detroit Mich. USA), Ampuva®, Fresenius AG, Bad Homburg. Alle anderen verwendeten Substanzen sind in einer früheren Arbeit von Neugebauer und Lorenz [28] beschrieben.

Methoden

Bestimmung der Überlebenszeiten und Langzeitüberlebensraten: Aus Vorversuchen zur Prüfung des Endotoxinschockmodells der Ratte wurde ein Gesamtbeobachtungszeitraum von 96 h nach Studienbeginn zur Ermittlung der Langzeitüberlebensraten als ausreichend ermittelt. Während dieser Zeit wurde in den ersten 12 h nach Schockinduktion eine halbstündige, danach bis 24 h eine einstündige und bis 96 h eine vierstündige Kontrolle durchgeführt. Parallel zur Ermittlung des Todeszeitpunktes wurde eine Verlaufsbeobachtung verschiedener nach Schweregrad abgestufter Verhaltensparameter nach Wichtermann et al. [49] durchgeführt und dokumentiert. Die kontinuierliche Überwachung wurde von 4 Personen durchgeführt.

Bestimmung der HDC-Aktivität: Die Methodik zur Messung der Enzymaktivität ist ausführlich in Neugebauer und Lorenz [28] beschrieben und stellt eine Weiterentwicklung der von Schayer [41] entwickelten Isotopenverdünnungsmethode dar. Sie besteht aus 4 Teilschritten: Inkubation mit Rohenzymextrakten, Extraktion von gebildetem 14 C-Histamin nach Zugabe von unmarkiertem Histidin und Histamin als Träger, Derivatisierung von Histamin in Dibenzolsulfonylhistamin (BSH) mit Kristallisation und Rekristallisation sowie Messung und Berechnung von gebildetem 14 C-Histamin.

In allen Inkubationen wurden zur Hemmung der histaminabbauenden Enzyme Histamin-N-methyltransferase und Diaminoxidase die Hemmstoffe Amodiaquin und Aminoguanidin in den beschriebenen Konzentrationen verwendet. Die verwendete radioaktive Substratmenge [L-ring-2-^{14}C]-Histidin im Inkubationsansatz betrug in allen Fällen 1,66 nmol (3,67 kBq). Pro Organ wurden Doppelbestimmungen mit einer Inkubationszeit von 60 min durchgeführt. Leer- und Ausbeutewerte wurden aus dem Organpool der Organgruppe (Plastikgefäß 1) hergestellt, Leerwert war säureinaktivierter Gewebeextrakt. 1 dpm/min entspricht 7,65 fmol ^{14}C-Histamin gebildet/min Inkubationszeit. Weitere methodische Einzelheiten sh. Neugebauer und Lorenz [28].

STUDIENPLÄNE:

Studie 1: Dosiswirkungskurve für Endotoxin

Zur Ermittlung der Dosiswirkungskurve wurden 6 verschiedene Dosen Endotoxin (Bacto-Lipopolysaccharide W. E. coli) (7,5, 10, 15, 20, 25, 30 mg/kg KG) und als Kontrolle 0,9% NaCL in jeweils einem Volumen von 2 ml intraperitoneal appliziert. Das lyophilisiert vorliegende Endotoxin wurde in Ampuva® gelöst. Pro Dosis wurden 8 Tiere (n gesamt = 56 Tiere) verwendet. Die Zuteilung der Tiere zu den einzelnen Dosisgruppen erfolgte randomisiert. Dazu wurden die Tiere willkürlich ausgewählt, mit Ohrmarken (1-56, Hauptner, Solingen) gekennzeichnet und auf 10 g genau gewogen. Danach erfolgte die randomisierte Zuteilung auf die 7 Untersuchungsgruppen. Anhand der Gewichtstabelle wurde eine Dosierungstabelle für Endotoxin erstellt. 1 h vor Beginn der Studie wurden die Injektionsspritzen (2 ml, Tuberkulin) vorbereitet. Die Injektion erfolgte danach in einem Zeitraum von 30 min. Im Zeitraum bis 96 h nach Injektion wurden die Überlebenszeiten und -raten wie oben beschrieben ermittelt.

Studie 2: Dosiswirkungskurven verschiedener Glucocorticoide im Endotoxinschock der Ratte

Die Dosiswirkungskurven verschiedener Glucocorticoide wurden mit dem in Studie 1 beschriebenen Endotoxinschockmodell der Ratte untersucht. Als Endotoxindosis wurde 25 mg/kg KG gewählt. Folgende Glucocorticoide und Dosierungen wurden untersucht a) Methylprednisolon (5, 50, 100, 200 mg/kg KG), b) Dexametason (0,8, 8, 16 mg/kg KG), c) Triamcinolon (1, 10, 20 mg/kg KG). Als Orientierung zur Wahl der Dosierungen dienten dabei die von Melby [25] angegebenen Äquivalenzdosen. Die vorgesehene statistische Analyse von Überlebensraten (s.u.) führte zu einem errechneten Stichprobenumfang von n=12 Tieren/Gruppe. Bei 10 Testgruppen (s.o.) sowie einer Kontrollgruppe (Endotoxin ohne Steroidgabe) waren so 132 Tiere erforderlich, die, entsprechend Studie 1, randomisiert Test- und Kontrollgruppe (n) zugeteilt wurden. In leichter Äthernarkose wurde den Tieren zunächst 2 ml Endotoxin i.p. und sofort danach 1 ml Steroidlösung i.v. (Schwanzvene) appliziert. Beide Substanzen wurden in Ampuva® gelöst. Wegen eines denkbaren Volumensubstitutionseffektes wurde der Kontrollgruppe anstelle des Steroids nach der Endotoxingabe 1 ml 0,9%ige NaCl-Lösung verabreicht. Die Wirkung der verschiedenen Glucocorticoide in den unterschiedlichen Dosierungen wurde anhand von Überlebenszeiten und -raten analysiert.

Studie 3: Wirkung von Endotoxin auf die HDC-Aktivität verschiedener Organe der Ratte

Mit Hilfe des in Studie 1 beschriebenen Endotoxinschockmodells der Ratte sollte die von Schayer [39] formulierte Hypothese einer vermehrten Histaminneubildung durch die Aktivierung einer sogenannten induzierbaren Histidindecarboxylase (HDC) im Endotoxinschock in Form einer randomisierten kontrollierten Studie geprüft werden. Dazu wurde Endotoxin in 3 verschiedenen Dosierungen (5, 25, 45 mg/kg KG) (s.Studie 1) i.p. appliziert. Eine Kontrollgruppe erhielt 0,9%ige NaCl-Lösung. Wegen der erwarteten großen Unterschiede einerseits und des erheblichen analytischen Aufwandes zur Bestimmung der HDC andererseits wurde eine Gruppengröße von n = 5 Tiere/Gruppe (n gesamt=20 Tiere) als ausreichend angesehen. Die Zuteilung der Tiere zu den Gruppen erfolgte randomisiert. Die HDC-Aktivität wurde in 6 verschiedenen Organen (Lunge, Leber, Magen, Herz, Dünndarm, Niere) entweder zum Zeitpunkt des Todes oder bei Überleben der Tiere 96 h nach Injektion nach der oben beschriebenen Methode bestimmt. In einem Dokumentationsbogen wurden parallel die Überlebenszeiten erfaßt.

Studie 4: Einfluß von Methylprednisolon auf die HDC-Aktivität im Endotoxinschock

Mit insgesamt 5 Gruppen und n = 10 Tieren/Gruppe sollte der Effekt von Methylprednisolon (MP) auf die HDC-Aktivität in den 6 beschriebenen Organen der Ratte im Endotoxinschock ermittelt werden: I Kontrolle:0,9% NaCl, II Endotoxin (25 mg/kg KG), III Endotoxin (25 mg/kg KG) + MP (5 mg/kg KG), IV Endotoxin (25 mg/kg KG) + MP (50 mg/kg KG), V MP (50 mg/kg KG).Methylprednisolon wurde i.v. (Schwanzvene, 1 ml), Endotoxin i.p. (2 ml) appliziert. Die Gruppen I und II erhielten zusätzlich 1 ml 0,9% NaCl i.v. Die HDC-Aktivität wurde analog Studie 3 entweder bei Tod oder 96 h nach Injektion bestimmt.

Statistik

Stetige Daten sind wegen nicht bekannter Häufigkeitsverteilung im Median-Percentilsystem dargestellt. Als nicht parametrischer Test zum Vergleich von zwei unabhängigen Stichproben wurde der Mann-Whitney-Test verwendet.

Unterschiede in Überlebensraten zwischen Kontroll- und Therapiegruppen (Studie 2) wurden mit dem Chi-Quadrat-Test am Ende des Beobachtungszeitraumes (96 h) berechnet.

$\alpha = 0{,}01$, $\alpha' = \dfrac{\alpha}{2(c-1)} = 0{,}0005$ nach Everitt [12];

c (Anzahl der Gruppen) = 11. Das Überlebensverhalten wurde in Form von Überlebenskurven (arithmetischer Maßstab) in Anlehnung an die Sterbetafelmethoden ermittelt [8].

ERGEBNISSE

1. Dosiswirkungskurve für Endotoxin

Steigende Endotoxindosen bis 20 mg/kg KG führten zu einer Erhöhung der Letalitätsrate bis 80% (Abb.1). Mit der verwendeten Endotoxincharge ließ sich bei weiterer Erhöhung der Dosis bis 30 mg/kg KG keine weitere Steigerung der Letalitätsrate mehr erzielen. 25 mg/kg KG wurden deshalb für die Prüfung der Wirksamkeit verschiedener Glucocorticoide und Dosierungen auf die Überlebensrate in Studie 2 gewählt.

2. Dosiswirkungskurven mit verschiedenen Glucocorticoiden im Endotoxinschock

Mit 25 mg Endotoxin/kg KG ohne Steroidtherapie wurde wie in Abb.1 eine ca. 80%ige Letalität erreicht, was die gute Reproduzierbarkeit des verwendeten Endotoxinschockmodells dokumentiert. Mit allen drei getesteten, strukturell verschiedenen Glucocorticoiden wurde gleichermaßen sowohl eine Erhöhung der Überlebensrate (ÜLR) als auch eine Verlängerung der Überlebenszeit (ÜLZ) beobachtet (Abb.2). Das Ausmaß der Wirkung war dabei bei allen Steroiden stark dosisabhängig. Nur für die jeweils mittleren getesteten Dosierungen (MP 50 und 100 mg/kg, DEX 8 mg/kg, TRI 1 und 10 mg/kg) wurde eine statistisch signifikante Erhöhung der ÜLR errechnet ($p<0.0005$).

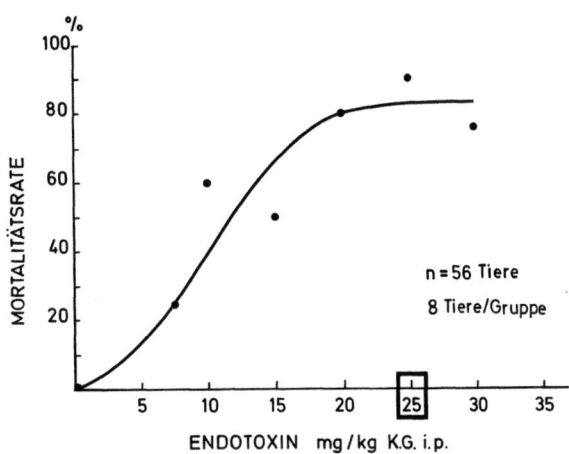

Abb. 1. Dosiswirkungskurve für Endotoxin. Endotoxin: Bacto-Lipopolysaccharide W. E. coli n=8 Tiere/Dosis. Weitere Einzelheiten s. Material und Methoden

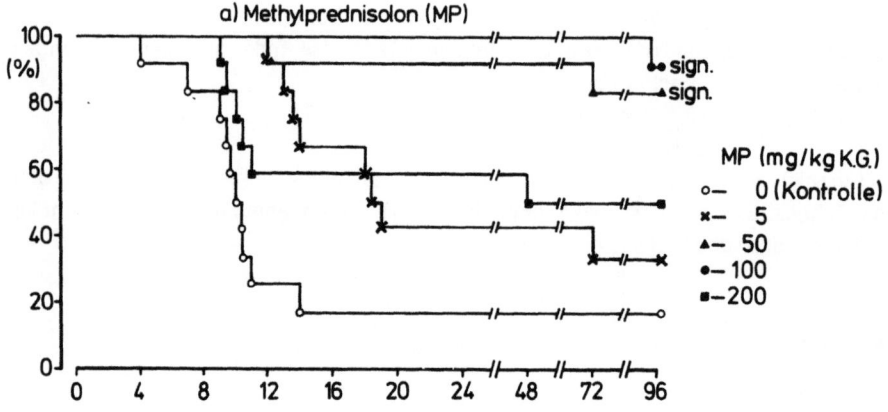
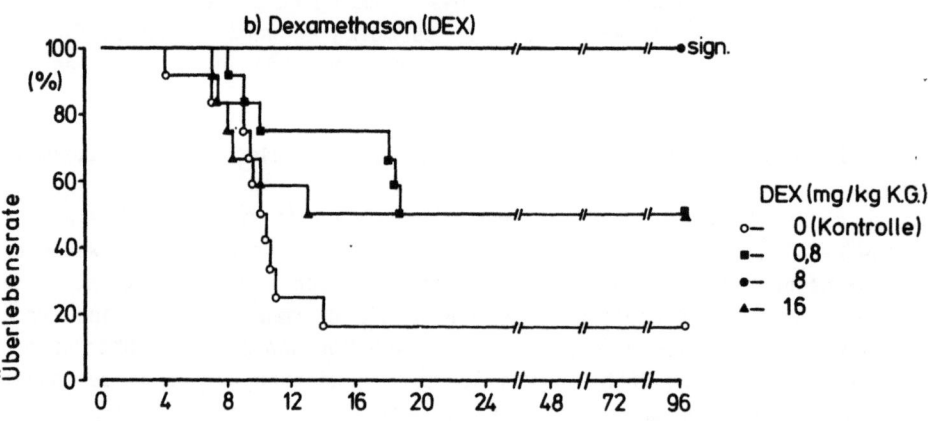
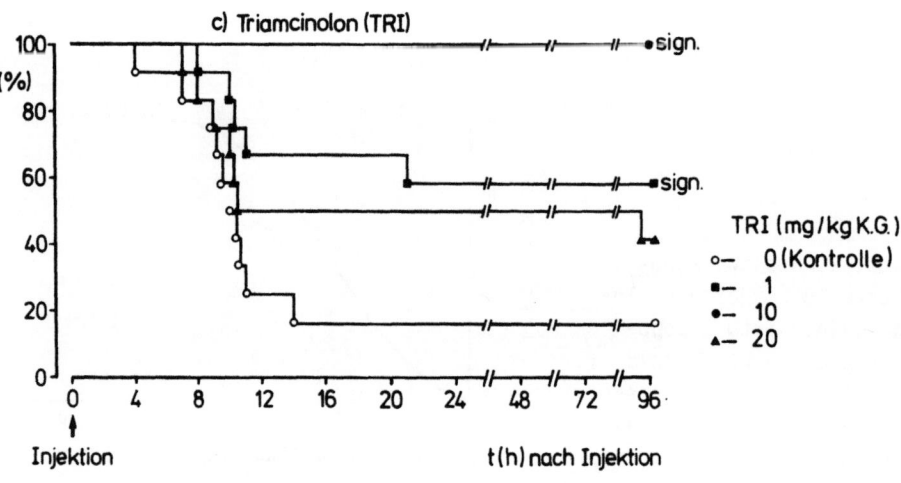

◄ **Abb.2.** Einfluß verschiedener Glucocorticoide und Dosierungen auf die Überlebenszeit und -rate im Endotoxinschock der Ratte. n=132 Tiere; Kontrollgruppe: Endotoxin (25 mg/kg KG) in 2 ml i.p.+1 ml 0,9% NaCl i.v. (Schwanzvene); Testgruppen (Glucocorticoidgruppen in versch. Dosen): Endotoxin (25 mg/kg KG) in 2 ml i.p.+1 ml des jeweiligen Steroids i.v. (Schwanzvene). Endotoxin und Steroid wurden zum gleichen Zeitpunkt appliziert (1 Injektion).Sign.=p<0,0005 (Chi-Quadrat Test) im Vergleich zur Kontrollgruppe

Überraschenderweise sank die therapeutische Wirksamkeit bei hohen Dosierungen, ebenfalls für alle Präparate gleich, wieder ab (MP 200, DEX 16, TRI 20 mg/kg). Dies kann nicht auf eine Toxizität der Substanzen an sich zurückgeführt werden, da die Glucocorticoide in diesen Dosen alleine gegeben in keinem Falle zum Tod eines Versuchstieres führten (getestet an je n = 12 Tieren, unveröffentlicht). Zwischen den therapeutisch wirksamsten Dosen der Glucocorticoide besteht kein Unterschied hinsichtlich der Erhöhung der ÜLR (Abb.2).

3. Veränderungen der Histaminneubildung im Endotoxinschock

Von den sechs untersuchten Organen kam es nur in Lunge, Leber und Magen zu meßbaren Veränderungen der HDC-Aktivität (Abb.3 b). Während mit den beiden hohen Endotoxindosen eine 100%ige Letalität mit nahezu gleichem Absterbeverhalten beobachtet wurde, starben mit 5 mg/kg (Gruppe E1) nur 3 Tiere einer wesentlich flacheren Absterbekurve folgend (Abb.3 a); 2 Tiere überlebten. Dieses unterschiedliche Absterbeverhalten mit der niedrigeren Endotoxindosis dokumentiert sich in überraschenden Ergebnissen bezüglich der Veränderungen der Enzymaktivität: In der Lunge liegt der Median der Enzymaktivität der gestorbenen Tiere dieser Gruppe unterhalb des Medians der Kontrollgruppe; mit 25 und 45 mg/kg kommt es demgegenüber zu einer signifikanten Steigerung der Enzymaktivität ($p < 0,001$). In der Leber kommt es ebenfalls nur mit den höheren Dosen zu einer Steigerung der HDC-Aktivität. Die an der niedrigeren Dosis verstorbenen Tiere zeigen keinen Anstieg. Im Magen kommt es dagegen, unabhängig von der Dosis bei allen im Schock gestorbenen Tieren gleich, zum starken Abfall der Enzymaktivität im Vergleich zur Kontrollgruppe.

Analysiert man das Zeitverhalten der Veränderungen der HDC-Aktivität in den 3 Organen (Abb.4), so kommt es für Lunge und Leber gleichermaßen nur bei den zwischen 8-14 h nach Schockauslösung gestorbenen Tieren (n=10) zu einer starken Aktivierung der Histidindecarboxylase; die später im Schock gestorbenen Tiere liegen im oder sogar unterhalb des Interquartilbereiches der Kontrollgruppe. Im Magen zeigt sich ein hiervon abweichendes Verhalten.Zwischen den zu verschiedenen Zeiten gestorbenen Tieren in den 3 Gruppen ist KEIN Unterschied nachweisbar. Nur die beiden nach 96 h getöteten Tiere der E 1-Gruppe liegen wieder innerhalb des Interquartilbereiches der Aktivität der Kontrollgruppe.

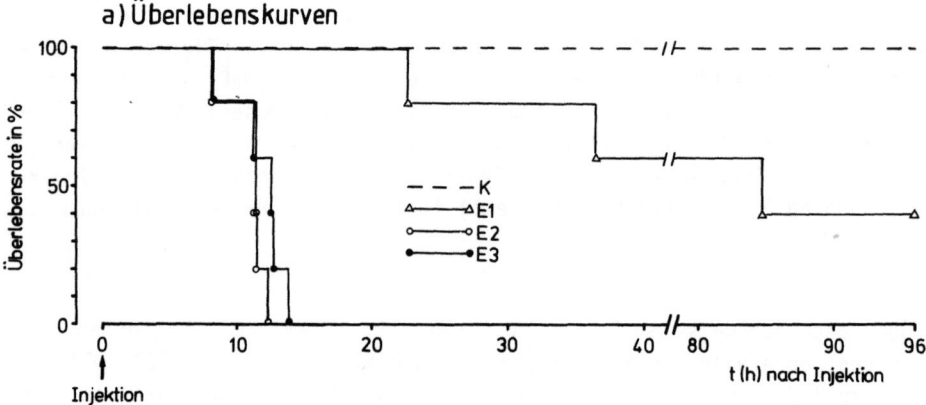

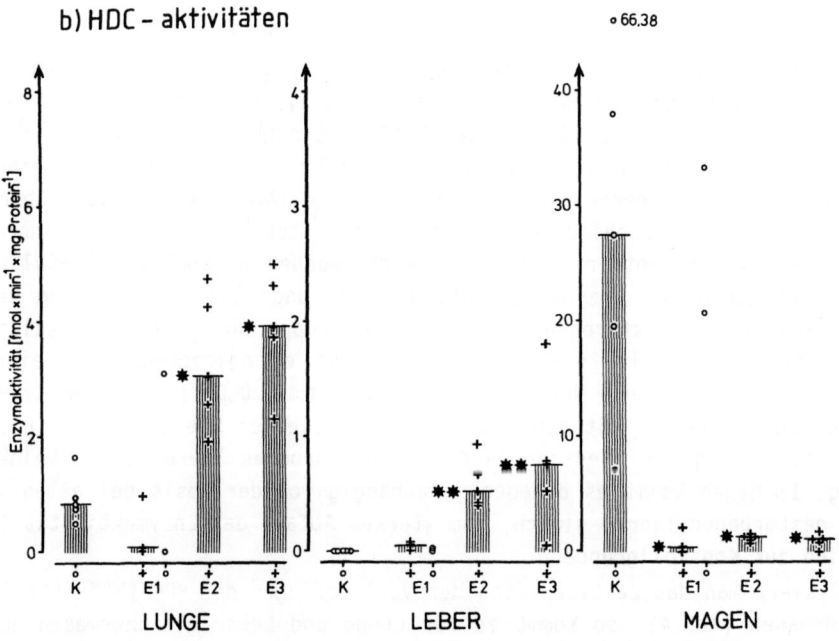

Abb.3. Überlebenskurven von Ratten im Endotoxinschock (a) und gemessene Veränderungen der Enzymaktivität der Histidincarboxylase(b). n=20 Tiere (5 Tiere/Gruppe) E1=5 mg,E2=25 mg,E3=45 mg Endotoxin/mg KG i.p. (2 ml) K=0,9 NaCl i.p.(2 ml). Bestimmung der HDC-Aktivität bei Tod des Tieres (+) oder bei Überleben 96 h nach Injektion (o). Säulen=Median der Einzelwerte, Signifikanz: * p<0,05, ** p<0,01 (Mann Whitney) im Vergleich zur Kontrollgruppe (K). Weitere Einzelheiten s. Material und Methoden

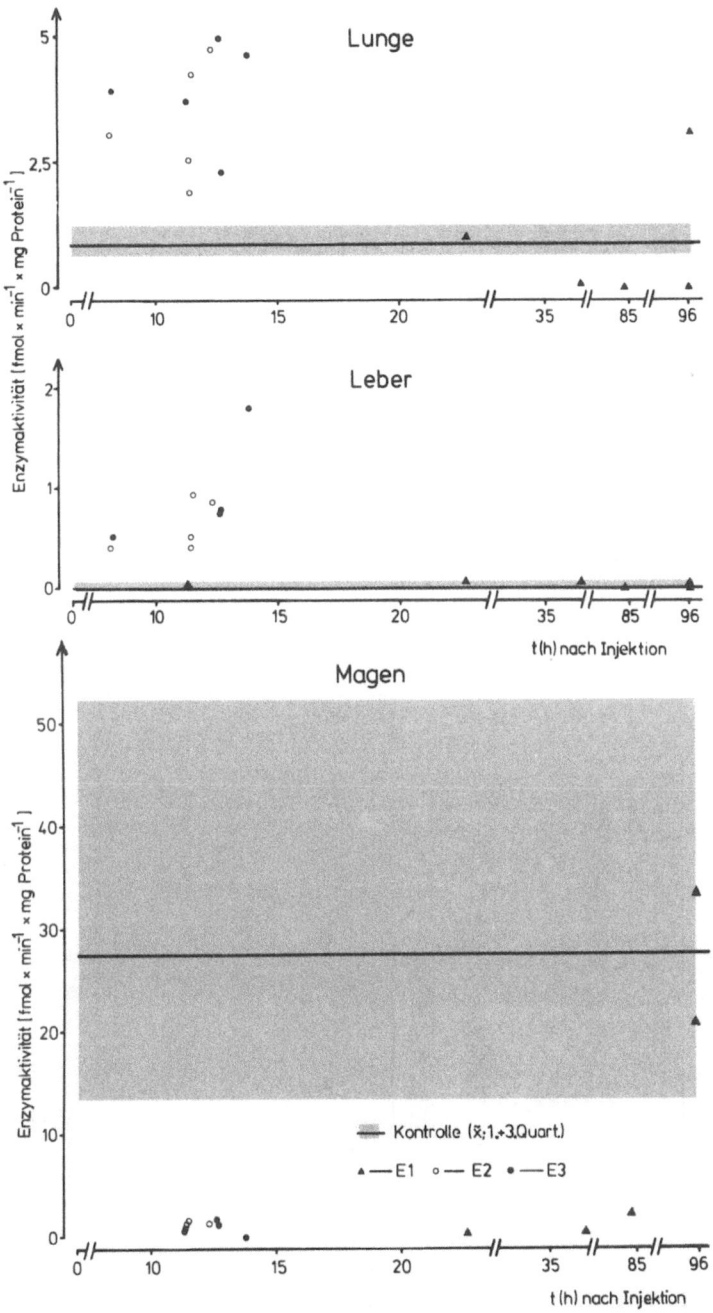

Abb.4. Zeitabhängige Veränderungen der HDC-Aktivität im Endotoxinschock der Ratte im Vergleich zur Kontrollgruppe. E1=5 mg, E2=25 mg, E3=45 mg Endotoxin/mg KG. Die Werte der Kontrollgruppe sind als Median x̄ (1.+3.Quartil) dargestellt. 2 Tiere der E1 Gruppe wurden bei 96 h getötet, die übrigen Werte sind Aktivitäten zum Zeitpunkt des Todes

a) Überlebenskurven

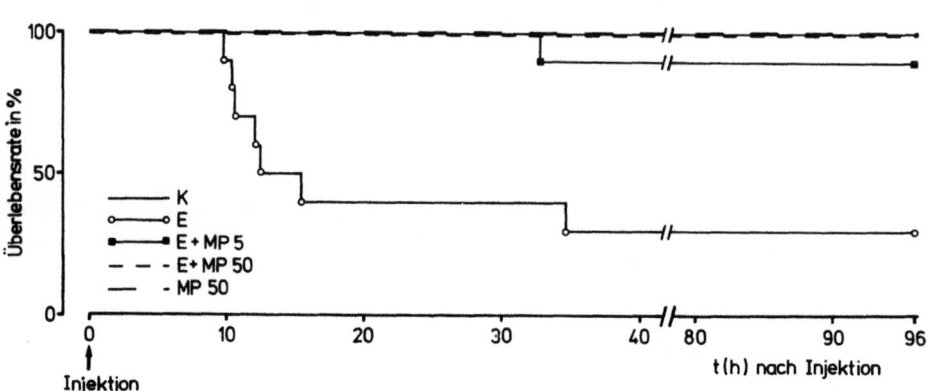

b) HDC-aktivitäten

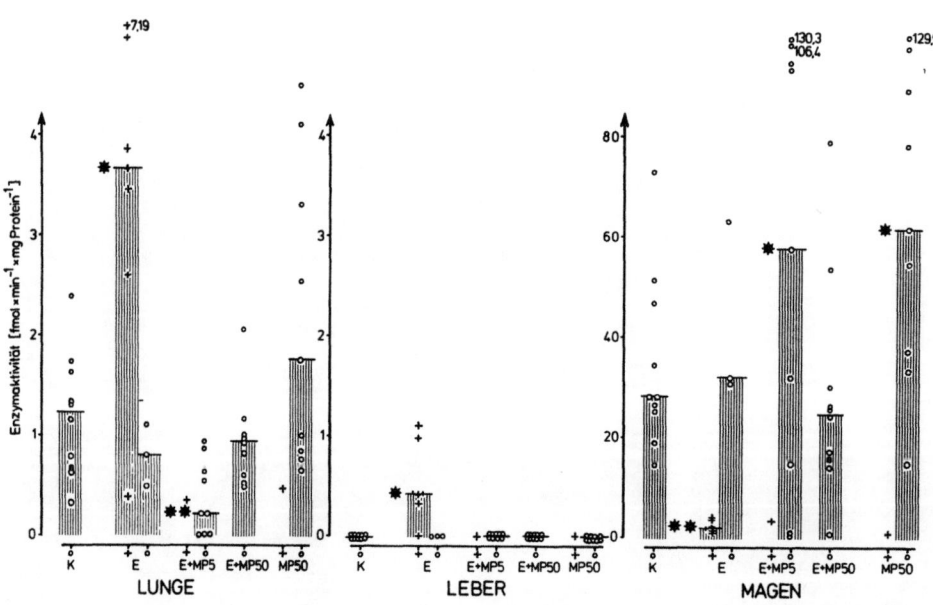

Abb.5. Einfluß von Methylprednisolon auf die Überlebenszeit und -rate (a) und die HDC-Aktivität (b) verschiedener Organe im Endotoxinschock der Ratte. n=50 Tiere (10 Tiere/Gruppe) K=Kontrolle, E=Endotoxin (25 mg/kg KG), MP5=5 mg, MP 50=50 mg Methylprednisolon/kg KG. Bestimmung der HDC-Aktivität bei Tod des Tieres (+) oder bei Überleben 96 h nach Injektion (o), Säulen =Median der Einzelwerte, Signifikanz:* p<0,05, ** <0,01 (Mann-Whitney) im Vergleich zur Kontrollgruppe (K). Weitere Einzelheiten s. Material und Methodik

4. Einfluß von Methylprednisolon auf die HDC-Aktivität im Endotoxinschock

Auf der Basis der Ergebnisse aus Studie 2 (Abb.2) wurde zur Untersuchung der Glucocorticoidwirkung auf die HDC-Aktivität nur Methylprednisolon (MP) in den beiden auf die Überlebensrate im Endotoxinschock unterschiedlich wirksamen Dosierungen 5 und 50 mg/kg KG verwendet. Der nachgewiesene protektive Effekt der MP-Prophylaxe in der niedrigen Dosierung (Studie 2, Abb.2a) war in Studie 4 jedoch noch stärker ausgeprägt. Einen mit 25 mg Endotoxin/kg KG induzierten Schock (Letalität 70%) überlebten in der niedrigen Dosierung 9 von 10 (90%) in der hohen Dosierung (50 mg/kg KG) alle Tiere (Abb. 5a). Somit konnte der Einfluß von MP auf die HDC-Aktivität nur am Ende des Versuchszeitraumes (96 h nach Injektion) mit Ausnahme des einen nach 32,8 h gestorbenen Tieres der E + MP 5-Gruppe untersucht werden (Abb.5b). Trotzdem zeigten sich signifikante Unterschiede zwischen beiden Therapiegruppen:

a) Sowohl im Effekt als auch im Ausmaß konnte eine ausgezeichnete Übereinstimmung der gemessenen HDC-Aktivitäten von Kontroll- und Endotoxingruppe (25 mg/kg) in den verschiedenen Organen zu den entsprechenden Gruppen aus Studie 3 erzielt werden: Im Vergleich zur Kontrollgruppe wurden bei den im Schock gestorbenen Tieren in Lunge und Leber ein signifikanter Anstieg, im Magen ein signifikanter Abfall der Histaminbildung gemessen. Die überlebenden Tiere verhielten sich wie die Kontrolltiere (vgl. Abb. 3b).

b) Zwischen der niedrigen und hohen MP-Dosis zeigten sich in Lunge und Magen signifikante Unterschiede in der Enzymaktivität: Während mit der hohen Dosierung (Gruppe E+MP 50) in beiden Organen kein Unterschied mehr zur Kontrollgruppe nachgewiesen werden konnte, wurde mit der niedrigen 5 mg-Dosis in der Lunge eine Hemmung, im Magen eine starke Aktivierung festgestellt (Abb.5b). Das unterschiedliche Ausmaß der HDC-Beeinflussung läßt sich möglicherweise durch Unterschiede im Verhaltensmuster der Tiere mit beiden Dosierungen erklären. Bei den mit niedriger Dosis therapierten Tieren wurden stärker und länger andauernde Zeichen eines Schocks beobachtet (Dokumentation von nach Schweregrad abgestuften Kriterien im Beobachtungszeitraum nach Wichtermann et al. [49]).

c) Verglichen mit der Kontrollgruppe führte die alleinige hochdosierte Gabe von Methylprednisolon im Magen zu einer signifikanten Steigerung der HDC-Aktivität.

d) Wie in Studie 3 zeigt die Überprüfung der Korrelation der Enzymaktivität aller im Schock gestorbenen Tiere mit der Zeit (Abb. 6) für Lunge und Leber eine Aktivierung der Histidindecarboxylase nur bei den zu einem frühen Zeitpunkt (bis zu 16 h nach Schockauslösung) gestorbenen Tieren, nicht jedoch bei den beiden Tieren, die nach 30 h verstorben sind. Im Magen läßt sich ebenfalls, vergleichbar mit Abb.4, kein Unterschied zwischen frühem und spätem Letalitätszeitpunkt feststellen. Die Enzymaktivität der bei 96 h getöteten Tiere der Endotoxingruppe (n=3) liegt bei allen Organen wieder im Interquartilbereich der Aktivität der Kontrollgruppe.

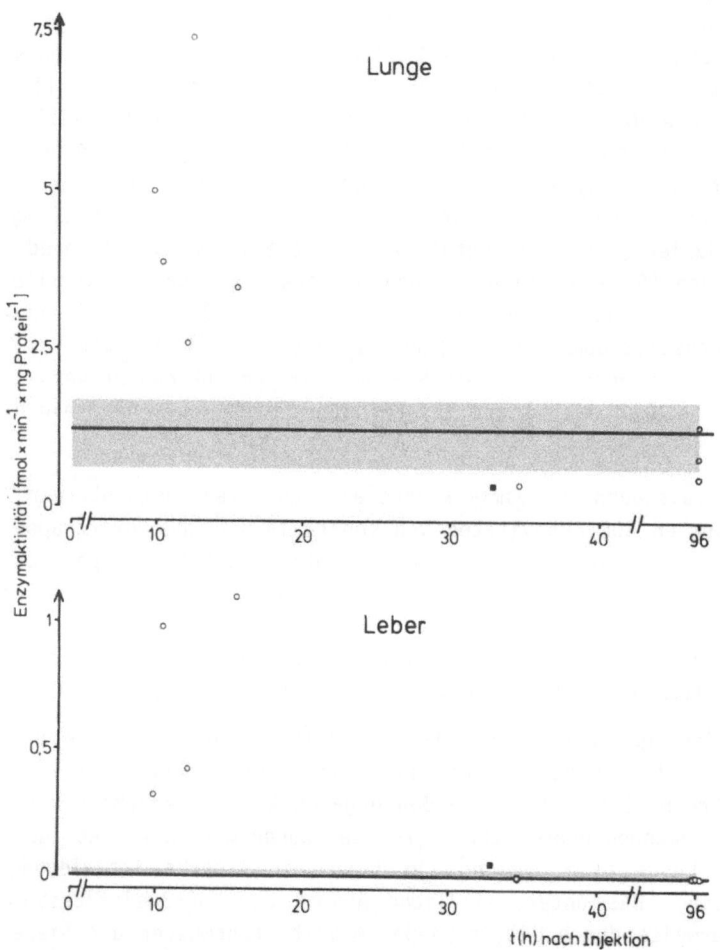

Abb.6. Zeitabhängige Veränderungen der HDC-Aktivität der im Endotoxinschock gestorbenen Tiere im Vergleich zur Kontrollgruppe aus Studie 4. E=Endotoxin (25 mg/kg KG) MP5=Methylprednisolon aus 5 mg/kg KG. Die Werte der Kontrollgruppe sind als Median x̃ (1.¦3.Quartil) dargestellt.3 Tiere der Endotoxingruppe (E) wurden bei 96 h getötet,die übrigen Werte sind Aktivitäten zum Zeitpunkt des Todes

DISKUSSION

Mit Ausnahme der Substitutionstherapie bei Nebennierenrindeninsuffizienz gibt es kein starres Schema für die Art und Dosierung einer Glucocorticoidtherapie. Tabellen mit sog. Äquivalenzdosen zum Vergleich verschiedener synthetischer, in den meisten Fällen stärker wirksamer Glucocorticoide,zeigen eine große Variationsbreite [5,17,22,25,27].Dies erklärt sich aus Unterschieden in der Art der Applikation der Glucocorticoide, im

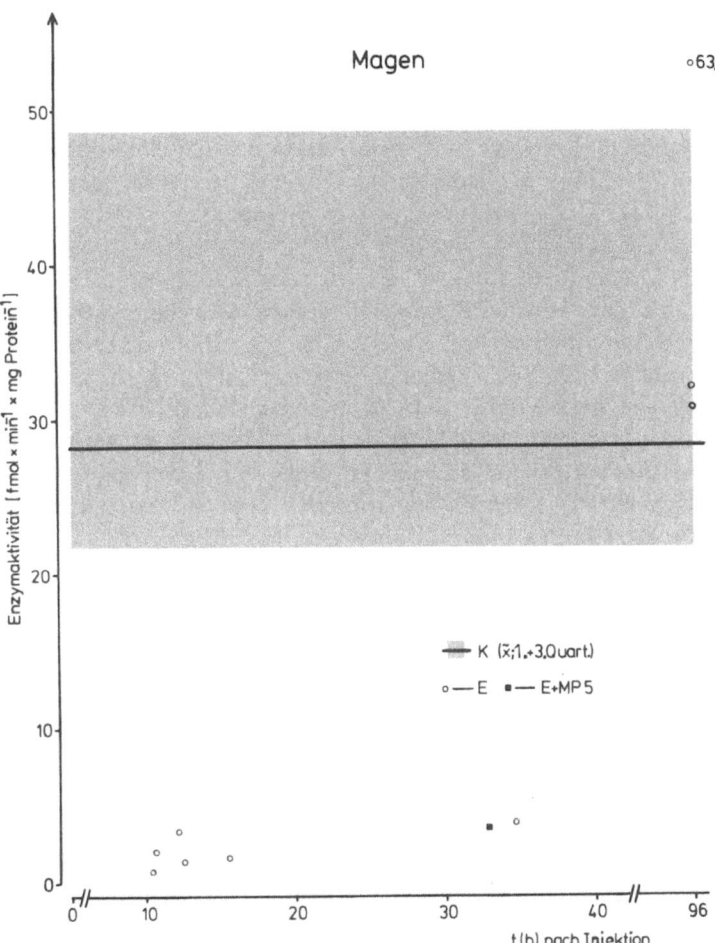

zu **Abb.6.**

Untersuchungsmodell und -zeitpunkt (unterschiedliche biologische Halbwertszeit) sowie den untersuchten Zielparametern. Speziell für den Einsatz im septischen Schock existieren solche Angaben über Äquivalenzdosen nicht. Die Analyse der klinischen Studien mit Glucocorticoiden macht die allgemeine Unsicherheit hinsichtlich der Wahl des Glucocorticoids und der richtigen Dosierung deutlich [23,48]. Häufig beschränken sich die Angaben auf Termini wie "größer als ein Gramm", "hochdosiert" oder "massive Dosen". Die hier durchgeführten Untersuchungen erlauben nun eine rationale Beurteilung der Effizienz der therapeutisch minimal und maximal wirksamen Dosen verschiedener Glucocorticoide.

Die Variabilität der Krankheitsbilder, Organismen und die Vielzahl anderer gleichzeitig verwendeter Arzneimittel beim septischen Patienten machte zur Untersuchung der Fragestellung den Rückgriff auf ein geeignetes Tiermodell erforderlich. Der Auswahl des Tiermodells kommt eine wichtige Bedeutung hinsichtlich der angestrebten Übertragbarkeit der Ergebnisse auf den

septischen Patienten zu.Folgende Überlegungen führten zum hier verwendeten
Endotoxinschockmodell der Ratte:

1. Da allein die Beurteilung eines durch verschiedene Glucocorticoide verursachten Effektes auf die Parameter Überlebenszeit und Langzeitüberlebensrate Ziel der Untersuchungen war, schieden Modelle mit lebenden Bakterien aus, die zumindest eine gleichzeitige Antibiotikagabe erforderlich gemacht hätten.

2. In der Ätiologie des septischen Schocks spielen gramnegative Erreger eine dominierende Rolle, wovon das E. coli Bakterium mit 40% am häufigsten verantwortlich und der Gastrointestinaltrakt mit 39% häufigster Ausgangsort der Bakteriämie beim septischen Schock ist [29]. Da zusätzlich Endotoxin, als Bestandteil der äußeren Zellwand aller gramnegativer Bakterien, als entscheidendes pathogenetisches Agens bei der gramnegativen Sepsis anzusehen ist, erschien die intraperitoneale Applikation von E. coli Endotoxin das für die Untersuchungen am besten geeignete Schockmodell.

3. Für die Wahl der geeignetsten Tierspezies fehlen klare Richtlinien. In den verschiedenen Sepsismodellen [49] wird, hauptsächlich aus Gründen der notwendigen Stichprobenzahl/Gruppe (Kosten), der guten Standardisierung (definierter Tierstamm) und leichten Handhabung vorzugsweise die Ratte verwendet.

Das hier verwendete einfache Endotoxinschockmodell der Ratte stellte, gemessen an Richtlinien für die Qualität eines guten Sepsismodells [49] und den Zweck der durchgeführten Studien, ein geeignetes und zuverlässiges Untersuchungsmodell dar: 1. Die Tiere zeigten klinische Zeichen einer Sepsis (kontinuierliche Verlaufsbeobachtung, s. Methoden), 2. die Sepsisdauer war lange genug zur Entwicklung körpereigener Abwehrmechanismen (mittlere Überlebenszeit der mit 25 mg Endotoxin/kg KG verstorbenen Tiere in Studien 1-4: 11 h nach Injektion), 3. eine hohe Letalitätsrate (70-85%) mit einer guten Reproduzierbarkeit wurde in allen Studien erzielt, 4. das Modell war einfach, kostengünstig und gut standardisiert. Die auf dieser Basis ermittelten Ergebnisse zur alleinigen Wirkung von Glucocorticoiden im Endotoxinschock könnten somit als Richtwerte für den klinischen Einsatz gelten.

Alle Glucocorticoide wurden als hochwirksam hinsichtlich einer Erhöhung der Überlebensrate und der Verlängerung der Überlebenszeit ermittelt (Abb. 2). In den jeweils effektivsten Dosen zeigten sich keine Unterschiede zwischen Methylprednisolon (MP) 50 und 100 mg/kg, Dexametason (DEX) 8 mg/kg und Triamcinolon (TRI) 10 mg/kg. Dieses Ergebnis stimmt für MP und DEX mit Ottosson et al.[31] überein, die am vergleichenden Rattenmodell (i.p.-Injektionen lebender E.coli Bakterien, alleinige Glucocorticoidgabe) und dem Zielparameter Erhöhung der Überlebenszeit ebenfalls für MP 50 und DEX 8 mg/kg gleiche Wirksamkeit ermitteln. Für TRI fehlen bisher Literaturangaben, jedoch scheint die wirksamste Dosis mit DEX vergleichbar (Abb.2). Am Endotoxinschockmodell der Maus konnte von Mills [26] in einer Serie an 2700 Mäusen und der gleichzeitigen allerdings intraperitonealen Gabe von Glucocorticoiden, Dexametason im Vergleich zu Hydrokortison und Prednisolon als therapeutisch wirksamstes Präparat ermittelt werden.Das Wirkungsoptimum, gemessen an der Überlebensrate, lag vergleichbar mit Abb. 2 bei 12,8 mg/kg KG. Zur genaueren Ermittlung der Äquivalenzdosen mit dem in dieser Arbeit verwendeten Modell wären Untersuchungen mit weiteren Zwischendosierungen erforderlich.

Die gleich gute Wirksamkeit der verschiedenen Glucocorticoide spricht für einen gleichen Wirkungsmechanismus im Endotoxinschock. Dafür spricht auch, daß es bei den jeweils höchsten untersuchten Dosen wieder zu einem Abfall der Überlebensrate gegenüber den effektivsten Dosen kam (Abb. 2). Dieser nicht auf Eigentoxizität zurückzuführende Effekt (eigene Untersuchungen, unveröffentlicht) wurde auch von anderen Autoren bestätigt [24, 26,31]. Neben einem spezifischen Mechanismus über intrazelluläre Steroidrezeptoren ist bei hohen Dosen zusätzlich ein pharmakologisch unspezifischer Mechanismus für die Steroidwirkung denkbar, der für den Effektivitätsverlust verantwortlich gemacht werden kann [16]. Mit diesem unspezifischen Anteil könnte eine Risikoerhöhung für das Auftreten unerwünschter Nebenreaktionen verbunden sein. Vor der unkontrollierten "massiven" Glucocorticoidgabe bei septischen Patienten muß daher gewarnt werden.

Im 2. Teil der Untersuchungen (Studien 3 und 4) war es das Ziel zu prüfen, inwieweit eine Hemmung der Induktion des histaminbildenden Enzyms Histidindecarboxylase als ein Mechanismus der protektiven Wirkung der Glucocorticoide im Endotoxinschock gelten kann [33,38,39,40].Voraussetzung dafür war zunächst die Prüfung, ob es im Endotoxinschock unter den verwendeten Bedingungen tatsächlich zu den für alle Organe beschriebenen Anstiegen der HDC-Aktivität kommt (Studie 3), wobei zum Zeitpunkt des Todes wegen der postulierten ungehemmten Neubildung die höchsten Enzymaktivitäten erwartet wurden [35]. Unsere Ergebnisse (Abb.3 und 4) stehen jedoch zum großen Teil im Widerspruch zur "Schayer-Hypothese".Es wurde 1. eine organspezifische, 2. uneinheitliche und 3. zeitabhängige Veränderung der HDC-Aktivität gemessen.

1. Nur in 3 von 6 untersuchten Organen(Lunge, Leber, Magen) kam es zu meßbaren Veränderungen der Enzymaktivität der HDC d.h. DIE MANIFESTATION IST ORGANSPEZIFISCH. Diese Unterschiede im Organverhalten scheinen somit nicht in Übereinstimmung mit der von Schayer postulierten Funktion des "induzierten Histamins" als einem ubiquitären physiologischen Regulator der Mikrozirkulation, der für nahezu alle untersuchten Gewebe verschiedener Spezies (mit Ausnahme aber von Dünndarm,Gehirn, Herz und Niere der Maus!!) eine Aktivierung beschrieben hat [35,36] und dies u.a. als einen starken Beweis für diese Funktion wertete [42]. Bei dieser Funktion wird angenommen, daß es im Schock durch die excessive Bildung des Vasodilators Histamin zu einer pathologisch einseitigen Verschiebung der homöostatischen

Vasokonstriktor-Vasodilator-Balance kommt, die als Folge zur Störung der Mikrozirkulation der Organe führt. Weitere Untersuchungen unter optimierten Meßbedingungen für jedes Organ sind jedoch noch erforderlich.

2. Im Magen kam es unabhängig von der Endotoxindosis zu einem hochsignifikanten Abfall, in Lunge und Leber mit Endotoxin 25 und 45 mg/kg zu einem hochsignifikanten Anstieg der Enzymaktivität der HDC, d.h. DIE MANIFESTATION IN DEN ORGANEN IST UNEINHEITLICH.

Eine Erklärung für das uneinheitliche Verhalten könnte im Verhältnis der verschiedenen histaminproduzierenden Zellen (Mastzellen, enterochromaffine und enterochromaffinartige Zellen, Endothelzellen) in den verschiedenen Organen liegen. Während möglicherweise in Lunge und Leber entsprechend der Mikrozirkulationstheorie nur die in den Gefäßendothelien lokalisierte HDC vom Stimulus Endotoxin aktiviert wird (Mastzell-HDC bleibt danach weitgehend unbeeinflußt), wird im Magen dieser Anteil von der Verminderung der Säuresekretion im Schock (Kriterium: Verminderte Futteraufnahme der Tiere in den Endotoxingruppen gegenüber der Kontrollgruppe, hier nicht dargestellt), die mit einer Suppression der HDC verbunden ist, überdeckt. Hinweise für die Endothelzelle als Ort der Histaminbildung stammen hauptsächlich aus Untersuchungen von Hollis et al. [19, 20]. Sowohl die Gegenwart histaminabbauender Enzyme (Histaminmethyltransferase und Diaminoxydase)[32], das Vorkommen von Nichtmastzellspeichern in der Gefäßwand [9,21] und der Nachweis von H_1- und H_2-Rezeptoren auf Endothelzellen [45] sprechen für eine Beteiligung von Histamin in der Kontrolle der Mikrozirkulation. Unsere Untersuchungen erlaubten keine Differenzierung zwischen den durch Endotoxin beeinflußten verschiedenen histaminbildenden Zellen.

3. In Lunge und Leber kam es nur bei den zu einem "frühen Zeitpunkt" (8 - 14 h) gestorbenen Tieren zu einem Anstieg der Enzymaktivität, später im Schock gestorbene Tiere (Zeitraum > 20 h) zeigten keinen Anstieg in der Enzymaktivität (Werte im oder unterhalb des Kontrollgruppenbereiches (Abb.2),d.h. DIE MANIFESTATION IST ZEITABHÄNGIG. Der Tod steht damit NICHT im ursächlichen Zusammenhang mit einer vermehrten Histaminbildung. Diese Ergebnisse widersprechen früheren Befunden von Schayer [35,36], der bei letalen Endotoxindosen in allen Fällen zum Zeitpunkt des Todes der Tiere die höchsten Enzymaktivitäten gefunden hat. Bei subletalen Dosen wurde je nach Spezies und Schockmodell ein gradueller Anstieg mit einem Enzymmaximum zwischen 4-12 h und ein Rückgang auf Normalwerte nach 24 h gemessen [10,13,34,36]. Für diesen Abfall der Enzymaktivität könnte die Bildung eines Inhibitors verantwortlich sein, der auch die niedrigen Enzymaktivitäten zum Zeitpunkt > 20 h in unserer Studie erklären könnte. Das Auftreten eines solchen Hemmstoffes wurde für den traumatischen Schock der Ratte beschrieben [13] und führte nach Extraktion und subkutaner Reinjektion zur Verringerung der Letalitätsrate im traumatischen Schock.

Ob die Hemmung der HDC-Aktivität durch Glucocorticoide als ein Mechanismus für den nachgewiesenen protektiven Effekt im Endotoxinschock (Abb.2 u.5a) angesehen werden kann, läßt sich aus unseren Untersuchungen nicht eindeutig beantworten (Abb.5b u.6). Der Grund liegt in der nicht erwarteten nahezu gleich hohen Überlebensrate mit 5 und 50 mg MP/kg KG,so daß eine HDC-Bestimmung erst zum Zeitpunkt 96 h nach Injektion durchgeführt werden konnte. Dieser Zeitpunkt liegt aber zum Nachweis eines Effektes wahrscheinlich zu spät. Weitere Studien mit Messung zu einem früheren Zeitpunkt in der Schockentwicklung sind deshalb unbedingt nötig. Lediglich die Hemmung der HDC-Aktivität in Lunge und Leber und die Aktivierung im Magen der E + MP 5-Gruppe gegenüber der Kontrollgruppe läßt eine Wechselwirkung vermuten.

Die Erhöhung der Enzymaktivität des Magens durch eine alleinige, einmalige hochdosierte MP-Gabe zum Meßzeitpunkt 96 h nach Injektion (Abb. 5b) bedarf ebenfalls weiterer Untersuchung. Dieses Ergebnis deckt sich aber mit früheren Befunden von Telford u. West [46], die durch mehrtägige (4-9 Tage) intramuskuläre Injektionen verschiedener Glucocorticoide (10 mg/kg) zum Zeitpunkt 24 h nach der letzten Injektion ebenfalls eine starke Erhöhung der HDC im säureproduzierenden Teil des Magens nachweisen konnten.

LITERATUR

1. Altura BM (1971) Chemical and humoral regulation of blood flow through the precapillary sphincter. Microvasc Res 3:361
2. Altura BM,Zweifach BW (1967) Endogenous histamine formation and vascular reactivity. Am J Physiol 212:559
3. Altura BM, Altura BT (1974) Peripheral vascular actions of glucocorticoids and their relationship to protection in circulatory shock. J Pharmacol Exp Ther 190:300
4. Blaisdell FW (1981) Controversy in shock research con: The role of steroids in septic shock. Circ Shock 8:673
5. Collins TR (1980)The clinical use of glucocorticoids.Compr Ther 6:63
6. Doherty GB,Moorthi DS,Shah T,Ahluwalia MP,Healy L,Sekar TS,MacDonnell KF (1981) The effect of methylprednisoline and indometazin on hypoxia mediated histamine release. Ann Allergy 46:241
7. Dannenberg AM (1979) The antiinflammatory effects of glucocorticoids. Inflammation 3:329
8. Devroede GJ,Taylor WF,Greenstein AJ,Janowitz MD (1979)Natürlicher Verlauf einer Krankheit: Berechnungen und Fehlermöglichkeiten. Chirurg 50:297
9. El-Ackad TM, Brody M (1975) Evidence for non-mast cell histamine in the vascular wall. Blood Vessels 12:181
10. Endo Y (1982) Simultaneous induction of histidine and ornithine decarboxylases and changes in their product amines following the injection of escherichia coli lipopolysaccharide into mice. Biochem Pharmacol 31:1643

11. Ebata T, Hayasaka H (1979) Effects of aldosterone and dexamethason on blood chemical mediators in endotoxin shock. Jpn J Surg 9:79
12. Everitt BS (1977) The Analysis of contingency tables. In:Bartlett MS, Cox FRS (eds)Monographs on applied probability and statistics. Chapman and Hall, London p 44
13. Galvin MJ, Bunce R,Reichard SM (1977) Histamine biosynthesis in shock. Circ Shock 4:133
14. Guglielmo BJ (1980) Evaluation of the use of corticosteroids. Crit Care Q 2:37
15. Halevy S, Altura BT,Altura BM (1982) Pathophysiological basis for the use of steroids in the treatment of shock and trauma. Klin Wochenschr 60:1021
16. Harding SM(1980)Mode of action of glucocorticoids.Allergologie 4:214
17. Herken H (1967) Mechanismen pharmakologischer Eingriffe in vitale Funktionen der Zelle-Nebennierenrindenhormone.Arch Klin Exp Ohr-Nasen-Kehlk-Heilkd 188:115
18. Hinshaw LB, Keller-Todd BK, Archer LT (1982) Review uptake:current management of the septic shock patient:experimental basis for treatment. Circ Shock 9:543
19. Hollis TM, Rosen LA (1972) Histidine decarboxylase activity of bovine aortic endothelium and intima media. Proc Soc Exp Biol 141:978
20. Hollis TM, Ferrone RA (1974) Effects of shearing stress on aortic histamine synthesis. Exp Mol Pathol 20:1
21. Howland RD, Spector S (1972) Disposition of histamine in mammalian blood vessels. J Exp Pharm Exp Ther 182:239
22. Kley HK (1976) Pharmakotherapie mit Nebennierenrindenhormonen 1.Teil: Grundlagen der Substitutions- und Pharmakotherapie. In: Kley HK (ed) Moderne Arzneimitteltherapie 1:20
23. Kreger BE,Craven DE,Mc Cabe WR (1980) Gram-negative bacteria IV. Reevaluation of clinical features and treatment in 612 patients. Am J Med 68:344
24. Mela L, Nicholas GG, Laskowski R, Miller LD (1974) Glucocorticoid protection against endotoxin-induced cellular shock. Surg Forum 25:77
25. Melby JC (1970) Pathophysiology of shock.In: Schumer W, Nyhus LM (eds) Corti-costeroids in the treatment of shock Urbana University,Illinois
26. Mills LC (1971) Corticosteroids in endotoxic shock.Proc Soc Exp Biol Med 138:507
27. Moeschlin S (1982) Therapiefibel der Inneren Medizin für Klinik und Praxis. Thieme, Stuttgart New York S 566
28. Neugebauer E, Lorenz W (1982) A modified Schayer procedure for the estimation of histidine decarboxylase activity: Its application on tissue extracts from gastric mucosa of various mammals. Agents Actions 12:32
29. Neuhof H, Lasch HG (1981) Schock,Pathophysiologie,Überwachung, Klinik, Therapie. In: Bock HE,Gerok W, Hartmann E (Hrsg) Klinik der Gegenwart. Urban & Schwarzenberg, München Wien Baltimore S 939

30. Nicholson DP (1982) Glucocorticoids in the treatment of shock and the adult respiratory distress syndrome. Clin Chest Med 3:121
31. Ottosson J,Brandberg A,Erikson B,Hedmann L,Dawidson I,Söderberg R (1982) Experimental septic shock effects of corticosteroids. Circ Shock 9:571
32. Robinson-White A,Beaven MA (1982) Presence of histamine metabolizing enzyme in rat and guinea pig microvascular endothelial cells. J Pharm Exp Ther 223:440
33. Schauer A,Gielow L,Calvoer R (1967) Zur Pathogenese des Endotoxinschocks. Klin Wochenschr 11:593
34. Schauer A,Gielow L, Geissl G (1970) Behaviour of histidine decarboxylase (HDC) in various forms of shocks. In: Schock: Biochemical, Pharmacological and Clinical Aspects. Plenum Press, New York p 59
35. Schayer RW (1960) Relationship of induced histidine decarboxylase activity and histamine synthesis to shock from stress and from endotoxin. Am J Physiol 198:1187
36. Schayer RW (1962) Evidence that induced histamine is an intrinsic regulator of the microcirculatory system. Am J Physiol 202:66
37. Schayer RW (1963) Induced synsthesis of histamine, microcirculatory regulation and mechanism of action of the adrenal glucocorticoid hormone. Prog Allergy 7:187
38. Schayer RW (1964) A unified theory of glucocorticoid action. Perspect Biol Med 8:71
39. Schayer RW (1964) Relationship of induced synthesis of histamine to some biological actions of endotoxins. In: Landy M,Braun W (eds) Bacterial endotoxins.Rutgers Univ Press New Brunswick, New York p 182
40. Schayer RW (1967) A unified theory of glucocorticoid action II. On a circulatory basis for the metabolic effects of glucocorticoids. Perspect Biol Med 10:409
41. Schayer RW (1968) Determination of histidine decarboxylase activity. In: Glick D (ed) Methods of Biochemical Analysis,Vol 16.Interscience Publications, New York p 283
42. Schayer RW (1970) Biogenic amines and microcirculatory homeostasis.In: Blum JJ (ed) Biogenic amines as physiological regulators. Prentice-Hall Inc Englewood Cliffs, Jersey, p 239
43. Schumer W (1981) Controversy in shock research pro: The role of steroids in septic shock. Circ Shock 8:667
44. Sheagren JN (1981) Septic shock and corticosteroids. N Engl J Med 305: 456
45. Simionescu N, Heltianu C, Antohe F, Simionescu M (1982) Endothelial cell receptors for histamine. In:Fishman AP (ed) Endothelium. Ann NY Acad Sci, Vol 401:132
46. Telford JM, West GB (1961) Some effects of corticosteroids on the metabolism of histamine and 5-hydroxytrypt amine in the rat. Br J Pharmacol 16:360

47. Thompson EB, Lippman ME (1974) Mechanism of action of glucocorticoids. Metabolism 23:159
48. Weitzman S, Berger S (1974) Clinical trial design in studies of corticosteroids for bacterial infections. Ann Int Med 81:36
49. Wichterman KA, Baue AE, Chaudry IH (1980) Sepsis and septic shock - a review of laboratory models and proposal. J Surg Res 29:189

Diskussion

- Sewing -
Ich hätte noch einige Fragen zu dem Design der Studie. Haben Sie das Methylprednisolon einmalig oder mehrfach gegeben?
- Horeyseck -
Eine einmalige Dosierung.
- Sewing -
Die Halbwertszeit von Methylprednisolon ist ja relativ kurz.
- Horeyseck -
Es liegen momentan keine Untersuchungen vor, die zeigen können, wie die Halbwertszeit bei diesen extrem hohen Dosen aussieht. Wir haben zu diesem Problem eigene Untersuchungen begonnen.
- Sewing -
Gibt es Anhaltspunkte dafür, daß sie länger ist, als bei kleinen Dosen? Mir ist davon nichts bekannt.
- Horeyseck -
Zur Halbwertszeit: Man würde 2 h erwarten.
- Sewing -
Der Befund, daß 8 mg/kg eine protektive Wirkung ausüben und 16 mg schon nicht mehr, ist ja sehr verwirrend. Hat der Verlauf anders ausgesehen? Wir wissen, daß diese Glucocorticoid-Dosierungen bei den Tieren eine doch erhebliche Resistenzschwäche auslösen und diese Resistenzschwäche zu massiven Infektionen führen können. Frage: Sind sie am Endotoxinschock oder sind sie bei den hohen Dosierungen an parallellaufenden Infektionen gestorben? Die 3. Frage ist: Es hatte ein bißchen den Anschein, als sei bei dem Endotoxineffekt der HDC-Response ein all or none phänomenon, das heißt, es war kein Unterschied im Aktivitätsanstieg, ob Sie nun 25 Einheiten oder 45 Einheiten gegeben haben. Haben Sie mal versucht, eine Dosiswirkungsbeziehung aufzustellen?
- Horeyseck -
Zunächst mal zur Frage 1. Die Tiere starben im Mittel 11 h (6-14 h) nach Schockauslösung. Ich glaube, daß diese Zeit zu kurz ist, um eine gravierende Infektion bei ansonsten normalen Bedingungen eines sauberen Tierstalles zu erwerben.
- Sewing -
War dieser Zeitraum bei 16 mg genauso?

- Horeyseck -
War immer gleich. Wir hatten nur ganze wenige Tiere, die nach einem Zeitraum von 13 h gestorben sind. Und dann zur 3. Frage. Wir haben das Problem der Erstellung einer Dosiswirkungskurve in unserer Arbeitsgruppe ausführlich diskutiert.Um bei der Korrelation Todesrate und HDC-Aktivität in verschiedenen Organen zu einer statistisch signifikanten Aussage zu kommen, wäre ein viel zu großer experimenteller Aufwand nötig gewesen, da ja als Variable nicht nur verschiedene Dosierungen der Glucocorticoide, sondern auch noch der Zeitfaktor - der Todeszeitpunkt - hinzukommen.
- Sewing -
Vielleicht müßte man versuchen, die Todesrate im Endotoxinschock mit der HDC-Aktivität bei niedrigeren Dosierungen zu korrelieren.
- Lorenz -
Wir sind da noch in einem Prozeß, den ich erklären möchte. Die 2. Studie, die wir schon durchgeführt haben, analysiert das ein wenig. Um diese Frage wirklich statistisch unter Studienbedingungen zu prüfen,also praktisch die Ratten so zu behandeln, wie Patienten in kontrollierten klinischen Studien, benötigen wir die von Herrn Horeyseck angegebenen Zahlen. Für einen einzigen Zeitpunkt,zu dem wir zeigen wollen, daß die Tiere gegenüber Endotoxin reagieren und Veränderungen der HDC-Aktivität messen wollen, um damit den Zeitfaktor nicht als Variable zu bekommen, benötigen wir 80 Tiere. Bei 80 Individuen und - sagen wir mal nur 3 Organen und Messen einer Enzymkinetik, ist das eine Arbeit für ein 3/4 Jahr. Ich wollte dies nur veranschaulichen, um zu erklären, daß wir das Problem nur langsam über verschiedene Stufen lösen können.Eine Dosiswirkungskurve mit HDC-Aktivität in Korrelation zur Überlebenskurve zu bringen, würde uns vor große experimentelle und ethische Probleme stellen. Wir würden glatt mit 160 bis 180 Tieren arbeiten müssen.
- Sewing -
Aber wäre das nicht den Aufwand wert, um eine wertvolle Information zu diesem Thema zu bekommen, ob der HDC-Anstieg etwas für den Endotoxinschock zu bedeuten hat?
- Lorenz -
Wir haben uns, weil es sonst zu lange dauern würde, zu diesen Teilstudien entschlossen.
- Beger -
Mich interessieren 3 Fragen. 1. Wie erklären Sie sich die Wirkung des Endotoxins auf die HDC-Aktivität? Direkt oder über Mediatorsubstanzen? Sie geben das Endotoxin ins Peritoneum innerhalb von wenigen Sekunden bis zu 5 Minuten. Sind hier Mediatorsubstanzen wirksam? Das 2. ist, ich könnte Ihre Aktivitäten in der Lunge gut erklären, denn das Endotoxin wird zu einem wesentlicheren Teil nicht über das Pfortadersystem,sondern über den Lymphfluß um die Leber in die Zirkulation und damit zuerst in die Lunge abtransportiert. Die 3. Frage ist, kann man nicht die Wirkung des Methylprednisolons bei der hohen Dosierung auch über die positiv-inotrope Wirkung am Herzen erklären? Es ist bekannt daß eine positiv-inotrope Wirkung existiert.

- Hempelmann -
Die Hannoveraner Schockstudie und weitere hämodynamische Untersuchungen von uns haben unter diesen Gesichtspunkten nichts Positives erbracht.
- Beger -
Ist es möglich, etwas darüber zu hören?
- Horeyseck -
Ich darf bei der Beantwortung mit der 3. Frage beginnen. Es gibt nun gerade von Hinshaw (Hinshaw VB et al. (1975) In:Glenn TM (Hrsg) Steroids and shock. Urban & Schwarzenberg,München Wien S 253-272) z.B. eine ganz exzellente Untersuchung über diesen Effekt und er hat überhaupt keinen direkten Zusammenhang gefunden, nichts. Dann wollte ich zu der Hannoveraner Studie sagen, ich glaube, daß es zu einfach ist, alles auf einen, zudem noch unbewiesenen, direkt inotropen Effekt rückzuführen. Aber zu Ihrer 1. Frage zurück: Wie erklären wir überhaupt was da passiert? Das bringt uns in ganz erhebliche Schwierigkeiten. Vielleicht kann sich Herr Schauer noch erinnern, daß ich ihn noch vor wenigen Stunden danach gefragt habe, ob er denn als Pathologe wisse, wo die HDC eigentlich angesiedelt ist? Zumindest das müßte ich wissen, um dann darüber hinaus vielleicht noch einen Effekt zu erklären. Es gibt Arbeiten von Hollis (Hollis TM, Rosen LA (1972) Proc Soc Exp Biol 141:978), die es wahrscheinlich gemacht haben, daß sie in den Endothelien, in den Gefäßen und Kapillaren angesiedelt sein könnte, also im Bereich der Endstrombahn, aber auch dies ist noch umstritten. Eine direkte Wirkung selber kann ich mir im Moment nicht erklären.
- Hotz -
Mich würde interessieren, ob Sie die Magenschleimhaut untersucht haben und ob da ein Unterschied war mit Prednisolonbehandelten Ratten im Vergleich zu den Kontrollen zu den anders behandelten Ratten.
- Horeyseck -
Auf Ulcera?
- Hotz -
Ja, nicht auf Ulcera.
- Horeyseck -
An der normalen Magenschleimhaut, das haben wir ja vorgeführt.
- Hotz -
Nein,ich glaube,ich habe mich nicht verständlich gemacht.Ich meine,ob Sie bei der Präparation des Magens Unterschiede gesehen haben in dem Auftreten von Ulceration, Erosion, Blutungen oder haben sie überhaupt welche gehabt.
- Schauer -
Streßbedingte Erosionen im Corpusmagen.
- Hotz -
Das ist ein klassiches Modell für die Streßulcusentstehung.
- Neugebauer -
Unter den Tieren,die im Endotoxinschock gestorben sind,wurden im Magen die meisten Ulcerationen festgestellt, teilweise mit frischen Zeichen einer Blutung. Dieser Parameter wurde jedoch in diesen Untersuchungen nicht systematisch untersucht.

- Hotz -
Gab es nun Unterschiede zwischen den Kontrollen und den mit Prednisolon behandelten Tieren?
- Neugebauer -
Darüber kann ich keine Angaben machen: Dieser Parameter war kein primäres Zielkriterium unserer Studien und wurde nicht prospektiv dokumentiert. In den weiter laufenden Studien wurde dieser Parameter jedoch mit in das Studienprotokoll aufgenommen.
- Hotz -
Bei Untersuchungen am Hund, auf die ich gleich eingehen werde, wurde mit Prednisolon die intrazelluläre Sauerstoffspannung und auch die Potentialdifferenz günstig beeinflußt. Deswegen also meine Frage, ob die Streßulcusgenese mit Prednisolon günstig beeinflußt wird.
- Tryba -
Ich kann vielleicht etwas dazu sagen, Matsumoto (Int Surg (1978) 63:65) hat solche Untersuchungen gemacht, jedenfalls im Tierexperiment und er hat durch einmalige Applikation von Decadron das Streßulcus verhindern können.
- Hotz -
Es gibt wenige Untersuchungen, deswegen meine Frage.
- Tryba -
Auch in der klinischen Studie (Matsumoto, Int Surg (1978) 63:65) war die Steroidmedikation wirksam, und zwar unter der Bedingung, das muß man sagen, daß es nicht länger als 36 h gegeben wurde. Wurde es länger gegeben, trat die Blutung nach ungefähr 6 bis 7 Tagen auf.

Streß-Ulcus, Pathogenese, Inzidenz und Prophylaxe

J. Hotz

ZUSAMMENFASSUNG

Im Gegensatz zu peptischen gastroduodenalen Geschwüren sind Streß-Ulcera charakterisiert als akute, meist oberflächliche Schleimhautdefekte ohne bindegewebige Umgebungsreaktionen mit bevorzugtem Sitz im Fundus und Corpus des Magens. Ursache sind schwere physische Belastungen des Organismus infolge schwerer akuter Krankheiten (Polytrauma, große Operationen, großflächige Verbrennungen, Organinsuffizienzen, Sepsis, Schädelhirntraumen). Die pathogenetischen Faktoren sind im einzelnen nicht bekannt. Sehr wahrscheinlich wird die primäre fokale Ischämie und gestörte Zytoprotektion von einer peptischen Andauung der Schleimhaut gefolgt. Unter den verschiedenen möglichen pathogenetischen Faktoren werden neben einer gestörten Durchblutung und Zytoprotektion auch eine Änderung der Säuresekretion, Schleimhautbarriere, Schleimsekretion und duodenogastraler Reflux von Gallensalzen diskutiert. Die Rolle des Histamins ist ebenfalls nicht endgültig geklärt. Die Verhütung und Behandlung richtet sich in erster Linie nach einer optimierten Therapie der Grundkrankheit. In zweiter Linie zielen die empfohlenen Maßnahmen auf eine Reduktion der aggressiven luminalen Faktoren wie Säure, Pepsin und Gallensalze. Aufgrund zahlreicher kontrollierter Studien ist die Kombination von Cimetidin und Antazida der jeweiligen Monotherapie vorzuziehen. Kommt es unter dieser prophylaktischen Maßnahme zur Blutung, so sollten vor der risikoreichen Operation konservative Maßnahmen (Somatostatin, Sekretin, endoskopische Koagulation) ausgeschöpft werden.

PATHOLOGISCH-ANATOMISCHE DEFINITION

Unter Streß-Ulcus oder Streß-Erosion versteht man Defekte der Magen- und Duodenalschleimhaut, die bei ausgeprägter physischer Belastung des Organismus durch schwere Grundkrankheiten meist auf der Intensivstation akut auftreten und zu lebensbedrohlichen Blutungen führen können. Im Gegensatz zu peptischen gastroduodenalen Ulcera im Rahmen eines chronisch-rezidivierenden Ulcusleidens zeigen Streß-Ulcerationen keine bindegewebige Umgebungsreaktion und treten bevorzugt im Magen-Fundus und -Corpus, seltener im Bulbus duodeni und dem postbulbärem Duodenum und fast niemals isoliert im Antrum und in der präpylorischen Region auf. Patienten mit chronisch rezidivierendem Ulcusleiden entwickeln nicht häufiger Streß-Ulcera im Vergleich zu magengesunden Patienten. Ebenfalls erfüllen Erosionen und Ulcerationen nach Salizylaten oder Alkohol nicht die Kriterien von akuten Streß-Läsionen.

Kontrollierte Serienuntersuchungen von Lucas et al. [14,15] zeigten als Frühschäden bereits wenige Stunden nach Beginn des Streßereignisses ein diffuses fokales Ödem, gefolgt von Hämorrhagie und Infarkt mit bevorzugtem Sitz im Fundus und Corpus, aus denen im Verlauf teilweise oberflächliche Ulcerationen oder Erosionen entstanden. Weiterhin fielen bei diesen Untersuchungen submuköse Hyperämie und Vasodilatation in der Umgebung der primären Läsion auf. Rasterelektronenmikroskopisch fand sich als Frühschaden ein Aufbruch der lumenwärts gerichteten Zellmembran des Oberflächenepithels mit Verlust des apicalen Anteils eines umschriebenen Zellverbandes.

Sonderformen des Streß-Ulcus sind das sogenannte CURLING ULCUS, welches meist in der Spätphase ausgedehnter Verbrennungen bevorzugt im Duodenum auftreten und das CUSHING-ULCUS, welches bei Hirntumoren, Schädelhirntraumen oder nach neurochirurgischen Eingriffen wahrscheinlich über eine zentralausgelöste gesteigerte Magensäuresekretion gehäuft auftritt.

INZIDENZ

Die Häufigkeit von Streßulcera bei Patienten der Intensivstation korreliert direkt mit dem Ausmaß der Grunderkrankung. Je mehr Streßfaktoren und je intensiver die zugrundeliegenden Organinsuffizienzen sind, desto höher ist das Risiko für ihre Entwicklung. Als besonders gefährliche Streßfaktoren gelten Polytrauma, große Operationen, großflächige Verbrennungen (Curling-Ulcus), respiratorische Insuffizienz, akutes Nieren-Leberversagen sowie Kreislaufschock (Tab.1). Ein besonderer Stellenwert kommt der gramnegativen

Tabelle 1. Ursachen von Streßerosionen und Streß-Ulcerationen
----
Ursachen von Streß-Ulcerationen
....

Polytrauma
Große Operationen
Verbrennungen (Curling-Ulcus)
Respiratorische Insuffizienz
akutes Nierenversagen
akutes Leberversagen
Sepsis/ Schock
....
Schädelhirntrauma (Cushing-Ulcus)
Neurochirurgische Eingriffe
Organische Hirnprozesse

Sepsis zu, die zahlreichen Untersuchungen zufolge als der wichtigste Streßfaktor für die Entwicklung von Schleimhautläsionen gilt [3,4,5]. Seriengastroskopien zeigten das Auftreten von Streß-Ulcerationen innerhalb von 72 h nach Beginn des Streßereignisses, die jedoch nur in weniger als 20% der Fälle zu einer klinisch aktiven Blutung führten [2,6,15]. Auch bei Schwerstkranken mit besonders hohem Risiko bluten endoskopisch nachgewiesene Streßulcerationen nur in etwa einem Viertel der Fälle [2].

PATHOGENESE (Abb. 1)

Ein einheitlicher pathogenetischer Mechanismus für die Entstehung von Streß-Ulcera wurde bis heute nicht gefunden. Die Annahme einer lokalen Schleimhautischämie als primäres Ereignis ist wahrscheinlich. Als Ursache für die gestörte Mikrozirkulation wird die Öffnung von submukösen arteriovenösen Shunts über störende Einflüsse des vegetativen Nervensystems diskutiert [11,12,19,25]. Als Ursache wird für die Störung eine inadäquate Adaption des Organismus auf eine hohe Dichte von Stressoren angenommen [24], ohne daß die einzelnen Mechanismen geklärt wären. Als Folge der Mikrozirkulationsstörung wird ein hypoxischer Gewebeschaden angenommen, der insbesondere wegen des hohen obligat aeroben Energiestoffwechsels die säurebildende Corpusschleimhaut trifft. Diese Vorstellungen werden durch die bereits zitierten rasterelektronen-mikroskopischen Untersuchungen von Lucas und Friend [14] unterstützt. Hierbei besteht die Vorstellung, daß die primäre Membranläsion des Oberflächenepithels von den aggressiven Faktoren im Magen (Salzsäure, Gallensalze, Pepsin) über die Mikrozirkulations-

Abb. 1. Pathogenetisch bedeutsame Faktoren (⟶) für die Entstehung von Streßulcerationen und therapeutischer Ansatzpunkte (⊢) (hypothetisches Modell)

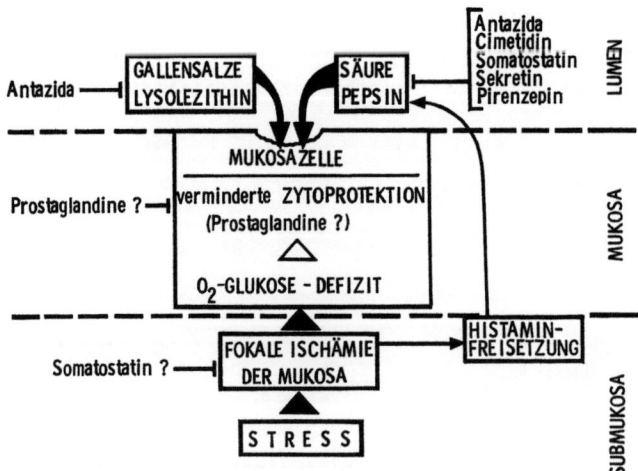

störung verursacht wird, daß aber diese Stoffe sekundär nach Schädigung des Oberflächenepithels in die Schleimhaut penetrieren und hier der Ausbildung von Erosionen und Ulcerationen Vorschub leisten. Für die Rolle einer gesteigerten intramukösen Histaminfreisetzung sprechen Befunde einer Erhöhung des Plasmahistaminspiegels bei Risiko-Patienten und im Tierexperiment. Hierbei könnten das entzündliche Ödem verstärkt und die Säuresekretion trotz verminderten Blutangebots unterhalten werden [13].

Die Frage, ob eine erhöhte Cortisolsekretion im Rahmen des physischen Stresses ursächlich an der Ulcusentstehung beteiligt ist, wird eher negativ beantwortet, nachdem Bowen et al. [2] keine Erhöhung der Cortisolmetaboliten in Blut und Urin bei Patienten mit Streß-Ulcus nachweisen konnten. Im Tierexperiment wurde sogar durch die Verabreichung von Cortison die Stoffwechselsituation der Corpusschleimhaut von Hunden im hämorrhagischen Schock gebessert [4].

Die Bedeutung einer gesteigerten Säure- und Pepsinsekretion bzw. einer herabgesetzten Schleimsekretion als Ursache für die Streßulcusentwicklung ist umstritten.Eine gesteigerte Säuresekretion und Gastrinfreisetzung ließ sich nur bei Patienten mit sogenanntem Cushing-Ulcus nachweisen, welches jedoch als besondere Entität aufgefaßt wird [3]. Dagegen fanden McClelland et al. [18] bei Patienten mit Polytrauma und Kreislaufschock keinen Unterschied in der basalen und Histalog-stimulierten Säure-und Pepsinsekretion. Die Schleimsekretion unter Histalog-Stimulation war sogar bei diesen Risiko-Patienten gesteigert bei unveränderten basalen Schleimsekretionswerten. Andere Untersuchungen sprechen sogar dafür, daß die Magensekretion zu Beginn des Streßereignisses vermindert ist und im Laufe der Tage unter anhaltendem Streß sich wieder normalisiert.

Als weiterer möglicher Kausalfaktor wurde eine Störung der Mucosabarriere gegenüber Wasserstoffionen mit verstärkter H-Ionen-Rückdiffusion diskutiert. Bei Patienten mit posttraumatischen Streß-Ulcera ließ sich jedoch am 1. und 2.Tag nach Beginn des Streßereignisses keine Störung der H-Ionen-Diffusion im Vergleich zu Kontrollpatienten ohne Streß-Ulcera nachweisen [8].In diesen Untersuchungen war auch die Säuresekretion unverändert.

Für die pathogenetische Rolle eines verstärkten duodenogastralen Refluxes zumindest als Cofaktor für die Streß-Ulcusgenese sprechen eine Reihe von experimentellen und klinischen Befunden: Bei Risiko-Patienten der Intensivstation finden sich erhöhte Konzentrationen von Gallensalzen und Lysolecithin,deren Ausmaße mit der Häufigkeit von Streßläsionen korreliert [23]. Diese Befunde konnten durch den Nachweis eines erhöhten duodenogastralen Refluxes nach Applikation von Bromsulphalein bei Patienten unter Streß unterstützt werden [22]. Außerdem ließ sich im Tierexperiment durch Gabe von Colestyramin die Induktion von experimentellen Streß-Ulcera verhindern [21,29].

Zusammengefaßt ergibt sich das folgende noch hypothetische Modell für die Genese von Streßläsionen [11]. Der übermächtige physische Streß durch eine schwere Grundkrankheit führt über eine Fehladaptation zu einer herdförmigen Zirkulationsstörung der Magenschleimhaut, wobei insbesondere die Corpusschleimhaut durch die Verminderung des Sauerstoff- und Glukoseangebotes und konsekutiv verminderter Zytoprotektion ein Ungleichgewicht zugunsten der luminalen aggressiven Faktoren erfährt. Hierdurch wird die trophisch vorgeschädigte Schleimhaut einer peptischen Andauung durch Säure, Pepsin und Gallensalze von der Lumenseite her ausgesetzt. Es resultieren irreversible organische Schädigung mit Ausbildung von Erosionen und Ulcerationen.

PROPHYLAXE (Tab. 2,3, Abb. 2)

An 1. Stelle steht die optimierte Behandlung des schwerkranken Patienten nach den Regeln der modernen Intensivmedizin. Hierzu gehören insbesondere frühzeitige ausreichende Schockbehandlung, assistierte Beatmung, gezielte antibiotische Behandlung der Sepsis, mit dem Ziel, die gestörte Magendurchblutung zu verbessern und dadurch den Circulus vitiosus zu unterdrücken. Auch eine ausreichende Sedierung und Analgesie tragen sicherlich hierzu bei. Der in den letzten Jahren auffällige Rückgang von Streßblutungen auf den Intensivstationen ist wahrscheinlich zum großen Teil durch die

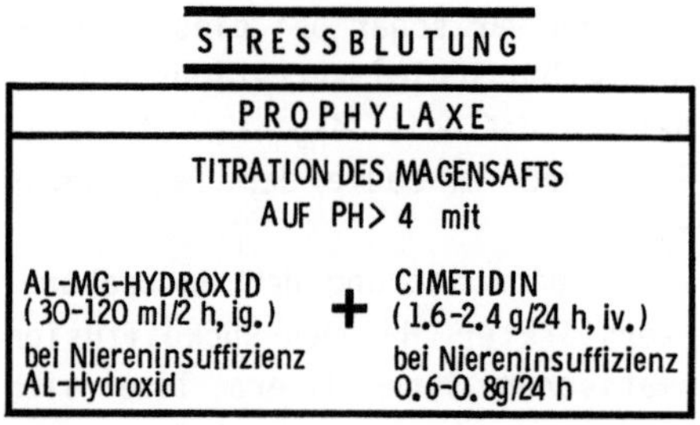

STRESSBLUTUNG	
PROPHYLAXE	
TITRATION DES MAGENSAFTS AUF PH> 4 mit	
AL-MG-HYDROXID (30-120 ml/2 h, ig.) bei Niereninsuffizienz AL-Hydroxid	CIMETIDIN (1.6-2.4 g/24 h, iv.) bei Niereninsuffizienz 0.6-0.8g/24 h

Abb. 2. Medikamentöse Prophylaxe der Streß-Ulcusblutung

Tabelle 2. Maßnahmen zur Prophylaxe der Streß-Ulcusblutung

Prophylaxe der Streßulcusblutung
....

A. Optimierung der Basistherapie
   - ausreichende Sedierung/Relaxation
   - assistierte Beatmung (PEEP)
   - Schockbehandlung
   - Antibiotikaauswahl

B. Anhebung des Magen-pH über 4
   + Bindung der Gallensalze
   - Cimetidin
   - Antazida
     (Pirenzipin?)

Tabelle 3. Studien zur Wirksamkeit von Antazida und Cimetidin bei Prophylaxe der Streßblutung

Autoren Prophylaxe	Anzahl gesamt	Behandlung Antazida Dosis ml	Titration auf pH >	Kontrollen	Ergebnis Blutung Antaz.	Kontr.	Signifikanz
McAlhany et al. [17]	48	60-120 ml/4h	7	Null	4%	25%	S
Hastings et al. [10]	100	30-60/h	3.5	Null	4%	24%	S
Solem et al. [27]	109	30 ml/h	?	historische Kontrollen	3%	15%	?
Stothert et al. [28]	144	30-60 ml/h	4	Cim. iv. 4-8x 300mg/24h	0	0	N.S.
Zumtobel et al. [30]	204	2000ml/24h	?	Cim. iv. 8x 200mg/24h	24%	5%	?
Priebe et al. [20]	75	30-120ml/h	3.5	Cim. iv. 4x 300-6x 400mg/24h	0	19%	S
Basso et al. [1]	99	5 ml/h	?	Null oder Cim. 4x200 mg/24h	0 Cim.: 0	Null:19%	S N.S.
MacDougall* et al. [16]	75	100mg/h pH > 5		1) MgOH 20ml/4h 2) Null	4%	1) 23% 2) 54%	N.S. S
Halloran et al. [9]	50	6x300mg/24h		Plazebo	19%	75%	S
Fischer et al. [7]	28	1.2g/24h		Plazebo	0	36%	S
Cartier et al. [5]	119	1.2g/24h		Plazebo	2%	17%	S

* ausschließlich Patienten mit Coma hepaticum

technische Verbesserung der Intensivmedizin, aber auch auf die gezielten prophylaktischen Maßnahmen zurückzuführen.

Ziel der medikamentösen Streß-Ulcusprophylaxe ist die Verminderung der aggressiven intraluminalen Faktoren durch Hemmung bzw. Neutralisation der Magensekretion und möglichst vollständigen Bindung von freien Gallensalzen und Lysolecithin.Hierbei wird ein intragastraler pH von über 4 angestrebt, nachdem sich in zahlreichen Studien erwiesen hat, daß eine Einstellung des pH's in diesen Bereich ausreicht für eine effektive Verhütung der Streß-Ulcusblutung.

Eine wirksame Streß-Ulcusprophylaxe wurde sowohl durch hochdosierte Gabe von Antazida, als auch durch hochdosierte parenterale Gabe des H_2-Blockers Cimetidin (Tagamet®) beobachtet (Tab.3). Es fällt hierbei auf, daß sehr hohe Dosen insbesondere bei Antazida-Monotherapie notwendig waren mit dem Risiko von erheblichen Nebenwirkungen, wie Diarrhoe und Störungen des Elektrolyt- und Säure-Basenhaushaltes. Es erscheint deshalb sinnvoll, eine Kombination von Antazida in relativ niedriger Dosierung von 30 bis max. 60 ml/2 h und Cimetidin (ca.1,6 g/24 h) primär zur Prophylaxe einzusetzen und bei einem pH unter 4 eine sukzessive Erhöhung der Dosis von Cimetidin und/oder Antazidum vorzunehmen (Abb.2).

LITERATUR

1. Basso N, Bagarani M,Materia A,Lunardi P,Fiorani S,Bianchi E,Sperenza V (1979) Cimetidine and antacid prophylaxis of acute gastroduodenal mucosal lesions in high risk patients. Gastroenterology 76:1025
2. Bowen JC, Fleming WH,Thompson JC (1974) Increased gastrin release following penetrating central nervous system injury. Surgery 75:720
3. Bowen JC, Fleming WH(1974) A prospective study of stress ulceration in Vietnam. South Med J 67:156
4. Bowen JC (1979) Presistent gastric mucosal hypoxia and interstitial edema after hemorrhagic shock: prevention with steroid therapy. Surgery 85:268
5. Cartier F, Gauthier-Lafave P, Larenc L, Mottin J, Cara M, Passelecc J (1980) Cimetidine in patients at risk of stress ulcers. Intens Care Med 6:54
6. Czaja AJ, McAlhany JC, Pruitt BA (1974) Acute gastroduodenal disease after thermal injury.An endoscopic evaluation of incidence and natural history. N Engl J Med 291:925
7. Fischer M, Lorenz W, Rhode H (1979) The use of cimetidine in preventing clinically manifest stress ulcers in patients with severe polytrauma. Second National Symposium on Cimetidine, Brüssel, Okt. 27. Dresse A et al. (eds), Excerpta Medical 1980
8. Fischer RP,Jelense S,Fulton RL (1976) The maintenance of gastric mucosal barrier during the early erosive gastritis component of stress ulceration. Surgery 80:40

9. Halloran LG, Zfass AM, Gayle WE, Wheeler CB, Miller JD (1980) Prevention of acute gastrointestinal complications after severe head injury: a controlled trial of cimetidine prophylaxis. Am J Surg 139:44
10. Hastings PR, Skillmann JJ, Bushnell LS, Silen W (1978) Antacid titration in the prevention of acute gastrointestinal bleeding. A controlled, randomized trial in 100 critically ill patients. N Engl J Med 298:1041
11. Hotz J, Goebell H (1982) Akute gastroduodenale Streßerosionen- und Ulcerationen. Dtsch Ärzteblatt 79:33
12. Howard JM (1955) Gastric and salivary secretion following injury. Ann Surg 141:342
13. Lorenz W, Reimann HJ, Fischer M (1978) Pathogenese der akuten gastroduodenalen Läsion ("Streß-Ulcus"). In: Blum AL, Siewert JR: Ulcus-Therapie. Springer, Berlin Heidelberg New York S 50
14. Lucas CE, Friend W (1972) Therapeutic implications of disturbed gastric physiology in patients with stress ulcerations. Am J Surg 123:25
15. Lucas CE, Sugawa C, Riddle J, Rector F, Rosenberg B, Walt AJ (1971) Natural history and surgical dilemma of "stress" gastric bleeding. Arch Surg 102:266
16. MacDougall BRD, Baily RJ, Williams R (1977) H_2-receptor antagonists and antacids in the prevention of acute gastrointestinal hemorrhage in fulmonant hepatic failure. Lancet 1:617
17. McAlhany JC, Czaja AJ, Pruitt BA (1976) Antacid control of complications from acute gastroduodenal disease after burns. J Trauma 16:645
18. McClelland RN, Shires GT, Prager M (1971) Gastric secretory and splanchnic blood flow studies in man after severe trauma and hemorrhagic shock. Am J Surg 121:134
19. McClelland RN (1973) Acute gastroduodenal stress ulceration. In: Sleisinger MH, Fordtran JS (eds) Gastrointestinal Disease. Saunders, Philadelphia, p 657
20. Priebe HJ, Skillmann JJ, Bushnell LS, Long PC, Silen W (1980) Antacid versus cimetidine in preventing acute gastrointestinal bleeding. A randomized trial in 75 critically ill patients. N Engl J Med 302:426
21. Schumpelick V, Grossner D (1975) Cholestyramin zur Streßulcus-Prophylaxe der Ratte. Res Exp Med 166:235
22. Schumpelick V, Rauchenberger B (1979) Duodenogastraler Reflux und Streßulkus. Dtsch Med Wochenschr 101:1647
23. Schumpelick V, Begemann F, Bandomer G, Großner D, Doehn M (1978) Intragastrale Gallensäuren und Lysolecithin bei klinischer Streßulkus-Gefährdung. Dtsch Med Wochenschr 103:735
24. Selye H (1948) The alarm reaction and the disease of adaption. Ann Intern Med 29:403
25. Seufert RM, Hottenrott CH, Büsing M, Gerstenbergh VL (1978) Experimentelle Aspekte zu Pathogenese und Prophylaxe von Streßulzera des Magens Zentralbl Chir 103:1287
26. Speranza V, Basso N (1980) Streßulkus-Syndrom. Aktueller Leitfaden, SKF

27. Solem LD, Strate RG, Fischer RP (1979) Antacid therapy and nutritional supplementation in the prevention of Curling's ulcer. Surg Gynecol Obstet 148:367
28. Stothert JC, Simonowitz DA, Dellinger EP, Farley M, Edwards WA, Blair AD, Cutler R, Carrico CJ (1980) Randomized prospective evaluation of cimetidine and antacid control of gastric pH in the critically ill. Ann Surg 192:169
29. Zike WL, Safaie-Shirazi S, Paluska C, Den-Besten L (1973) The role of cholestyramine in the prevention of stress ulcers. Gastroenterology 64:826
30. Zumtobel V, Teichmann RK, Inthorn D (1979) Zur Prophylaxe und Therapie gastroduodenaler Streßblutungen bei Intensivpatienten mit dem Histamin-H_2-Rezeptor-Antagonisten Cimetidin. Langenbecks Arch Chir Suppl Chirurg Forum, S 247

Diskussion

- Siewert -
Vielen Dank, Herr Hotz. Vielleicht können wir die Diskussion in verschiedene Themen auflösen. Darf ich zunächst einmal fragen, wer zu den Ausführungen von Herrn Hotz bezüglich der Pathogenese von akuten Gastroduodenalläsionen diskutieren möchte.
- Lorenz -
Vielleicht ein Gedanke, der mir durch das Rasterelektronenbild gekommen ist. Ich habe das Bild schon so oft gesehen: In der Arbeit von Lucas und dann in Ihrer Übersicht im Deutschen Ärzteblatt. Mir ist erst heute erstmals aufgefallen, daß die oberen Teile der Schleimhaut wie wegrasiert sind. Dies ist deshalb so interessant, weil wir die intestinale Ischämie im Zusammenhang mit der Rolle des Histamins in diesem Geschehen untersucht haben. Dort sieht man ähnliche Bilder, das Ganze ist ein "Ischämie-Bowel-Syndrom" wie es Menging genannt hat, d.h. offensichtlich treten diese Veränderungen über den ganzen Magen-Darmtrakt hinweg auf. Diese Spitzennekrosen sind immer wieder, auch von den Pathologen, beschrieben worden.
- Hotz -
Lucas (1972, Am J Surg 123:25; 1971, Arch Surg 102:266) hat in seinen Untersuchungen, die ich zitiert habe, bei Ileostoma-Patienten die unter Streß standen, ebenfalls Biospien entnommen und ähnliche Veränderungen gefunden.
- Siewert -
Wieso stehen die unter Streß? Habe ich Sie richtig verstanden, Ileostoma-Patienten, die unter Streß standen?
- Hotz -
Ja, das waren Patienten, die hatten eine Operation hinter sich, ein Ileostoma.
- Siewert -
Sie haben ausgeführt, daß Sie nur den physischen Streß meinen, aber nicht den psychischen Streß.

- Hotz -
Nein,ich meine nicht den psychischen Streß,der dadurch entsteht,daß jemand seinen Dickdarm verloren und jetzt dieses Stoma hat, sondern ich meine den Patienten auf der Intensivstation, der aufgrund der vorhergehenden Behandlung des Chirurgen ein Ileostoma hat und aus anderer Ursache unter physischem Streß stand. Über das Ileostoma war eine Untersuchung des distalen Ileums möglich.
- Lorenz -
Die oben erwähnten Tiere hatten einen erhöhten Histaminspiegel. Man konnte dies auch nur nachweisen, wenn man den Abbau des Histamins blockt. Natürlich ist dies nicht in einer Studie am Menschen durchführbar. Ich wollte nur den Gedanken weiterspielen, mit den Modellen, die Herr Beger heute gezeigt hat, nämlich aus dem Splanchnicusgebiet unter einem Abbaublocker wie Aminoguinidin Blut zu entnehmen und zu untersuchen. Vielleicht ist damit die Rolle des Histamin noch besser zu erfassen, denn die Bilder sind zu ähnlich,zumal wir in der intestinalen Ischämie in 3 Spezies diese Anstiege des Plasmahistaminspiegels gesehen haben.
- Reimann -
Wir haben rasterelektro-mikroskopische Aufnahmen von Streßulcera gemacht und haben diesen Rasiereffekt nicht gesehen.
- Siewert -
Was war das für ein Modell?
- Reimann -
Ein Streßmodell,Immobilisation und Kälte.(Klein HJ,Georgyi T,Hübner G,Eder M (1971) Zur Pathogenese stressbedingter Magenulcera. Morphologische und pathophysiologische Untersuchungen bei Ratten in Zwangshaltung.Virch Archiv 352:195).Die Autoren haben schon 1974 Untersuchungen durchgeführt: Es entsteht 1. eine ödematöse Verquellung und dann eine Stase und dann fanden sie Thrombozytenaggregate, dies war der pathophysiologische Ablauf. Was diesen Rasiereffekt betrifft, wenn das Blut oben weggewaschen ist, dann sieht man diese Zellstümpfe zum Teil. Aber primär sehen Sie an der Oberfläche, daß tatsächlich Permeabilitätsstörungen auftreten und ein Eigenbluten geschieht.
- Schauer -
Ich möchte es doch etwas präzisieren, weil das vielleicht doch noch einen zusätzlichen Aufschluß gibt. Die vorher von Herrn Reimann zitierten Untersuchungen waren von Klein, Georgyi und Hübner, da wurden sehr umfassende elektronen-optische Untersuchungen durchgeführt;Hübner et al. konnten sehr eindrucksvoll zeigen, daß Arteriolenspasmen im Bereich der Basis der Schleimhaut ganz massiv auftreten, und zwar elektronenoptisch nachweisbar. Die arteriellen Gefäße waren kontrahiert, daß die Endothelzellkerne sich jeweils U-förmig umgebogen haben, und das kann letztlich eigentlich kein Artefakt sein und stimmt mit dem ganzen Konzept überein, was wir hier vorliegen haben. Ich glaube, wir müssen das als eine infarktähnliche Läsion ansehen.Aber dann kommt etwas Zweites hinzu.In den Haarnadelgefäßschleifen d.h. den Kapillaren,die zwischen den Drüsen zur Schleimhautoberfläche zie-

hen, treten durch die Hypoxie bedingt erhebliche Permeabilitätsstörungen auf. Bei der Ratte ist zumindest unter Immobilisationsstreß unter diesen Bedingungen eine Erhöhung der vaskulären HDC nachgewiesen. Das bedeutet, daß am Magen im Streß Histidindecarboxylase in den oberen Schleimhautabschnitten an den Kapillarsystemen erhöht ist. Für den Menschen sind diese Befunde bis jetzt nicht bewiesen. Damit entstehen diese Kokarden-Phänomene, die vorher auch angeschnitten worden sind, in der Ischämie und das entspricht ja wohl dem initialen Arteriolenspasmus. Bis die Schleimhaut biopsiert wird, da haben Sie dann schon die Hypoxie und die Blutung und dann resultiert daraus das, was Sie gesagt haben, daß man die initialen Veränderungen nicht mehr sieht. Dann sehen Sie nur im Grunde das, was Herr Hübner in der Elektronenmikroskopie beschrieben hat und das "Abrasieren" ist eigentlich nichts anderes als die Desquamation der Epithelzellen und das Auseinanderweichen der hypoxischen nekrotischen oder nekrobiotischen Zellen, das was Sie "Rasiereffekt" nennen. Wir haben somit letztlich in Anlehnung an die primäre Selye'sche Hypothese des Streß die primäre Katecholaminwirkung mit dem Arteriolspasmus und dann allerdings sehr schnell die konsekutive Hypoxie und die Histaminwirkung, wahrscheinlich nebeneinander. Die Säurewirkung spielt wahrscheinlich, wie Sie auch ausgeführt haben eine sekundäre Rolle, während bei den zentral geschädigten Patienten die Säurewirkung wesentlich bedeutungsvoller ist. Bezüglich dieses Punktes haben wir uns sehr interessiert, weil man ja die Unterschiedlichkeit irgendwie erklären muß. Es gibt ganz offensichtlich Verbindungen zwischen dem Hypothalamus und dem sekretorischen Vaguskern. Und möglicherweise ist es eine primäre hypothalamische Schädigung, die über den Vagus läuft und dann die Säuresekretion recht massiv in Gang bringt.

- Hotz -

Aber es hat noch niemand Atropin gegeben, jedenfalls habe ich keine entsprechende Literatur darüber gelesen.

- Lorenz -

Das könnte gut übereinstimmen und ich hätte vielleicht einen Zusatzgedanken. Das Decarboxylasekonzept ist bei der Ratte bewiesen, bei anderen Spezies nicht. Damit komme ich auf die Streßulcusversuche zurück. Es gibt eine Plasmahistaminfreisetzung in diesem Gebiet, gut meßbar bei völliger Gleichheit der Gewebehistaminspiegel und deshalb ist jetzt eine Studie am Meerschweinchenmodell gemacht worden, weil die Verhältnisse mit den Mastzellen jenen am Menschen am ähnlichsten sind mit der Fragestellung: Sind Änderungen des Histamins in verschiedenen Schichten der Magenfläche zu sehen? Das Ergebnis lautet: Das ist nicht der Fall.

- Schauer -

Herr Lorenz, das muß ich etwas präzisieren. Was Sie anschneiden, ist wahrscheinlich die sogenannte "Schockenteritis" die mit den Phänomenen des Immobilisationsstreß, im Tierexperiment bzw. den Erosionen, die entstehen nicht ohne weiteres vergleichbar ist. Nach etwa 9 h heilen die streßbedingten Magenschleimhauterosionen sogar wieder ab und dann gibt es meistens noch eine zweite Welle. Die Tiere entwickeln die enteralen Läsionen in der

Regel nicht, oder höchstens sehr spät und diese sehen natürlich sehr ähnlich aus. Wir haben das oft in der Pathologie. Wenn wir Obduktionsfälle zu betreuen haben, können wir oft nicht so sicher sagen: Ist das da oben im Magen ein Streßulcus oder ist das im Darm eine Schockenteritis? In der Endphase ist es dann sehr schwer auseinander zu halten, ich glaube das ist nicht das gleiche.
- Lorenz -
Wir haben das nur experimentell gemacht und zwar haben wir eine echte Schockenteritis erzeugt, also nicht bei low flow states, sondern eine echte Ischämie erreicht. Es wurde die arteria mesenterica verschlossen, dann diese Sequenz untersucht; diese Zustände haben dann den Plasmahistaminausstoß gegeben.
- Schauer -
Haben Sie periphere Mikrothromben gefunden?
- Lorenz -
Die Histaminveränderungen im Gewebe sind nicht nachweisbar, das ist das besondere, d. h., offensichtlich sind die Mengen Histamin, die freigesetzt werden, gar nicht so groß, als daß sie nicht durchaus kompensiert werden.
- Schauer -
Im Kapillarschlingenbereich ist im Anschluß an den vorgeschalteten Arteriolenspasmus offensichtlich sehr viel Hypoxie mit Permeabilitätssteigerung wirksam.
- Sewing -
Vielleicht müßten wir noch ein ganz anderes Konzept diskutieren und zwar die Mikrozirkulationsstörungen. Ich kann mich nicht ganz damit zufrieden geben, daß die Katecholamine dafür verantwortlich sein sollen, denn sonst müßte man mit Alpha- oder Beta-Rezeptor-Blockern oder einer Kombination von beiden etwas sehen. Die Hypoxie wird es wahrscheinlich auch nicht sein, denn wir wissen, daß Hypoxie einer der stärksten Vasodilatatoren ist, die wir kennen. Mir drängt sich die Frage auf, ob jemand danach geschaut hat, ob es zu einer lokalen oder gar systemischen Thromboxanakkumulation im Gewebe oder im Kreislauf kommt. Das wäre ja zumindest ein sehr plausibler Mechanismus, der diese Phänomene unter einen Hut bringen könnte.
- Schauer -
Ich meine, Sie haben mit der Mikrozirkulationsstörung recht, aber da muß ich natürlich fragen, warum bei dieser streßbedingten Mikrozirkulationsstörung des Magens gerade der Corpusteil und nur selten das Antrum betroffen ist.
- Sewing -
Ich weiß nicht, wo das lokalisiert ist.
- Schauer -
Ich spreche von den überschaubaren Streßsituationen z.B. des Immobilisationsstreß oder Kälte-Streß. Es ist klar, daß beim Verbrennungsulcus vieles durch exogene Histaminfreisetzung aus der Haut und Verbrennungstoxine sowie die generelle Kreislaufstörung modifiziert wird. Ich spreche hier jetzt mehr von dem reinen Konzept, das sehr viel simpler ist.

- Sewing -
Ich glaube, mit allen Diskussionsbemerkungen ist die Frage nach der Ursache der Mikrozirkulationsstörung nicht geklärt.

- Hotz -
Richtig, ja ich glaube das muß man wohl festhalten.

- Siewert -
Wir haben noch das große Kapitel "Prophylaxe" zu diskutieren. Ich glaube, wir sollten uns zur Pathogenese deshalb kurz fassen, zumal wir sehen, daß der Weisheit letzter Schluß jetzt auch nicht erarbeitet ist. So würde ich bitten, daß wir jetzt auf die Prophylaxe übergehen, weil die für die praktische Tätigkeit viel mehr Relevanz hat. Ich möchte gleich die Diskussion eröffnen. Herr Hotz, Sie haben ziemlich ultimativ den pH-Wert 4 in den Raum gestellt und haben gesagt, bis zu diesem Wert wollen Sie mit Ihrer Prophylaxe kommen, Sie hätten dann ein gutes Gewissen und es würde wahrscheinlich nichts mehr passieren. Diese pH 4 Grenze ist meines Erachtens durch nichts bewiesen oder belegt. Ich stelle mal dagegen, man sollte wenigstens auf pH 6 kommen und leite meine Überlegungen von den Problemen der lokalen Blutgerinnung ab. Ich erinnere an die Studie von Green. Ich persönlich möchte meine Patienten mit Risikofaktoren gerne bei pH 6 einstellen. Einig sind wir uns, daß man den ph-Wert kontrollieren muß. Es gibt offenbar viele Patienten, die trotz adäquater Cimetidin-Dosierung nicht in diesen Bereich kommen. Können Sie das noch einmal präzisieren, warum Sie jetzt pH 4 sagen?

- Hotz -
Ich beziehe mich hierbei auf die Studien, die gezeigt haben, daß die Einstellung des Magens pH > 4 eine effektive Blutungsprophylaxe bewirkt. Das waren die ersten Studien von Hastings (1982, N Engl J Med 298:1041), eine Antazidastudie, aber auch viele spätere Studien mit Cimetidin haben diesen pH-Wert zum Kriterium gemacht und sie haben eigentlich eine fast nicht mehr zu verbessernde Prophylaxe beschrieben.

- Lorenz -
Dieses Ergebnis haben wir auch ohne pH-Messung erhalten, z. B. in unserer Polytraumastudie: 6000 Patienten prospektiv (1980, Klin Wochenschr 58:653), sodaß wir ein Gesamtkrankengut von 6000 Patienten bei der Inzidenzermittlung gehabt haben. Ich fühle mich mit dem Konzept der ph-Messung nicht wohl, weil man bedenken muß, daß man den ganzen Tag immer kontinuierlich den pH kontrollieren soll und trotz des großen Aufwandes klinisch auf der Intensivstation nicht weiß, ob es wirklich notwendig ist oder nicht. Ich habe dabei ein schlechtes Gefühl.

- Siewert -
Also ich glaube den Aufwand würde man ja schon treiben wollen; so aufwendig ist es letztendlich auch wieder nicht, man muß halt nur aus der Magensonde etwas Sekret abnehmen.

- Lorenz -
Ja, aber auch nachts.

- Siewert -
Ja, aber das müßte auf der Intensivstation schon gehen. Nur ich weiß nicht, auf welchen pH-Wert ich einstellen soll, das ist mein Problem.
- Hotz -
Darf ich noch etwas zum pH sagen. Ich weiß, daß das pH von 4 ausreichen müßte, wo der Säurefaktor nicht eine so ganz wichtige Rolle spielt und wo Sie mit einem pH von 4, bereits über 96% der Säure wegnehmen.
- Siewert -
Ja, aber das haben Sie bereits gesagt, Ulcera oder Läsion entwickeln ja fast alle Patienten mit Risikofaktoren; auch unter Cimetidin. Ich bin nicht Ihrer Meinung, daß man alle Patienten endoskopieren muß; ich weiß nicht, was das soll, wir wissen doch, daß sie fast alle Läsionen entwickeln.
- Hotz -
Nein, ich habe nicht empfohlen, routinemäßig zu endoskopieren.
- Siewert -
Nein, es geht mir nicht darum, Läsionen zu verhindern, was ich verhindern will sind die Komplikationen dieser Läsionen. Deshalb erscheint es mir auch uninteressant zu endoskopieren und nachzusehen, ob Läsionen entstanden sind. Mit den bislang zur Verfügung stehenden Therapeutika oder Prophylaktika sind Läsionen nicht vermeidbar.
- Hotz -
Unter dem praktischen Gesichtspunkt gebe ich Ihnen völlig recht, wenn man aber eine Maßnahme untersuchen will, das Streßulcus zu verhindern ...
- Siewert -
Ja, aber wir machen doch Therapiestudien und keine pathogenetischen Studien.
- Hotz -
Ja, aber ich meine, daß man darauf achtet, daß man nicht Blutung oder Nachlassen der Blutung oder fehlende Blutung gleichsetzt mit dem Fehlen eines Ulcus.
- Siewert -
Vielleicht kann ich noch etwas zu dem pH-Wert sagen. Wir haben bei Streßulcus-gefährdeten Patienten kontinuierlich mit einer liegenden Sonde pH gemessen. Interessant war, daß postoperativ in den ersten Stunden keine pH-Werte unter 4 auftraten.
- Röher -
Ich weiß nicht, worauf Sie hinaus wollen, wenn hier von einer Studie, einem Nachweis oder sonst was die Rede ist, wenn Sie überhaupt das Vorhandensein von Streßulcusläsionen diskutieren wollen, dann müssen Sie doch endoskopieren, Sie können ja nicht einfach nur behaupten, die Patienten haben welche.
- Siewert -
Nein, das ist nicht die Frage. Es geht darum, daß wir Therapieziele definieren und das Ziel, das mich interessiert, ist die Verhinderung von Blutungen. Deswegen untersuche ich, ob es blutet und das machen Sie in Marburg doch ganz genau so, so wie ich die Studien von Herrn Lorenz kenne. Keiner versucht die Läsion als solche zu verhindern. Wenn das Ihr Therapieziel ist, dann müssen Sie natürlich endoskopieren; aber ich glaube, das ist jetzt nicht unser Thema hier ein Studienprotokoll aufzustellen.

- Hempelmann -
Nein, aber man soll das nicht frei im Raum stehen lassen. Mich würde es schon interessieren ob Intensivpatienten akut ein Ulcus entwickelt haben, auch wenn sie nicht bluten.
- Siewert -
Läsion.
- Hempelmann -
Wenn Sie das in den Raum stellen, daß Sie nur die Blutung interessiert, muß dies doch so abgelehnt werden, das haben Sie wahrscheinlich auch nicht so gemeint.
- Siewert -
Nein, ich meine es ganz genau so, wie ich es gesagt habe.
- Lorenz -
Ja, ich muß doch versuchen, von meinem Standpunkt aus das nochmal zu erläutern, weil Herr Siewert mit mir wirklich eine Meinung hat. Wenn man einen Endpunkt für eine Studie oder überhaupt für die klinische Relevanz haben will, so muß man fragen, was man eigentlich sehen will, und wenn man mit 100% alle diese Patienten erfassen will, die Erosionen im Laufe ihrer Zeit auf der Wach- und Intensivstation entwickeln, dann müßten wir eine Studie machen und jeden pausenlos endoskopieren. Ob das ethisch vertretbar ist, ist eine andere Frage. Sie müssen sich daher über diese Situation völlig klar werden, denn mehrere Ethikkommissionen lehnen die prophylaktische Endoskopie ab, ohne daß ein Anlaß dafür besteht.
- Siewert -
Ich kann das nur mit Nachdruck unterstreichen, deswegen habe ich diesen Punkt hier auch noch einmal in die Diskussion gebracht. Es ist tatsächlich so, Herr Röher sagt gerade mit Recht, nicht jeder Patient auf der Wachstation entwickelt eine Läsion, das ist klar. Wir haben aber aus der Studie von Herrn Lorenz gelernt, welches die Risikofaktoren sind und welche Patienten offenbar Streßulcera machen oder nicht. Aber ich glaube, wir sollten zur Prophylaxe zurückkommen: wir stellen also fest, daß es für den pH-Wert 4 gute theoretische Argumente gibt.
- Hotz -
Je höher, desto besser.
- Siewert -
Genau, das wollte ich gleich noch sagen, vielleicht wenn man bis auf pH 6 kommt, gewinnt man noch ein Mehr an Sicherheit. Wenn man aber auf pH 6 kommen will, dann reicht es wahrscheinlich nicht aus mit Cimetidin zu arbeiten.
- Hotz -
Nein.
- Siewert -
Es sei denn, man würde sehr hoch dosieren; ich weiß nicht, ob das schon untersucht ist. Die Frage ist, soll man Cimetidin mit einem anderen therapeutischen Prinzip z.B. mit Pirenzepin kombinieren, diese Kombination ist, was die Säurereduktion angeht tatsächlich besser, aber es gibt keine Studie die zeigt, daß es in der Verhinderung von Blutungen aus akuten Läsionen effektiver ist.

- Hotz -
Es wirkt länger, aber ob Sie den pH damit sicherer in den höheren Bereich kriegen, ist meines Erachtens nicht untersucht.
- Siewert -
Ja eben, da gibt es noch keine Werte, das muß man sicher mal aufarbeiten.
- Hotz -
Vielleicht wissen Sie etwas darüber, Herr Tryba.
- Tryba -
Es gibt Untersuchungen mit Pirenzepin, die in einem großen Rahmen 50-60 mg pro Tag gegeben haben, sie fanden eine leichte Erhöhung des pH's um 0,4-0,5.
- Siewert -
Alleine?
- Tryba -
Alleine und in der Kombination bringt es eigentlich keine signifikanten Unterschiede in der Sekretion wohl aber im absoluten Säure-output.
- Lorenz -
Ich sehe noch eine Gefahr wenn der pH zu hoch ist und ich meine, daß das ein wichtiger Punkt ist. Das ist die Frage des bakteriellen "over growth" und das geschieht doch so schnell und geschieht in wenigen Stunden. Ich hätte Angst, wenn wir den Teufel mit dem Belzebub austreiben. Das hat ja gerade die Studie in Marburg gezeigt, daß nämlich die Lungenkomplikationen eben zunehmen, je sicherer die Streßulcera verhindert werden. Ich frage mich am Schluß, wenn die Letalität die gleiche geblieben ist, ob man damit nicht am Schluß tatsächlich, wenn wir zu hoch gehen mit dem pH, mehr Lungenkomplikationen bekommen und damit den Patienten schaden. Das ist mein Grund, warum ich nicht zu hoch mit dem pH gehen möchte.
- Siewert -
Würde das auch für intubierte Patienten gelten?
- Lorenz -
Bei denen läuft der Saft am Tubus vorbei in die Lunge, das habe ich mir zeigen lassen, auf der Intensivstation.
- Siewert -
Wie kommt das Regurgitat in die Trachea?
- Lennartz -
Es läuft an der Manschette vorbei, nach längerem Stehen in der Trachea sickert das da runter, das können Sie exzellent nachweisen, wenn Sie mal einen Patienten nehmen, der intubiert ist und geben etwas Gastrografin oben rein, in 1/2 h finden Sie es in der Lunge wieder.
- Tryba -
Das kann man auch mit Methylenblau demonstrieren.
- Lennartz -
Methylenblau kann man nicht röntgen.
- Siewert -
Sie haben bislang überhaupt nichts zum Ranitidin gesagt. Es gibt meines Erachtens auch derzeit noch keine guten Studien in Bezug auf Streßulcera. Das Ranitidin hätte zumindest theoretisch den Ansatz, daß es den pH-Wert

besser beeinflussen könnte. Aber ich glaube, es ist müßig darüber zu sprechen, es gibt einfach noch keine Untersuchungen.
- Hotz -
Es gibt eine Untersuchung mit Ranitidin von Herrn Damman (1984, Med Welt 35:233) der das pH im Visier hatte. Die Frage einer effektiveren Blutungsprophylaxe ist bisher nicht untersucht.
- Tryba -
In Stockholm ist jetzt vor kurzem eine Studie gelaufen und vorgezeigt worden, die hat eine vergleichbare Wirkung wie Cimetidin gezeigt.
- Hempelmann -
Sie hatten vorhin kurz angedeutet: Hohe Dosen Cimetidin! Was meinen Sie damit?
- Siewert -
2 Gramm sind im Augenblick in der Diskussion.
- Hotz -
Ich glaube, man sollte bei der Streßblutungsprophylaxe infundieren. Ich finde das einfacher und mehr praktikabel auf der Intensivstation als wenn man alle 4 h injiziert.
- Tryba -
Darf ich vielleicht zu der hoch dosierten Cimetidingabe etwas sagen. Es gibt sehr schöne Untersuchungen bei Intensivpatienten, daß gerade bei den gefährdeten Patienten, bei Sepsispatienten, bei alten Patienten mit Niereninsuffizienz bei hochdosierter Cimetidingabe, d.h. noch nicht mal 1,6 Gramm, in über 20% der Fälle schon nach 36 h schwerste zentrale Nebenwirkungen zu sehen sind. Die Studie von Schentag (1980, Ther Drug Monit 2:133) ist sicherlich sauber gemacht und ich glaube, da gibt es keine Diskussionen.
- Sewing -
Herr Siewert, wenn man davon ausgeht, daß es sich um eine primäre Zellschädigung handelt, die zunächst nichts mit Säure und Pepsin zu tun hat, müßte man sich doch zunächst die Frage stellen, was die Prostaglandine hier bewirken. Die wären doch die idealsten prophylaktischen Maßnahmen bei einem Streßulcus. Ich glaube, da sollten wir doch unser Augenmerk einmal hinwenden.
- Hotz -
Auch da gibt es noch keine Studien.
- Siewert -
Ich bin völlig Ihrer Meinung, aber leider gibt es im Augenblick noch keine Fakten. Ich glaube, wir müssen jetzt dringend Schluß machen.
- Doenicke -
Ja, ich möchte nur noch Herrn Tryba eine Frage stellen: Er sagt Nebenwirkungen zentraler Art, wie war die Begleitsymptomatik, welche anderen Medikamente wurden gegeben?
- Tryba -
Diese Nebenwirkungen waren nach Absetzen des Cimetidin innerhalb kürzester Zeit reversibel gewesen.

- Doenicke -
Nicht beantwortet, welche anderen Medikamente wurden noch gegeben, denn es waren ja intubierte Patienten?
- Tryba -
Sicher, teilweise wurde Diazepam gegeben.
- Doenicke -
Nun, dann haben wir doch den Punkt, das ist die Interaktion mit diesen Substanzen.
- Tryba -
Schentag hat gleichzeitig Cimetidin im Liquor bestimmt und bei diesen Patienten einen erhöhten Cimetidinspiegel im Liquor gefunden.
- Doenicke -
Natürlich.
- Siewert -
Das kann er ja, aber ist dieser Kausalzusammenhang bewiesen?
- Doenicke -
Sicher ist der Zusammenhang mit anderen Medikamenten bewiesen, denn der Abbau von Diazepam, Flunitrazepam, Tranxillium, also von allen Benzodiazepinen, die oxydativ metabolisiert werden, wird durch Cimetidin gehemmt. Die Wirkkonzentrationen sind dann erhöht und können zentrale Wirkungen entfalten.
- Siewert -
Herr Hotz hat das Schlußwort! Ich möchte von ihm wissen, bei welchen Patienten betreiben Sie Prophylaxe und wie?
- Hotz -
Bei Patienten die mindestens zwei Risikofaktoren haben oder bei denen ein septischer Schock vorliegt, das alleine wäre schon eine Indikation. Die Prophylaxe besteht, wie ich es hier ausgeführt habe, aus 2 Gramm Cimetidin als Dauerinfusion. Zusätzlich ein Antazidum alle 4 h. Wir geben 20-40ml, messen den pH intermittierend bei liegenden Magenschläuchen. Aus anderen Gründen ist das auch notwendig, wir kontrollieren und würden dann evtl. die Antazidadosis erhöhen.
- Siewert -
Gut, ich glaube, damit kann man ganz gut leben.
- Hotz -
Man kann vielleicht zusätzlich bei anhaltendem niedrigem pH noch Pirenzepin geben.

Streß-Ulcus: Konservative und Chirurgische Therapie

H. Bauer

ZUSAMMENFASSUNG

In der THERAPIE der manifesten Streßblutung hat an erster Stelle eine möglichst optimierte Intensivtherapie des Grundleidens zu stehen. Schockbehandlung, ausreichende Oxygenierung über assistierte oder kontrollierte Beatmung und Beherrschung septischer Komplikationen verbessern die Mikrozirkulation und dadurch auch die Mucosadurchblutung. Da die Säure bei der Entstehung von Streßläsionen und bei der Induktion von Blutungen einen wesentlichen Faktor darstellt, sind die Neutralisation von bereits gebildeter Säure (Antazida) bzw. die primäre Hemmung der Säuresekretion (H_2-Rezeptor-Antagonisten, Somatostatin, Sekretin) ähnlich wie bei der Prophylaxe von Streßläsionen die wichtigsten Behandlungsprinzipien. Das günstige Ansprechen auf eine konservative Therapie mit hohen Erfolgsquoten sowie eine hohe Operationsmortalität bis zu 50% lassen die chirurgische Therapie als ultima ratio erscheinen. Die mögliche operative Verfahrenswahl reicht von der totalen Gastrektomie bis zum nichtresezierenden Eingriff. Legt man Rezidivblutungsrate und Gesamtletalität als entscheidende Bewertungskriterien für die Leistungsfähigkeit der einzelnen Verfahren zugrunde, so scheinen sich mit der Kombination von Resektion und Vagatomie die besten Ergebnisse erreichen zu lassen (Rezidivblutungsrate 22%, Gesamtletalität knapp 30%). Bei konsequent durchgeführter Prophylaxe mit H_2-Rezeptorblockern (Standarddosierung 2g Cimetidin pro 24 h) sind Blutungen aus akuten gastro-duodenalen Streßläsionen zu einem seltenen Ereignis auf chirurgischen Intensivstationen geworden.

Das Streßulcus, korrekter wohl als akute gastroduodenale Mucosaläsion zu bezeichnen, wird als Komplikation in einer Häufigkeit von unter 1% bis über 60% nach unterschiedlichen chirurgischen Eingriffen, nach Traumen, bei Organinsuffizienzen und vor allem bei septischen Verläufen beobachtet. Als typisch für solche Streßläsionen kann gelten, daß bei einer Imbalanze zwischen Schleimhautprotektion und Aggression zu ungunsten der Schleimhautschutzmechanismen aggressive Faktoren wie Säure und Pepsin auch in normaler oder erniedrigter Menge und Konzentration in der Lage sind, eine in ihrer Abwehr geschwächten Magenmucosa zu schädigen [11,16,24].

Ursache für die verringerte Mucosaresistenz sind vor allem Störungen der Mikrozirkulation mit konsekutiver Ischämie der Schleimhaut. Die intragastral wirksamen Aggressoren entweder im Magen gebildet oder durch Reflux hineingelangt (Salzsäure,Pepsin,Gallensäure,Lysolecithin) führen zu einer Zerstörung der Schleimhautbarriere und einer dadurch möglichen Rückdiffusion von H-Ionen. Lokale Histaminfreisetzung, Verstärkung der Hypoxie und schließlich Schleimhautschädigung mit Nekrose und Ulceration sind die Folge. Diese Sequenz läßt sich endoskopisch erkennen. In der Frühphase finden sich neben hyperämisch geröteten Mucosabezirken helle ischämische Areale. Die ersten oberflächlichen Erosionen treten nach 1-3 Tagen auf, im gleichen Zeitraum kommt es auch zur Entstehung der typischen Ulcera vor allem im Fundus und Corpus des Magens sowie im Bulbus duodeni, während das Antrum dabei meist ausgespart bleibt [11,16,20,24].

Die Inzidenz von Blutungen aus streßbedingten akuten gastro-duodenalen Läsionen läßt sich durch eine gezielte PROPHYLAXE signifikant senken. An erster Stelle hat hier eine möglichst optimierte Intensivtherapie des Grundleidens zu stehen. Schockbehandlung, ausreichende Oxygenierung über assistierte oder kontrollierte Beatmung und Beherrschung septischer Komplikationen verbessern die Mikrozirkulation und dadurch auch die Mucosadurchblutung. Eine medikamentöse Zirkulationssteigerung (z.B.Sympathikolytika, Alpha-Blocker) kann ebenso wie die Refluxbindung (Colestyramin) verstärkte Schleimhautprotektion (Carbenoxolon, Filmbildner, Vitamin A) oder eine Cytoprotektion durch Prostaglandine als mögliches Therapieprinzip angesehen werden [11,16,21]. Die klinische Brauchbarkeit all dieser mehr theoretisch begründeten, teilweise experimentell belegten und in klinischen Pilotstudien erprobten Verfahren ist jedoch nicht bewiesen.

Da die Säure bei der Entstehung von Streßläsionen und der Induktion von Blutungen einen wesentlichen Faktor darstellt, sind die Neutralisation von bereits gebildeter Säure bzw. die primäre Hemmung der Säuresekretion immer noch als wichtigste Behandlungsprinzipien anzusehen. In kontrollierten klinischen Studien wurde die prophylaktische Wirksamkeit von Antazida und H_2-Rezeptor-Antagonisten bewiesen [16]. Es war deshalb naheliegend, dieses Behandlungsprinzip auch zur THERAPIE der manifesten Blutung einzusetzen.

Eine Bewertung der vorliegenden Therapiestudien bereitet große Schwierigkeiten. Die Planung exakter prospektiver Studien mit klarer Definition der Risikogruppen und einem standardisierten Behandlungsprotokoll ist mit einem hohen Aufwand verbunden [19]. Ein inhomogenes Krankengut mit nicht vergleichbarer Patientenauswahl, uneinheitliche Basistherapie (allgemeine Intensivbehandlung), differente Therapiekontrollen und vor allem uneinheitliche Dosierungs-Schemata stellen die Hauptprobleme in der Beurteilung dar. Dazu gehört beispielsweise auch eine nicht immer exakt durchgeführte Trennung in die Therapie akuter Blutungen aus peptischen Ulcerationen oder aus akuten Mucosaläsionen [2,9,18,26].

KONSERVATIVE THERAPIE

Zur Basisbehandlung gehört allgemein die Abheberung des Magensaftes über eine nasogastrale Sonde. Sie stellt auch eine wichtige diagnostische Maßnahme sowie einen Parameter für die Verlaufskontrolle dar. Haematinhaltiger Magensaft beim Intensivpatienten muß als Alarmsymptom gelten und sollte Indikation zur endoskopischen Untersuchung sein. Der Wert von Spülungen vor allem mit Eiswasser über die liegende Sonde muß sehr relativiert werden. Die Spülung dient vor allem der Entleerung und Reinigung des Magens vor endoskopischen Eingriffen. Das Spülwasser sollte Raumtemperatur haben, da Eiswasser die Blutungsneigung eher verstärkt [23]. Wird intragastral mit Antazida neutralisiert, ist eine Magensonde aus Therapiegründen erforderlich. Länger liegende Sonden können per se durch Mucosaläsionen zu Blutungen führen. Einen Vorteil beim Einsatz von H_2-Blockern sehen wir auch darin, daß eine allenfalls zu diagnostischen Zwecken eingeführte Sonde frühzeitig wieder entfernt werden kann (ausgenommen natürlich Patienten mit einer Magenatonie bzw. Darmparalyse).

Lokal über die Sonde applizierte Haemostyptica wie Cyclocapron sollten nicht mehr gegeben werden. Ihr Therapieeffekt ist fraglich [18]. Durch stärkere Verklumpungen im Magen wird eventuell die weitere Diagnostik erschwert.

Die instrumentellen Verfahren werden allgemein zur konservativen Therapie gerechnet. Günstige Berichte mit endoskopischen Verfahren (Laserkoagulation, lokale Unterspritzung) oder angiographische Kathetertechniken intraarterielle Vasopressingabe, Katheterembolisation) sind sehr kritisch zu werten. Häufig handelt es sich bei Einsatz dieser Therapieverfahren um Ulcusblutungen, die ganz anders zu bewerten sind als diffuse Blutungen aus einer erosiven Gastritis. Außerdem sind dazu geübte Untersucher und ein nicht unbeträchtlicher Geräteaufwand erforderlich, weshalb sie als allgemein zu empfehlende Maßnahmen ausscheiden [7,13,18].

Im Rahmen der konservativen Therapie hat somit die medikamentöse Behandlung größtes Gewicht. Werden Therapiestudien berücksichtigt, die sich mit Blutungen aus Streßläsionen (Synonyma: Streßulcus, erosive Gastritis, akute haemorrhagische Gastritis) befassen, so fällt auf, daß bei fast 3/4 der Patienten bereits durch Placebo-Gabe eine wirksame Blutstillung möglich ist. Die Beurteilung der Wirksamkeit anderer medikamentöser Prinzipien ist deshalb sehr schwierig (Tab.1).

Beim Einsatz von Antazida sind 30-60-120 ml eines flüssigen Antazidums (Al-Mg-Hydroxid), d.h. eine tägliche Menge von 1-2 l nötig, um den intragastralen pH auf bezüglich der spontanen Haemostase notwendige Werte von über 3,5 [14] anzuheben. In unkontrollierten Studien einer Arbeitsgruppe [9,25] war bei haemorrhagischer Gastritis ein Blutungsstillstand in 90% zu erreichen. Nebenwirkungen wie Diarrhoe, Alkalose und Hypermagnesiaemie sind bei einer solchen Monotherapie mit Antazida häufig. Der pflegerische Aufwand ist beträchtlich.

Der Histaminrezeptor-Antagonist Cimetidin stellt den in der Streßul-

Tabelle 1. Medikamentöse Behandlung bei akuter Blutung aus Streßläsionen. Wirksamkeit verschiedener Therapieprinzipien. Sammelstatistik [1,5,9,17, 24,25]

Medikament (Lit.)	Zahl	Dosierung	Wirksame Blutstillung ja	nein	Nebenwirkung
Placebo [17]	64	-	47(73%)	17(27%)	-
Antazida [9,24]	74	60-120ml/h	67(90,5%)	7(9,5%)	Durchfälle Alkalose sehr aufwendig
Cimetidin [17] Unkontroll. Studien	161	1-1,8g/die	136(84,5%)	25(15,5%)	keine wesentlichen
Cimetidin [17] Kontroll. Studien	80	1-1,6g/die	65(81%)	15(19%)	keine wesentlichen
Sekretin [5,25]	77	0,3-0,5E/ kg h	74(96,1%)	3(3,9%)	Azidose evtl.wässrige Durchfälle, Lipaseanstieg
Somatostatin [1,17]	12	250µg/h	10(83,3%)	2(16,7%)	Selten Bauchkrämpfe, hohe Kosten

cusprophylaxe am besten untersuchten Säurehemmer dar. Sehr unterschiedlich wird die Wirksamkeit von Cimetidin zur Therapie akuter Streßblutungen beurteilt. Eine wirksame Blutstillung kann in 80-85% erreicht werden, wie sowohl unkontrollierte als auch kontrollierte Studien es zeigen [17]. Zur Kritik ist dazu anzumerken, daß häufig zu niedrige Dosierungen (z.B. 1 - 1,2 g/die) gegeben werden und daß Bolusapplikationen an Stelle von kontinuierlicher Gabe im Perfusor vorgenommen werden. Nach den derzeit vorliegenden Erfahrungen sollte man die Cimetidin-Dosierung 2 g/24 h nicht unterschreiten, wobei die Applikation über einen Perfusor erfolgen sollte [2,3,6]. Eine Anhebung des pH-Wertes über 3,5 ist damit vor allem in der frühen Therapiephase gut möglich. Abfallende pH-Werte korrelieren nicht mit den Plasma-Cimetidin-Spiegeln [6]. Der H_2-Rezeptorenblocker Ranitidin wird in ersten Pilotstudien bezüglich der PROPHYLAXE in einer Dosierung von 200 mg/die ähnlich günstig wie Cimetidin, (hier allerdings in einer niedrigeren Dosierung von 1600 mg) beurteilt [12]. Eine THERAPIE-Studie mit Ranitidin bei der gastrointestinalen Blutung wies eine Rezidivblutungsquote von 43% auf [22]. Klinisch relevante Nebenwirkungen werden bei der Monotherapie der Streßblutung bei Intensivpatienten praktisch nicht beobachtet. Therapeutische Schwierigkeiten durch Interaktionen mit anderen Pharmaka haben wir bei langjähriger Anwendung an einem großen Patientenkollektiv nicht beobachtet. Eine Dosisreduktion muß bei Niereninsuffizienz erfolgen. Hier ist dann eine Kombination von Antazida und Cimetidin (Al-Antazida, 10 ml/h und 0,8 g Cimetidin/24 h) angezeigt.

Mit den antisekretorisch wirksamen Hormonen Sekretin und Somatostatin (letzteres verringert auch signifikant die Mucosadurchblutung) ist ebenfalls eine Blutstillung in einem hohen Prozentsatz möglich (Tab.1). Der Einsatz dieser pluripotenten Hormone sollte jedoch sehr kritisch erfolgen, wobei nicht zuletzt auch Kostengründe eine große Rolle spielen. Sie sind aber offensichtlich in der Lage, bei Therapieversagern nach Cimetidin noch eine Blutstillung herbeizuführen [3,18]. Auch die Kombinationstherapie von Cimetidin und Somatostatin, letzteres in 4 Stunden-Intervallen zu einer Basistherapie von Cimetidin simultan appliziert, bietet sich aufgrund experimenteller und klinischer Beobachtungen als Behandlungsprinzip an [3].

CHIRURGISCHE THERAPIE

Das günstige Ansprechen auf konservative Therapie mit Erfolgsquoten zwischen 75 und 90 % sowie eine hohe Operationsmortalität bis zu 50 % lassen die chirurgische Therapie als Ultima ratio erscheinen. Persistierende Blutung nach den oben geschilderten medikamentösen Maßnahmen oder eine Rezidivblutung trotz fortgeführter konservativer Therapie (wozu auch ein erfolgloser endoskopischer Therapieversuch zu zählen ist) stellen die Indikation zur operativen Intervention dar. Erfolglos ist die Therapie dann, wenn mehr als 2-3 l Blut/24 h zur Stabilisierung der Kreislaufverhältnisse benötigt werden.

Die mögliche operative Verfahrenswahl reicht von der totalen Gastrektomie bis zu nichtresezierenden Eingriffen (Tab.2). Von den Resektionen kann die distale Magenresektion, sofern sie nicht subtotal ausgeführt wird, bei der eingangs geschilderten Verteilung der Blutungsherde vor allem im Corpus und Fundus keine ausreichende blutstillende Maßnahme darstellen. Von allen operativen Maßnahmen hat sie die höchste Rezidivblutungsquote, sieht man hier von der alleinigen Laparotomie quasi als "Placebo" ab. Die sicherste Verhütung der Rezidivblutung, oberstes Ziel chirurgischer Therapie, ist nur mit der totalen Gastrektomie möglich [8,27]. Naturgemäß muß dieser große Eingriff Einzelfällen vorbehalten bleiben.Die vergleichsweise geringe Mortalität von 17,4 % (Tab.2) erklärt sich dadurch, daß bei entsprechendem ausgedehntem Lokalbefund ("blutigweinende Schleimhaut") die totale Gastrektomie als Primärmaßnahme nur Patienten in ausreichendem Allgemeinzustand zugemutet wird. Wir selbst haben die totale Gastrektomie mit

Tabelle 2. Vergleich der verschiedenen Operationsverfahren bei akut blutenden Streßläsionen. Sammelstatistik [8,10,16,26]

Operationsverfahren (Lit.)	Zahl	Rezidivblutung		Mortalität	
		n	%	n	%
Explorative Laparotomie [26]	27	16	59	13	48
Magenresektion [10,16,26]	428	187	43,7	156	36,4
Vagotomie u. Drainage ± Umstechung [10,16,26]	822	219	26,6	207	25,2
Resektion + Vagotomie [10,16,26]	301	52	17,3	87	28,9
Totale Gastrektomie [8,26]	23	0	0	4	17,4

Erfolg bei einer Patientin als Dritteingriff (1. Operation bei desolatem Allgemeinzustand nur Übernähung, Zweiteingriff 3 Tage später bei Rezidivblutung in Form der SPV mit Pyloroplastik) durchgeführt.

Als idealer Eingriff wäre der anzusehen, der einen Blutungsstillstand mit geringster Mortalität und geringster Rezidivblutungsrate erzielt. Generell läßt sich sagen, daß die weniger eingreifenden organhaltenden Eingriffe mit einer geringeren Mortalitätsrate, dafür aber mit einer höheren Rezidivblutungsquote einhergehen. Es gibt keine prospektiven klinischen Untersuchungen die die Überlegenheit des einen gegenüber dem anderen Verfahren beweisen. Die globalen Resultate sprechen am ehesten für die Kombination von Vagotomie mit Resektion. Allgemeine Empfehlungen lassen sich jedoch nur sehr schwer geben. Oft kann die Indikation zu einem bestimmten Verfahren erst intraoperativ nach Eröffnung des Magens mit sicherer Lokalisation der Blutungsquelle(n) gestellt werden.Die endoskopische Lokalisationsdiagnostik ist bei starken Blutungen präoperativ oder auch intraoperativ [20] nicht sicher genug. Bei singulären Läsionen ergibt die Kombination von Gastrotomie mit lokaler Umstechung, SPV und Pyloroplastik günstige Resultate [2,4].

Vor dem Hintergrund der guten konservativen Therapieerfolge hat eine prophylaktische Operation keine Berechtigung. Andererseits ist die Indikation zur Operation umso eher zu stellen, je eindeutiger die Blutungsquelle indentifiziert ist und je weniger das Ende der zugrunde liegenden Erkrankung abzusehen ist [17]. Ein Verzicht auf die Operation als letzten therapeutischen Schritt ist nur bei multiplem Organversagen bei infausten Krankheitsverläufen erlaubt.

Erfreulicherweise sind bei konsequenter Prophylaxe akute gastro-intestinale Blutungen bei chirurgischen Intenvispatienten zu einem seltenen Ereignis geworden. Die H_2-Rezeptoren-Blocker, von denen Cimetidin heute geradezu als Standard angesehen werden muß, haben dabei den entscheidenden Fortschritt gebracht [15].Nach Aufklärung der Bedeutung von Histamin und Histaminrezeptoren in der Pathogenese der akuten Schleimhautläsionen wurden vor dem Hintergrund der rationalen Basis dieser Therapie andere Behandlungsformen kritisch überprüft und damit wesentliches zum Verständnis sowie zur prophylaktischen und therapeutischen Beherrschung von Streßläsionen beigetragen.

LITERATUR

1. Bauer H, Doenicke A, Holle F (1977) Kasuistische Mitteilung über Möglichkeiten der Prophylaxe und Therapie gastrointestinaler Blutungen mit Cimetidin oder Somatostatin bei Schwerstkranken. Anaesthesist 26: 662
2. Bauer H (1979) Cimetidin in der Behandlung akut blutender gastroduodenaler Läsionen. Münch Med Wochenschr 121:1085
3. Bauer H, Schmidt GF (1980) Tierexperimentelle und klinische Untersuchungen zur Kombination von Cimetidin und Somatostatin. Z Gastroenterol 18:314
4. Bauer H, Welsch KH (1980) Nichtresezierende Chirurgie bei Ulcuskomplikationen. In: Bauer H (Hrsg) Nichtresezierende Ulcuschirurgie. Springer, Berlin Heidelberg New York
5. Becker HD, Schafmyer A, Börger HW (1979) Die Behandlung der Blutung aus akuten Schleimhautläsionen des Magens und Duodenums durch Sekretin. Chirurg 50:87
6. Becker HD (1983) Intragastrale pH-Profile bei Polytraumatisierten unter Gabe von Cimetidin und Ranitidin. Dtsch Med Wochenschr 108:1455
7. Cheung LY (1981) Treatment of established stress ulcer disease. World J Surg 5:234
8. Cody HS, Wichern WA (1977) Choice of operation for acute gastric mucosal hemorrhage. Report of 36 cases and review of literature. Am J Surg 134:322
9. Curtis LE, Simonian S,Buerk CA,Hirsch EF,Sorof HS (1973) Evaluation of the effectiveness of controlled pH in management of massive upper gastrointestinal bleeding. Am J Surg 125:474
10. Delaney JP, Michel HM (1977) Hemorrhagic gastritis following operation. In: Najarian JS,Delaney JP (eds) Critical surgical care. Thieme, Stuttgart S 357
11. Domschke W, Schumpelick V (1983) Streßulcus:Mechanismen der Aggression und Protektion. Dtsch Med Wochenschr 108:510
12. Friedl W, Barth HO, Müller P, Simon B, Damann HG (1983) Ranitidin, Cimetidin und Streßulcusprophylaxe. Dtsch Med Wochenschr 108:396

13. Gallenkamp H (1983) Therapie der akuten oberen gastrointestinalen Blutung. Intensivmed 20:21
14. Green FW, Kaplan MM, Curtis LE; Levine PH (1978) Effect of acid and pepsin on blood coagulation an platelet aggregation. A possible contribution to prolonged gastro-duodenal mucosal hemorrhage. Gastroenterology 74:38
15. Gurrl JN, Damianos AJ (1981) The role of histamine and histamine receptors in the pathogenesis and treatments of erosive gastritis. World J Surg 5:181
16. Hotz J,Goebell J(1982) Akute gastroduodenale Streßerosionen und -ulcerationen: Prophylaxe und Therapie. Dtsch Ärztebl 79:33
17. Junginger Th(1982) Akute gastroduodenale Läsionen: Chirurgische Therapie. In: Siewert JR, Blum AL,Farthmann EH, Lankisch PG (Hrsg) Notfalltherapie. Springer, Berlin Heidelberg New York S 279
18. Kayasseh L,Gyr K (1982) Akute gastroduodenale Läsionen: Medikamentöse Therapie. In: Siewert JR, Blum AL, Farthmann EH, Lankisch PG (Hrsg) Notfalltherapie. Springer, Berlin Heidelberg New York S 262
19. Lorenz W, Fischer M, Rohde H,Troidl H,Reimann HJ,Ohmann C (1980) Histamine and stress ulcer: New components in organizing a sequential trial on cimetidin prophylaxis in seriously ill patient and definition of a special group at risk. Klin Wochenschr 58:653
20. Lucas EC (1981) Stress ulceration: The clinical problem. World J Surg 5:139
21. Miller TA, Jacobsen ED (1979) Gastrointestinal cytoprotection by prostanglandines. Gut 20:75
22. Nowack A, Gibinsky K, Sadlinski CZ, Gorka Z, Nowakowska E, Rudziki J (1982) Ranitidine in acute upper gastrointestinal tract bleeding. World Congress of Gastroenterology Stockholm Nr 842
23. Ponsky JL, Hoffmann M, Swayngin DS (1980) Saline irrigation in gastric hemorrhage. The effect of temperature. J Surg Res 28:204
24. Schumpelick V (1982) Pathogenese des Streßulcus. In: Becker HD (Hrsg) Streßulcus. Thieme, Stuttgart
25. Simonian S, Curtis LF (1976)Treatment of hemorrhage gastritis by antacid. Ann Surg 184:429
26. Wagner PK, Rothmund M (1980) Effekt von Cimetidin und Sekretin bei akuten Blutungen aus Magen und Duodenum. Ergebnisse einer prospektiven alternierenden Studie. Z Gastroenterol 19:337
27. Wilson WS,Gadacz T, Olcott C,Blaisdell FW (1973) Superficial gastric erosions. Response to surgical treatment. Am J Surg 126:1133

Diskussion

- Siewert -
Ich glaube wir können uns auch hier bei der Diskussion der therapeutischen Maßnahmen relativ kurz fassen, weil es wenig Fakten gibt. Es gibt im Grunde genommen überhaupt keine verwertbare Therapiestudie. Alle diese Studien leiden daran, daß sie das Problem "gastroduodenale Blutung" in einen großen Korb packen und damit arbeiten, obwohl wir wissen, daß dies völlig unzulänglich ist. Die Prognose ist entscheidend abhängig von der Blutungsquelle. Heute geht es ja nur um die akute Läsion, über die wir jetzt sprechen. Aber auch hier hängt die Prognose von weiteren Faktoren ab wie der Blutungsintensität, der Blutungsaktivität, Risikofaktoren usw. All diese Dinge müßten eigentlich berücksichtigt werden; es müßten viele Untergruppen gebildet werden und dann würde man eines Tages vielleicht - ich glaube aber solche Studien werden in absehbarer Zeit nicht vorliegen - sehen können, ob die konservative Therapie vielleicht bei einer bestimmten Gruppe etwas bringt, oder eben nicht. Diese Negativkritik gilt auch und ganz besonders für die Priebe-Studie. Das muß man ganz klar sagen, weil die so hoch gehandelt und überall herumgereicht wird. Dazu kommt, was Sie z.B. taktvollerweise nicht gesagt haben, daß die Somatostatin-Therapie unglaublich teuer ist; sie kostet rund 1000 DM am Tage; Sekretin ist vergleichbar teuer. Es ist im übrigen auch eine Studie Sekretin gegen Cimetidin gelaufen, die inzwischen, so viel ich weiß, abgebrochen worden ist.
- Bauer -
Ja, es war eine Prophylaxestudie.
- Hempelmann -
Vielleicht eine kleine Ergänzung. Als einziger hat Herr Hotz auf die Sedierung im Rahmen der beiden letzten Vorträge hingewiesen. Vielleicht sollte man heute auch von der Möglichkeit der Periduralanaesthesie, sei es mit Lokalanaesthetika (um eine Sympathikusblockade zu bekommen) oder sei es mit einer zusätzlichen Opiattherapie zur Unterbindung des Schmerzreflexes Gebrauch machen. Die systemische Gabe ist nicht ganz problemlos im Hinblick auf Lungenfunktionsparameter.
- Bauer -
Darf ich noch etwas sagen zur Magensonde, das habe ich vergessen. Bei uns wird grundsätzlich keine Sonde gelegt im Rahmen der Prophylaxe, das wollte ich im Anschluß an den Vortrag von Herrn Hotz noch sagen. Unter 1200 Fällen sind etwa 220 Fälle die eine Sonde hatten. Die Sonde braucht meines Erachtens nur der Patient, der einen Ileus hat, zur Saftableitung. Ansonsten vermag ich den Wert einer Nasogastralsonde im Rahmen der Prophylaxe von Streßläsionen nicht zu erkennen. Ganz im Gegenteil, ich fürchte sogar die Sonde als mögliches, die Mucosa schädigendes Agens. Ich glaube, man sollte sich davon frei machen, daß regelmäßig die Nasogastralsonde zur Prophylaxe von Streßläsionen gehört.

- Siewert -
Ich glaube nicht, daß jemand die Sonde zur Prophylaxe von Streßläsionen legt, sondern höchstens als Kontrollmöglichkeit.
- Bauer -
Zur Magensaftableitung. Die meisten Patienten bekommen automatisch eine Sonde, z.B. auf den Intensivstationen, in der Vorstellung, dadurch etwas Gutes bezüglich der Prophylaxe von Streßläsionen zu tun. Das ist, glaube ich, schon so eingefahren.
- Hotz -
Demnach geben Sie keine Antazida?
- Bauer -
Keine Antazida. Wir haben nichts zu instillieren. Wir geben nur H_2-Blocker.
- Siewert -
Herr Bauer hat sicher recht, daß Magensonden etwas potentiell gefährliches sind. Gerade aus der Oesophagologie gibt es ja verschiedene Geschichten und Katastrophen die man über Magensonden berichten kann, aber das nur nebenbei. Gibt es weitere Diskussionsbemerkungen zu diesem Thema Therapie?
- Hotz -
Sie sagten, daß die Operationsindikation ähnlich zu sehen ist wie beim peptischen Ulcus. Meinen Sie das wirklich, angesichts des viel höheren Operationsrisiko beim Streßulcus durch die Grundkrankheit?
- Bauer -
Nein. Als Beurteilungskriterium für die Blutungsintensität sollte man den Konservenverbrauch, ähnlich wie beim blutenden Ulcus, heranziehen.
- Siewert -
Aber vielleicht können Sie diesen wichtigen Punkt, den Umsteigezeitpunkt von konservativer auf chirurgische Therapie doch nochmals präzisieren. Diese Zahlen, die Sie gezeigt haben, wären mir auch in Bezug auf die akuten Läsionen vielleicht etwas zu strikt, das sind die für die blutenden Ulcera.
- Bauer -
Im letzten Dia sind genau die Kriterien, an die wir uns halten, aufgeführt. Ähnlich wie bei der Ulcusblutung sind das 3 Liter Blut pro 24 h. An 1. Stelle ist die Aktivität der Blutung nach den Forrest-Kriterien zu nennen. Die akute spritzende Blutung (F1a) sieht man bei Streßblutungen im Regelfall nicht. Die Forrest 1B (aktive Sickerblutung), der hohe Konservenverbrauch und das entsprechende Alter, das muß uns schon frühzeitig zur chirurgischen Therapie bringen. Wir haben uns 24 h als Grenze gesetzt. Wenn die Blutung innerhalb dieser 24 h medikamentös nicht in Griff zu bekommen ist, dann muß man zumindest sehr ernst die Indikation zur Operation überlegen.
- Hotz -
Dann darf ich aber noch einmal eine Frage stellen: Ich meine schon, daß aufgrund der bisherigen vorhandenen Daten tatsächlich Somatostatin oder Sekretin bei diesen verzweifelten Fällen versucht werden sollte, da sie ja schon mit Cimetidin und Antazida ausgereizt haben.
- Bauer -
So wollte ich es ja auch verstanden wissen. Ich hatte Ihnen das eine The-

rapieschema gezeigt mit den intermittierenden vierstündigen Somatostatingaben. Aber auch dann nicht länger als die 24 h, wenn es nicht gelingt,die Blutung zu stillen.

- Siewert -

In verzweifelten Notfällen ist das natürlich immer eine ärztliche Entscheidung, da dürfen Sie tun was Sie wollen; nur belegte Fakten gibt es halt nicht. Aber ich würde mich auch so wie Sie verhalten und in besonders gelagerten Fällen kann man das natürlich mal probieren unter adäquater Kontrolle.

- Hotz -

Aber das ist kaum noch nötig, wie wir wissen, es gibt ja kaum noch Streßblutungen.

- Harke -

Vielleicht sollte in diesem Zusammenhang noch auf die Notwendigkeit einer Unversehrtheit und Funktionsfähigkeit des Haemostasesystems hingewiesen werden. Ich entsinne mich an den dramatischen Verlauf eines 14 Jahre alten Patienten, der in einem desolaten Zustand war: Aufgrund einer massiven Gastrointestinalblutung blutete er aus Mund, Darm und sämtlichen Operationswunden. Es war eine arterielle Transfusion erforderlich, um überhaupt noch eine akzeptable Kreislaufreaktion zu erzielen. Wir haben in dieser Situation alle die genannten Maßnahmen getroffen, aber auch gleichzeitig eine ganz massive lokale Antifibrinolysebehandlung über die Magensonde mit einer kontinuierlichen Magen-Darmspülung vorgenommen. Eine Maßnahme, die durchaus sehr kontrovers diskutiert werden kann. Jedenfalls gelang es uns in diesem Fall, einen Blutungsstillstand zu erzielen und den Patienten zu retten. Dies unterstreicht zumindest, daß bei Eintritt bedrohlichster Blutungskomplikationen eine ergänzende Antifibrinolysebehandlung durchaus sinnvoll sein kann.

- Siewert -

Also bei so einem Fall, wie Sie ihn schildern, ist das sicher ganz überzeugend. Es gibt aber auch Hinweise - ich glaube, Herr Encke (Frankfurt) weist immer darauf hin - daß es eine vermehrte lokale Fibrinolyse, insbesondere unter dem Aspekt saurer pH-Werte im Magen gibt. Ich will da keine Priorität setzen. Daß es sinnvoll sein kann, lokal in den Magen Antifibrinolytika zu instillieren, das ist zwar nicht kontrolliert, aber es ist ein pathogenetisch sinnvolles therapeutisches Prinzip.

H_1- und H_2-Rezeptor-Antagonisten

Einfluß von Histamin und Histamin-Antagonisten auf das Aktionspotential des Vorhof- und Ventrikelmyokard von Meerschweinchen

D. Reinhardt, U. Borchard

ZUSAMMENFASSUNG

1. Histamin führt am Vorhof und Papillarmuskel des Meerschweinchens zu positiv inotropen Effekten. Diese Wirkungen, die auf einer Zunahme des transmembranären Ca^{2+}-Einstroms beruhen dürften, gehen am Vorhof mit einer Verzögerung und am Ventrikel mit einer Beschleunigung der Repolarisation einher.
2. Dimetinden blockiert die elektrophysiologischen und kontraktionsdynamischen Wirkungen von Histamin am Vorhof, nicht jedoch am Ventrikel. Da umgekehrt Cimetidin nur die Histaminwirkungen auf Aktionspotential und Kontraktionskraft am Papillarmuskel hemmt, wird die Hypothese gestützt, daß der Vorhof H_1-, der Ventrikel H_2-Rezeptoren enthält.
3. Dimetinden selbst senkt am Ventrikelmyokard die Aufstrichgeschwindigkeit des Aktionspotentials, die ein Maß für die Na^+-Leitfähigkeit darstellt, und verzögert die Repolarisationsgeschwindigkeit in Konzentrationen ≥ 10 µmol/l. Diese Wirkungen von Dimetinden auf die elektrophysiologischen Parameter entsprechen den bekannten Wirkeffekten Na^+-inhibitorischer Antiarrhythmika. Die H_1- antagonistisch wirksamen Konzentrationen sind jedoch ca. 100-fach niedriger als die Konzentrationen mit unspezifischer Membranwirkung. Der H_2-Antagonist Cimetidin hat bis zu Konzentrationen von 100 µmol/l keinen Einfluß auf die elektrophysiologischen Parameter des Ventrikelmyokards.

EINLEITUNG

Histamin bewirkt sowohl am Vorhof- als auch am Ventrikelmyokard einen Anstieg der Kontraktionskraft. Während die Vorhof-Wirkung auf einer Stimulation von H_1-Rezeptoren beruht, wird der positiv inotrope Effekt am Ventrikelmyokard über die Stimulation von H_2-Rezeptoren verursacht [15]. Als Mediator der H_2-Rezeptor-, nicht jedoch der H_1-Rezeptor-vermittelten Wirkung konnte dabei das cyclische AMP nachgewiesen werden [9,10,13,15]. Da Histamin ferner eine starke arrhythmogene Wirkung am Herzen entfalten kann [12], ist sein Einfluß auf die elektrophysiologischen Parameter der Myokardzellmembran von besonderem Interesse. Bisher liegen nur wenige Untersuchungen zum Einfluß von Histamin auf Aktionspotentiale der Vorhof- und Ventrikelmuskulatur vor. De Melho [4] beobachtete am Ventrikelmyokard des Meerschweinchens eine Zunahme der Aktionspotentialdauer und eine Erhöhung der Plateauphase. Demgegenüber fanden Ledda et al.[11] an Meerschweinchenpapillarmuskeln eine Abnahme der Aktionspotentialdauer bei Konzentrationen oberhalb, dagegen eine Zunahme unterhalb von 10^{-6} mol/l Histamin. Die vorliegenden Untersuchungen wurden durchgeführt, um die Histamineffekte auf die Aktionspotentiale am Vorhof- und Ventrikelmyokard mit Hilfe der H_1- bzw. H_2-Antagonisten Dimetinden bzw. Cimetidin zu charakterisieren. Da bisher noch keine Untersuchungen über die Beeinflussung elektrophysiologischer Parameter durch Dimetinden und Cimetidin vorliegen, sollte darüber hinaus auch der Eigeneffekt dieser beiden Substanzen auf Aktionspotentiale des Arbeitsmyokards ermittelt werden.

MATERIAL UND METHODEN

Isolierte linke Vorhöfe und Papillarmuskeln aus dem rechten Ventrikel von Meerschweinchen (250-350 g) wurden in einer Durchflußkammer zur Messung der isometrischen Kontraktionskraft und transmembranärer Potentiale horizontal an einem Kraftaufnehmer (Statham UC II) befestigt und mit parallel zum Präparat angeordneten Reizelektroden über einen Stimulator (Digitimer D 4030) und eine Reizisoliereinheit (850 A, WP-Instruments) stimuliert. Die Reize waren 20% überschwellig, hatten eine Dauer von 1 ms und eine Reizfrequenz von 1 Hz.

Die Präparate wurden mit einer modifizierten Krebs-Henseleit-Lösung umströmt, die folgendermaßen zusammengesetzt war (mmol/l): NaCl 118; KCl 4,7; $CaCl_2$ 1,8; $MgSO_4$ 1,2; $NaHCO_3$ 25,0; NaH_2PO_4 1,2; Glukose 10,1. Die Lösung wurde kontinuierlich mit Carbogen (5% CO_2, 95% O_2) durchperlt, wodurch ein pH-Wert von ca. 7,4 resultierte. Der Lösung wurden zu Beginn 3 x 10^{-7} mol/l Pindolol und 3 x 10^{-6} mol/l Phentolamin zugesetzt, um indirekte Wirkungen endogener durch Histamin aus präsynaptischen Speichern freigesetzter Transmitter auf α- oder β-Rezeptoren auszuschließen.

Nach einer Eingewöhnungszeit der Präparate von 60 min wurden die H_1- bzw. H_2-Antagonisten Dimetinden bzw. Cimetidin der Badlösung kumulativ im Abstand von 30 min zugesetzt, um ihre Eigenwirkung zu messen. Die Wirkung von Histamin auf die elektrophysiologischen Parameter der Vorhöfe und Papillarmuskeln wurden vor und nach Applikation von Dimetinden bzw. Cimetidin untersucht.

Aktionspotentiale wurden mit Glas-Mikroelektroden abgeleitet, die mit 3 mol/l KCl gefüllt waren (Widerstand 10-30 M Ohm). Die mit einem Elektrometer verstärkten Aktionspotentiale und die isometrische Kontraktionskraft wurden mit einem digitalen Speicheroszilloskop (Explorer III, Nicolet Instrument Co.) registriert. Die Differentiation des Aktionspotentials erfolgte mit einem Analog-Differentiator (obere Grenzfrequenz 1 kHz). Die auf Floppy discs gespeicherten Signale (Aktionspotential V, $\dot{V}_{max}$, Potential einer Referenzelektrode und isometrische Kontraktionskraft) wurden mit einem Rechner (Dietz Mincal 621) ausgewertet und zur Dokumentation auf einem XY-Schreiber (Servogor, Metrawatt) registriert. Es wurden nur die Versuche verwendet, bei denen eine kontinuierliche Ableitung von derselben Zelle während des gesamten Versuches gewährleistet war.

Langsame Aktionspotentiale ("slow response") mit einem Ruhepotential von ca. -40 mV wurden in Gegenwart von 27 mmol/l KCl und 0,5 mmol/l $BaCl_2$ ausgelöst. Ihre Differentiation erfolgte mit einem Analogdifferenzierer (obere Grenzfrequenz 360 Hz).

Substanzen
Dimetindenmaleat (Zyma GmbH, München), Cimetidin (Smith Kline, Dauelsberg GmbH, & Co., Göttingen), Histamin (E. Merck Darmstadt), Pindolol (Sandoz AG, Nürnberg), Phentolamin (Ciba Pharmazeutika, Wehr).

ERGEBNISSE

Am elektrisch gereizten Meerschweinchenvorhof führen 3×10^{-7} mol/l Histamin zu einer Zunahme der Kontraktionskraft und der Aktionspotentialamplitude sowie zu einer ausgeprägten Verbreiterung des Aktionspotentials bei 30 bzw. 90% Repolarisation (APD_{30} bzw. APD_{90}). Diese Effekte werden durch 3×10^{-6} mol/l des H_1-Antagonisten Dimetinden vollständig antagonisiert, dagegen durch 10^{-5} mol/l des H_2-Antagonisten Cimetidin nicht verändert (Abb.1). Histamin ist ohne signifikanten Einfluß auf die maximale Anstiegssteilheit des Aktionspotentials.

Nach Depolarisation des Vorhofmyokards in Kalium-reicher Lösung kann der langsame, vorwiegend von Ca^{2+}-Ionen getragene Einwärtsstrom ("slow response") untersucht werden. Histamin führt zu einem Anstieg der Amplitude des langsamen Aktionspotentials, einer Beschleunigung der Aufstrichsgeschwindigkeit und einem geringfügigen Anstieg der Kontraktionskraft. Diese Effekte werden durch Dimetinden, nicht jedoch durch Cimetidin blockiert (Abb.2).

Am Aktionspotential des Meerschweinchenpapillarmuskels verursachen 3×10^{-6} mol/l Histamin eine Zunahme der Amplitude, eine Anhebung der Plateauphase und eine Beschleunigung der Repolarisation. Ferner kommt es zu einer Zunahme der Kontraktionskraft. Diese Effekte werden durch 10^{-5} mol/l Cimetidin, nicht jedoch durch 3×10^{-6} mol/l Dimetinden gehemmt. Wie am Vorhof beeinflußt Histamin nicht die Aufstrichsgeschwindigkeit des Aktionspotentials (Abb.3).

In Konzentrationen von 10 - 100 µmol/l führt Dimetinden am Vorhof zu einer Reduktion der Aufstrichsgeschwindigkeit, Verzögerung der Repolarisation und Abnahme der Amplitude des Aktionspotentials (Abb.4).

Die Dimetinden-Konzentrationen mit Wirkung auf das Aktionspotential liegen um ca. zwei Zehnerpotenzen höher als die Konzentrationen mit Hemmwirkung auf die H_1-Rezeptoren des Vorhofs, denn der pA_2-Wert für die Anta-

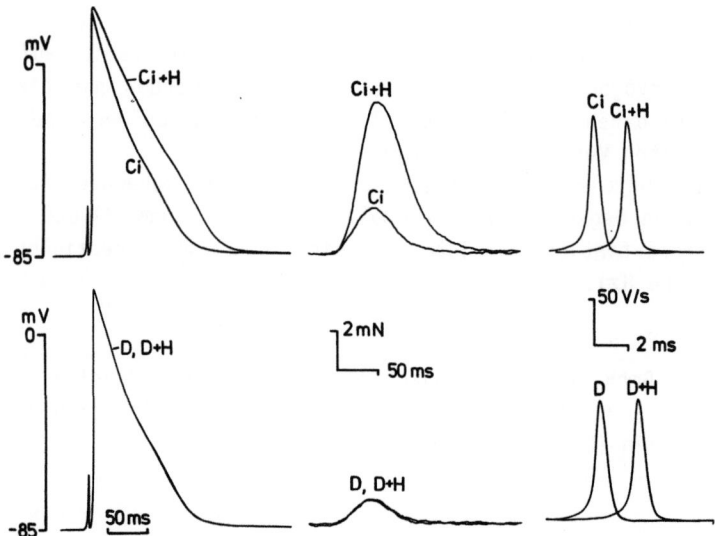

Abb.1. Wirkung von 3×10^{-7} mol/l Histamin (H) auf das Aktionspotential (links), die isometrische Kontraktionskraft (Mitte) und die maximale Anstiegssteilheit des Aktionspotentials (rechts) eines isolierten Meerschweinchenvorhofs. Obere Hälfte: in Gegenwart von 10^{-5} mol/l Cimetidin (Ci), untere Hälfte: in Gegenwart von 3×10^{-6} mol/l Dimetinden (D). Einwirkdauer von Cimetidin und Dimetinden jeweils 30 min, Reizfrequenz 1 Hz

Abb.2. Wirkung von 3×10^{-6} mol/l Histamin auf die "slow response" eines linken Meerschweinchenvorhofs (links), deren Anstiegssteilheit (Mitte) und die isometrische Kontraktionskraft (rechts). Obere Hälfte: in Gegenwart von 10^{-5} mol/l Cimetidin (Ci), untere Hälfte: in Gegenwart von 3×10^{-6} mol/l Dimetinden (D). Einwirkdauer von Cimetidin und Dimetinden jeweils 30 min, Reizfrequenz 0,17 Hz

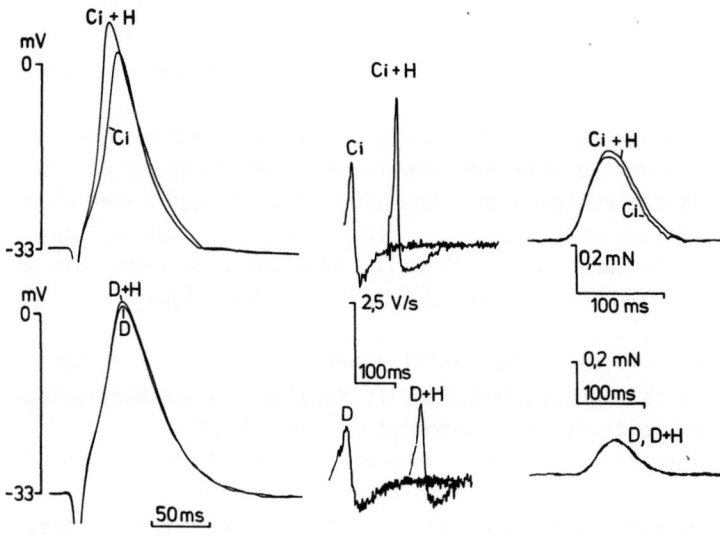

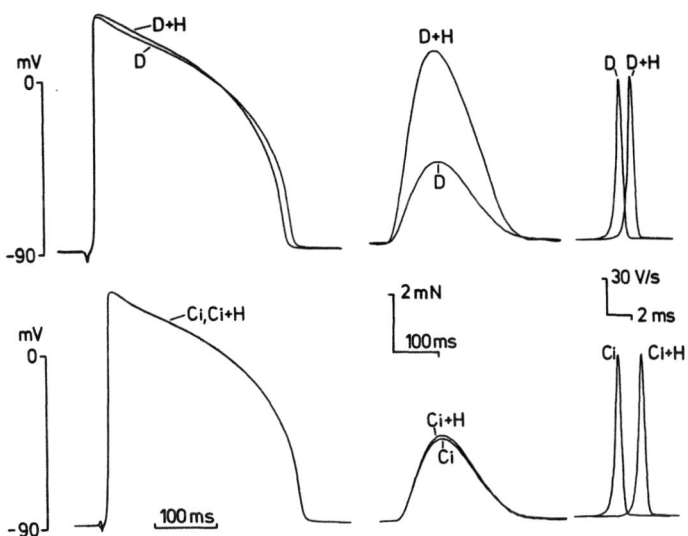

Abb. 3. Wirkung von 10^{-6} mol/l Histamin (H) auf das Aktionspotential (links), die isometrische Kontraktionskraft (Mitte) und die Anstiegssteilheit des Aktionspotentials (rechts) eines isolierten Meerschweinchenpapillarmuskels. Obere Hälfte: in Gegenwart von 3×10^{-6} mol/l Dimetinden (D), untere Hälfte: in Gegenwart von 10^{-5} mol/l Cimetidin (Ci). Einwirkdauer der Antihistaminika 30 min, Reizfrequenz 1 Hz

Abb. 4. Wirkung von 10, 30 und 100 µmol/l Dimetinden auf das Aktionspotential eines isolierten Meerschweinchenvorhofs (links) und dessen Anstiegssteilheit (rechts). C = Kontrolle Reizfrequenz 1 Hz

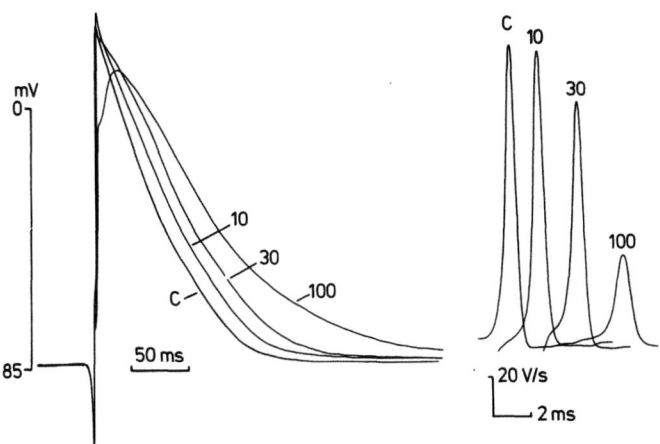

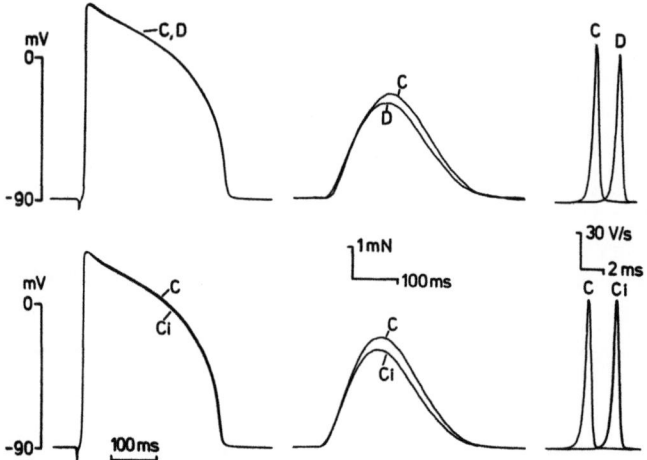

Abb.5. Aktionspotential (links), isometrische Kontraktionskraft (Mitte) und Anstiegssteilheit des Aktionspotentials (rechts) von zwei isolierten Papillarmuskeln. Obere Hälfte: Einfluß von 3×10^{-6} mol/l Dimetinden (D), untere Hälfte: Einfluß von 10^{-5} mol/l Cimetidin (Ci). Einwirkdauer jeweils 30 min, Reizfrequenz 1 Hz

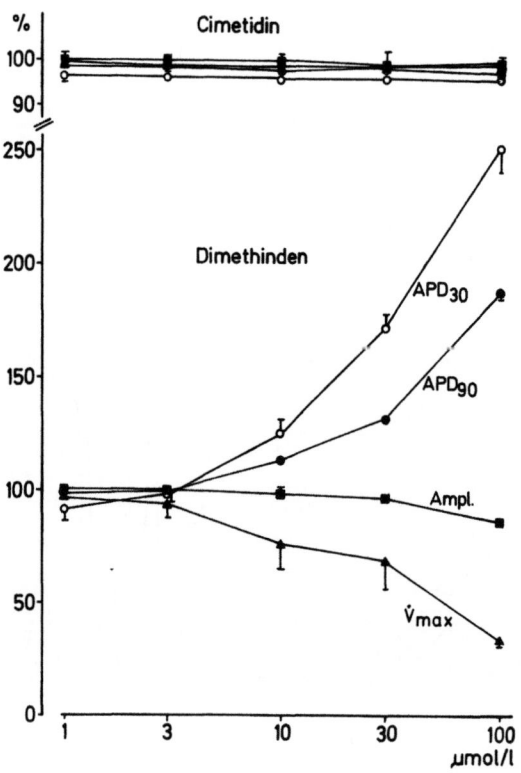

Abb.6. Wirkung von Cimetidin auf die elektrophysiologischen Parameter am linken Vorhof (obere Hälfte, n=4) und von Dimetinden am rechtsventrikulären Papillarmuskel (untere Hälfte, n=3) des Meerschweinchens in % der jeweiligen Kontrollwerte. APD_{30} bzw. APD_{90}: Aktionspotentialdauer bei 30 bzw. 90% Repolarisation (o bzw. ●), Ampl.= Amplitude (■) und V_{max}=maximale Anstiegssteilheit (▲) des Aktionspotentials. $\bar{x} \pm s_{\bar{x}}$

gonisierung der Histamin-induzierten Steigerung der Kontraktionskraft beträgt für Dimetinden am Vorhof 8,62 [17]. Die Konzentration von 3×10^{-6} mol/l Dimetinden, die die positiv inotrope Wirkung von 3×10^{-7} mol/l Histamin am Vorhof vollständig antagonisiert, hat keinen wesentlichen Einfluß auf das Aktionspotential. Dies gilt auch für den Papillarmuskel, bei dem lediglich die Aufstrichsgeschwindigkeit geringfügig reduziert wird (Abb.5).

In Abb.6 ist der Einfluß von Dimetinden und Cimetidin auf die Aktionspotentialdauer bei 30 und 90%iger Repolarisation sowie auf die Aktionspotentialamplitude und die Aufstrichsgeschwindigkeit des Aktionspotentials dargestellt. Deutliche Veränderungen der elektrophysiologischen Parameter treten erst bei Konzentrationen $\geq$ 10 µmol/l Dimetinden auf, während Cimetidin bis 100 µmol/l ohne nennenswerten Einfluß bleibt.

DISKUSSION

Unsere Ergebnisse sind in Übereinstimmung mit der Vorstellung, daß der Einfluß von Histamin auf Kontraktionskraft und elektrophysiologische Parameter am Ventrikelmyokard über H_2-Rezeptoren, dagegen am Vorhof über H_1-Rezeptoren vermittelt wird [7,15,16]. Die durch Histamin hervorgerufene Kontraktionskraftzunahme ist mit einem Anstieg der Amplitude und der Dauer des Aktionspotentials bei 30 bzw. 90% Repolarisation verbunden, während maximale Anstiegssteilheit und Ruhepotential nicht signifikant verändert werden. Die Anstiegssteilheit von langsamen Aktionspotentialen ("slow response"), die als Maß für den langsamen Ca^{2+}-Einwärtsstrom verwendet werden kann, wird durch Histamin erhöht. Auch die Amplitude der "slow response" nimmt zu, dagegen bleibt das Ruhepotential unbeeinflußt. Diese Wirkungen von Histamin werden durch den H_1-Antagonisten Dimetinden, nicht jedoch durch den H_2-Antagonisten Cimetidin aufgehoben. Demnach läßt sich die positiv inotrope Wirkung von Histamin am Vorhof auf eine durch H_1-Rezeptoren vermittelte Erhöhung des langsamen Ca^{2+}-Einwärtsstromes zurückführen. Es konnte gezeigt werden, daß die Histamin-induzierte Zunahme der Kontraktionskraft am Vorhof nicht mit einer Erhöhung von intrazellulärem cAMP einhergeht [15].

Die Wirkung von Orciprenalin auf das Aktionspotential des Meerschweinchenvorhofs unterscheidet sich qualitativ nicht von der des Histamin, denn auch Orciprenalin erhöht die Plateaupotentiale und verlängert die Dauer des Aktionspotentials [2]. Bekanntlich hängt die Aktionspotentialdauer sowohl vom langsamen Ca^{2+}-Einwärtsstrom wie auch von den repolarisierenden K^+-Auswärtsströmen ab. Eine alleinige Erhöhung der Ca^{2+}-Leitfähigkeit der Zellmembran würde eine Verlängerung der Aktionspotentialdauer zur Folge haben. Andererseits bewirkt ein Anstieg der intrazellulären Ca^{2+}-Konzentration eine Zunahme der zeitunabhängigen K^+-Auswärtsströme [1]. Für die durch Histamin bewirkte Verzögerung der Repolarisation am Vorhof dürfte daher in erster Linie die Erhöhung der Ca^{2+}-Leitfähigkeit verantwortlich sein.

Eigene Untersuchungen ergaben,daß der Phosphodiesterase-Hemmstoff,IBMX, der eine Erhöhung von intrazellulärem Ca^{2+} bewirkt, am Vorhof die Histaminwirkung auf die elektrophysiologischen Parameter des Aktionspotentials nicht verstärkt. Diese Beobachtung ist in Übereinstimmung mit der Annahme, daß Histamin durch Stimulierung von H_1-Rezeptoren die Leitfähigkeit der Ca^{2+}-Kanäle unabhängig vom cAMP-System erhöht. Da nach Blockierung der H_1-Rezeptoren mit Dimetinden Histamin keinen Einfluß auf die Kontraktionskraft und die elektrophysiologischen Parameter der Vorhofzellmembran zeigt, dürfte das Vorkommen funktionell bedeutsamer H_2-Rezeptoren der Vorhofmuskulatur unwahrscheinlich sein.

Am Ventrikelmyokard waren 10^{-6} mol/l Histamin in Anwesenheit von Cimetidin ohne Einfluß auf Dauer und Anstiegssteilheit des Aktionspotentials. Diese Beobachtung ist in Übereinstimmung mit den Ergebnissen von Houki [5], der in Konzentrationsbereichen von 10^{-7} bis 10^{-6} mol/l Histamin keine wesentliche Veränderung der Aktionspotentialdauer beobachtete. Demgegenüber berichteten Ledda et al.[11] über eine Zunahme der AP-Dauer unterhalb und eine Abnahme oberhalb von 10^{-6} mol/l Histamin. Auch De Melho [4] beobachtete nach 2×10^{-8} g/ml Histamin am Meerschweinchenpapillarmuskel eine Verbreiterung des Aktionspotentials. Möglicherweise ist diese unterschiedliche Histaminwirkung auf die unterschiedlichen Versuchsbedingungen zurückzuführen ($[K^+]_o$ in den Versuchen von De Melho 2,7, in unseren Versuchen 4,7 mmol/l). Übereinstimmend ist jedoch der Befund, daß Histamin bei Konzentrationen $\geq 10^{-6}$ mol/l eine Zunahme der Plateaupontentiale und eine Beschleunigung der Depolarisation bewirkt. In dieser Beziehung verhält sich Histamin nach eigenen Untersuchungen wie der Phosphodiesterase-Hemmstoff IBMX. Die von uns gemessene Zunahme der Anstiegssteilheit langsamer Aktionspotentiale (im Ergebnisteil nicht dokumentiert) zeigt, daß Histamin am Ventrikelmyokard ebenfalls die Ca^{2+}-Leitfähigkeit der Zellmembran erhöht. Dies erklärt die Beobachtung, daß Papillarmuskeln, die durch Erhöhung der extrazellulären K^+-Konzentration unerregbar werden,nach Histaminapplikation wieder stimulierbar sind, so daß langsame Aktionspotentiale ausgelöst werden können [6,8]. Die Verstärkung der Histaminwirkung auf die Anstiegssteilheit langsamer Aktionspotentiale durch den Phosphodiesterasehemmstoff Papaverin [6] ist in Übereinstimmung mit unserer Beobachtung, daß auch die Histamin-induzierte Erhöhung der Plateaupotentiale und die Abnahme der Aktionspotentialdauer am Meerschweinchenpapillarmuskel durch IBMX verstärkt wird. Demnach beruht die positiv inotrope Wirkung von Histamin am Ventrikelmyokard auf einer Erhöhung der Ca^{2+}-Leitfähigkeit der Zellmembran, die durch H_2-Rezeptorstimulation und nachfolgende Erhöhung von cAMP hervorgerufen wird. Die Injektion von cAMP in Zellen, die aus Ventrikelmyokard isoliert wurden bewirkt eine Verlängerung der Aktionspotentiale [18]. Die Verkürzung ventrikulärer Aktionspotentiale durch Histamin läßt sich daher nicht mit der cAMP-Erhöhung erklären, sondern dürfte auf eine Zunahme repolarisierender K^+-Ströme als Folge der Erhöhung von $[Ca^{2+}]_i$ zurückzuführen sein [1].

Am Ventrikelmyokard sind Konzentrationen bis 100 µmol/l Cimetidin ohne signifikante Wirkung auf die Parameter des Aktionspotentials. Demgegenüber bewirkt Dimetinden ab 10 µmol/l eine Abnahme der maximalen Anstiegssteilheit, die als Maß für den schnellen Na^+-Einstrom herangezogen werden kann, sowie eine Zunahme der Aktionspotentialdauer bei 30 und 90% Repolarisation. In dieser Beziehung verhält sich Dimetinden wie ein chinidinartiges Na^+-inhibitorisches Antiarrytmikum [3]. Allerdings sind die H_1-Rezeptorblockierenden Konzentrationen mindestens 1000-fach niedriger als die Konzentrationen mit unspezifischer Membranwirkung, denn der pA_2-Wert für die H_1-antagonistische Wirkung am linken Vorhof des Meerschweinchens beträgt 8,62, d.h. die Gleichgewichtskonzentration für eine halbmaximale Besetzung der H_1-Rezeptoren beträgt $3,02 \times 10^{-9}$ mol/l [17].

Unterstützt vom SFB 30 der DFG

LITERATUR

1. Bassingthweighte JB, Fry CH, McGuigan JAS (1976) Relation ship between internal calcium and outward current in mammalian ventricular muscle; a mechanism for the control of the action potential duration? J Physiol 262:15
2. Borchard U, Greeff K, Hafner D (1981) The positive inotropic action of triamterene in isolated heart tissues. Its interaction with β-adrenergic agonists and electrophysiological investigations. Arzneim Forsch Drug Res 31:(II),10,1688
3. Borchard U, Hirth C, Schulze JJ (1982) Pharmakologische und elektrophysiologische Untersuchungen zu Flecainid. In: Bender F, Crohnheim G (Hrsg) Felcainid. Experimentelle Befunde und klinische Erfahrungen. Fischer, Stuttgart New York, S 11
4. De Melho WC (1976) On the mechanism of histamine action in cardiac muscle. Eur J Pharmacol 35:315
5. Houki S (1973) Restoration effects of histamine on action potential in potassium-depolarized guinea-pig papillary muscle. Arch Int Pharmacodyn 206:113
6. Inui J, Imamura H (1976) Restoration by histamine of the calcium-dependent electrical and mechanical response in the guinea-pig papillary muscle partially depolarized by potassium. Naunyn-Schmiedeberg's Arch Pharmacol 294: 261
7. Johnson CL (1971) Studies on histamine H_2-receptors coupled to cardiac adenylate cyclase. Mol Pharmacol 16:417
8. Josephson I, Renaud JF, Vogel S, Mclean M, Sperelakis N (1976) Mechanism of the histamine-induced positive inotropic action in cardiac muscle. Eur J Pharmacol 35:393
9. Klein I, Levey GS (1971) Activation of myocardial adenyl cyclase by histamine in guinea-pig, cat and human heart. J Clin Invest 50:1012
10. Kukovetz WR, Pöch G, Wurm A (1973) Effect of catecholamines, histamine

and oxyfedrine on isotonic contraction and cyclic AMP in the guinea-pig heart. Naunyn-Schmiedeberg's Arch Pharmacol 278:403
11. Ledda F, Mugelli A, Mantelli L(1975) Electrophysiological effects of histamine on cardiac ventricular muscle; intracellular studies with H_1- and H_2-receptor blocking drugs. Agents Actions 5:459
12. Levy R, Chenouda AA, Trzeciakowski JP,Guo ZG,Aaronson LM, Luskind RD, Lee CH,Gay WA,Subramanian VA, McCabe JF, Alexander JC (1982) Dysrythmias caused by histamine release in guinea-pig and human hearts. Klin Wochenschr 60:965
13. McNeill JH, Muschek LD (1972) Histamine effects on cardiac contractility, phosphorylase and adenylcyclase. J Mol Cell Cardiol 4:611
14. Pöch G,Kukovetz WR(1967) Drug-induced release and pharmacodynamic effects of histamine in the guinea-pig heart. J Pharmac Exp Ther 156:522
15. Reinhardt D,Schmidt U, Brodde OE,Schümann HJ (1977) H_1- and H_2-receptor mediated response to histamine on contractility and cyclic AMP of atrial and papillary muscles from guinea-pig hearts.Agents Actions 7:1
16. Reinhardt D (1979) Herzwirkung von Histamin. Anaesthesist 28:67
17. Reinhardt D, Borchard U (1982) H_1-receptor antagonists: comparative pharmacology and clinical use. Klin Wochenschr 60:983
18. Trautwein W,Taniguchi J,Noma A (1982) The effect of intracellular cyclic nucleotides and calcium on the action potential and acetylcholine response of isolated cardiac cells. Pflügers Arch 392:307
19. Trzeciakowski JP, Levi R (1981) Cardiac histamine:a mediator in search of a function. TIPS 1:14

Diskussion
Vorsitz: A. Doenicke, H. D. Röher

- Lennartz -
Ihre Untersuchungen am Vorhof und Papillarmuskel haben Sie nach dem bekannten Modell gemacht und in der bekannten Versuchsanordnung. Frage zur Dosierung: Hat es irgendeine Dosierung gegeben, bei der Sie negativ inotrope Effekte festgestellt haben? Wie hoch sind Sie gegangen mit der Dosierung?
- Reinhardt -
Nach Gabe von Histamin kommt es am Ventrikelmyokard initial zu einer negativ inotropen Wirkung, die nach den Untersuchungen von Levy über H_1-Rezeptoren vermittelt sein dürfte, da sie durch H_1-Antagonisten kompetitiv antagonisiert werden kann. Wir selbst haben solche Effekte nur in einem Teil der von uns untersuchten Präparate gesehen und bei diesem war der Effekt so geringgradig ausgeprägt, daß wir zu diesem Punkt keine weiteren Untersuchungen durchgeführt haben.

- Lennartz -
Hat sich unter der Infusion der enddiastolische Druck im linken Ventrikel verändert?
- Reinhardt -
Ja, der steigt an.
- Erjavec -
Ich habe zwei Fragen. Wir haben bei Meerschweinchen auch dp/dt_{max} gemessen und haben immer mit Histamin einen positiven Effekt bekommen. Vielleicht ist der Hund nicht das richtige Tier, um mit diesen Modellen zu arbeiten. Die andere Frage, die mich interessiert, ist folgende: Wir wissen daß in den Mastzellen der Vorhöfe des Herzens bei Meerschweinchen ungefähr 10-12 µg Histamin und bei der Ratte ungefähr 15-18 µg/Gramm Histamin gespeichert sind, im Ventrikel ungefähr 2 µg/Gramm Histamin. Glauben Sie, daß die Mastzellen irgendwie in diesem physiologischen Prozeß von Kontraktilität usw. verwickelt sind oder nicht.
- Reinhardt -
Tatsächlich enthält das Myokard eine relativ große Anzahl von Mastzellen, so daß man sich vorstellen kann, daß im Rahmen allergischer Mechanismen neben den bekannten Effekten der Typ-I-Allergie im Bereich des Bronchialsystems und der Haut auch einer IgE-vermittelten Histaminfreisetzung eine direkte Bedeutung bei allergischen Reaktionen zukommt. An isoliertem Herzgewebe von sensibilisierten Meerschweinchen führt z.B. die Zugabe entsprechender Antigene zu positiv chrono- und inotropen Effekten. Der in-vivo Wirkung von Histamin auf das Myokard und das Reizleitungsgewebe ist bisher deshalb wenig Aufmerksamkeit gewidmet worden, weil die Wirkungen an anderen Organen, wie dem Bronchialsystem und der Haut klinisch ganz im Vordergrund stehen. Inwieweit den endogenen Mediatoren der Mastzellen am Herzen klinisch eine Bedeutung zukommt, vermag somit nicht gesagt werden. Neuere Untersuchungen von Herrn Kaufmann aus Düsseldorf an isolierten Koronarstreifen konnten belegen, daß Histamin und Serotonin eine etwa um das 5fach höhere konstriktorische Maximalwirkung auslösen können als Noradrenalin. Die Frage, ob dieser konstriktorischen Wirkung jedoch im Rahmen von Koronarspasmen eine Bedeutung zukommt und ob eventuell in der Antihistamin- bzw. Antiserotoninwirkung einiger Arzneimittelprinzipien eine Rolle in der Präventivtherapie der Angina pectoris bzw. des Herzinfarktes zukommt, beruht jedoch im Augenblick auf Spekulationen.
- Sewing -
Heißt das, daß Serotonin und Histamin einen stärkeren Effekt ausüben oder daß sie in geringeren molaren Konzentrationen den gleichen Effekt ausüben?
- Reinhardt -
Nein, die intrinsic activity ist 5 mal höher, also die Maximalwirkung.
- Erjavec -
Und die letzte Frage: Warum ist eigentlich das Rattenmyokard so unempfindlich gegen Histamin und auch unempfindlich gegen Digitalis? Beim Meerschweinchen haben wir auf einmal eine sehr große Empfindlichkeit.

- Reinhardt -

Sie haben recht, das Rattenmyokard ist besonders unempfindlich gegenüber Histamin und erst hohe Konzentrationen können positiv inotrope Effekte auslösen.Das gleiche gilt im übrigen auch für die Digitalisglykoside. Eine Antwort auf die Frage, warum das Rattenmyokard wirkungsrefraktär gegenüber Histamin- bzw. den Digitalisglykosiden ist, vermag ich nicht zu geben.

- Sewing -

In allen Systemen,die Sie untersucht haben,wich die Steigerung der Kurven nicht signifikant von 1 ab, das heißt, Sie haben es mit einem kompetitiven Hemmechanismus zu tun. Sie haben gezeigt, daß die Konzentrationswirkungskurven von Dimetinden alles andere als das Bild eines kompetitiven Hemmmechanismus zeigen, nämlich das klassische Bild eines nichtkompetitiven oder gar unkompetitiven Hemmechanismus. Das paßt mir irgendwie nicht zusammen. Ich muß doch davon ausgehen, daß Ihr Shiftplot aus den experimentellen Daten rekonstruiert worden ist und wenn wir eine Steigerung haben die von 1 signifikant abweicht, dann beruht das ja auf experimentellen Daten und dann müßte das eben dieses Bild widerspiegeln. Können Sie mir dafür irgendeine Erklärung abgeben?

- Reinhardt -

Ich hatte kurz auch dazu etwas gesagt,denn wenn man die Maxima jeweils auf 100% bezieht, also auch die unter Dimetinden erhaltenen Kontraktionsmaxima gleich 100% setzt,dann bekommt man sehr gut den kompetitiven Anteil heraus.

- Lorenz -

Könnte ich vielleicht noch zu der Unwirksamkeit der Antihistaminika eine Frage geklärt sehen. Zusammen mit Herrn Doenicke haben wir eine kontrollierte Studie durchgeführt, bei der die Prophylaxe 10 min vorher gegeben, beim Menschen wirksam war. Ist aber das Ereignis eingetreten, dann blieb die Gabe derselben Dosis der beiden Antihistaminika vollständig unwirksam. Wir haben wie folgt erklärt; sind einmal die Rezeptoren mit Antagonisten besetzt, ist es offensichtlich etwas anderes,als wenn Histamin zunächst an den Rezeptor darankommt. Auf jeden Fall ist die 2. Dosis, das heißt die nach dem Ereignis gegebene Dosis nicht mehr wirksam. Frage also: Spielen Antihistaminika in der Behandlung des Asthmas eine Rolle, denn Histamin ist schon freigesetzt.

- v. Wichert -

Es gibt auch Untersuchungen die zeigen, daß die Empfänglichkeit der Rezeptoren in den verschiedenen Organen auf Antihistaminika unterschiedlich ist, sodaß wir möglicherweise, wenn wir experimentell arbeiten, zu anderen Ergebnissen kommen, als wenn wir klinisch arbeiten würden.

- Doenicke -

Noch eine Frage und zwar zu den antiarrhythmischem Effekt des Dimetindens und eine Frage zur Dosis. Sie sprachen von der Dosis,daß das in der Klinik so kaum anwendbar sei, welche Dosis meinen Sie damit und dann auch gleichzeitig die Halbwertszeit dieser Substanzen, das würde doch sehr wichtig sein für eine Prophylaxe.

- Reinhardt -
Ja, zum ersten wäre zu sagen, die pA_2-Werte, also die Werte die für den Antagonismus, für den klinischen Erfolg heranzuziehen sind, liegen bei ungefähr 10^{-8} molar und die Konzentrationen, die praktisch die Aufstrichsgeschwindigkeit bereits reduzierten lagen 100 mal höher. Dies sind Konzentrationsbereiche, die man unter normalen klinischen Bedingungen nicht erreichen kann.
- Doenicke -
Und jetzt zur 2. Frage, zur biologischen Halbwertszeit?
- Reinhardt -
Wir haben Auswaschkurven gemacht. Die gesamte Auswaschkurve brauchte um die initiale Kontraktionskraft am Meerschweinchenvorhof wieder zu erreichen, etwa 1 h, das heißt also, es haftet doch relativ lange.
- Sewing -
Das sagt aber nichts über die Halbwertszeit in vivo aus.
- Reinhardt -
Nein, sagt gar nichts aus.
- Tryba -
Sie kennen sicher die beschriebenen Bradykardien nach Cimetidin?
- Hotz -
Die sind ja nie signifikant beschrieben worden.
- Tryba -
Nein, aber in Einzelfällen.
- Reinhardt -
Wie soll man das erklären, es kann z.B. über periphere Kreislaufmechanismen auch eine Bradykardie erzeugt werden, es muß nicht primär ein myokardialer Angriffspunkt sein.
- Lorenz -
Ein Teil dieser Arrhythmien und dieser Dinge die unter Cimetidin beschrieben wurden, sind in seltenen Fällen z.B. auch durch Histaminfreisetzung zu erklären und dieses Argument erscheint merkwürdigerweise nirgendwo in der Literatur. Das ist wieder ein Beispiel, daß die Gastroenterlogen, die Kardiologen nicht die Histaminliteratur lesen. Histamin wirkt hoch arrhythmogen und wenn man eine Histaminfreisetzung hat und die ist im Plasma mit schnellen Injektionen von Cimetidin eindeutig nachgewiesen worden, mit Clearancekurven sogar, dann kann man damit dies tadellos erklären.
- Doenicke -
Treten diese Arrhythmien auch auf, wenn die Kombination H_1 und H_2 gegeben wird?
- Lorenz -
Nein, wenn man entsprechend hoch und nicht zu schnell dosiert, daher kommt ja auch die Empfehlung sehr langsam zu injizieren (mindestens 2 min), denn die H_1- und H_2-Antihistaminika liberieren auch Histamin, das ist alles eine Frage der Geschwindigkeit, weil man weiß, daß der Auslöseffekt des Histaminfreisetzungsprozesses immer einen bestimmten Spiegel erreichen muß und zwar nicht einen Dauerspiegel, sondern einen Spitzenspiegel.

- Sewing -
Ist das eine Frage des Spiegels oder der Anflutungsgeschwindigkeit?
- Lorenz -
So weit man es bisher gesehen hat, ist es eine Frage des Spitzenspiegels, das heißt, wenn eine bestimmte Konzentration erreicht ist.
- Sewing -
Ich meine jetzt von Antagonisten.
- Lorenz -
Ja, ich meine wenn ich ihn als Histaminliberator betrachte. Ich kann nur eines sagen, wenn ich von Fenistil oder Cimetidin im Hundeexperiment entweder die Dosis oder die Geschwindigkeit mit der ich die Substanz injiziere, erhöhe, kann ich in beiden Fällen den Mechanismus auslösen.
- Zesch -
Herr Reinhardt, Sie haben am Anfang die einzelnen H_1-Rezeptoren-Blocker aufgeführt, unter anderem auch Ketotifen erwähnt. Kann man davon ausgehen, daß es sowohl ein H_1-Rezeptoren-Blocker als auch in irgendeiner Form ein Membranstabilisator ist? Haben Sie irgendwelche Unterschiede gegenüber den gewöhnlichen H_1-Rezeptoren-Blockern gesehen?
- Reinhardt -
Wir haben Ketotifen nicht untersucht. Die ursprünglichen Untersuchungen aus dem Jahre 1968 zeigen eindeutig, daß es antihistaminerge Eigenschaft besitzt. Darüber hinaus soll es die Phosphodiesterase hemmen, es soll einen mastzell-stabilisierenden Effekt haben, wie immer der auch aussieht und nur so ist eigentlich zu erklären, daß das Ketotifen in der täglichen Praxis ein ausgezeichnet wirksames Mittel ist insbesondere im Kindesalter und klinisch einen hohen protektiven Schutz gegenüber verschiedensten Formen des Asthma bronchiale bringt.
- Sewing -
Darf ich dazu noch was sagen. Wenn man das Ketotifen im klassischen Präparat des Meerschweinchenileum untersucht, dann hat es die Eigenschaften eines unkompetitiven H_1-Rezeptor-Antagonisten.

Prospektive Studien mit Histamin-H_1- und H_2-Rezeptor-Antagonisten

W. Lorenz, A. Doenicke, B. Schöning, H. D. Röher, Ch. Ohmann, B. Grote, A. Schmal

ZUSAMMENFASSUNG

1. In 5 randomisierten kontrollierten Studien wurde die Verhinderung und Abschwächung von unerwünschten Reaktionen auf Arzneimittel mit histaminfreisetzender Wirkung durch eine Prämedikation mit Histamin H_1- und H_2-Rezeptor-Antagonisten untersucht.
2. In der 1. Studie an Patienten erwies sich die Prämedikation als außerordentlich wirksam in der Verhinderung von Hautreaktionen (cutanen anaphylaktoiden Reaktionen).
3. In der 2. und 3. Studie an Probanden wurde auch die systemische anaphylaktoide Reaktion nach klassischem Haemaccel vollständig verhindert, nach Propanidid wurde die Mischung von anaphylaktoiden und sonstigen unerwünschten Reaktionen deutlich abgeschwächt.
4. Lebensbedrohliche anaphylaktoide Reaktionen konnten in den kontrollierten Studien nur am Versuchstier untersucht werden. Hierfür wurden Hunde ausgewählt, da sie in dieser Hinsicht dem Menschen am ähnlichsten sind. Sowohl die lebensbedrohliche Reaktion durch klassisches Haemaccel als auch durch Compound 48/80, gelöst in Ringerlösung wurde durch die Prämedikation wirksam unterdrückt bzw. vermindert. Nur extrem starke Histaminfreisetzungsreaktionen konnten nicht vollständig geblockt werden, aber der Schweregrad der Reaktionen wurde auf ein Maß reduziert, das für den Organismus erträglich war.
5. Unter den Bedingungen, die an Patienten, Probanden und Hunden getestet wurden, war die Prämedikation mit Histamin H_1- und H_2-Rezeptor-Antagonisten wirksam gegen Histaminfreisetzungsreaktionen von jedem Schweregrad.

INHALTLICHE UND METHODISCHE ÜBERLEGUNGEN BEI DER TESTUNG EINER PRÄMEDIKATION MIT HISTAMIN H_1- UND H_2-REZEPTOR-ANTAGONISTEN

Histaminfreisetzung in pathologischen Zuständen und nach Verabreichung zahlreicher Arzneimittel wurde beim Menschen mit empfindlichen und hochspezifischen Plasmahistaminmethoden nachgewiesen [24,28,38]. Die Liste für die vielen Möglichkeiten, eine unerwünschte Reaktion hierdurch auszulösen, ist inzwischen so groß, daß es ziemlich unmöglich erscheint, alle von ihnen mit verschiedenen Methoden auszuschalten, z. B. durch die Entwicklung besserer Arzneimittel, durch die Einschränkung ihrer Indikation, durch die Verlangsamung ihrer Injektions- oder Infusionsgeschwindigkeit etc. Das einzige umfassende Prinzip, das in der Lage ist, die Effekte von Histamin zu verhindern, ist die Prämedikation mit Histamin H_1- und H_2-Rezeptor-Antagonisten.

Aber sollten die Antihistaminika nun jedem Patienten in Anaesthesie und Chirurgie zu jeder Zeit verabreicht werden? Natürlich nicht! Verschiedene Fragen ergaben sich aus früheren Befunden [45], die sorgfältig beantwortet werden müssen - gerade in einer Zeit, in der die Einnahme von einer neuen Substanz nur additiv zu den vielen Verbindungen ist, die ein Patient in der perioperativen Phase erhält.

1. Ist das Risiko einer allergischen und pseudoallergischen Sofortreaktion hoch genug hinsichtlich Inzidenz und Schweregrad, um eine neue Prämedikation zu rechtfertigen? [1].
2. Ist diese Prophylaxe wirksam, besonders in klinischen Situationen mit hohem Risiko für Leben oder relevantem Dauerschaden (Risikopatienten) und bei einem hohen Schweregrad der Reaktionen?
3. Wann sollten die Antihistaminika verabreicht werden, um eine optimale Wirksamkeit und Praktikabilität zu erzielen?
4. Welches sind die unerwünschten Nebenwirkungen von Antihistaminika in Dosen, die für die Histaminfreisetzung in Anaesthesie und Chirurgie wirksam sind?
5. Wie wirksam und nützlich sind alternative Maßnahmen, z.B. die Verabreichung von Corticosteroiden, Natriumcromoglicium etc.?

Die 1. Frage kann bis heute nur durch Einzelfallberichte, durch Sammelstatistiken [2], durch Feldstudien [37] und durch kontrollierte klinische Studien [25,41,42] beantwortet werden. Dabei treten aber erhebliche Schwierigkeiten auf, wie sie am besten mit einem Beispiel veranschaulicht werden können. Tab.1 zeigt den Unterschied in der Inzidenz von unerwünschten Reaktionen auf Haemaccel in seiner jetzt nicht mehr im Handel befindlichen Formulierung, in kontrollierten klinischen Studien und in einer qualifizierten multizentrischen Feldstudie. Die Unterschiede in den einzelnen Berichten waren 300-fach und werden mit äußerster Sicherheit sogar noch größer sein, wenn man die Berichte der Arzneimittelkommission mit denen von kontrollierten klinischen Studien vergleicht. Welcher Form von Studien ist in diesem Zusammenhang aber mehr zu trauen? Die größere Intensität der Beobachtung, die zuverlässigere Dokumentation und die Verringerung der Beobachtervariation durch Training spricht für die kontrollierten klinischen Studien [6]. Deshalb benötigen wir noch MEHR kontrollierte klinische Studien, um die erste Frage definitiv beantworten zu können. Gegenwärtig aber gilt es festzuhalten, daß in allen kontrollierten klinischen Studien die Inzidenz von systemischen anaphylaktoiden Reaktionen auf ein Arzneimittel in Anaesthesie und Chirurgie im PROZENTBEREICH liegt [12,17,20,21, 33,35,40,44]. Die Inzidenz lebensbedrohlicher anaphylaktoider Reaktionen betrug in einer umfangreichen kontrollierten klinischen Studie immerhin

Tabelle 1. Inzidenz anaphylaktoider Reaktionen aller Schweregrade bei Patienten und Probanden nach Infusion von "klassischem" Haemaccel®. Vergleich der Ergebnisse von 4 kontrollierten klinischen Studien mit einer multizentrischen Feldstudie [37]. "Klassisches" Haemaccel mit einem wesentlichen Überschuß an Vernetzungsmittel ist heute nicht mehr im Handel und wurde durch Haemaccel-35 abgelöst, das nur mehr cutane anaphylaktoide Reaktionen aufwies [43] (zur Definition der Schweregrade der Reaktion s. Tab.2)

Anzahl der Infusionen (n_1)	Anzahl der durch Reaktionen komplizierten Infusionen (n_2)	Inzidenz (n_1/n_2) (%)	Studie
6151	9	0,15	Ring u. Messmer [37]
150	45	30	Schöning u. Koch [41]
25	9	36	Lorenz et al. [19]
40	21	53	Lorenz u. Doenicke [18]
600	187	31	Lorenz et al. [23]

0,5%! [25]. Deshalb erscheint es im Vertrauen auf die Zuverlässigkeit kontrollierter klinischer Studien gerechtfertigt, unter bestimmten Umständen [11] eine Prämedikation mit H_1- und H_2-Rezeptor-Antagonisten zu empfehlen.

Die 2. Frage nach der Wirksamkeit der Antihistaminika wurde bisher bereits bei Patienten, Probanden und Versuchstieren untersucht. Die Auswahl der Arzneimittel für solche Studien ist aber ziemlich schwierig, da so viele Kriterien dabei berücksichtigt werden müssen. Diese betreffen sowohl den Histaminliberator wie auch die zuvor eingesetzten Histamin H_1- und H_2-Rezeptor-Antagonisten:

1. Die Histaminliberatoren müssen klinisch wichtig und weit verbreitet sein. Aus Gründen der Sicherheit für den Patienten darf ein alternatives Arzneimittel nicht vorhanden sein, und es muß äußerste Sicherheit in jedem Einzelfall garantiert sein. Die Substanz muß chemisch so rein wie möglich und physikalisch-chemisch gut definiert sein. Kein anderes Arzneimittel, Lösungsmittel oder eine andere Form der Behandlung darf mit dem Histaminliberator interferieren. Außerdem muß die Freisetzung von Histamin durch das Arzneimittel PRÄDOMINANT sein, d.h. kein anderer Mediator darf entscheidend zu der anaphylaktoiden Reaktion beitragen. Die Inzidenz systemischer und anaphylaktoider Reaktionen muß dabei in klinischen Situationen so hoch sein, daß eine kontrollierte klinische Studie durchführbar ist. Schließlich müssen die Mechanismen der Histaminfreisetzung ausreichend untersucht und ziemlich uniform [46] sein. Das

am besten hierfür geeignete Arzneimittel war das Plasmasubstitut Polygeline (Haemaccel) in seiner jetzt nicht mehr im Handel befindlichen Formulierung. Gegenwärtig erscheinen Hypnotika, Muskelrelaxantien und Analgetika empfehlenswert.

2. Die Histamin H_1- und H_2-Rezeptor-Antagonisten werden nach der Stärke ihrer Wirkung (Potenz), nach ihrer Selektivität, Dauer der Wirkung, klinischen Erfahrung mit dem Arzneimittel und dem unbegrenzten Zugang ausgewählt.Eine breite klinische Erfahrung mit dem Arzneimittel ist vor allen Dingen deshalb notwendig, weil die Antihistaminika in sehr komplexen klinischen Situationen verabreicht werden. Bis zu 22 Medikamente wurden bei einer Operation gezählt [38]. Interaktionen mit anderen Arzneimitteln,Wirkungen auf das zentrale Nervensystem und auf Vitalorgane, die bereits durch die Primärerkrankung oder durch verschiedene Komplikationen geschädigt sein können, all dies sollte bekannt sein,bevor die Entscheidung für eine Antihistaminikakombination gefällt wird. Von den auf dem deutschen Markt befindlichen Antihistaminika erschienen uns das Dimetindenmaleat (Fenistil®) und das Cimetidin (Tagamet®) aufgrund der angegebenen Kriterien als am besten geeignet (Abb.1). Fenistil ist hoch wirksam [36], hoch selektiv [30,47], hat eine auch für längere Operationen ausreichende Wirkungsdauer, die aber nicht zulange in die postoperative Phase hineinreicht (zentrale Wirkungen, Wirkungen auf das Immunsystem), klinische Erfahrungen mit dem Arzneimittel wurden in verschiedenen Ländern über mehr als 20 Jahre gesammelt.Dieselben Argumente gelten für den Einsatz von Cimetidin als Histamin H_2-Rezeptor-Antagonist. Da im Herz-Kreislaufsystem und im Atmungssystem sowohl H_1- wie auch H_2-Rezeptoren identifiziert wurden, haben wir uns entschlossen, in

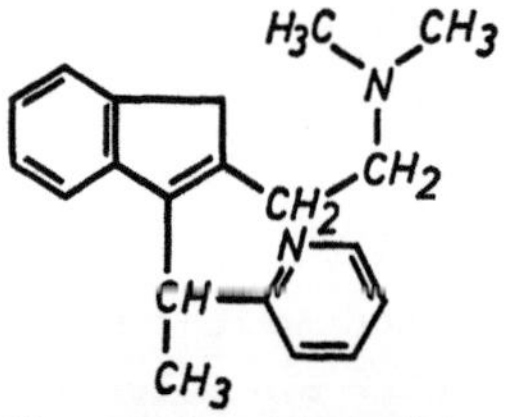

H_1-receptor antagonist
dimethpyrindene (Fenistil®)

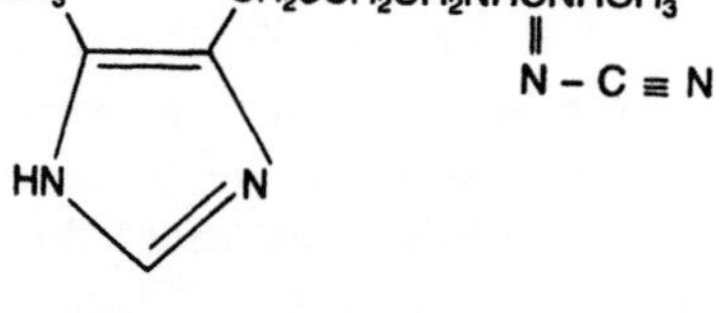

H_2-receptor antagonist
cimetidine (Tagamet®)

Abb.1. Strukturformeln von Fenistil und Tagamet, den beiden in dieser Arbeit verwendeten Histamin H_1- und H_2-Rezeptor-Antagonisten

den ausgedehnten Studien immer die KOMBINATION VON DIMETIDENMALEAT UND CIMETIDIN zu verwenden. Gegen die alleinige Anwendung eines H_1-Rezeptor-Antagonisten sprachen die schlechten Erfahrungen mit Clemastinhydrogenfumarat (Tavegil®) [21], die Erfahrungen von Philbin et al. [35] mit alleiniger Anwendung von H_1-Rezeptor-Antagonisten in der Anaesthesie,sowie die Befunde vieler Tierexperimente,daß sich die Wirkungen von Histamin im Herz-Kreislaufsystem und im Atmungssystem durch H_1-Rezeptor-Antagonisten nicht vollständig blockieren ließen [5,7,30].

Im Sinne der "drug-receptor theory" ist es notwendig, neben dem Agonisten (Histamin bzw. Histaminliberator), den Antagonisten und den entsprechenden Rezeptoren auch den BIOLOGISCHEN EFFEKT zu charakterisieren.Dieser biologische Effekt ist bei Mensch und Tier die HISTAMINFREISETZUNGSREAKTION. Es erscheint einfach,diese Reaktion aufgrund des bisherigen Vorwissens zu charakterisieren, aber der Eindruck trügt. Die klassischen Symptome der Anaphylaxie und Anaphylaktoidie,wie Blutdrucksenkung, Bronchospasmus und generalisierte Hautreaktionen sind zu selten, um als klinische Zeichen von ausreichender Sensibilität Verwendung finden zu können [25]. Das auf diesen Symptomen fußende Paradigma ist genau die Ursache für die viel zu niedrig angesetzten Inzidenzen [16]. Eine Analyse der klinischen Symptome und biochemischen Kennzeichen einer Histaminfreisetzungsreaktion am wachen Menschen mit Methoden der diagnostischen Entscheidungsfindung [25] führten zu einer Definition der durchschnittlichen Histaminfreisetzungsreaktion, die sich von der klassischen Definition anaphylaktoider und anaphylaktischer Reaktionen wesentlich unterscheidet. Sie läßt sich als eine systemische anaphylaktoide Reaktion charakterisieren, mit klinischen Symptomen wie Tachykardie und milder Hypertension, verstreuten Effloreszenzen (Quaddeln, Erythem), respiratorischen Symptomen im Bereich des Kehlkopfes und der Nasenschleimhaut UND durch pathologische Plasmahistaminspiegel (>=1 ng/ml)[25].In einer hierarchischen Klassifikation von unerwünschten Reaktionen auf Arzneimittel läßt sich die Histaminfreisetzungsreaktion als eine Form anaphylaktoider Reaktionen charakterisieren, die wiederum nur eine Form pseudoallergischer Reaktionen darstellen,die wiederum nur eine Untergruppe von unerwünschten Reaktionen auf Arzneimittel sind [13].

Für die Wirksamkeit von Antihistaminika bei der Histaminfreisetzungsreaktion durch Arzneimittel in Anaesthesie und Chirurgie ist aber noch die Klassifikation der Schweregrade von besonderer Bedeutung. Ohne Zweifel muß es das Ziel einer Prämedikation sein,auch lebensbedrohliche Reaktionen beim Menschen mit hinreichender Sicherheit durch eine Prophylaxe mit Antihistaminika zu verhindern. Aus diesem Grunde wurde anhand von klinischen Symptomen und operationalen Kriterien eine Klassifikation der Histaminfreisetzungsreaktionen anhand ihres Schweregrades vorgenommen(Tab.2).Die verschiedenen Schweregrade der Reaktionen wurden auch verschiedenen Studien mit H_1- und H_2-Rezeptor-Antagonisten zugrunde gelegt. Am besten lassen sich die verschiedenen Schweregrade der Histaminfreisetzungsreaktion am Beispiel des Anaesthetikums Propanidid

Tabelle 2. Klassifizierung von Histaminfreisetzungsreaktionen nach ihrem Schweregrad als eine Untergruppe von anaphylaktoiden Reaktionen (nach Lorenz et al. [25])

Schweregrad	Klinische Symptome und Gruppen von Symptomen	Operationale Kriterien	Plasma-histamin [ng/ml]
I Cutan anaphylaktoid	-Erythem, Urticaria und/oder Hautjucken ALLEIN	-nicht als bedrohlich angesehen -keine verstärkte Beobachtung, keine Behandlung	< 1,0
II Systemisch anaphylaktoid	-Generalisierte Hautreaktionen mit Beschwerden -Tachykardie, Arrhythmien, mäßige Hypotension, Hypertension -Atemnot	-als bedrohlich von Patient und Arzt angesehen -Verstärkte Beobachtung und/oder Behandlung	> 1,0
III Lebensbedrohlich anaphylaktoid	-Schwere Hypotension (Puls und RR nicht mehr meßbar) -Kammerflimmern, Herzstillstand -Bronchospasmus, Atemstillstand	-als lebensbedrohlich vom Arzt angesehen -Notfalltherapie	> 12,0

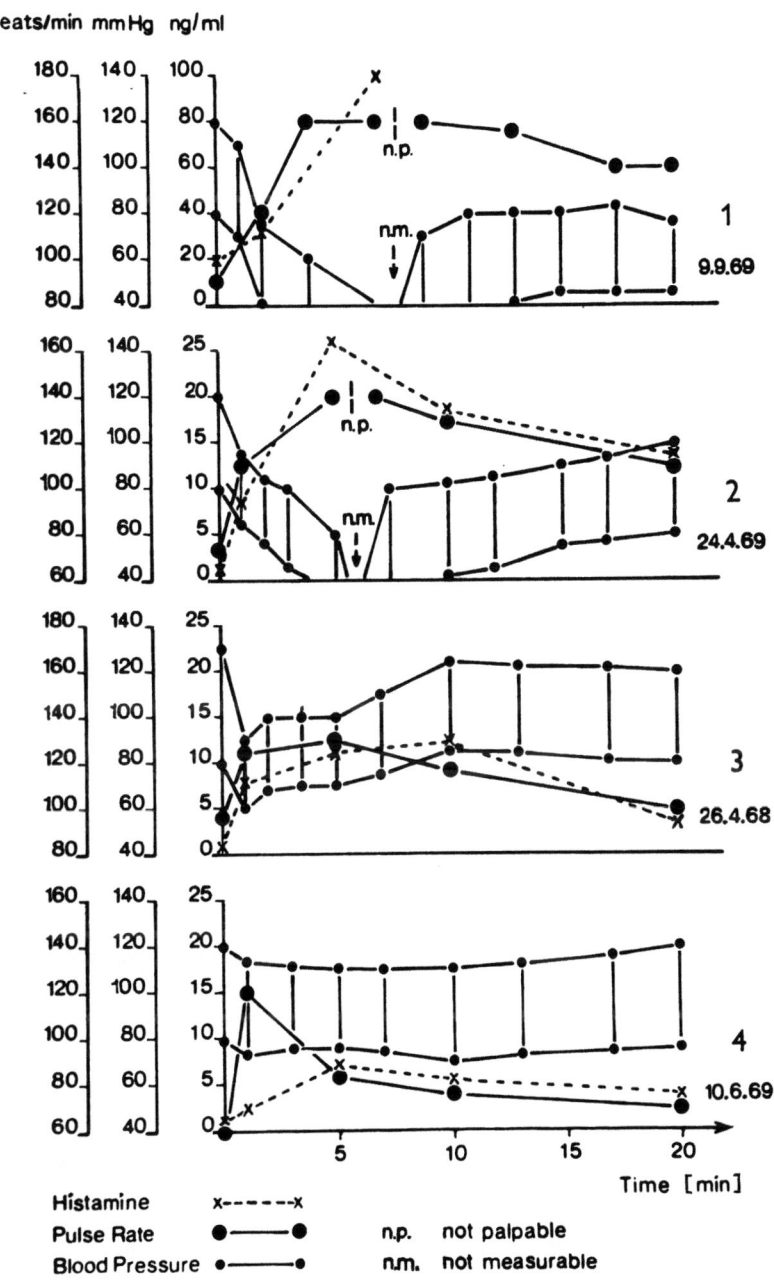

Abb.2. Veranschaulichung der Schweregrade von Histaminfreisetzungreaktionen anhand von Beispielen anaphylaktoider Reaktionen nach Propanidid (Epontol). Fall 1 und 2=Schweregrad III, lebensbedrohlich anaphylaktoid, Fall 3 und 4=Schweregrad II, systemisch anaphylaktoid. Aus Lorenz et al. [21]

(Epontol®) demonstrieren (Abb.2). Patient 1 und Proband 2 erlitten eine lebensbedrohliche anaphylaktoide Reaktion, während Testperson 3 und 4 durch eine systemische anaphylaktoide Reaktion belastet wurden. Kontrollierte klinische Studien am Menschen mit H_1- und H_2-Rezeptor-Antagonisten wurden nur bei Histaminfreisetzungsreaktionen von Grad 1 und 2 durchgeführt, während aus ethischen Gründen Grad-3-Reaktionen nur an Versuchstieren ausgelöst wurden.

MATERIAL UND METHODIK VON 5 RANDOMISIERTEN, KONTROLLIERTEN STUDIEN AN PATIENTEN, PROBANDEN UND VERSUCHSTIEREN

Eine Synopsis von 5 randomisierten kontrollierten Studien ist in Tab.3 zusammengefaßt. Von 3 Studien wurden die Details bereits in einer früheren Publikation beschrieben [43]. Die Untersuchungen mit Propanidid an Probanden und die Versuche mit Verbindung 48/80 bedürfen einer mehr detaillierten Darstellung.

Als Histamin H_1- und H_2-Rezeptor-Antagonisten wurden in allen 5 Studien Fenistil und Tagamet eingesetzt, Piriton (Chlorpheniramin) wurde nur in der 1. Studie zusätzlich verwendet.

Studie I: Cutane anaphylaktoide Reaktionen

Eine randomisierte kontrollierte klinische Studie, teilweise einfachblind (für die klinischen Symptome), teilweise doppelblind (für das Plasmahistamin) wurde an 450 orthopädischen Patienten in Heidelberg 1979/1980 durchgeführt. Die Ziele der Studie bestanden darin zu prüfen, ob cutane und systemische anaphylaktoide Reaktionen auf Polygelin (Haemaccel-35) durch eine Prämedikation mit H_1- und H_2-Rezeptor-Antagonisten verhindert werden können. Aber am Ende der Studie konnte nur eine der 2 Fragen beantwortet werden, da durch die Reinigung von Polygelin (Haemaccel-35) nur cutane anaphylaktoide Reaktionen in der Kontrollgruppe vorkamen und die Plasmahistaminspiegel in keinem Fall 1 ng/ml überschritten.

Prämedikation und Haemaccel-35 wurden VOR der Intubationsnarkose und Operation verabreicht. Am Tag der Operation wurde 2 h vor der spezifischen Prämedikation und Polygelin keine weitere Prämedikation verabreicht.

Die Studie bestand aus 2 Testgruppen und 1 Kontrollgruppe. Testgruppe 1 erhielt Fenistil und Tagamet, Testgruppe 2 Piriton und Tagamet, die Kontrollgruppe erhielt dasselbe Volumen von Kochsalzlösung. Haemaccel-35 wurde in einer Dosis von 500 ml/Patient über 10 min infundiert. Die Anaesthesie wurde 30 min nach Beginn der Infusion begonnen.

Die klinischen Symptome oder die physikalischen Veränderungen, die durch die Reaktionen ausgelöst wurden, wurden anhand eines EDV-Protokolls registriert. Außerdem wurden Herzfrequenz, Blutdruck und Plasmahistaminkonzentration bestimmt. Für weitere Details s. Schöning et al. [43].

Tabelle 3. Synopsis von randomisierten kontrollierten Studien zur Prophylaxe anaphylaktoider Reaktionen durch Histaminliberatoren mit Histamin H_1- und H_2-Rezeptor-Antagonisten

Studie Schweregrad	Histaminliberator [ml bzw. mg/kg i.v.]	H_1- und H_2-Antagonist [mg/kg i.v.]	Studienrahmen und methodische Merkmale
1 cutan anaphylaktoid	Haemaccel-35 7 ml/kg, 10-15 min	H_1: Fenistil 0,1 Piriton 0,3 H_2: Tagamet 5,0	Randomisiert, teilweise einfach-, teilweise doppelblind 450 PATIENTEN, Heidelberg 1979/80
2 systemisch anaphylaktoid	Klassisches Haemaccel 7 ml/kg, 3 min	H_1: Fenistil 0,1 H_2: Tagamet 10,0	Randomisiert, teilweise einfach-, teilweise doppelblind 50 PROBANDEN, München 1977
3 systemisch anaphylaktoid	Propanidid in Micellophor (2x) 7 mg/kg, 60 s	H_1: Fenistil 0,1 H_2: Tagamet 5,0	Randomisiert, cross-over, teils einfach-, teils doppelblind 32 PROBANDEN, München 1979
4 lebensbedrohlich anaphylaktoid	Klassisches Haemaccel und Haemaccel-35 20 ml/kg, 3min	H_1: Fenistil 1,0 H_2: Tagamet 5,0	Randomisiert, 40 HUNDE, Marburg 1977
5 lebensbedrohlich anaphylaktoid	48/80 in Ringer 20 ml/kg, 3 min	H_1: Fenistil 0,1/0,5 H_2: Tagamet 5,0	Randomisiert 84 HUNDE, Marburg 1982

Studie II: Systemische anaphylaktoide Reaktionen mit altem Polygelin
Wie in Tab. 3 angegeben, wurde eine randomisierte kontrollierte, einfach blinde (für die klinischen Symptome) und doppel-blinde (für das Plasmahistamin) klinische Studie an 50 männl. gesunden Versuchspersonen in München 1977 durchgeführt. Das Ziel der Studie bestand darin zu prüfen, ob die kombinierte intravenöse Anwendung von Fenistil und Tagamet systemische und cutane anaphylaktoide Reaktionen nach i.v. Infusion von klassischem Haemaccel verhindern könnte. Fenistil und Cimetidin oder Kochsalzlösung als Placebo wurden den Probanden in randomisierter Reihenfolge verabreicht, zuerst Cimetidin in 20 s, 10 s später Fenistil in 2 min, 10 min später wurde Haemaccel nach einer Blutspende infundiert um eine isovolämische Hämodilution zu erzielen.

Ermittelt wurden die klinischen Symptome anhand eines spezifischen Fragebogens [25],die Herzfrequenz,der Blutdruck und die Plasmahistaminkonzentration.Für weitere Details s.Lorenz et al.[23] und Schöning et al.[43].

Tabelle 4. Eigenschaften der Probanden in der kontrollierten Studie über systemische und anaphylaktoide Reaktionen nach Gabe von Propanidid (Epontol). S-NM=Student (Nichtmediziner), S-M=Medizinstudent, andere=verschiedene andere,überwiegend akademische Berufe.Allg.=Allgemeinnarkose, Benz.= Benzodiazepine, all dies in den letzten 9 Monaten erhalten zu haben entspricht dem "jetzt"

Eigenschaften	Gruppen für Prophylaxe	
	Kochsalz (n = 16)	H_1-u.H_2-Blocker (n = 16)
Alter (Jahre, x̄ (Bereich))	25 (20 - 26)	25 (21 - 31)
Gewicht (kg, x̄ (Bereich))	73 (57 - 80)	74 (56 - 85)
Beruf (S-NM, S-M, andere)	7/6/3	12/3/1
Allergie - jetzt (ja, nein)	3/13	2/14
Allergie - früher (> 9 Monate zurück)	3/13	2/14
Anaesthesie - jetzt (Allg./Benz./keine)	0/6/10	0/3/13
Anaesthesie - früher (> 9 Monate zurück) (Allg./Benz./keine)	7/0/9	7/0/9

Studie III: Systemische anaphylaktoide Reaktionen mit Propanidid

Eine prolektive, Cohort-, randomisierte, Placebo-kontrollierte, Crossover-Studie, teilweise einfach-blind (für die klinischen Untersuchungen), teilweise doppel-blind (für die EEG-Auswertung und die Plasmahistaminbestimmung) wurde bei 32 freiwilligen Versuchspersonen in München im März 1979 durchgeführt. Das Ziel der Studie war es zu testen, ob mit einer Prämedikation durch kombinierte Gabe von Histamin H_1- und H_2-Rezeptor-Antagonisten (Fenistil und Tagamet) systemische anaphylaktoide Reaktionen nach Gabe von Propanidid verhindert werden könnten. Mit dem Schweregrad I (cutane anaphylaktoide Reaktionen) wurde nicht gerechnet, da die bei Propanidid zu beobachtende Tachykardie regelmäßig auftritt und nur teilweise als eine Histaminfreisetzungsreaktion angesehen werden kann. Tachykardie in Verbindung mit Flush und anderen Hautsymptomen aber kennzeichnet den Schweregrad II, also eine systemische anaphylaktoide Reaktion. Propanidid sollte in dieser Studie zweimal am Morgen desselben Tages verabreicht werden. Die Begründung für dieses Vorgehen liegt in dem Versuchsziel, eine mögliche Tachyphylaxie, d.h. eine abgeschwächte Wirkung von Propanidid bei einer 2. Verabreichung festzustellen. Damit lassen sich die Propanidid-Wirkungen bei den Versuchspersonen zusätzlich als Histaminfreisetzungsreaktionen spezifizieren.

Die Eigenschaften der ausschließlich männlichen Probanden sind in Tab.4 zusammengefaßt. Mit Ausnahme der Berufe besteht zwischen der Test- und der

Abb.3. Schematische Darstellung der Versuchsbedingungen in der Studie III in Abhängigkeit vom zeitlichen Verlauf. Atrop.=Atropin, Prop.=Propanidid (Epontol), H_1- H_2-Ant.=kombinierte Gabe von Fenistil und Tagamet. Sonstige Angaben s. Material und Methodik

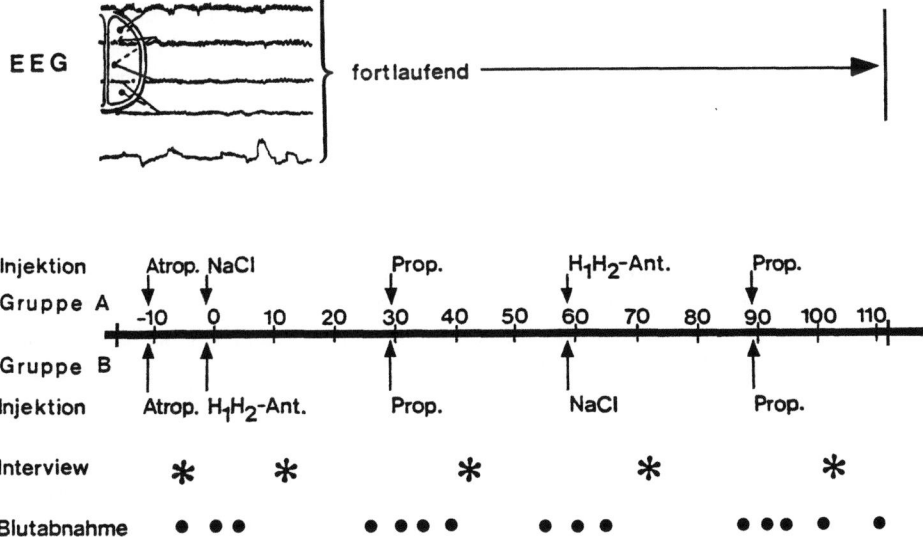

Kontrollgruppe eine gute Übereinstimmung.Probanden mit einer Vorgeschichte von ausgeprägter allergischer Diathese (Asthma),mit Herz-Kreislaufschäden, Stoffwechselleiden oder eitrigen Prozessen (z.B. Tonsillitiden) wurden aus der Studie ausgeschlossen. Zur Ermittlung des Gesundheitsstatus wurde ein Fragebogen entsprechend der Veröffentlichung [25] durch einen der beteiligten Ärzte abgefragt.

Die Versuchsdurchführung ist in Abb.3 schematisch dargestellt. Sie erfolgte in einem geräuscharmen, schwach abgedunkelten, mit durchschnittlich 22°C gleichmäßig temperierten Raum. Nach der Erhebung der Anamnese wurden alle Probanden über Ziel und Umfang des Experimentes aufgeklärt und gaben ihre schriftliche Einwilligung. Die Reihenfolge, in der ihnen die Medikamente injiziert wurden, wurde ihnen aber vorher nicht bekannt gegeben. Zur Versuchsdurchführung erschienen die Probanden nüchtern.

Zu Versuchsbeginn legten sich die Probanden auf eine breite Untersuchungsliege. Sie ruhten flach auf dem Rücken, der Kopf war durch ein Kissen leicht erhöht. Die Elektroden für die Ableitung des EEG's wurden mit Kollodium auf der Kopfhaut festgeklebt. Brustwandableitungen zur Ermittlung der Herzfrequenz mittels EKG sowie 2 Blutdruckmanschetten an beiden Oberarmen zur sphygmomanometrischen Messung des Blutdrucks (Dinamap-Gerät, Digitalanzeige) und zur Stauung für die Blutabnahmen, falls notwendig, wurden angelegt. Am linken Unterarm wurde eine Braunüle zur Blutgewinnung für die Plasmahistaminbestimmung und zur Injektion der Arzneimittel gelegt. Zur Adaptation an die Meßgeräte wurde ein Zeitraum von 15 min ohne Manipulationen bestimmt. In dieser Zeit wurde der Proband aufgefordert, sich körperlich und geistig zu entspannen. Danach wurde zunächst das EEG-Gerät in Betrieb gesetzt und geeicht. Der Proband wurde aufgefordert, für die gesamte Versuchsdauer die Augen geschlossen zu halten. Mit dem Beginn der EEG-Ableitung bei minus 16 min im Schema der Versuchsdurchführung (Abb.3) begann der eigentliche Versuch. Hierzu wurde der einzelne Proband der Gruppe A (erst Kochsalz,dann H_1- und H_2-Prämedikation) oder der Gruppe B (erst H_1- und H_2-Prämedikation, dann Kochsalz) entsprechend dem Randomisierungsschema (einfache Randompermutation mit Randomzahlen) zugeteilt. In Gruppe A wurde Atropinsulfat (0,5 mg i.v.), 2 x 20 ml Kochsalzlösung (die 1. Applikation in 30 s, die 2. Applikation in 2 min) über die Braunüle verabreicht und nach weiteren 30 min Propanidid (7 mg/kg in 60 s) zur Narkose appliziert. Nach einer Beobachtungszeit von 30 min erfolgte die i.v. Injektion über die Braunüle von Fenistil (0,1 mg/kg in 30 s) und unmittelbar anschließend die Gabe von Tagamet (5 mg/kg in 120 s). Nach einer weiteren 1/2 h wurde wiederum Propanidid in derselben Dosis und Geschwindigkeit wie bei der 1. Narkose verabreicht und der Proband für weitere 30 min beobachtet.Danach absolvierte er noch verschiedene psychodynamische Teste, um zentral bedingte Beeinträchtigungen der Probanden nach Beendigung des Versuchs festzustellen. In der Gruppe B wurde mit den Arzneimittelapplikationen entsprechend dem Schema in Abb.3 verfahren und dabei lediglich die Reihenfolge von Antihistaminika und Kochsalzinjektion gegenüber der Gruppe A vertauscht.

Die klinischen Symptome nach Gabe der Arzneimittel wurden anhand eines spezifischen Fragebogens [25] durch ein mehrfaches Interview ermittelt (Abb. 3). EEG und EKG wurden während der gesamten Versuchszeit fortlaufend registriert, der Blutdruck wurde in den ersten 10 min nach der Applikation eines Arzneimittels minütlich,dann alle 5 min registriert.Schließlich wurde Blut für die Plasmahistaminbestimmung zu 16 Zeiten abgenommen: 2 Abnahmen zum Zeitpunkt -2 min, je 1 Abnahme zum Zeitpunkt +1, 5, 29, 32, 35, 40, 58, 61, 65, 88, 92, 95, 100, 110 min (Abb. 3). Die Spitzenplasmahistaminspiegel wurden gewählt,um das Ausmaß der Histaminfreisetzung zu definieren [25].Die ärztliche Überwachung und die ethischen Überlegungen waren dieselben wie im Detail bereits in einer früheren Arbeit beschrieben [25].

Studie IV: Lebensbedrohliche anaphylaktoide Reaktionen bei Hunden nach isovolämischer Hämodilution mit klassischem Haemaccel
Eine randomisierte kontrollierte Studie wurde an 40 erwachsenen Bastardhunden beiderlei Geschlechts mit einem Gewicht von 22-32 kg durchgeführt. Das Ziel der Studie war es zu prüfen, ob die gemeinsame Applikation von Fenistil und Tagamet lebensbedrohliche anaphylaktoide Reaktionen nach rascher Infusion von klassischem Haemaccel verhindern konnte. Da Haemaccel-35 hinsichtlich seines Gehaltes an Vernetzungsmittel "gereinigt" war, erwarteten wir keine Histaminfreisetzung, die auch keine anaphylaktoiden Reaktionen hervorrief. So wurde auch nicht erwartet, daß irgendwelche anderen Nebenwirkungen der Prämedikation oder der Haemaccel 35-Infusion gefunden wurden (eine zusätzliche Kontrollgruppe in der Studie!).Die Details dieser Studie sind in einer früheren Veröffentlichung bereits mitgeteilt [43]. Da beim Hund die Vollbluthistaminspiegel sich nicht im gleichen Maße wie beim Menschen von den Plasmahistaminspiegeln unterscheiden [18], wurden in dieser Studie die Vollbluthistaminspiegel anstelle der Plasmahistaminspiegel gemessen. Die klinischen Symptome wurden durch 2 Beobachter ermittelt, der Blutdruck wurde mit einer direkten Methode kontinuierlich registriert und die Bluthistaminspiegel wurden mit der kombinierten fluorometrischen Methode von Lorenz und Doenicke [18] bestimmt.Wiederum wurden die Histaminspiegel für die Histaminfreisetzung mit Hilfe der Spitzenkonzentrationen angegeben.

Studie V: Lebensbedrohliche anaphylaktoide Reaktionen beim Hund nach Infusion von 48/80 in Ringerlösung
Eine prolektive, Cohort-, randomisierte kontrollierte Studie wurde an 84 Bastardhunden beiderlei Geschlechts von 10-20 kg KG in Marburg 1982 durchgeführt. Die Tiere wurden getrennt in Käfigen für einige Tage gehalten und mit Standardnahrung (Nagut Vibromix, Dr. Müller, Lage, BRD) und Leitungswasser ad libitum gefüttert. Das Ziel der Studie war es vor allen Dingen, die 2.Frage im 1. Abschnitt weitgehend zu beantworten: Ist eine Prophylaxe mit H_1- und H_2-Rezeptor-Antagonisten speziell in klinischen Situationen wirksam,die ein hohes Risiko hinsichtlich Überleben oder relevanter Dauerschäden beinhalten? Dies trifft auf Risikopatienten und einen hohen Schwe-

regrad der Reaktionen zu. Weiterhin beinhaltet diese Frage auch das Problem der zeitlichen Dauer des Schutzes durch H_1- und H_2-Rezeptor-Antagonisten gegenüber einer massiven Histaminfreisetzung zu irgendeinem Zeitpunkt während der Operation. Wegen des an die klinischen Verhältnisse angepaßten Schweregrades der Reaktion konnten diese Versuche aus ethischen Gründen zunächst nur am Tier durchgeführt werden. Deshalb mußte ein neues Tiermodell entwickelt werden, das folgende 3 Kriterien erfüllen mußte:
1. Das Modell mußte Anaesthesie und eine typische operative Situation beinhalten (Stichwort: standardisierte Operation).
2. Weniger die Stärke der Histaminfreisetzung (d.h. die Dosis des Liberators), sondern mehr die verstärkte Wirkung der Histaminfreisetzung sollte im Vordergrund stehen: (Stichwort: "Risikopatient").
3. Aufgrund der Pharmakokinetik der Histaminfreisetzung genügte im Tierversuch nicht die Injektion oder Applikation von Histamin allein, sondern es mußte ein Histaminliberator gesucht werden, der für eine große Zahl von Medikamenten beim Menschen hinsichtlich seiner Organverteilung typisch war (Stichwort: "Organmanifestation").

Diese Kriterien wurden durch Versuche an Hunden erfüllt:
Hunde sind dem Menschen hinsichtlich ihrer Empfindlichkeit auf Histamin, ihrer endogenen Plasmahistaminspiegel und ihrer Reaktion auf klinische Histaminliberatoren sehr ähnlich. Um verschieden lange Operationen zu imitieren, wurde eine Barbituratanaesthesie für 3 verschiedene Zeiten, maximal aber 2 1/2 h unterhalten. Dazu wurden wiederholte Injektionen des Anaesthetikums nach 30 min und 90 min nach der Prämedikation mit H_1- und H_2-Antagonisten gegeben. 2 arterielle und 1 venöser Katheter wurden als eine kleine standardisierte chirurgische Maßnahme angewendet, aber das Entbluten von einem Drittel des kalkulierten Blutvolumens (7% des Körpergewichts) wurde zu definierten Zeiten als ein typisches chirurgisches Ereignis durchgeführt (5, 60 u. 120 min nach der Prämedikation). Das verlorene Blut wurde sofort danach wieder durch Ringerlösung ersetzt (isovolämische Hämodilution).Dieses therapeutische Vorgehen war mit geringen sonstigen Effekten verknüpft als nur denen einer Volumensubstitution. Ein Einfluß auf die Blutgerinnung oder Fibrinolyse brauchte nicht erwartet zu werden. 48/80 als ein typischer Histaminfreisetzer mit nur wenigen anderen Effekten als denen einer Histaminliberation [39] wurde in Ringerlösung gelöst, was einem histaminfreisetzenden Plasmasubstitut oder einer Bluttransfusion [38] entsprechen sollte.Die Dosis von 48/80 wurde exakt anhand der Plasmahistaminspiegel und dem Schweregrad der Blutdrucksenkung gewählt, die beim Menschen in klinischen Zwischenfällen beobachtet worden ist, z.B. nach Propanidid, klassischem Haemaccel, Humanalbumin oder verschiedenen anderen Arzneimitteln (s. Abb.2). In ausführlichen Voruntersuchungen wurde ein Dosis von 48/80 von 50 µg/kg als zutreffend gefunden. Im Mittel traten damit Plasmahistaminspiegel von 40-70 ng/ml auf.

Auch die Anwendung der H_1- und H_2-Rezeptor-Antagonisten sollte so kli-

niknah wie möglich erfolgen. Hierzu mußten wiederum verschiedene Kriterien erfüllt werden:
1. Die Dosis sollte so gewählt werden, daß schwere klinische Histaminfreisetzungsreaktionen wirksam bekämpft wurden.
2. Die Wirkung sollte für wenigstens 2 h, also einem größeren chirurgischen Eingriff entsprechend, andauern, wobei die biologische Halbwertszeit, nicht die Plasmahalbwertszeit, im Vordergrund stehen sollte.
3. Die Applikationsform und die Zeitpunkte der Applikation sollten klinischen Erfordernissen entsprechen.

Diese Bedingungen konnten aufgrund der vorangegangenen Studie in dieser Arbeit durch Fenistil in einer Dosis von 0,1 und 0,5 mg/kg und Tagamet in einer Dosis von 5 mg/kg bei i.v. Applikation erfüllt werden. Die Zeitintervalle zwischen Prophylaxe und der Entblutung mit Histaminfreisetzung wurden so gewählt, daß 5 min dem Stadium der Narkoseeinleitung, 60 min einem kleineren chirurgischen Eingriff und 120 min einem großen chirurgischen Eingriff entsprachen. Als Zeit für die Applikation von Tagamet und Fenistil wurden jeweils 2 min festgelegt, da diese Zeiten keine Nebenwirkungen durch die Antihistaminika selbst erkennen ließen [23,43].

Da der Versuchsaufbau 3 Variable enthalten würde: Zeit, Arzneimittel und Dosis, sollten nach intensiven Beratungen mit unseren Statistikern 6 Gruppen zu je 12 Tieren gebildet werden, um durch das wiederholte Signifikanztesten das α-Risiko nicht zu sehr zu erhöhen. Die Signifikanzprüfung sollte durch Varianzanalyse erfolgen.

Die Versuchsbedingungen sind in Abb.4 als Checkliste schematisch zusammengefaßt. Der Versuchsablauf beim einzelnen Versuchstier erfolgte in Anlehnung an die Anordnung von Lorenz et al.[31]. Das Versuchstier wurde mit Pentobarbital (Nembutal®) (20-25 mg/kg i.v.) narkotisiert, intubiert und atmete Raumluft spontan. 2 arterielle Polyäthylenkatheter wurden eingeschoben, über die linke Arteria femoralis bis in Nierenhöhe für die Entblutung und Plasmahistamingewinnung, über die rechte Arteria femoralis bis zum Zwerchfell für die Messung des arteriellen Blutdrucks. Außerdem wurde ein venöser Polyäthylenkatheter über die Vena femoralis in die Vena cava (infrahepatisch) vorgeschoben, um für die Infusion und die Injektion der Antihistaminika zu dienen. Nach einer Pause von 15 min erfolgte eine Blutabnahme. Unmittelbar im Anschluß daran wurden entweder die Antihistaminika oder Kochsalz als Placebolösung injiziert. 5 min später wurde Blut entnommen, um Histaminfreisetzung durch die Antihistaminika nachzuweisen, zusätzlich erfolgten weitere Abnahmen vor dem Entbluten bei den Gruppen mit 60 und 120 min Zeitintervall zwischen H_1- und H_2-Prämedikation und Entblutung plus Histaminfreisetzung. Je nach Zuteilung der Versuchstiere zu den Gruppen mit den 3 Zeitintervallen nach Randomisierung mit Randomzahlen erfolgte die Entblutung 5, 60 oder 120 min nach Injektion der H_1- und H_2-Rezeptor-Antagonisten oder der Placebolösung. Dann wurde nach 1 min Pause das gleiche Volumen Ringerlösung in 3 min infundiert, die 48/80 (50 µg/kg) enthielt und auf Raumtemperatur erwärmt war. Nach Infusionsende erfolgten

I sofort	II 60 min	III 120 min
Anästhesie Op 15 min Pause	Anästhesie Op 15 min Pause	Anästhesie Op 15 min Pause

0' BP   RR
Prämedikation
5' BP
–
	0' BP RR
	Prämedikation]11'
	5' BP
	30' Narkose
	            n. 45' RR
		0' BP RR
		Prämedikation]11'
		5' BP
		30' Narkose
		            n. 45' RR

–
–
–
	59' BP
	           RR
	–
	–
		59' BP n. 75' RR
		90' Narkose
		                   RR
		119' BP

Entbluten (sofort) 1' Pause Infusion (3 min)	Entbluten (60') 1' Pause Infusion (3 min)	Entbluten (120') 1' Pause Infusion (3 min)
1' BP 5' BP 10' BP 20' BP 30' BP	1' BP 5' BP 10' BP 20' BP 30' BP	1' BP 5' BP 10' BP 20' BP 30' BP

Abb.4. Schematische Darstellung der Versuchsbedingungen für die drei Zeitintervalle zwischen Prämedikation und Entbluten mit Histaminliberation. Op=Einlegen der Katheter als kleine chirurgische Maßnahme, BP=Entnahme einer Blutprobe, RR=blutige Messung des Blutdrucks. Sofort=5 min nach Gabe der Antihistaminika Beginn der Entblutung, Histaminfreisetzung nach weiteren 5 min, was den Zeitpunkt der Narkoseeinleitung imitieren sollte

weitere Blutentnahmen und die klinische Beobachtung sowie kontinuierliche Registrierung des Blutdrucks entsprechend den in Abb.4 angegebenen Zeiten. 30 min nach Infusionsende wurden 2 weitere Blutproben für die Herstellung einer Qualitätskontrolle entnommen.

Die wichtigsten Zielgrößen waren der arterielle Blutdruck und die Plasmahistaminkonzentration. Es wurden Probleme mit der Schiefe der Verteilung der Werte erwartet, die Varianzanalyse wurde aber dann als robust zur Lösung dieser Probleme angesehen, wenn die Versuchsplanung balanziert war. Deshalb wurde der Stichprobenumfang für die 7 Gruppen der Studie immer gleich groß und relativ umfangreich gewählt. Die Ermittlung der klinischen Symptome erfaßte Erytheme, Ödeme und Effloreszenzen sonstiger Art, Tachypnoe, Defäkation sowie Todesfälle. Die Methodik der Erfassung dieser klinischen Symptome wurde ausführlich in einer früheren Arbeit beschrieben [29]. Die Plasmahistaminkonzentration wurde mit der kombinierten Methode [27] gemessen. Zur Ermittlung der Histaminfreisetzung wurden jeweils die höchsten Plasmaspiegel in der erhaltenen Bateman-Funktion verwendet, wie bereits oben für die anderen Studien beschrieben. Der Zeitpunkt der höchsten Werte entsprach bei 48/80 immer der 1. min nach Infusionsende.

ERGEBNISSE DER 5 RANDOMISIERTEN KONTROLLIERTEN STUDIEN AN PATIENTEN, PROBANDEN UND VERSUCHSTIEREN (HUNDEN)

Studie I: Cutane anaphylaktoide Reaktionen nach Haemaccel-35 bei orthopädischen Patienten

Es bestand nicht die Absicht, in dieser Studie NUR cutane anaphylaktoide Reaktionen zu untersuchen. Im Gegensatz zu dem jetzt nicht mehr im Handel befindlichen klassischen Haemaccel aber verursachte Haemaccel-35 keine systemischen anaphylaktoiden Reaktionen mehr bei Patienten, weder in den

Tabelle 5. Cutane anaphylaktoide Reaktionen bei Patienten mit drei Arten von Prämedikation und nachfolgender Infusion von Haemaccel-35. (Gesamt H_1 und H_2) versus physiolog. NaCl Chi^2 = 24,11 ($p < 0,005$)

Prämedikation	Patienten mit anaphylaktoider Reaktion			
	systemisch	cutan	keine	gesamt
Physiol. NaCl	0	27	123	150
Fenistil + Tagamet (H_1 u. H_2)	0	4	146	150
Piriton + Tagamet (H_1 u. H_2)	0	9	141	150
Gesamt	0	40	410	450

Testgruppen, noch in der Kontrollgruppe, die nur Kochsalz als Placebo-Prämedikation erhielt (Tab. 6). Diese beträchtliche Verbesserung des Arzneimittels konnte auch dadurch gezeigt werden, daß die Konfidenzintervalle für die Inzidenzen systemischer Reaktionen in den 3 bisher untersuchten Stichproben bestimmt wurden.In dieser Studie betrugen sie 0-2,4%, in einer früheren Studie [25] 3,4-7,1% und in der Studie von Schöning und Koch [41] 2,7-11,2%.

Haemaccel-35 verursachte aber immer noch cutane anaphylaktoide Reaktionen. Diese besaßen keine erkennbare klinische Bedeutung, da sie nur aus einzelnen Quaddeln von einem Durchmesser von 2-5 mm bestanden (Tab.7). Die Inzidenz dieser banalen Histaminfreisetzungsreaktion auf Polygelin war geringer als in früheren Studien (Tab. 1), aber immer noch 18%. Durch die Prämedikation mit Histamin H_1- und H_2-Rezeptor-Antagonisten wurde sie aber drastisch reduziert, nicht nur in der Gesamtzahl der Reaktionen (Tab. 5), sondern auch in der Ausdehnung der vorhandenen Reaktionen (Tab.6). Fenistil in der verwandten Dosis war dabei dem Piriton in der angegebenen Dosis überlegen, wobei beide verwendeten Dosen den Empfehlungen der jeweiligen Firmen entsprachen.

Die in dieser Studie gemessenen Plasmahistaminspiegel überschritten in keinem Fall die obere Grenze des Normalbereiches (1,0 ng/ml). Im Durchschnitt waren sie nicht verschieden vom Wert vor der Infusion (0,35 ng/ml). Außerdem konnte kein Unterschied in den Plasmahistaminspiegeln zwischen Patienten entdeckt werden, die keine Reaktion zeigten und denen mit einer cutanen Reaktion (Details s. Schöning et al. [43]).

Das äußerst bemerkenswerte Ergebnis dieser Studie an Patienten ist die Unterdrückbarkeit der cutanen anaphylaktoiden Reaktion und damit der lokalen Histaminfreisetzung in der Haut durch die Prämedikation mit den H_1- und H_2-Rezeptor-Antagonisten. Bei einer ganzen Reihe von Studien über verschiedene Formen von Urticaria konnten derart positive Befunde in der Literatur nicht erhoben werden [9].

Studie II: Systemische anaphylaktoide Reaktionen bei Versuchspersonen durch klassisches Haemaccel

Bei Probanden, die physiologische Kochsalzlösung als eine Placebo-Prämedikation erhielten, kam es nach rascher Infusion von klassischem Polygelin zu 6 systemischen und 9 cutanen anaphylaktoiden Reaktionen. In der Testgruppe, die Fenistil und Tagamet als Prämedikation erhielt, trat dagegen keine systemische und auch keine cutane anaphylaktoide Reaktion auf (Tab.7). 2 der 6 systemischen Histaminfreisetzungsreaktionen hatten bereits einen beträchtlichen Schweregrad: milder Bronchospasmus, generalisierte Urticaria mit beträchtlichen Beschwerden (Lidödem, Husten, Niesen, verstopfte Nase) und dem subjektiven Gefühl von Lebensangst. Tachykardie und eine leichte Hypertension wurden außerdem beobachtet.

Tachykardie als der Parameter mit der höchsten Sensitivität für eine systemische Histaminfreisetzungsreaktion[25] war in 5 der 6 Probanden vorhanden, die mit Placebolösung prämediziert wurden und eine Histaminfrei-

Tabelle 6. Quantifizierung der cutanen anaphylaktoiden Reaktionen bei Patienten mit drei Arten von Prämedikation und nachfolgender Infusion von Haemaccel-35

Prämedikation	Anzahl der Quaddeln/Patient mit cutaner anaphylaktoider Reaktion		
	< 5	> 5	Gesamt
Physiol. NaCl	12	15	27
Fenistil + Tagamet (H_1 u. H_2)	4	0	4
Piriton + Tagamet (H_1 u. H_2)	7	2	9
Gesamt	23	17	40

Tabelle 7. Anaphylaktoide Reaktionen und sonstige Symptome bei Probanden nach rascher Infusion von klassischem Polygelin (Haemaccel):Vorbehandlung mit H_1- und H_2-Rezeptor-Antagonisten oder NaCl-Lösung als Placeboprophylaxe. Zur Definition der Reaktionen s. Lorenz et al.[19,25]. Signifikanz im Chi^2-Test: Systemische Reaktionen Chi^2 = 4,79, p < 0,05. Gesamte Reaktionen Chi^2 = 10,94, p < 0,01

Reaktionen und Symptome	H_1 u. H_2-Gruppe		NaCl-Gruppe	
	vorhanden	nicht vorhanden	vorhanden	nicht vorhanden
Systemisch-anaphylaktoid	0	25	6	19
Cutan-anaphylaktoid	0	25	3	22
Anaphylaktoid (Grad I+II)	0	25	9	16
Einzelquaddeln	0	25	3	22
Generalisierte Urticaria	0	25	6	19
Flush	1	24	6	19
Wärmegefühl	12	13	17	8
Metallgeschmack	2	23	5	20
Andere Geschmacksangaben	15	10	14	11

setzung durch Polygeline aufwiesen. Dagegen zeigte keiner der Versuchspersonen die H_1- und H_2-Rezeptor-Antagonisten erhielten, eine Zunahme der Herzfrequenz trotz gleichzeitiger Histaminfreisetzung.

Die Inzidenz der Histaminfreisetzung in den beiden Gruppen der kontrollierten Studie ist in Tab.8 dargestellt. Danach war die Inzidenz der Hist-

Tabelle 8. Zunahme der Plasmahistaminspiegel nach Prämedikation mit H_1- und H_2-Rezeptor-Antagonisten und nachfolgender Infusion von klassischem Haemaccel. H_1=Fenistil, H_2=Tagamet. Chi^2 A I/II = 7,04, p < 0,01

Prophylaxe	Inzidenz der Histaminfreisetzung	
	<1 ng/ml (A)	1 ng/ml (B)
Physiol. NaCl (I)	11/25	6/25
H_1- und H_2-Rezeptor-Antagonisten (II)	21/25	7/25

aminfreisetzung mit Werten über 1 ng/ml in beiden Versuchsgruppen in etwa gleich. Eine Zunahme der Plasmahistaminkonzentration wurde aber häufiger in der mit H_1- und H_2-Rezeptor-Antagonisten vorbehandelten Gruppe beobachtet als in der Placebo behandelten Gruppe. Eine Hemmung der Histaminmethyltransferase durch H_1-und H_2-Rezeptorblocker und damit eine verzögerte Elimination von Histamin werden für diese leichte Zunahme der Plasmahistaminspiegel verantwortlich gemacht [4]. Die Höhe der Plasmahistaminspiegel bei den systemischen anaphylaktoiden Reaktionen entsprach mit durchschnittlich 1,25 ng/ml in der Kochsalzgruppe und mit 1,8 ng/ml in der H_1- und H_2-Rezeptor-Antagonistengruppe den Werten einer durchschnittlichen Histaminfreisetzungsreaktion (s. Kap. 1). Damit wurde in dieser Studie nachgewiesen, daß die durchschnittliche Histaminfreisetzungsreaktion, wie sie am häufigsten nach Gabe eines Arzneimittels mit histaminfreisetzender Aktivität beobachtet wurde, durch die vorherige Gabe von Histamin H_1- und H_2-Rezeptor-Antagonisten vollständig verhindert werden kann. Dies erscheint als ein beträchtlicher medikamentöser Erfolg. Außerdem spricht dieses Ergebnis dagegen, daß bei der Histaminfreisetzung durch klassisches Polygelin andere Mediatoren als Histamin eine wesentliche Rolle spielen. Das Ergebnis dieser Versuche rechtfertigt deshalb die Definition, daß klassisches Haemaccel seine anaphylaktoiden Reaktionen in PRAEDOMINANTER Weise durch Histaminfreisetzung auslöst.

Andere Mediatoren, wie Kinine, Prostaglandine, Leukotriene und Serotonin spielen URSÄCHLICH in der Entstehung dieser Reaktion sicherlich damit keine wesentliche Rolle.

Studie III: Systemische und anaphylaktoide Reaktionen bei Versuchspersonen nach Gabe von Propanidid

Die klinische Reaktion auf eine Propanidid-Narkose ist ein interessantes Beispiel dafür, wie sich bei einem Arzneimittel anaphylaktoide Reaktionen und andere Reaktionen, die nichts mit Histaminfreisetzung zu tun haben, mischen können. Entsprechend der Definition einer durchschnittlichen Histaminfreisetzungsreaktion im 1. Kapitel dieser Arbeit gehören folgende klinischen Symptome mit der größten Inzidenzrate (Sensitivität) zu einer

Tabelle 9. Klinische Symptome bei 32 Probanden nach Gabe von Propanidid und vorheriger Prämedikation mit Placebolösung oder H_1- und H_2-Rezeptor-Antagonisten. n=16 für jede Gruppe. Signifikanz in Fisher's exaktem Test (zweiseitig) Flush A/B $p < 0,05$, Kopfschmerz und Myocloni nicht signifikant

Klinische Symptome	Anzahl der Probanden mit dem Symptom			
	1.Teil des Cross-over		2.Teil des Cross-over	
	NaCl (A)	H_1u.H_2(B)	H_1u.H_2 (A)	NaCl (B)
Flush	11	4	2	0
Kopfschmerz	3	0	0	0
Metallgeschmack	1	1	0	0
Müdigkeit	2	6	5	4
Enge im Hals	2	1	1	0
Enge in der Brust	1	3	2	0
Atemnot	0	0	1	0
Völlegefühl	1	0	3	2
Epigastrische Schmerzen	0	0	0	0
Stuhldrang	0	0	0	0
Myocloni	2	5	10	9

solchen klinisch und über die Histaminfreisetzung kausal definierten "Krankheit": Tachykardie, Plasmahistaminspiegel > 1 ng/ml, Erythem und Quaddeln, Flush, Kopfschmerz, Engegefühl im Hals und in der Brust [25]. Da beim Hund die Histaminfreisetzung durch Propanidid wegen des Lösungsvermittlers Micellophor bzw. Cremophor EL neben der Haut vor allen Dingen aus dem Magen-Darm-Trakt erfolgt, wurden auch gastrointestinale Symptome in der Befragung besonders berücksichtigt.

Tab.9 zeigt die Verteilung der klinischen Symptome auf die beiden Gruppen im Cross-over-Plan. Im 1.Teil dieses Planes wurde der sogenannte "Propanidid-Flush" durch die Prämedikation mit H_1-und H_2-Rezeptor-Antagonisten weitgehend und signifikant verhindert. Auch Kopfschmerz war in der Placebo-Prämedikation vorhanden, nicht aber in der H_1-und H_2-Gruppe. Myokloni und Engegefühl in der Brust wurden dagegen häufiger in der H_1- und H_2-Prämedikationsgruppe beobachtet, doch war der Unterschied statistisch nicht signifikant. Im 2. Teil des Cross-over-Plans war die Inzidenz des Propanidid-Flushes erheblich vermindert. Dies deutet auf Tachyphylaxie hin, wie später die Analyse der Herzfrequenzveränderungen und der Plasmahistaminveränderungen ebenfalls zeigen wird. Kopfschmerz trat nicht auf, wohl aber Müdigkeit, die schon in dem 1.Teil des Cross-over-Plans nach Gabe der H_1- und H_2-Rezeptor-Antagonisten beobachtet wurde. Dieses klinische Symptom ist somit das erwartete Zeichen der Wirksamkeit der H_1- und H_2-Rezeptor-Antagonisten-Applikation. Mit größter Wahrscheinlichkeit beruht dieses Symptom dabei auf der Gabe von Fenistil. Besonders bemerkenswert im 2.

Tabelle 10. Herzfrequenz und Blutdruck bei 32 Probanden nach Gabe von Propanidid und vorheriger Prämedikation mit Placebolösung oder H_1-und H_2-Rezeptor-Antagonisten. n=16 für jede Gruppe. Signifikanz im Mann-Whitney Test (zweiseitig): * $p > 0,02$. Sonst nicht signifikante Unterschiede

Parameter	Median (Bereich)			
	1.Teil des Cross-over		2.Teil des Cross-over	
	NaCl (A)	H_1u.H_2 (B)	H_1u.H_2 (A)	NaCl (B)
Herzfrequenz	45	33*	36	40
(Zunahme in S/min)	(31-73)	(16-62)	(18-51)	(12-54)
Syst. Blutdruck	20	23	20	23
(Abnahme in mHG)	(5-40)	(0-35)	(0-35)	(5-40)

Teil des Cross-over-Plans ist aber die Zunahme der Myokloni. Sie war in beiden Gruppen etwa gleich groß, aber insgesamt etwa 5mal häufiger als in der mit Kochsalz prämedizierten Gruppe im 1. Teil des Cross-over-Plans.
Die beträchtliche Zunahme der Herzfrequenz in der 1. min nach Propanididapplikation wurde signifikant durch die Prämedikation mit H_1- und H_2-Rezeptor-Antagonisten reduziert, während die Blutdrucksenkung in beiden Gruppen gleich groß blieb (Tab.10). Im 2.Teil des Cross-over-Plans war die Tachykardie sowohl in der Kochsalz-Gruppe wie in der H_1- und H_2-Rezeptor-Antagonistengruppe gegenüber der Kochsalzgruppe im 1. Teil des Cross-over-Plans vermindert. Zwischen beiden Gruppen im 2. Teil des Cross-over-Plans bestand aber kein signifikanter Unterschied. Wiederum deuten diese Befunde auf eine verminderte Histaminfreisetzung im 2. Teil des Cross-over-Plans hin, also auf Tachyphylaxie. Der systolische Blutdruck war im 2. Teil des Cross-over-Plans weder in der H_1- und H_2-Rezeptor-Antagonistengruppe noch in der Placebogruppe verändert. Quantitativ war er genauso groß wie im 1. Teil des Cross-over-Plans. Für eine Beteiligung von Histamin an der durch Propanidid verursachten Hypotension besteht deshalb gegenwärtig keinerlei Hinweis. Von den klinischen Symptomen und biologischen Reaktionen auf Propanidid ist schließlich noch das Vigilosomnogramm nach Prämedikation mit H_1- und H_2-Rezeptor-Antagonisten und der Placebo-Prämedikation zu berücksichtigen (Abb.5). Beim Vergleich der beiden Mittelwertskurven ergibt sich für die Gruppe A und B eine gleiche Ausgangssituation mit Schlafstadium A0-A1. Nach Injektion von H_1- und H_2-Rezeptor-Antagonisten zeigt die Mittelwertskurve der Gruppe B eine durchschnittlich um ein Schlafstadium tiefere Lage als bei der Gruppe A. Dieser mehr quantitative "score" Parameter steht in Übereinstimmung mit der Erhebung des subjektiven Merkmals "Müdigkeit" in Tab.9. Nach der 1. Propanidid-Injektion (Abb.5) gleicht von der 30 - 34. min die Mittelwertskurve der Gruppe A und deren Standardabweichung der der Gruppe B. Von der 35. - 60. min liegt die Schlaftiefenmit-

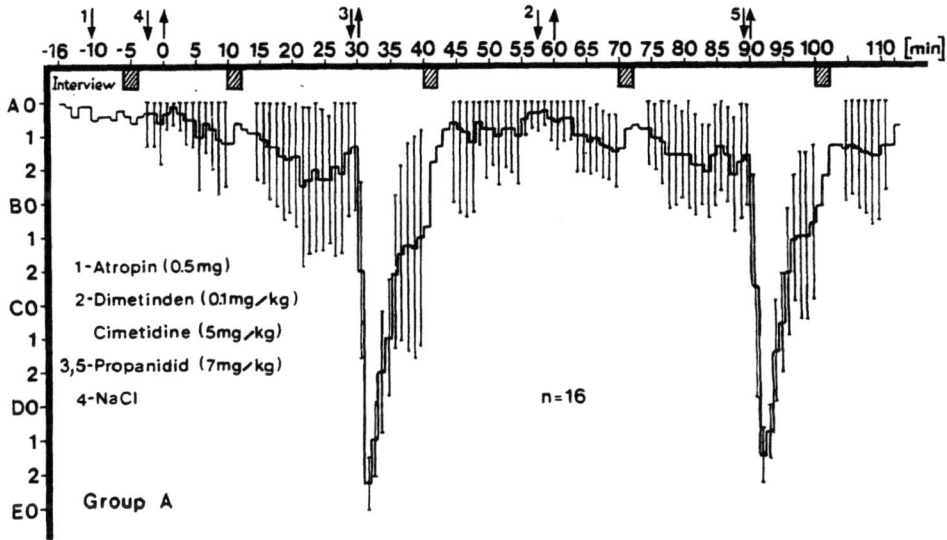

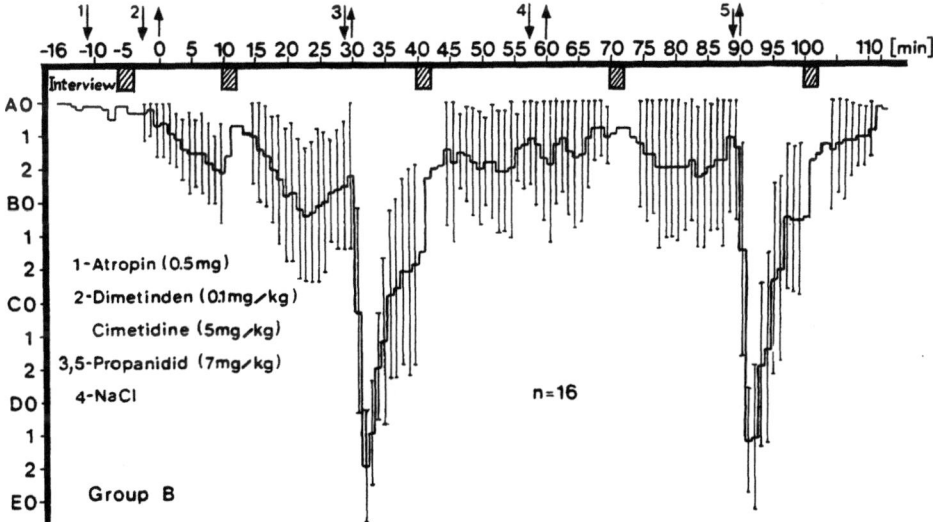

Abb.5. Vigilosomnogramm mit Schlaftiefen-Mittelwertskurve und Standardabweichungen bei 32 Versuchspersonen nach Gabe von Propanidid (Epontol) und vorheriger Prämedikation mit Placebolösung oder H_1- und H_2-Rezeptor-Antagonisten. n=16 für jede Gruppe

telwertskurve der Gruppe B wiederum um einen Schlaftiefengrad unter der der Gruppe A. Nach Injektion von H_1- und H_2-Rezeptor-Antagonisten bei der Gruppe A in der 57. - 60. min kommt es zum vollen Angleich der Schlaftiefenmittelwertskurven. Auch nach nochmaliger Injektion von Propanidid in der

Tabelle 11. Zunahme der Plasmahistaminspiegel bei 32 Probanden nach Gabe von Propanidid und vorheriger Prämedikation mit Placebolösung oder H_1- und H_2-Rezeptor-Antagonisten. Inzidenz und quantitative Veränderungen. n=16 für jede Gruppe

Anzahl und Rangfolge der Probanden	Zunahme der Plasmahistaminspiegel [ng/ml]			
	1.Teil des Cross-over		2.Teil des Cross-over	
	NaCl und 1.Prop.(A)	H_1+H_2 1.Prop.(B)	H_1+H_2 u. 2.Prop.(A)	NaCl und 2.Prop.(B)
1	0,5 (1)	0,4 (1)	0,5 (5)	0,5 (5)
2	0,6 (1)	0,5 (5)	0,6 (10)	0,6 (1)
3	0,6 (5)	0,7 (1)	1,3 (5)	0,6 (5)
4	0,9 (1)	0,7 (1)	-	-
5	1,0 (2)	0,9 (2)	-	-
6	1,1 (5)	1,6 (5)	-	-
7	1,1 (10)	1,7 (5)	-	-
8	1,4 (5)	-	-	-
9	1,8 (1)	-	-	-
Inzidenz	9/16	7/16	3/16	4/16
x̄ (Bereich)	1,0(0,5-1,8)	0,6(0,4-1,7)	0,6(0,5-1,3)	0,6(0,5-1,6)

89. min bleiben die Mittelwertskurven der Schlaftiefen und die Standardabweichungen bis zum Versuchsende in beiden Gruppen annähernd gleich. Insgesamt zeigt sich damit, daß nach Injektion von H_1- und H_2-Rezeptor-Antagonisten ein sedierender Effekt in der Testgruppe auftritt, der auch nach Injektion von Propanidid anhält. Die Injektion von H_1- und H_2-Rezeptor-Antagonisten nach der 1. Propanidid-Applikation zeigt dagegen keinen sedierenden Effekt mehr. Insgesamt weisen diese Befunde damit darauf hin, daß durch die Prämedikation mit H_1- und H_2-Rezeptor-Antagonisten in der vorliegenden Auswahl keine wesentlichen Beeinträchtigungen der hypnotischen und anaesthetischen Wirkungen von Propanidid eintritt. DIESER BEFUND IST AUSSERORDENTLICH WICHTIG IM HINBLICK AUF NEBENWIRKUNGEN EINER H_1- UND H_2-ANTAGONISTEN-PRÄMEDIKATION IN ANAESTHESIE UND CHIRURGIE.

Von beträchtlichem Interesse in dieser Studie war noch die Messung der Plasmahistaminkonzentration in den verschiedenen Phasen des Cross-over-Plans (Tab.11). Histaminfreisetzung bei der 2. Injektion von Propanidid war weniger ausgeprägt und weniger häufig als bei der 1. Injektion. Dieses Ereignis wird als Tachyphylaxie auf Propanidid interpretiert und paßt somit zu den Beobachtungen bei den klassischen Histaminliberatoren wie z.B. Coumpound 48/80 [14]. Im 1. Teil des Cross-over-Plans war die Histaminfreisetzung in der Placebo-Gruppe und in der H_1- und H_2-Rezeptor-Antagonistengruppe nicht signifikant voneinander verschieden. Die Inzidenz war mit 9 bzw. 7 auf 16 Probanden relativ hoch (Tab.11). Im 2.Teil des Cross-over-Plans betrug sie dagegen nur mehr 3 bzw. 4 auf 16 Applikationen. Insgesamt erreichte die Histaminfreisetzung in beiden Probandengruppen lediglich Werte von geringem klinischen Schweregrad. Der höchste Wert betrug eine Zunahme von nur 1,8 ng/ml. Dies entspricht zwar einer durchschnittlichen Histaminfreisetzungsreaktion im Sinne einer systemischen anaphylaktoiden Reaktion [25], doch erreichte das Ausmaß der Histaminfreisetzung in keinem Fall ein bedrohliches oder gar lebensbedrohliches Ausmaß. Der Einfluß der H_1- und H_2-Rezeptor-Antagonisten auf die Propanidid induzierten klinischen Symptome und biologischen Reaktionen war aber in jedem Fall meßbar und damit für die Aufklärung dieser Nebenwirkungen von außerordentlicher Bedeutung.

Studie IV: Lebensbedrohliche anaphylaktoide Reaktionen beim Hund nach Applikation von klassischem Haemaccel

Mit Ausnahme von einem einzigen Versuchstier reagierten alle Hunde mit einer Histaminfreisetzungsreaktion auf klassisches Haemaccel (Tab. 12). Mehr als die Hälfte von ihnen war nach der Definition in Kapitel 1 dieser Arbeit lebensbedrohlich, mit hypotensiven Reaktionen von mehr als 100 mmHg. Der zeitliche Verlauf solcher Haemaccel-Schocks wurde sowohl hinsichtlich der Blutdruckreaktion wie auch der Vollbluthistamin-Konzentrationsänderungen bereits in einer früheren Arbeit dargestellt [32], eine Demonstration der Kurvenverläufe wurde deshalb in dieser Mitteilung weggelassen.

Anstelle der Plasmahistaminspiegel wurden Vollbluthistamin-Konzentrationen bei den Hunden gemessen (für die Begründung s. Angaben in Material

Tabelle 12. Verhinderung von schweren lebensbedrohlichen anaphylaktoiden Reaktionen in Hunden nach rascher Infusion von klassischem Haemaccel durch Prämedikation mit H_1- und H_2-Rezeptor-Antagonisten. Die Zunahme der Bluthistaminspiegel und die Hypotension werden für die Zeit der maximalen Reaktion angegeben (ca.1-5 min nach Ende der Infusion). Statistische Hypothesenprüfung mit dem Mann-Whitney-Test: ** Hypotension $p < 0,01$, * Zunahme der Bluthistaminkonzentration nicht signifikant

Rang-folge	Zunahme des Bluthistaminspiegels [ng/ml]		Hypotension [- mmHg]	
	NaCl	H1 + H2	NaCl	H1 + H2
1	5,3	0	0	0
2	10,1	1,2	30	0
3	21,3	2,9	35	0
4	37,5	8,4	60	0
5	42,5	19,6	110	0
6	55,2	22,7	120	0
7	69,4	48,7	140	0
8	72,0	52,2	150	30
9	107,5	62,2	170	30
10	-	91,3	-	40
11	-	113,7	-	50
Median	42,5	22,7*	110	0**
(Bereich)	(5,3-107,5)	(0-113,7)	(0-170)	(0-50)

und Methodik). Eine Zunahme von ungefähr 40 ng/ml Histamin im Vollblut entsprach ungefähr 10 ng/ml im Plasma (Abb.6) (in Lorenz et al.[31]). Diese Zunahme der Plasmahistaminspiegel verursacht beim Menschen lebensbedrohliche Reaktionen [25]. Prämedikation mit H_1- und H_2-Rezeptor-Antagonisten veränderte nicht signifikant das Ausmaß der Histaminfreisetzung durch klassisches Haemaccel. Ungefähr die Hälfte der Bluthistaminkonzentrationen waren höher als 40 ng/ml, sowohl in der Kochsalz- wie in der H_1- und H_2-Rezeptor-Antagonistengruppe.

Im Kontrast zu dieser Histaminfreisetzung aber war die hypotensive Reaktion auf klassisches Haemaccel drastisch durch die Prämedikation mit H_1- und H_2-Rezeptor-Antagonisten reduziert (Tab.12). IM DURCHSCHNITT WURDE DIE HYPOTENSIVE REAKTION SOGAR VOLLSTÄNDIG VERHINDERT. In der am wenigsten erfolgreichen Prophylaxe trat eine Hypotension von -50 mmHG auf [21]. Diese Hypotension wurde von dem Versuchstier gut toleriert und verschwand nach 20 min.

Die Infusion von gereinigtem Polygelin (Haemaccel-35) verursachte keine lebensbedrohlichen anaphylaktoiden Reaktionen bei den Hunden, weder nach

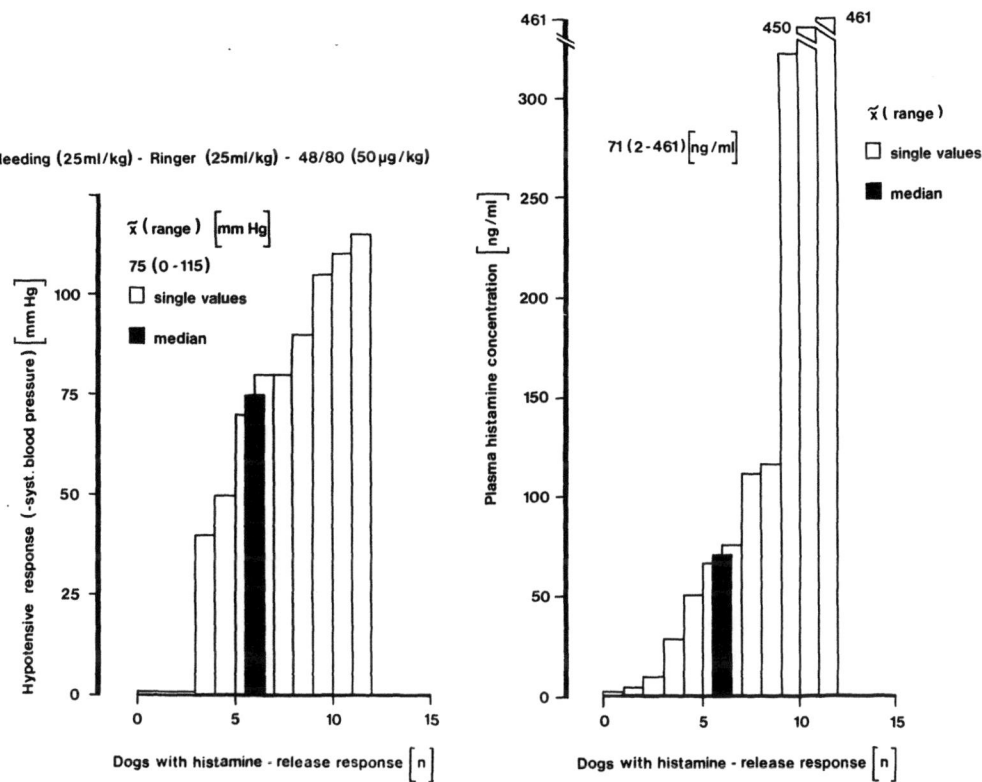

Abb.6. Hypotensive Reaktionen (a) und Plasmahistaminspiegel (b) bei schweren, lebensbedrohlichen anaphylaktoiden Reaktionen in Hunden nach rascher Infusion von Ringerlösung mit 50 µg/kg 48/80. Einzelwerte von 12 Hunden in der Kontrollgruppe (physiol. NaCl-Lösung als Prämedikation, 5 min Intervall zwischen NaCl-Gabe und Entbluten von 500 ml!)

Vorbehandlung mit Placebo-Lösung (NaCl) noch mit H_1- und H_2-Rezeptor-Antagonisten [22]. Es gab nur eine leichte Hypotension in der H_1- und H_2-Rezeptor-Antagonistengruppe. In jeder der beiden Gruppen reagierte nur ein Versuchstier mit einem Anstieg der Bluthistaminspiegel, 1,9 ng/ml in der Kochsalzgruppe und 1,1 ng/ml in der Histaminrezeptor-Antagonistengruppe. Es gab deshalb keinen Hinweis dafür, daß die Vorbehandlung mit Fenistil und Tagamet die Histaminfreisetzung beeinflußte oder irgendeinen Einfluß auf den Abbau des freigesetzten Histamins aufwies [31].

Studie V: Lebensbedrohliche anaphylaktoide Reaktionen bei Hunden nach Infusion von Verbindung 48/80 in Ringerlösung
In Vorversuchen zu dieser Studie wurde sichergestellt, daß die Histaminfreisetzung durch 48/80 nicht signifikant durch das Zeitintervall beein-

flußt wurde, das zwischen der Einleitung der Narkose und der Auslösung der Histaminfreisetzung lag. Außerdem wurde als Dosis für 48/80 50 µg/kg in 500 ml Ringerlösung ermittelt, die beim Hund eine Histaminfreisetzung hervorrief, die einer schweren klinischen Reaktion beim Menschen am meisten nahekam (s.Zwischenfälle mit Propanidid [21] und Zwischenfälle mit klassischem Haemaccel [25]).

Mit 48/80 in Ringerlösung und Kochsalz als Prämedikation allein wurde in der Kontrollgruppe von 12 Hunden eine mittlere Hypotension von 75 mmHg erreicht (Abb.6).Diese massive hypotensive Reaktion entsprach nach der Definition der Schweregrade einer Histaminfreisetzungsreaktion voll und ganz der für eine lebensbedrohliche anaphylaktoide Reaktion. Bemerkenswert ist aber bei dieser Dosis 48/80,daß die Reaktionen bei den einzelnen Versuchstieren außerordentlich unterschiedlich ausfielen. Dies ist bei der üblichen pharmakologischen Dosis von 1 mg bis 5 mg/kg keinesfalls zu beobachten. Man muß sich aber vor Augen führen,daß die Verhältnisse mit der niedrigen Dosis an 48/80 genau denen in der Klinik entsprechen. Niemand will einem Patienten eine Dosis eines Histaminliberators verabreichen, die ihn in lebensbedrohliche Schwierigkeiten bringt. Vielmehr muß man bei Arzneimitteln ihre histaminfreisetzende Wirkung zu einem bestimmten Anteil in Kauf nehmen, d.h. sie so dosieren, daß möglichst wenige Individuen mit einer solchen Nebenreaktion reagieren. Damit nähert man sich der Schwellendosis für die histaminliberierende Aktivität des betreffenden Arzneimittels. In diesem Bereich werden ein Teil der Versuchstiere bzw. der Patienten überhaupt nicht reagieren, während einzelne besonders empfindliche Individuen bereits massive Nebenwirkungen aufweisen. Dies wird besonders aus Abb.6 b deutlich, wo die einzelnen Erhöhungen der Plasmahistaminkonzentration nach Gabe von 50 µg/kg 48/80 dargestellt wurden. Während die 3 Versuchstiere, die keine hypotensive Reaktion entwickelten, nur bis etwa 10 ng/ml Plasmahistaminspiegel aufwiesen, zeigten die Tiere mit hypotensiven Reaktionen Werte von etwa 30-461 ng/ml. Im Mittel betrug die Plasmahistaminkonzentration 71 ng/ml (Abb.6b).

Die Verabreichung von H_1- und H_2-Rezeptor-Antagonisten in 2 verschiedenen Dosen und zu unterschiedlichen Zeiten vor der Auslösung der Histaminfreisetzungsreaktion erbrachte z.T. die erwarteten, z. T. sehr unerwartete Ergebnisse. Die Prämedikation war nicht in der Lage, jegliche hypotensive Reaktion zu verhindern, doch wurde sie ganz erheblich abgeschwächt. Im Mittel betrug die Blutdrucksenkung bei der niedrigen Dosis des H_1-Rezeptor-Antagonisten 23, bei der hohen Dosis 28 mmHg (Abb.7a u.b). Damit wurde im Mittel die blutdrucksenkende Wirkung um 70% vermindert. Bemerkenswert war die höhere Dosis des H_1-Rezeptor-Antagonisten NICHT WIRKSAMER als die niedrige und damit bis heute übliche klinische Dosis. Diese Befunde beziehen sich aber nur auf das kurze Intervall zwischen Prämedikation und Auslösen der Histaminfreisetzungsreaktion (ca. 5 min) (entsprechend den Bedingungen der Narkoseeinleitung).

Beim 60-min-Intervall (Abb.7c u.d)zwischen Prämedikation und Auslösung der Histaminfreisetzungsreaktion trat aber ein interessanter Unterschied

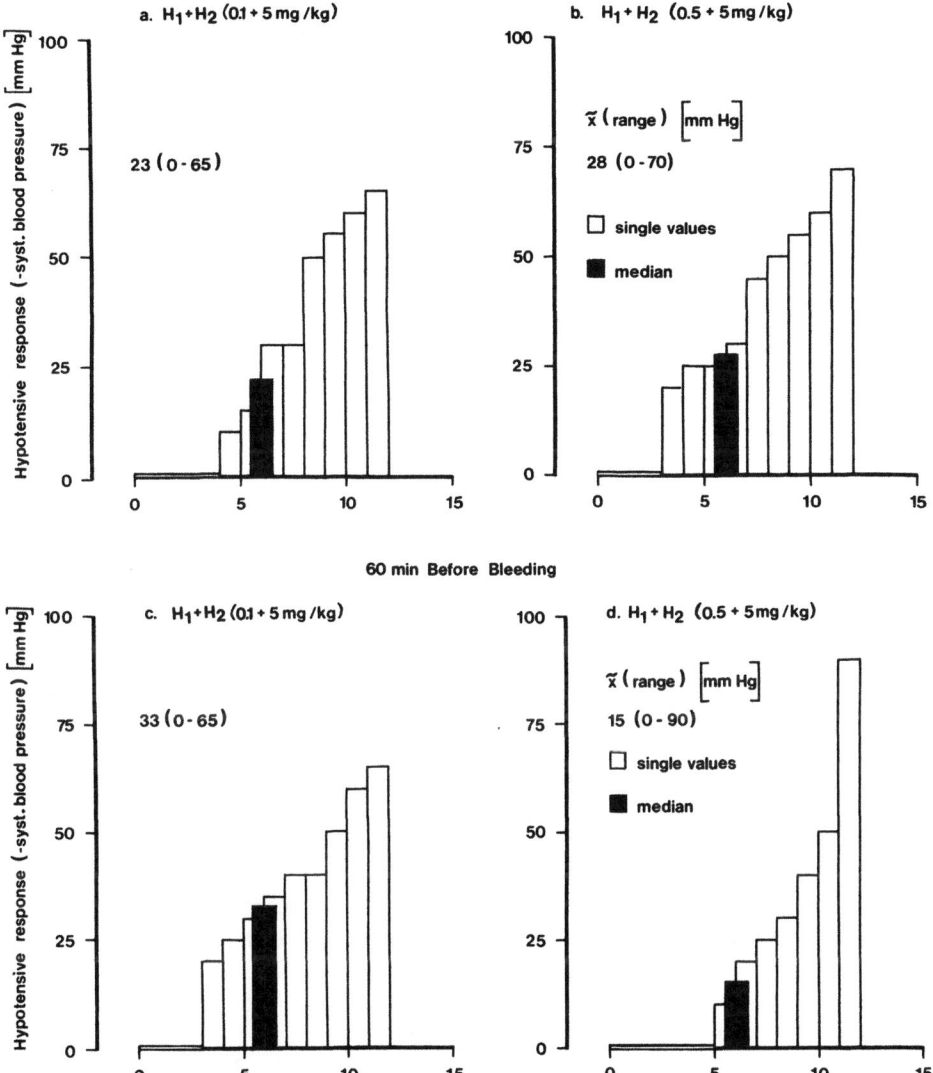

Abb.7. Verhütung schwerer, lebensbedrohlicher anaphylaktoider Reaktionen in Hunden nach rascher Infusion von Ringerlösung mit 50 µg/kg 48/80 durch Prämedikation mit H_1- und H_2-Rezeptor-Antagonisten. Einzelwerte von je 12 Hunden in jeder Testgruppe

zwischen der niedrigen und der höheren Dosis des H_1-Rezeptor-Antagonisten auf. Dieser Effekt verstärkte sich beim 120-min-Intervall (Abb.7e u.f) noch erheblich. Während nämlich die protektive Wirkung der H_1-und H_2-Rezeptorblockade sich bei der niedrigen Dosis des H_1-Rezeptor-Antagonisten

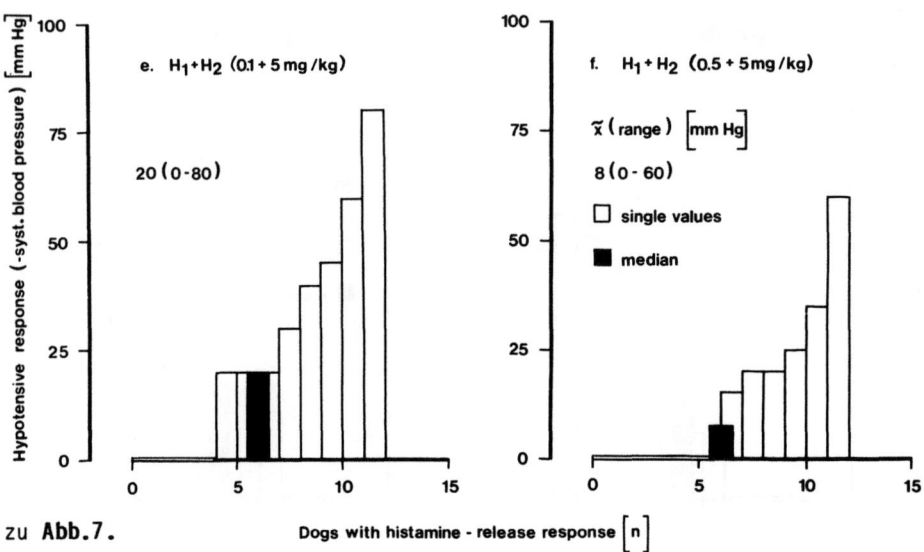

zu **Abb.7.**

nicht signifikant veränderte, nahm bei der höheren Dosis des H_1-Rezeptor-Antagonisten(0,5 mg/kg) die protektive Wirkung mit zunehmendem Zeitintervall zwischen Prophylaxe und Auslösung der Histaminfreisetzungsreaktion erheblich zu. Beim 120-min-Intervall betrug die hypotensive Reaktion im Mittel nur mehr 8 mmHg. Sie war damit gegenüber der Kontrollgruppe um 90% vermindert. Diese massive protektive Wirkung der Prämedikation ist aber erstaunlich, wenn man berücksichtigt, daß sowohl der H_1- wie auch der H_2-Rezeptor-Antagonist eine Plasmahalbwertszeit besitzt, die etwa bei 2 h liegt. Die Erklärung für diese zunehmende Wirksamkeit der höheren Dosis des H_1-Rezeptor-Antagonisten Fenistil wird durch die Bestimmung der Plasmahistaminspiegel erklärt (Abb.8 u. 9). Im Kurzzeitintervall zwischen Prämedikation und Auslösung der Histaminfreisetzungsreaktion sind die Plasmahistaminspiegel in beiden Gruppen statistisch nicht verschieden und auch nicht statistisch verschieden von den Werten der Kontrollgruppe,in der nur Kochsalz verwendet wurde (Abb.6 b u.8). Mit zunehmendem Zeitintervall zwischen Prämedikation und Auslösen der Histaminfreisetzungsreaktion nahm aber das Ausmaß der Histaminfreisetzung ständig ab, vor allen Dingen aber in den Gruppen mit der höheren Dosis des H_1-Rezeptor-Antagonisten. Im Vergleich zur Kontrollgruppe mit Kochsalzprämedikation betrug die Abnahme der Histaminfreisetzung wiederum etwa 90% und korreliert damit mit der Abnahme der hypotensiven Reaktionen. Damit besitzt die Prämedikation mit H_1- und H_2-Rezeptor-Antagonisten in dieser Versuchsanordnung eine 2-fache Wirkung:

1. Verminderung der hypotensiven Reaktion durch Blockade der H_1- und H_2-Rezeptoren.

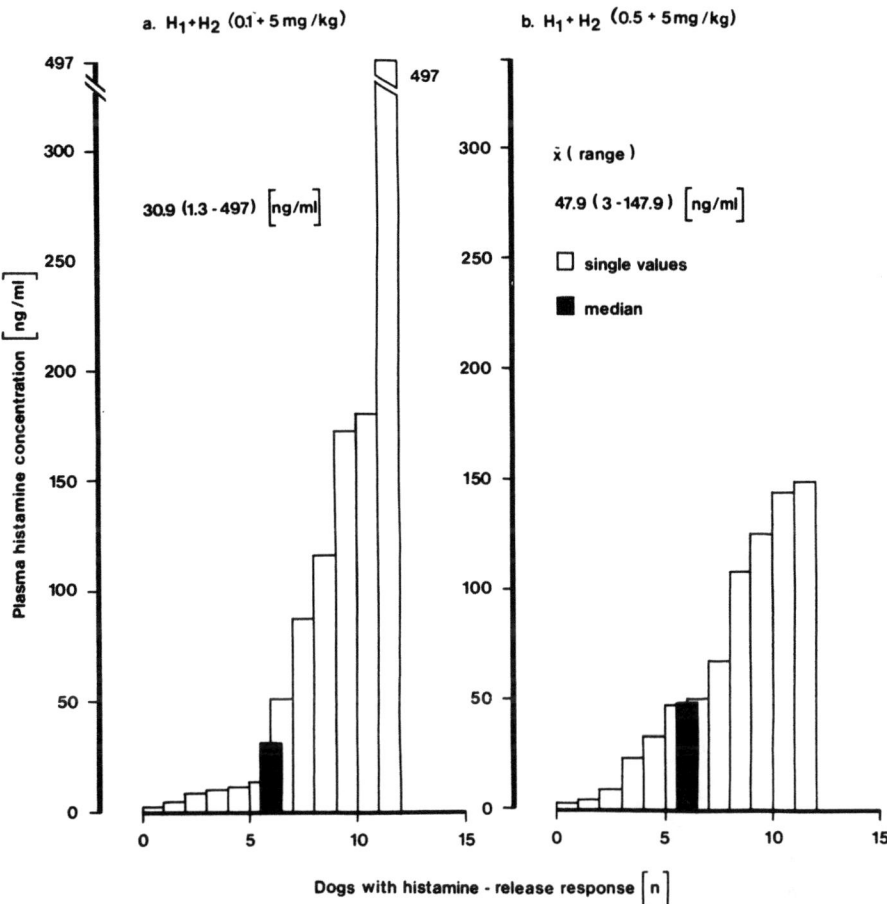

Abb.8. Plasmahistaminspiegel bei anaphylaktoiden Reaktionen in Hunden nach rascher Infusion von Ringerlösung mit 50 μg/kg 48/80 und kurz zuvor erfolgter Prämedikation mit H_1- und H_2-Rezeptor-Antagonisten. Einzelwerte von je 12 Hunden in jeder Testgruppe

2. Verminderung der hypotensiven Reaktion durch Hemmung der Histaminfreisetzung mit zunehmender Zeit nach Verabreichung der beiden Medikamente, wobei eine höhere Dosis des H_1-Rezeptor-Antagonisten wirksamer als die niedrigere Dosis war (Abb.9).

Bevor die klinische Bedeutung dieser Befunde in der kontrollierten Studie an Hunden richtig gewürdigt werden kann, müssen die einzelnen Reaktionen der Versuchstiere, besonders die im oberen Bereich, analysiert werden. Die Prämedikation mit H_1- und H_2-Rezeptor-Antagonisten gewährt keinen absoluten und totalen Schutz vor hypotensiven Reaktionen in Dosen wie sie kli-

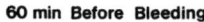
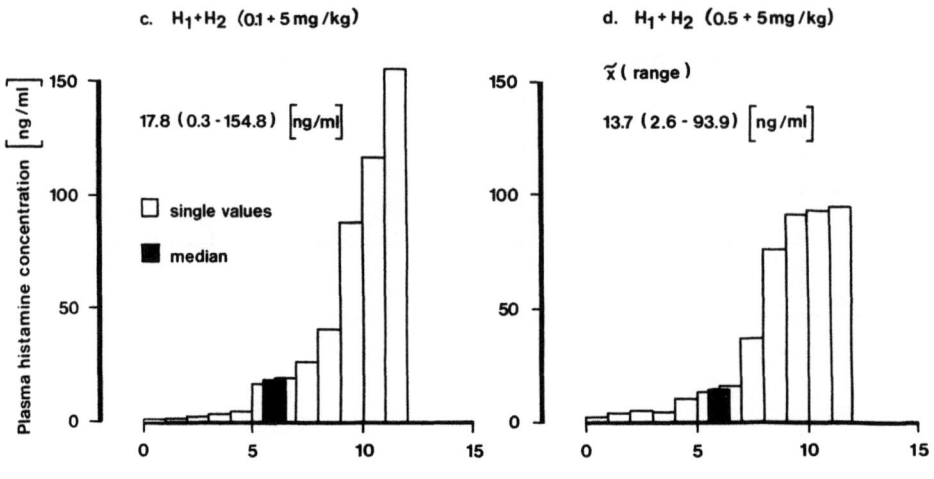
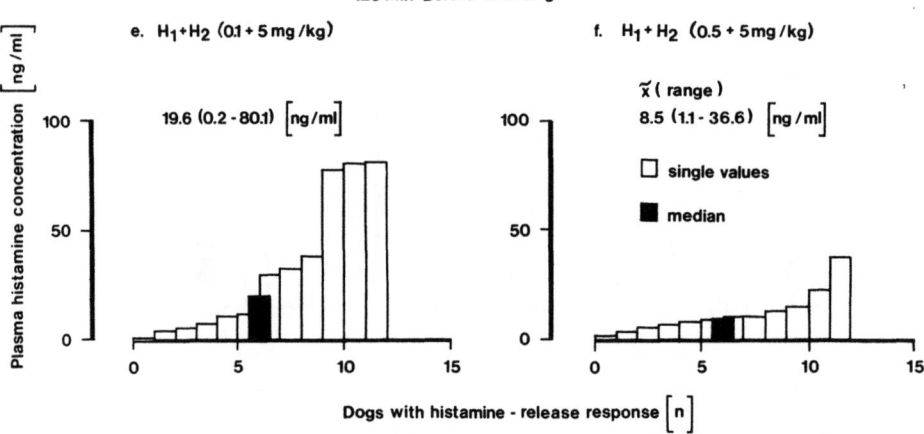

Abb. 9. Plasmahistaminspiegel bei anaphylaktoiden Reaktionen in Hunden nach rascher Infusion von Ringerlösung mit 50 µg/kg 48/80 und 60 bzw. 120 min vorher erfolgter Prämedikation mit H_1- und H_2-Rezeptor-Antagonisten. Einzelwerte von je 12 Hunden in jeder Testgruppe

nisch verwendet werden. Bereits in der 1. Gruppe mit kurzem Intervall zwischen Prämedikation und Auslösung der Histaminfreisetzung war die hypotensive Reaktion aber bereits so weit reduziert,daß ein Blutdruck von 80 mmHg bei dem Versuchstier nicht unterschritten wurde. Dies war lediglich bei 1 Tier der Gruppe D (60-min-Intervall) und bei 1 Tier der Gruppe E (120-min-Intervall) der Fall. Der relative Schutz der Versuchstiere wurde damit für 70 von 72 Hunden (97%) gewährleistet. Ein derartig hoher Schutzeffekt bei einer im klinischen Alltag relativ seltenen massiven Histaminfreisetzung erscheint unter den gegenwärtigen Verhältnissen und unter Berücksichtigung von Nebeneffekten mit höheren Dosierungen der Prämedikation WIRKLICH AUSREICHEND.

Von erheblicher klinischer Bedeutung könnte aber der Befund sein, daß die Wirksamkeit der vielen Arzneimittel in Anaesthesie und Chirurgie mit histaminliberierenden Nebeneffekten durch eine FRÜHZEITIGE Prämedikation mit H_1- und H_2-Rezeptor-Antagonisten außerordentlich abgeschwächt werden könnte. Im klinischen Alltag ist eine Prämedikation bereits 1-2 h vor der Operation keinesfalls unpraktikabel. Im Gegenteil, eine Verabreichung bereits auf Station ist auch für andere Medikamente keinesfalls ungewöhnlich und könnte für die Arbeit im Operationssaal von Vorteil sein.

DISKUSSION

Histaminfreisetzung durch Arzneimittel in Anaesthesie und Chirurgie wurde inzwischen bei Patienten, Probanden und Versuchstieren unter KLINISCHEN BEDINGUNGEN in überwältigender Weise nachgewiesen [3,12,17,21,24,25,28,33,35,44]. Es gibt eine erschreckend große Anzahl von Substanzen, die Histaminfreisetzungsreaktionen als unerwünschte Nebenwirkungen auslösen können. Auch der operative Eingriff als solcher mit der Lösung von Verwachsungen oder der Verletzung von Gewebe führte in 30% der Fälle zu pathologischen Plasmahistaminspiegeln [38]. Bis heute wissen wir nicht, ob und wie gefährlich eine durchschnittliche Histaminfreisetzungsreaktion [25] für die intra- und postoperative Periode eines individuellen Patienten ist. Es gibt aber keinen Zweifel, daß einige der Reaktionen lebensbedrohlich sind [2] und daß einige von ihnen auch mit dem unmittelbaren Tod des Patienten enden [2].

3 Fragen entstehen aus diesen klinischen Beobachtungen:
1. Ist die Inzidenz der Histaminfreisetzung bei Patienten während Routineanaesthesie und Chirurgie hoch und ist der Schweregrad so erheblich, daß etwas gegen diese Histaminfreisetzungsreaktionen unternommen werden muß? Zu dieser wichtigen Problematik wurde im 1. Abschnitt dieses Beitrages Stellung genommen und gegenüber dem Stand von 1981 [43] festgestellt, daß wir heute MEHR Beweise dafür besitzen, daß die Inzidenz histaminfreisetzender Prozesse hoch und ihr Schweregrad ebenfalls bedenkenswert ist. Die 5 kontrollierten Studien können aber eine Antwort nur zum Problem der Inzidenz, nicht aber zum Schweregrad bei Patienten und Probanden liefern. Ethische Gründe stehen Untersuchungen am Menschen mit lebensbedrohlichen Nebenwirkungen selbstverständlich entgegen.
2. Können die klinischen Wirkungen der Histaminfreisetzung durch eine Prämedikation mit H_1- und H_2-Rezeptor-Antagonisten verhütet werden? Wir glauben, daß auch dieses Problem gegenüber 1981 [1,43] weiter zunehmend positiv gelöst wurde. Die Studie mit Propanidid weist uns aber darauf hin, daß dasselbe Arzneimittel denselben Effekt (Tachykardie und Blut-

drucksenkung) durch verschiedene Mechanismen am selben Individuum auslösen kann, so daß eine Mischung von 2 Mechanismen entsteht. Dies ist für die klinische Beurteilung der Häufigkeit und des Schweregrades derartiger Reaktionen von größter Bedeutung.Die Bestimmung des Plasmahistaminspiegels ist die einzige Möglichkeit, deshalb bei klinischen Symptomen zu entscheiden, ob eine Histaminfreisetzung vorgelegen hat oder nicht und ob sie zum Schweregrad einer klinischen Reaktion beigetragen hat. Die Erhöhung der Plasmahistaminkonzentration bis auf pathologische Werte ist dabei nicht nur ein Indikant von äußerster Empfindlichkeit, sondern vor allen Dingen auch von hoher Spezifität.Dies gilt für keines der klinischen Symptome, die am häufigsten bei Histaminfreisetzungsreaktionen bisher nachgewiesen wurden.

3. Gibt es irgendwelche Nebenwirkungen der Prämedikation selbst? Wir glauben, daß aus den Ergebnissen dieser 5 Studien und denen einer früheren Studie zur Nebenwirkungsfrage [23] es offensichtlich geworden ist, daß mit Fenistil als H_1-Rezeptor-Antagonist und Tagamet als H_2- Rezeptor-Antagonist in den Dosen und der GESCHWINDIGKEIT DER ADMINISTRATION bei Menschen diese Frage zugunsten der H_1- und H_2-Rezeptor-Antagonisten beantwortet werden kann. In der 1. Studie an 450 Patienten wurden 300 mit H_1- und H_2-Rezeptor-Antagonisten vorbehandelt. Keine Arrhythmien, keine anderen Nebenwirkungen wurden beobachtet, wenn die H_1- und H_2-Rezeptor-Antagonisten LANGSAM in jeweils 2 min injiziert wurden. Piriton (Chlorpheniramin) und Tagamet, aber nicht Fenistil setzte Histamin bei Probanden frei, wenn die Arzneimittel als Bolusinjektion verabreicht wurden [23]. Fenistil kann deshalb Piriton ersetzen, aber für Cimetidin, eines der am besten untersuchten Arzneimittel in unserer Zeit, gibt es bis jetzt gerade unter den Bedingungen von Operation und Anaesthesie keine bessere Alternative. Ranitidin ist bis heute zu wenig auf Wirksamkeit und Nebenwirkungen unter diesen Bedingungen untersucht und kann selbst auch Histamin freisetzen, wenn es als Bolusinjektion bei Probanden verabreicht wird [34]. Besonders wichtig aber hinsichtlich Nebenwirkungen ist die Untersuchung in der Studie III, daß die Prämedikation den Effekt des Anaesthetikums Propanidid nicht wesentlich beeinflußt, wie das Vigilosomnogramm zum ersten Mal zeigt.

Unter verschiedenen klinischen Bedingungen hat sich die Prämedikation mit H_1- und H_2-Rezeptor-Antagonisten sehr bewährt. Die Studie von Philbin et al. [35] beim Morphin war auch in dieser Hinsicht äußerst erfolgreich. Dagegen erwies sich eine BEHANDLUNG von bereits stattgefundenen anaphylaktoiden Reaktionen durch die Gabe von H_1- und H_2-Rezeptor-Antagonisten als unwirksam [19]. Damit sind die Antihistaminika zur PROPHYLAXE geeignet, nicht aber zur Behandlung von anaphylaktoiden Reaktionen. Es besteht merkwürdigerweise die Neigung, Antihistaminika und vor allen Dingen H_1-Rezeptor-Antagonisten immer wieder zur BEHANDLUNG von anaphylaktoiden Reaktionen einzusetzen. EINE BEGRÜNDUNG DIESER THERAPIE DURCH DEN KLINISCHEN WIRKSAMKEITSNACHWEIS HABEN WIR ABER BISHER NIRGENDS GEFUNDEN.

Gegenüber dem Stand des Wissens beim Münchner Symposium 1981 [43] weist vor allen Dingen die Studie V daraufhin, daß mit großer Wahrscheinlichkeit auch Risikopatienten durch die H_1- und H_2-Rezeptorblockade von den Wirkungen des freigesetzten Histamins wirkungsvoll geschützt werden können.Durch die Untersuchungen am Hund erscheint es nunmehr gerechtfertigt, entsprechende Studien bei Risikopatienten durchzuführen. Die ethische Frage läßt sich dabei vor allen Dingen auch damit positiv beantworten, daß über die Nebenwirkungen der H_1- und H_2-Rezeptor-Antagonisten bei Risikopatienten (fortgeschrittenes Alter,Tumoren oder septische Komplikationen, respiratorische und kardiale Insuffizienz) bisher praktisch gar nichts bekannt ist. Die Tierversuche in Studie V sprechen aber dafür, daß mit einer solchen Studie kein unerlaubtes Risiko eingegangen wird [26].

Die Studien mit H_1-und H_2-Rezeptor-Antagonisten zur Prophylaxe von anaphylaktoiden Reaktionen und Histaminfreisetzungsreaktionen sollten aber nicht vergessen machen,daß es noch andere Wege gibt,um Patienten wirkungsvoll vor den Folgen derartiger unerwünschter Reaktionen zu bewahren. Diese Verfahren wurden im letzten Jahrzehnt erfolgreich durchgeführt, z.B. durch Aussondern einiger histaminfreisetzender Arzneimittel [8], durch die Entwicklung besserer Arzneimittel [10] und Lösungsvermittler [29], durch die Limitierung der Verschreibungsindikationen und vor allen Dingen durch das Vermeiden einer unnötig raschen Administration. Polygelin ist ein Prototyp-Arzneimittel für eine solche Entwicklung: anstatt ständig neue Substanzen mit Wirkungen und Nebenwirkungen zu produzieren, von denen viele über Jahre hinweg nicht erkannt werden, erscheint es viel besser, "alte" Arzneimittel durch eine systematische Forschung zu verbessern.Haemaccel-35 verursacht weniger systemische anaphylaktoide Reaktionen beim Menschen, nachdem der Überschuß an Vernetzungsmitteln reduziert wurde. Andere Wege zur Vermeidung von anaphylaktoiden Reaktionen, wie die Prämedikation mit niedermolekularem Dextran, um Dextran-induzierte anaphylaktoide Reaktionen zu vermeiden,sollten ebenfalls hier besonders herausgestellt werden [15].

Danksagung:
Die exzellente technische Assistenz von Frau Brunhilde Kapp,Leonarda Lüben und Evi Hinterlang (Hottenrott) wird dankend anerkannt.

Mit Unterstützung durch die Deutsche Forschungsgemeinschaft(Lo 199/13-6)

LITERATUR

1. Ahnefeld FW (1982) Histamine and antihistamines in anaesthesia and surgery. Klin Wochenschr 60:871
2. Ahnefeld FW, Fischer F, Frey R, Kilian J, Schöning B (1979) Der Infusionszwischenfall nach künstlichen Plasmasubstituten im Meldekollektiv der Arzneimittelkommission. Anaesthesist 28:207
3. Arrang S (1983) persönliche Mitteilung
4. Barth H, Niemeyer I, Lorenz W (1973) Studies on the mode of action of histamine H_1- and H_2-receptor antagonists on gastric histamine methyltransferase. Agents Actions 3:138
5. Black JW, Duncan WAM, Durant CJ, Ganellin CR, Parsons ME (1972) Definition and antagonisms of histamine H_2-receptors. Nature 236:385
6. Byar DP (1980) Why data bases should not replace randomized clinical trials. Biometrics 36:337
7. Chand N, Eyre P (1975) Classification and biological distribution of histamine receptor subtypes. Agents Actions 5:277
8. Clarke RSJ, Dundee JW (1982) In: Thornton A (ed) Adverse reactions to anaesthetic drugs. Elsevier/North Holland Biomedical Press, Amsterdam p 22-46
9. Cook LJ, Shuster S (1979) Lack of effect of H_2-blockade in chronic urticaria. Br J Dermatol 101 (Suppl) 17:21
10. Doenicke A (1980) Pseudo-allergic reactions due to histamine release during intravenous anaesthesia. In: Dukor P, Kallos P, Schlumberger HD, West GB (eds) Pseudoallergic reactions: Genetic aspects and anaphylactoid reactions. Karger, Basel p 224-250
11. Doenicke A, Lorenz W (1982) Histamine release in anaesthesia and surgery. Premedication with H_1-and H_2-receptor antagonists:Indications, benefits and possible problems. Klin Wochenschr 60:1039
12. Doenicke A, Lorenz W, Beigl R, Bezecny H, Uhlig G, Kalmar L, Praetorius B, Mann G (1973) Histamine release after intravenous application of short-acting hypnotics:comparison of etomidate, althesin (CT 1341) and propanidid. Br J Anaesth 45:1097
13. Dukor P, Kallos P, Schlumberger HD, West GB (eds) (1980) Pseudo-allergic reactions. Involvement of drugs and chemicals. Vol 1, Genetic aspects and anaphylactoid reactions. Karger, Basel
14. Giertz H, Hahn F (1966) Makromolekulare Histaminliberatoren. In: Rocha e Silva M (ed) Histamine and antihistaminics. Handbook of experimental pharmacology. Springer, Berlin Heidelberg New York 18:482
15. Hedin H, Richter W, Messmer K, Renck H, Ljungsträm KG, Laubenthal H (1981) Incidence pathomechanism and prevention of dextran-induced anaphylactoid, anaphylactic reactions in man. In:Hennessen W (ed) Joint Who-IABS Symposium on the standardization of albumin, plasma substitutes and plasmapheresis. Dev Biol Stand 48:179
16. Lorenz W (1983) Hypersensitivity reactions induced by anaesthetic drugs and plasma substitutes: Influence of Paradigms on incidence and

mechanisms. In: Gibson GG, Hubbard R, Parker DV (eds) Immuntoxicology. Academic Press, London p 283-305
17. Lorenz W, Doenicke A (1978) Anaphylactoid reactions and histamine release by intravenous drugs used in surgery and anaesthesia. In: Watkins J, Ward AM (eds) Adverse response to intravenous drugs. Academic Press London, Grune & Stratton, New York p 83-112
18. Lorenz W, Doenicke A (1978) Histamine release in clinical conditions. Mt Sinai J Med 45:357
19. Lorenz W, Doenicke A, Dittmann I, Hug P, Schwarz B (1977) Anaphylaktoide Reaktionen nach Applikation von Blutersatzmitteln beim Menschen. Anaesthesist 26:644
20. Lorenz W, Doenicke A, Messmer K, Reimann HJ, Thermann M, Lahn W, Berr J, Schmal A, Dormann P, Regenfuss P, Hamelmann H (1976) Histamine release in human subjects by modified gelatin (Haemaccel®) and dextran: An explanation for anaphylactoid reactions observed under clinical conditions? Br J Anaesth 48:151
21. Lorenz W, Doenicke A, Meyer R, Reimann HJ, Kusche J, Barth H, Geesing H, Hutzel M, Weissenbacher B (1972) Histamine release in man by propanidid and thiopentone: Pharmacological effects and clinical consequences. Br J Anaesth 44:355
22. Lorenz W, Doenicke A, Schöning B, Karges H, Schmal A (1981) Incidence and mechanisms of adverse reactions to polypeptides in man and dog. In: Hennessen W (ed) Developments in biological standardization. Vol 48, Symposium on standardization of albumin, plasma substitutes and plasmapheresis. Karger, Basel p 207-234
23. Lorenz W, Doenicke A, Schöning B, Mamorski J, Weber D, Hinterlang E, Schwarz B, Neugebauer E (1980) H_1+H_2-receptor antagonists for premedication in anaesthesia and surgery: A critical view based on randomized clinical trials with haemaccel and various antiallergic drugs. Agents Actions 10:114
24. Lorenz W, Doenicke A, Schöning B, Neugebauer E (1981) The role of histamine in adverse reactions to intravenous agents. In: Thornton A (ed) Adverse reactions of anaesthetic drugs. Elsevier/North Holland, Biomedical Press Amsterdam, p 169-238
25. Lorenz W, Doenicke A, Schöning B, Ohmann Ch, Grote B, Neugebauer E (1982) Definition and classification of the histamine-release response to drugs in anaesthesia and surgery: Studies in the conscious human subject. Klin Wochenschr 60:896
26. Lorenz W, Ohmann CH, Immich H, Schreiber HL, Scheibe O, Herfarth Ch, Feifel G, Deutsch E, Beger HG (1982) Bericht über die zweite Arbeitsagung der chirurgischen Arbeitsgemeinschaft für klinische Studien der Deutschen Gesellschaft für Chirurgie. Chirurg 53:514
27. Lorenz W, Reimann HJ, Barth H, Kusche J, Meyer R, Doenicke A, Hutzel M (1972) A sensitive and specific method for the determination of histamine in human whole blood and plasma. Hoppe-Seyler's Z Physiol Chem 353:911

28. Lorenz W, Schmal A, Neugebauer E,Doenicke A,Schöning B,Rohner H (1984) Histaminbestimmungsmethoden. In: Doenicke A, Lorenz W (Hrsg) Histamin und Histamin-Rezeptor-Antagonisten. Springer, Berlin Heidelberg New York Tokyo (Sertürner Workshop Bd 5)
29. Lorenz W, Schmal A, Schult H, Lang S, Ohmann Ch,Weber D, Kapp B, Lüben L, Doenicke A (1982) Histamine release in dogs by wetting agents: Analysis of various components in cremophor EL and development of a coumpound with reduced toxicity. Agents Actions 12:64
30. Lorenz W, Thermann M, Hamelmann H, Schmal A, Maroske D, Reimann HJ, Kusche J,Schingale F,Dormann P,Keck P (1973) Influence of H_1- and H_2-receptor antagonists on the effects of histamine in the circulatory system and on plasma histamine levels. In: Wood CJ, Simkins MA (eds) Symposium on Histamine H_2-receptor antagonists. Deltakos (UK) Ltd, London p 151
31. Lorenz W, Thermann M, Messmer K,Schmal A,Dormann P,Kusche J, Barth H, Tauber R, Hutzel M, Mann G, Uhlig R (1974) Evaluation of histamine elimination curves in plasma and whole blood of several circulatory regions: A method for studying kinetics of histamine release in the whole animal. Agents Actions 4:336
32. Messmer K, Lorenz W, Sunder-Plassmann L, Klövekorn W, Hutzel M (1970) Histamine release as cause of acute hypotension following rapid colloid infusion. Naunyn- Schmiedebergs Arch Pharm 267:433
33. Moss J, Rosow CE,Savarese JJ,Philbin DM,Kniffen KF(1981) Role of histamine in the hypotensive action of d-tubocurarine in humans. Anesthesiology 55:19
34. Parkin JV, Ackroyd EB, Glickman S, Hobsley M, Lorenz W (1982) Release of histamine by H_2-receptor antagonists. Lancet i:938
35. Philbin DM, Moss J, Akins CW, Rosow CE, Kono K,Schneider RC,VerLee TR, Savarese JJ (1981) The use of H_1-and H_2-histamine antagonists with morphine anesthesia: a double blind study. Anesthesiology 55:292
36. Reinhardt D,Becker B,Nagel-Hiemke M, Matern M,Wegner F, Fuchs F (1982) The role of histamine and noradrenaline in allergic and exercise induced asthma of childhood, and the effect of theophylline treatment. Klin Wochenschr 60:919
37. Ring J, Messmer K (1977) Incidence and severity of anaphylactoid reactions to colloid volume substitutes. Lancet i:466
38. Röher HD, Lorenz W, Lennartz H, Kusche J, Dietz W,Gerdes B, Parkin JV (1982) Plasma histamine levels in patients in the course of several standard operations: Influence of anaesthesia, surgical trauma and blood transfusion. Klin Wochenschr 60:926
39. Rothschild AM (1966) Histamine release by basic compounds. In:Rocha de Silva M,Rothschild HA:Histamine and antihistaminics. Handbook of experimental pharmacology. Vol 18/1, Springer, Berlin Heidelberg New York,p 386
40. Schmidt H, Rieber W (1980) Häufigkeit und Schweregrad anaphylaktoider Reaktionen nach Gelatineinfusionen. Intensivbehandlung 5:77

41. Schöning B, Koch H (1975) Pathergiequote verschiedener Plasmasubstitute an Haut und Respirationstrakt orthopädischer Patienten. Anaesthesist 24:507
42. Schöning B, Koch H (1981) Suppression der Nebenwirkungsquote von Neo-Plasmagel durch Promethazin. Anaesthesist 30:34
43. Schöning B, Lorenz W, Doenicke A (1982) Prophylaxis of anaphylactoid reactions to a polypeptidal plasma substitute by H_1- plus H_2-receptor antagonists: Synopsis of three randomized controlled trials. Klin Wochenschr 60: 1048
44. Seidel G, Groppe G, Meyer-Burgdorff C (1974) Contrast media as histamine liberators in man. Agents Actions 4:143
45. Thornton JA, Lorenz W (1983) Histamine and antihistamines in anaesthesia and surgery: Report on a symposium. Anaesthesia 38:373
46. Watkins J (1981) Mechanisms and factors predisposing towards adverse response to intravenous anaesthetic substances. In:Thornton A (ed) Adverse reactions of anaesthetic drugs. Elsevier/North Holland, Amsterdam p 137-167
47. Werle E, Lorenz W (1970) The antikinin action of some antihistaminic drugs on the isolated guinea-pig ileum, rat uterus and blood pressure of the anesthetized dog. Advanc Exp Biol Med 8:447

Anwendung von H_1- und H_2-Rezeptor-Antagonisten in Anaesthesie und Chirurgie – Eine multizentrische Studie

A. Doenicke

ZUSAMMENFASSUNG

Fast alle Pharmaka, die zur Anaesthesie erforderlich sind, sowie eine Reihe chirurgischer Maßnahmen können Histamin freisetzen.

Die Applikation eines H_1- und H_2-Rezeptor-Antagonisten vor möglicher Histaminliberation hat sich in mehreren klinisch-experimentellen Studien am Tier und Menschen bewährt.

Die in den Jahren 1981 und 1982 durchgeführte prospektive multizentrische Studie an mehreren Kliniken bestätigt die experimentell erzielten Ergebnisse.

581 Patienten erhielten eine Prämedikation mit Dimetinden 0,1 mg/kg KG, Cimetidin 5 mg/kg KG. Die Injektionsgeschwindigkeit betrug für beide Medikamente jeweils 2 min.

Blutdruck und Herzfrequenz blieben durch die Antagonisten unbeeinflußt. Reaktionen von seiten des Respirationssystems traten nicht auf. Eine leichte cutane anaphylaktoide Symptomatik wurde vereinzelt beobachtet.

Bei 15,4% der Patienten wurde aus der Anamnese eine allergische Diathese erhoben.

Während des Narkose- und Operationsverlaufes kam es zu keiner auf Histamin zurückzuführende systemische Reaktion. Als Anaesthesieverfahren wurden alle allgemein üblichen Anaesthesiemethoden angewandt (keine Regionalanaesthesie).

Nahezu alle Pharmaka, die zur Anaesthesie benutzt werden, sowie eine Reihe chirurgischer Maßnahmen können Histamin freisetzen, das bei anaphylaktoiden Reaktionen eine wesentliche Rolle spielt.

Histamin wirkt beim Menschen durch Anlagerung an H_1- und H_2-Rezeptoren. Im Herzen, in den peripheren Gefäßen, in der Lunge, im Magen-Darm-Trakt sowie in der Haut gibt es beide Arten von Histamin-Rezeptoren. Durch spezifische H_1- und H_2-Antagonisten können die klinischen Effekte des Histamins verhindert werden, mit Sicherheit jedoch nur dann, wenn eine Kombination von H_1- und H_2-Rezeptor-Antagonisten appliziert wird.

Für die Wahl des H_1- bzw. H_2-Rezeptor-Antagonisten waren folgende Kriterien von Bedeutung:

1. Potenz und Spezifität des Medikamentes,
2. Dauer der Wirkung,
3. klinische Erfahrung mit dem Pharmakon,
4. Verfügbarkeit einer i.v. zu applizierenden Form.

Als H_2-Rezeptor-Antagonist kam zur damaligen Zeit d.h. vor 3 Jahren nur Cimetidin (Tagamet®)[1] in Frage, da es das einzig verfügbare Pharmakon auf dem Markt war.

Schwieriger war die Wahl des H_1-Rezeptor-Antagonisten. Dimetindenmaleat (Fenistil®)[2] wurde gewählt, da es sehr potent ist [6,8] und eine hohe Spezifität aufweist [4,8]. Seine Wirkungsdauer ist für eine zwei- bis dreistündige Operation lang genug, aber nicht zu lang, um mit der postoperativen Erholung zu interferieren.

Außerdem konnten klinische Erfahrungen mit diesem Medikament in mehr als 20 Jahren gesammelt werden.

Durch umfangreiche Vorversuche an Probanden wurde als optimale Dosis 0,1 mg/kg KG Fenistil® und 5 mg/kg KG Tagamet® gefunden [2,3].

Ziel der vorliegenden Studie sollte es sein, die Wirksamkeit und das Risiko einer Prämedikation mit dem H_1-Rezeptor-Antagonisten Fenistil® und H_2-Rezeptor-Antagonisten Tagamet® gegen Histamin-Freisetzungsreaktionen während Narkosen und Operationen nachzuweisen.

PATIENTENGUT UND METHODIK

Erwachsene Patienten beiderlei Geschlechts, welche sich einer Narkose mit nachfolgender Operation bzw. einem diagnostischen Eingriff unterziehen mußten, wurden von 4 anaesthesiologischen Zentren (F.W. Ahnefeld, Ulm, A. Doenicke München, Pettenkoferstr., E. Martin, München, Großhadern, B. Schöning, Heidelberg) in die Studie aufgenommen.

Ausgeschlossen wurden lediglich Patienten, die in akutem Schockzustand eingeliefert wurden, da die geforderte Dokumentation bei diesen Patienten im Rahmen einer Studie nicht durchzuführen war.

Die Patienten wurden zunächst anhand eines Testbogens in Risikogruppen eingeteilt (Tab.1):
I   = normales Risiko,
II = erhöhtes Risiko,
III = hohes Risiko.
Dabei wurde insbesondere berücksichtigt, ob der Patient Allergiker war, in den letzten 3 Monaten eine Narkose erhalten hatte und ob frühere Narkosezwischenfälle aufgetreten waren.

Für die Risikoeinteilung waren weiterhin neben den Parametern Alter, Allgemeinzustand und Bewußtseinslage auch die Beurteilung der Funktionen Herz-, Kreislauf-, Gefäßsystem, Atmungsorgane, Stoffwechsel, Leber und Nieren von ausschlaggebender Bedeutung.

Nach der in der jeweiligen Klinik üblichen Prämedikation wurden die Patienten 10-15 min vor Narkosebeginn durch eine großkalibrige Unterarmvene

Tabelle 1.

CHECKLISTE ZUR ERMITTLUNG VON RISIKOFAKTOREN BEI NARKOSEN UND INTRAVASALER RÖNTGENKONTRASTMITTELDARSTELLUNG

☐ Allergiker - Risikogruppe II
☐ Narkose oder Röntgenkontrastmitteldarstellung in den letzten
   3 Monaten - Risikogruppe II
☐ Narkose oder Röntgenkontrastmittelzwischenfall - Risikogruppe III

0	1	2	3	4	Punkte
Alter ☐ 1–39 Jahre	Alter ☐ 40–59 Jahre	Alter ☐ > 59 Jahre			
Allgemeinzustand ☐ gut	☐ chron. konsum. Erkrankung	☐ Immobilisierung	☐ Tumorpatient		
Bewußtsein ☐ ungetrübt				☐ Bewußtlosigkeit	
Herzleistung ☐ normal ☐ keine koronare Herzerkrankung	☐ Belastungs-insuffizienz ☐ Akrozyanose ☐ Digitalismedik. ☐ Herzvitium	☐ Herzvergrößerung ☐ Beinödeme ☐ Jugularvenen-stauung ☐ Angina pectoris ☐ Infarkt vor > 6 Mo.	☐ Lungenstauung ☐ Infarkt vor < 6 Monaten ☐ > 1 abgelauf. Infarkt		
Herzrhythmus ☐ normal	☐ kein Sinus-rhythmus ☐ AV-Block I, II ☐ kompl. Rechts-schenkelblock	☐ Tachykardie ☐ supraventrikul. ES ☐ ventrikuläre ES ☐ Linksschenkelbl.			
Kreislauf und Gefäßsystem ☐ unauffällig	☐ Hypertonie (RR > 145/95)	☐ arteriell. Ver-schlußleiden ☐ Hypotonie (RR < 110/80)			
Atmungsorgane ☐ unauffällig	☐ akute Bronchial-erkrankung ☐ chron. Bronchial-erkrankung Emphysem		☐ Pneumonie ☐ pulmonale Dyspnoe ☐ Asthma		
Stoffwechsel ☐ normal	☐ Übergewicht > 30%	☐ Diabetes mellitus ☐ Hyperlipidämie			
Leberfunktion ☐ normal		☐ Transaminasen erhöht ☐ γ-GT erhöht ☐ Quick erniedrigt ☐ Leberzirrhose			
Nierenfunktion ☐ normal	☐ erhöhte	Retentionswerte ☐ erhöht			

Risikogruppe	I normales Risiko	II erhöhtes Risiko	III hohes Risiko	Anzahl Punkte
Punkte	0–6	7–10	>10	

Bei erhöhtem und hohem Risiko ist nach dem heutigen Erkenntnisstand eine Prämedikation mit einem H_1- und H_2-Rezeptorenantagonisten (Dimetindenmaleat/Fenistil® Injektionslösung und Cimetidin/Tagamet® Injektionslösung) zu fordern (Lorenz, Doenicke, 1984).

Tabelle 2. Prämedikation mit H_1- und H_2-Rezeptorenblockern (i.v.) vor Narkosen, und intravasaler Gabe von Röntgenkontrastmitteln

Dosierungsschema

	H_1-Antagonist Dimetindenmaleat 1 Amp.= 4 ml= 4 mg			H_2-Antagonist Cimetidin 1 Amp.= 2 ml= 200 mg		
Körpergewicht kg	Fenistil® Ampulle	ml	mg	Tagamet® Ampulle	ml	mg
unter 45	1	4	4	1	2	200
von 45-90	2	8	8	2	4	400
über 90	3	12	12	3	6	600

Tabelle 3. Zu registrierende Symptomatik nach Gabe von H_1- und H_2-Rezeptor-Antagonisten

Organsystem	Symptome
Herz-Kreislauf	Tachykardie, Arrhythmie, Hypertonie, Hypotonie, Schock
Respirationstrakt	Atemfrequenzänderung, Bronchospasmus
Haut	Quaddel, Erythem, Flush, Urticaria

prämediziert (Dosis s. Tab.2). Die Medikamente wurden jeweils in Einzelspritzen aufgezogen. Die Injektionsgeschwindigkeit für jedes Präparat betrug 2 min. Es erwies sich als günstig, Fenistil bzw. Tagamet in physiologischer Kochsalzlösung aufzuziehen, damit die Injektionsgeschwindigkeit exakt eingehalten werden konnte.

Nach beendeter Applikation wurde die klinische Symptomatik (nach 0,5 und 10 min) bis zum Narkosebeginn erfaßt und dabei besonders die in Tab.3 aufgeführten Symptome beobachtet und registriert.

Die Befunde wurden auf einem Berichtsbogen vermerkt und das Anaesthesie-Protokoll während der Operation in gewohnter Weise geführt.

ERGEBNISSE

Von den 581 ausgewerteten Patienten waren 335 männlich und 246 weiblich, das durchschnittliche Alter betrug ca. 42 Jahre (Tab.4).

Tabelle 4. Altersverteilung

Dezenium	Anzahl der Patienten
20 - 30	31
31 - 40	120
41 - 50	105
51 - 60	111
61 - 70	107
71 - 80	72
81 - 90	35
Summe	581
Mittelwert 42,8 ± 16,7	

Tabelle 5. Anzahl der Risikofaktoren bei den 581 Patienten

normales Risiko	391	67,3%
erhöhtes Risiko	155	26,7%
hohes Risiko	35	6%

Nach den aus Tab. 1 erfaßten Risikofaktoren wiesen 6% ein hohes, 26,7% ein erhöhtes Narkoserisiko auf (Tab.5).

Mit 15,5% lagen die Herzerkrankungen besonders hoch, übergewichtig waren 14,4%. Die Zahl der Allergiker mit 15,8% in unserer prospektiven, multizentrischen Studie, liegt um einige Prozent höher als die früher von uns aus Narkoseprotokollen retrospektiv erfaßten 11%.

Auffallende Reaktionen auf die Prämedikation mit H_1- und H_2-Blockern konnten nicht beobachtet werden:

1. Der systolische und diastolische Blutdruck veränderte sich auch in den Risikogruppen nicht klinisch bedeutsam.
2. Die Herzfrequenz blieb konstant.
3. Reaktionen von seiten des Respirationstraktes wurden ebenfalls nicht beobachtet.

Bei allen 3 Risikogruppen konnten somit keine systemischen Reaktionen auf die Prämedikation festgestellt werden.

Cutane anaphylaktoide Reaktionen wie Flush, Erythem oder Quaddeln wurden in 3 Fällen beobachtet. Die Symptomatik war diskret, die Dauer betrug zwischen 3 und 4 min.

Pharmaka, die vor der H_1- und H_2-Medikation zur Prämedikation verabreicht wurden (Mehrfachnennungen durch Kombinationen) sind in der Tab.6 aufgeführt. Es sind auch einige Pharmaka verabreicht worden, die Eigenschaften eines H_1- Rezeptor-Antagonisten besitzen.

Tabelle 6. Prämedikation. Pharmaka, die vor den H_1- und H_2-Rezeptor-Antagonisten verabreicht wurden (Mehrfachnennungen)

Prüfzentrum	Ulm	München Pettenkoferstr.	München Großhadern	Heidelberg	gesamt
Anzahl der Narkosen	155	130	148	148	581
keine Prämedikation	35	19	2	4	60
Pharmaka:					
Benzoctamin				143	143
Diazepam	114	4			118
Lormetazepam		89			89
Flunitrazepam			10		10
Dikaliumchlorazepat	1		2		3
Promethazin		9	2		11
Triflupromazin			2		2
Piritramid	7		36		43
Pethidin		19			19
Morphin			3		3
DHB			98	1	99

Die Einleitung der Anaesthesie wurde entsprechend der Anaesthesie-Schule unterschiedlich vorgenommen (Tab.7). Analgetika und Muskelrelaxantien, die sowohl zur Einleitung und zur Aufrechterhaltung als auch jene Hypnotika, die zur weiteren Aufrechterhaltung der Anaesthesie verwendet wurden, sind in Tab. 8 aufgeführt.

Die Vielzahl der Pharmaka (Tab.6,7,8) dokumentieren den Sinn und Zweck der multizentrischen Studie, denn hiermit wurde das Ziel erreicht, möglichst viele Anaesthesiekombinationen zu prüfen.

Insgesamt wurden 271 Extremitätenoperationen mit einer mittleren Operationsdauer von 68 min, 200 Abdominaloperationen in mittlerer Operationsdauer von 139 min, 25 Thoraxeingriffe mit einer mittleren Operationszeit von 88 min sowie 87 "sonstige" (gynäkologisch vaginale, urologische, ophthalmologische Eingriffe,Prämedikation vor Gabe von Röntgenkontrastmittel) durchgeführt.

Während Narkose und Operation traten systemische Reaktionen, welche auf eine Histaminliberation zurückgeführt werden konnten, in keinem der Fälle auf.

Tabelle 7. Einleitung der Anaesthesie (Mehrfachnennungen)

Prüfzentrum	Ulm	München Petten-koferstr.	München Groß-hadern	Heidel-berg	gesamt
Anzahl der Narkosen	155	130	148	148	581
Pharmaka:					
Etomidat	10	100	12	146	268
Thiopental	111	11	51		173
Methohexital		9	2		11
Lormetazepam		68			68
Flunitrazepam	1	2	3		6
Diazepam	2				2
Halothan/Enfluran			72		72
Ketamin				1	1
DHB	17				17

Tabelle 8. Aufrechterhaltung der Anaesthesie (Mehrfachnennungen)

Prüfzentrum	Ulm	München Petten-koferstr.	München Groß-hadern	Heidel-berg	gesamt
Anzahl der Narkosen	155	130	148	148	581
Pharmaka:					
Fentanyl	76	107	134	30	347
Piritramid	73				73
Pentazocin				117	117
N_2O/O_2	121	116	137	14	518
Halothan/Enfluran	98	37	131	116	382
Flunitrazepam		3	5		8
Lormetazepam		75			75
Thiopental	1	5			6
Methohexital	5				5
Ketamin	6	6	1		13
DHB	13				13
Pancuronium	3	102	131	135	371
Curarin		10			10
Diallylnortoxif.	101	3	3		107
Suxamethonium	101	69	131	8	309

DISKUSSION

Mit der vorliegenden Studie sollte dargestellt werden,in wieweit eine routinemäßig durchgeführte Prämedikation mit einem H_1- und H_2-Rezeptor-Antagonisten (Dimetindenmaleat - Fenistil®, Cimetidin - Tagamet®) zur Vermeidung systemischer anaphylaktoider Reaktionen angezeigt ist.

Zunächst mußte die Prämedikation von Dimetindenmaleat und Cimetidin auf eigene Nebenwirkungen untersucht werden. Die Prämedikation war wie im Abschnitt "Methodik" beschrieben, d.h. langsam über einen Zeitraum von 2 min in eine angelegte Infusion bzw. in eine Venenverweilkanüle appliziert,frei von klinisch bedeutsamen Nebenwirkungen.

Weder von seiten des Herz-Kreislaufs noch des Respirationssystems hat sich gezeigt, daß klinisch bedeutsame Veränderungen insbesondere auch bei erhöhtem Risiko aufgetreten sind.

Anaphylaktoide Reaktionen auf Histaminfreisetzungen werden als unerwünschte Effekte angesehen. Systemische anaphylaktoide Reaktionen ereignen sich schon bei sehr niedrigen Plasmahistaminspiegeln je nach der Sensibilität des Patienten gegenüber Histamin: Zunahme der Herzfrequenz, Abnahme der ventrikulären Fibrillationsgrenze, Bronchospasmuszunahme und eine Zunahme des intrapulmonalen Shuntvolumens. Diese systemischen anaphylaktoiden Reaktionen bergen immer das Risiko eines Übergangs zu lebensbedrohlichen Situationen selbst bei Patienten ohne zusätzliche Risikofaktoren in sich.Zudem zeigen Risikopatienten ohnehin einen präoperativ erhöhten Histaminspiegel und reagieren auf einen mittleren Anstieg des Histamins empfindlicher sowohl mit kardialer als auch mit respiratorischer Insuffizienz;sie weisen wegen chronischer Bronchitis ein überreaktives Bronchialsystem auf [7].

Auf Grund koronarer Arteriosklerose,myokardialer Ischämie,reagieren sie sensitiver auf Histamin mit Koronarspasmen [1] mit kardialen Arrhythmien [5] und mit akuter kardialer Insuffizienz [5].

Es ist niemals untersucht worden, ob eine Histaminfreisetzung bei einer systemischen anaphylaktoiden Reaktion neben dem unmittelbaren Effekt während der Narkoseeinleitung auch für spätere Reaktionen in der frühen postoperativen Phase verantwortlich ist.Man könnte vermuten,daß eine Histaminfreisetzung mit kardiovaskulären bzw. respiratorischen Zwischenfällen während der Operation zu ernsten Komplikationen am kritischen 5. postoperativen Tag führen kann.

Da nachgewiesen wurde,daß Histamin die Aktivierung des Plättchenfaktors und die Aggregation durch Serotonin potenziert,können möglicherweise Thromboembolien auf Histaminfreisetzung intra operationem zurückgeführt werden.

Ebenso können postoperative Arrhythmien, Hypoxien des Herzens, postoperative Koronarspasmen, respiratorische Insuffizienz und Streßulcus-Blutungen ihre Ursache in einer Histaminfreisetzung während der Anaesthesie,insbesondere der Einleitungsphase oder während der Operation haben. Daher muß jede Histaminfreisetzung, die mit systemischen Reaktionen einhergeht, als ernstes Risiko beurteilt werden. Auf Grund der hohen Sensibilität, vor allem der Risikopatienten, gegen Histamin und der Potenzierung des Effektes anderer Mediatoren, ist eine Verhütung der systemischen anaphylaktoiden Reaktionen auf Histamin anzustreben.

Die Behandlung von systemisch anaphylaktoiden Reaktionen mit Adrenalin, Sauerstoff, Flüssigkeitsersatz und evtl. hohen Dosen von Glucocorticoiden gehört zum Notfallrepertoire. Man sollte allerdings vor diese Therapie die Prävention setzen. Daher sind Maßnahmen, die Reaktionen auf eine Histaminfreisetzung in Anaesthesie und Chirurgie verhindern, einzuführen.

Alle histaminfreisetzenden Pharmaka und chirurgische Maßnahmen, die ebenfalls Histamin freizusetzen vermögen, auszuschalten, ist nicht möglich.

Die Prophylaxe mit einem Histamin-H_1- und H_2-Rezeptor-Antagonisten erwies sich in unserer Studie unproblematisch und effektiv; sie schließt eine Lücke zwischen perioperativem Risiko und dem Ziel, eine histaminfreie Anaesthesie und Chirurgie zu erreichen.

Es ist an der Zeit, diese Art der Prämedikation in der Anaesthesie und Chirurgie einzuführen, um unnötige Zwischenfälle zu vermeiden, z.B. bei Patienten, die durch Histaminliberierung eher gefährdet sind als andere Patienten, bzw. bei Risikopatienten, die durch die Folgen einer Histaminfreisetzung zusätzlich stärker belastet sind.

Aus diesem Grund ist dringend die H_1- und H_2-Rezeptoren-Blockade (Fenistil® und Tagamet®) zumindest für folgende Risikopatienten zu empfehlen:
1. Patienten, die eine Überempfindlichkeit gegen i.v. applizierte Medikamente und Röntgenkontrastmittel aufweisen,
2. die Risikofaktoren in der Anamnese haben wie z.B. Atopie (Heuschnupfen, Asthma, Nahrungsmittelallergien), kardiale und/oder pulmonale Vorschädigungen,
3. bei denen eine Reexposition gegenüber i.v. verabreichten Medikamenten innerhalb weniger Tage (Reoperationen, auch bei fehlender Reaktion während der Erstapplikation) notwendig ist,
4. die sich Operationen mit hohem Risiko einer Histaminfreisetzung unterziehen müssen (Palacos, Bluttransfusionen, Transplantationen, Knochenmarksimplantationen, extrakorporale Zirkulation),
5. die älter als 70 Jahre sind.

In einem allgemeinen Krankenhaus weisen 30% aller Patienten einer Chirurgischen Abteilung die aufgezählten Bedingungen auf.

[1] Hersteller: Smith Kline Dauelsberg, München
[2] Hersteller: Zyma GmbH, München

LITERATUR

1. Baumann G, Loher U, Felix SB, Heidecke CD, Rieß G, Ludwig L, Blömer H (1982) Deleterious effects of cimetidine in the presence of histamine on coronary circulation. Res Exp Med 180:209
2. Lorenz W, Doenicke A (1978) Histamine release in clinical condition. Mt Sinai J Med 45:357
3. Lorenz W, Doenicke A, Dittmann I, Hug P, Schwarz B (1977) Anaphylaktoide Reaktionen nach Applikation von Blutersatzmitteln beim Menschen: Verhinderung dieser Nebenwirkungen von Haemaccel durch Praemedikation mit H_1- und H_2-Receptorantagonisten. Anaesthesist 26:644
4. Lorenz W, Thermann M, Hamelmann H, Schmal A, Maroske D, Reimann HJ, Kusche J, Schingale F, Dormann P, Keck P (1973) Influence of H_1- and H_2-receptor antagonists on the effects of histamine in the circulatory system and on plasma histamine levels. In: Wood CJ, Simkins MA (eds): Symposium on Histamine H_2-receptor antagonists. Delkakos (UK) Ltd, London, p 151
5. Marty J, Desmonts JM, Gilles MR (1982) Significance of perioperative arrhythmia. In: Conseiller C (ed) Complications of anaesthesia. Operative risk. Proc XIIIth Intern meeting of anaesthesiology and resuscitation, Paris 1981, Librairie Arnette - Excerpta Medica, Paris Amsterdam, p 165-172
6. Reinhardt D, Borchard U (1982) H_1-receptor antagonists: comparative pharmacology and clinical use. Klin Wochenschr 60:983
7. Ulmer WT, Zimmermann I, Bugalho de Almeida AA, Park HS (1982) Effects of exogenous and endogenous histamine on the respiratory system. Klin Wochenschr 60:991
8. Werle E, Lorenz W (1970) The antikinin action of some antihistaminic drugs on the isolated guinea-pig ileum, rat uterus and blood pressure of the anesthetized dog. Advanc Exp Biol Med 8:447

Diskussion

- Sewing -
Darf ich das noch einmal aufwärmen, was ich im vergangenen Jahr schon einmal in München habe anklingen lassen. Bei diesen Patienten haben wir es ja mit einer Gruppe zu tun, die naturgemäß eine ganze Serie von verschiedenen Medikamenten bekommt, teilweise parallel, manchmal auch konsekutiv. Dabei sind auch Medikamente, die möglicherweise zur Histaminfreisetzung führen. Jetzt tun wir etwas, um diese Histaminfreisetzung zu antagonisieren. Haben wir eine Möglichkeit das schädigende Agens auszuschließen, ohne daß wir auf eine Maßnahme verzichten müssen, die dem Patienten von Nutzen ist. Das heißt, können wir nicht im Rahmen der Anaesthesie oder operativen Tätigkeit auf die Medikamente, die Histamin freisetzen, ganz verzichten? Ich glaube, wir sollten das versuchen.

- Doenicke -
Darf ich zuerst darauf antworten, denn der Anaesthesist ist angesprochen. Wir haben Ihre Frage seit 1968 versucht zu beantworten, d.h. gibt es bessere Substanzen als z.B. Propanidid, Thiopental, d-Tubocurarin usw.Und wir sind aufgrund von experimentellen Untersuchungen zu dem Entschluß gekommen, Etomidat ist besser als Propanidid,Pancuronium besser als Curare. Sie wissen sehr wohl,daß mit unseren Untersuchungsergebnissen Propanidid durch Etomidat ersetzt wurde. Ein weiteres Beispiel, wir relaxieren zur Intubation bei langen Operationen nie mehr mit Suxamethonium, sondern geben Pancuronium. Wir fordern weiter für unsere Patienten eine gute Anxiolyse,denn dies war auch angesprochen worden, daß ängstliche Patienten durchaus mehr Histamin liberieren könnten als Patienten ohne Angst. Wir haben versucht, die Angst zu senken. Plasmasubstitute geben wir kurz vor der Operation nicht, nur Laevulose oder Glukose bzw. Elektrolytlösungen. Mit unserem Anaesthesieverfahren beobachten wir selten noch einen Bronchospasmus, im Gegensatz zu dem Verfahren vor 10 Jahren. Obwohl unsere heutigen Anaesthesie-Kombinationen gut sind, kann es trotzdem zu Histamin-bedingten Reaktionen auch nach Etomidat kommen. Mit den zwei letzten Bildern konnte gezeigt werden, daß auch durch den chirurgischen Eingriff, Austasten etc. Histaminerhöhungen im Plasma nachzuweisen sind.
- Sewing -
Ist das Austasten gefährlich für den Patienten?
- Doenicke -
Ich meine es kommt darauf an, wie der Chirurg es macht, ob er beim Austasten auch traumatisierend wirkt. Mit diesen Ergebnissen sollte nur gezeigt werden, daß durch ein traumatisches chirurgisches Vorgehen, was mitunter nicht zu vermeiden ist,z.B. Zug am Peritoneum oder Austasten des Pankreas, auch Reaktionen auftreten,die nicht medikamentös bedingt sind. Dies sollte der Anaesthesist auch wissen, denn ein Blutdruckabfall mit Herzfrequenzerhöhung muß nicht unbedingt Folge eines Volumenmangels sein, sondern kann auch Folge einer Histaminfreisetzung gewesen sein.Es passiert demnach auch etwas während der Operation und dies sollten wir erkennen.
- Lorenz -
Was wir uns vielleicht einmal vor Augen führen sollten, ist die Frage nach dem Nutzen,den man durchaus errechnen kann.Über die Heparin-Prophylaxe hat man auch erst gedacht, das wäre eine leichte Sache der Entscheidung. Jetzt ist man inzwischen kritischer geworden, doch wie will man die Frage rationell entscheiden? Hierfür gibt es heute die Berechnung der Utilität und die Basisformel ist nicht so kompliziert. R. Gross hat sie angegeben (In: Lang et al. (1981) Strategien für den Einsatz klinisch-chemischer Untersuchungen, Springer Berlin Heidelberg New York, S 56). Wenn man zwei Therapien hat, so muß man den Nutzen der einen mit dem Schaden multiplizieren, der dadurch entsteht, daß man die andere Therapie nicht anwendet und durch den Nutzen der anderen Therapie dividiert, der wieder mit dem Schaden multipliziert wird, der durch die Nichtanwendung der Therapie entsteht.
Das ist eine Funktion in die man jeweils die Patientenzahlen aus einer

prospektiven Studie einsetzen und versuchen könnte, daraus Zahlenanhaltspunkte zu gewinnen. Diese Situation liegt nicht vor,weil wir noch zu viele Bedingungen haben, d.h. ein neues Arzneimittel kommt hinzu, ein anderes verläßt die Anaesthesiologie oder Chirurgie, z.B. ein Plasmasubstitut ist gerade out, weil es das getan hat; ein zweites kommt, wir wissen jedoch nicht was es tut, denn nach ein paar Monaten tut es doch etwas. Herr Lennartz, Herr Röher und ich haben bei 25 Patienten getestet, wieviel Arzneimittel ein Patient eigentlich während einer Operation bekommt. Ich kann Ihnen sagen, es waren im Schnitt 18 Applikationen.
- Lennartz -
Es waren aber nicht 18 differente.
- Lorenz -
Nein, aber es sind 18 Applikationen im Schnitt, die höchste Zahl die wir hatten, war 27.
- Sewing -
Wo setzen Sie den Begriff "different" und "nichtdifferent" ein?
- Lennartz -
Wenn ein Arzneimittel mehrfach verabreicht wird, ist es indifferent.
- Lorenz -
Wenn ein Histaminliberator z.B. mehrfach verabreicht wird, ist es ja nicht so,daß wegen tachyphylaktischer Phänomene keine 2. Reaktion erfolgen kann. Das macht die Antwort so schwer, ob wir den Weg der Nullösung, der Elimination von Histaminliberation gehen können.Diesen Weg der Elimination sind wir im Fall von Propanidid gegangen.Den 2. Weg der Verbesserung eines Arzneimittels haben wir im Falle von Haemaccel beschritten, den weiteren Weg, die Indikation einzuengen, sehen die Anaesthesisten in der präoperativen Phase kein Plasmasubstitut zu geben. Bei all den Möglichkeiten z.B. auch bei der Bluttransfusion, sind wir vielleicht in 5 oder 10 Jahren in der Lage, das Histamin herauszuholen oder ein Verfahren zu besitzen, daß bei der Drucktransfusion nicht so viel Histamin hineinkommt,dennoch besteht in der Zwischenzeit das Problem des Handelns. Obwohl immer wieder neue Medikamente kommen, bleibt ein Reservoir von histaminliberierender Substanzen, die der Patient am Tag bekommt. Und das ist genau das Problem gewesen, daß wir für diese Situation die Definition von Risikogruppen benötigen, denn wir wollen nicht die Prophylaxe über alle Patienten ausstreuen. Für die Risikopatienten brauchen wir aber eine solche Prämedikation, das ist unsere rationale Antwort.
- Harke -
Ich habe ein praktische Frage. Wenn ich das richtig verstanden habe, hat die Gabe von H_1-und H_2-Rezeptoren-Blockern im Stadium der akuten Histaminfreisetzung keinen Effekt.
- Lorenz -
Nein, keinen therapeutischen Effekt.
- Harke -
Ich glaube, man sollte dies erneut zur Diskussion stellen. Wir haben Fälle beobachtet,die vielleicht mit den von Herrn Lennartz vorgestellten Kollek-

tiven vergleichbar sind. Nach schwerer Histaminliberation mit Kreislaufzusammenbruch führte die Gabe von H_1- und H_2-Rezeptoren-Blockern zu einer kurzfristigen Stabilisierung der Kreislaufsituation. Jedoch brach nach 20 min das ganze Kreislaufsystem wieder zusammen und konnte erst durch wiederholte Gabe stabilisiert werden.
- Lorenz -
Antihistaminika?
- Harke -
Ja.
- Lorenz -
Was war das für ein Antihistaminikum, Atosil oder?
- Harke -
Das war Fenistil und Tagamet.
- Lorenz -
Wurde zur selben Zeit nichts anderes gegeben?
- Harke -
Es handelte sich um eine Spinalanaesthesie, bei der nach Plasmaersatzmittelinfusion eine massive Histaminliberation eintrat.
- Lorenz -
Wann wurde das Plasmaersatzmittel gegeben?
- Harke -
Vorweg.
- Lorenz -
In dem Moment,wo Sie Plasmaersatzmittel geben, können Sie es nicht auf ein Medikament zurückführen.
- Harke -
Wieso, dies war doch eine ausschließlich Plasmaersatzmittel bedingte Histaminliberation mit schwerster Kreislaufreaktion.
- Lorenz -
Genau, in dem Moment, als dies passierte, haben Sie nur einen H_1- und H_2-Antagonisten gegeben oder haben Sie das ganze Spektrum Ihrer Notfalltherapie gemacht?
- Harke -
Nein, natürlich haben wir das Spektrum ergänzen müssen.
- Lorenz -
Dann ist es klar, dann können Sie nicht sagen, es beruht auf einer H_1- und H_2-Wirkung.
- Harke -
Ich muß natürlich in einer solchen Situation mit Suprarenin, so wie das Herr Lennartz demonstriert hat, eingreifen, anders kann ich den Kreislauf nicht normalisieren. Aber es war unwahrscheinlich auffällig, daß nach der Gabe von H_1- und H_2-Rezeptoren-Blockern der Kreislauf sich normalisierte, das Flushphänomen gedämpft werden konnte. Ich meine, das ist doch ein Hinweis dafür, daß eine Wechselwirkung stattfindet.

- Lorenz -
Kann man nicht sagen, Sie haben auch Suprarenin in diesem Moment gegeben, also einen reinen Adrenalin-Effekt.
- Harke -
Es ist für den Kliniker immens wichtig, ob er nicht dennoch bei entsprechend hoher Dosierung einen schützenden Effekt für seinen Patienten erreichen kann, vor allem wenn die Tierexperimente in geringeren Dosierungen keine Wirkung zeigen.
- Lorenz -
Und bei der menschlichen, der systemischen Reaktion an Probanden haben wir auch keine Effekt gesehen. Wir warnen deshalb davor, Antihistaminika als therapeutisch wirksam anzusehen, weil wir darin eine Gefahr sehen.
- Harke -
Welche Gefahr?
- Lorenz -
Daß Arzt und Patient daran glauben und sich auf die Antihistaminika verlassen und zum Schluß hat man einen Toten.
- Harke -
Wir werden natürlich unsere weiteren Hilfsmaßnahmen deshalb nicht unterlassen, das ist doch klar.
- Lennartz -
Aber unbeschadet davon können Sie es zusätzlich geben, einen Effekt können Sie jedoch nicht erwarten.
- Lorenz -
Es ist keine rationell begründete Therapie.
- Harke -
Wie sollte man denn das unter der Therapie beobachtete wechselnde Flushphänomen erklären?
- Lorenz -
Ja, ich würde auf jeden Fall sagen, mit der Pharmakokinetik der Begleitmedikation. Die Histaminliberation ist sicherlich nicht auf und ab gegangen, sondern der Effekt der Histaminfreisetzung hat sich je nach Abklingen der Wirksamkeit vom Gegenmittel verändert.
- Harke -
Nach 30 min wieder ein völliger Zusammenbruch der Hämodynamik, ein massiver Flush.
- Lorenz -
Durchaus möglich.
- Harke -
Nachdem zwischendurch eine Stabilisierung eintrat.
- Lorenz -
8 h hatten wir erhöhte Plasmahistaminwerte nach einem Albuminzwischenfall.
- Harke -
Und das ganze wiederholt sich über 2 h, da ist doch eine Wechselwirkung nicht auszuschließen zwischen unzureichender Besetzung der Rezeptoren mit H_1- und H_2-Blockern und dem freien Plasmahistamin.

- Suttmann -
Üben emotionale Faktoren auch einen Einfluß auf die Histaminliberation aus? Aus der Klinik ist doch bekannt, daß eine gute Anxiolyse durch entsprechende Prämedikation mit einem Benzodiazepin z.B. die Rate der Komplikationen senken kann. Bei der Diskussion um spezifische Antihistaminika darf dieser Aspekt nicht vergessen werden. Auch das Auftreten von Hautrötungen oder Quaddeln bei plötzlicher Erregung oder bei der i.v. Applikation von NaCl weist auf die Bedeutung emotionaler Einflüsse hin. Über diesen Pathomechanismus ist eigentlich gar nicht gesprochen worden. Ich hätte gerne irgendeine Information dazu.

- Lorenz -
Absolut richtig, es gibt Histaminfreisetzung mit Urticaria ohne ein Medikament. Wir haben Patienten beobachtet, bei denen wir nicht sagen können, welcher krankhafte Prozeß vorliegt, aber die allein auf Insertion einer Nadel mit einer Histaminfreisetzung reagieren. Darauf fußt unsere Empfehlung, die jeder beim präparieren von Plasma berücksichtigen muß: Mehrere basale Proben sind abzunehmen, weil die Abnahme der ersten Plasmahistaminprobe regelmäßig zu erhöhten Werten führt. Das führt zu Problemen mit den klinischen Kollegen, mit denen wir zusammenarbeiten. Der Ausgangswert ist schon so hoch, wie bei einem Freisetzungsprozeß und dann kann man aus den Werten nichts aussagen, da die Forderung nach der Clearancekurve mit einem plötzlichen Anstieg des Plasmahistamins und einer folgenden Auswaschkurve besteht. Nochmals: Nehmt bitte zwei Proben ab und das wichtigste ist, nehmt nach der 1. Probe 1/4 h später nochmals eine 2. Blutprobe ab. Es ist zwar klinisch unrealistisch, wenn jemand 1/4 h wartet, aber dann kann man auch sagen, hier ist eine Histaminfreisetzung erfolgt. All das weist ganz eindeutig auf Faktoren Arzt, Patient, Psyche hin, was auch immer, wir können es nicht so genau definieren, dazu fehlt uns die Erfahrung. Aber sicher ist, da passiert etwas am Anfang. Bei uns hat es dazu geführt, daß wir am Abend vorher schon über den liegenden Katheter abgenommen haben. Herr Lennartz hat die 1. Probe verworfen und erst die 2. zur Bestimmung gegeben. Deshalb liegen unsere Werte auch so niedrig. Das sind Tricks, die ganz eindeutig das belegen, was Sie hier anführen.

- Suttmann -
Aber welcher Pathomechanismus steckt dahinter?

- Lorenz -
Da würde, was die Pharmakologen im Moment so heiß diskutieren, die Acetylcholinpotenzierung beispielsweise hereinfallen, oder andere derartige Dinge, aber bitte, wir haben keinen Beweis.

- Suttmann -
Die Katecholamine kann man dafür nicht verantwortlich machen?

- Lorenz -
Nicht sicher, aber möglich.

- Erivac -
Es können die Peptide sein, es kann die Substanz P sein aber es ist nicht bewiesen.

Nebenwirkungen von Histamin-H_1- und H_2-Rezeptor-Antagonisten

K.-Fr. Sewing

H_1-Rezeptor-Antagonisten sind seit mehr als 40 Jahren in Gebrauch. Um so erstaunlicher oder vielleicht um so verständlicher ist die Tatsache, daß wir über die Nebenwirkungen dieser Gruppe von Medikamenten relativ wenig wissen. Bei der Diskussion von Nebenwirkungen von H_1-Rezeptor-Antagonisten müßte man nach einzelnen chemischen Strukturen differenzieren, aber darüber liegen kaum Informationen in der Literatur vor, so daß man sich auf allgemeine Aussagen zu beschränken hat [1].

Ganz im Vordergrund steht in jedem Fall die Sedierung. Weniger häufig tauchen auch Störungen im Bereich des Gastrointestinaltraktes auf. Sie sind gekennzeichnet durch Übelkeit, Erbrechen, Diarrhoen oder Obstipation.

Häufig haben Antihistaminika vom Typ der H_1-Rezeptor-Antagonisten eine anticholinerge Komponente. Sie ist sehr ausgeprägt und manifestiert sich dadurch, daß die Patienten über einen trockenen Mund oder Sehstörungen klagen, die ihre Fahrfähigkeit beeinträchtigen können. Relativ selten sind allergische Erscheinungen. Ganz selten treten Leukopenien und Agranulozytosen auf.

Ein bei uns häufig verwendeter H_1-Rezeptor-Antagonist ist Diphenhydramin (Sekundal®), das ebenfalls eine sedierend hypnotisch wirksame Komponente hat. Diphenhydramin wurde lange Zeit mit einer anderen Substanz, dem Diäthylpentanamid zusammen gegeben, eine Kombination, die sich in der Drogenszene einer relativ großen Beliebtheit erfreut hat. Dabei ist hervorzuheben, daß die abhängigkeitserzeugende Potenz nicht auf das Diphenhydramin sondern auf das Diäthylpentanamid zurückzuführen ist. Diphenhydramin ist in einer großen Anzahl von Grippemitteln enthalten. Der sedative Effekt ist dabei natürlich nicht ungefährlich.

Es gibt eine kleine Gruppe von piperazin-substituierten H_1-Rezeptor-Antagonisten, von denen vielleicht Meclozin (Bonamine®) das bekannteste ist. Von dieser Gruppe weiß man, daß sie im Tierexperiment teratogen ist. Beim Menschen (kontrollierte Untersuchungen gibt es dazu meines Wissens nicht) hat man so etwas nicht beobachtet. Dennoch ist die Warnung angebracht, wenn ein Verdacht aus dem Tierexperiment dazu vorliegt, äußerst vorsichtig in der Schwangerschaft damit umzugehen. Bei der Vielzahl von verfügbaren Antihistaminika, die auch einen antiemetischen Effekt haben, können wir auf diese Gruppe verzichten und sollten das auch tun.

Auf die akuten Intoxikationen mit H_1-Rezeptor-Antagonisten ist hier nicht einzugehen. Am häufigsten sind sie im Kindesalter. Bei Erwachsenen gibt es darüber kaum Informationen. Erstaunlicherweise ähnelt die Symptomatik einer akuten Intoxikation ziemlich der einer Atropinvergiftung. Die zentralen Störungen stehen dabei ganz im Vordergrund.

Im Gegensatz zu den H_1-Rezeptor-Antagonisten weiß man sehr viel über die Nebenwirkungen der H_2-Rezeptor-Antagonisten [1,5]. Subjektive Symptome sind relativ selten. Die Gynäkomastie unter Cimetidin ist ein bekanntes Phänomen. Ihre Häufigkeit - oder besser gesagt Seltenheit - beträgt in den Vereinigten Staaten 2 auf 1 Million und in England 20 auf 1 Million, ist also ein relativ seltenes Ereignis.

Cerebrale Störungen werden meistens von den Intensivstationen beschrieben, und wir wissen alle, daß auf den Intensivstationen viele Medikamente verwendet werden. Es ist dennoch schwer zu unterscheiden, ob diese cerebralen Verwirrtheitszustände direkt auf Cimetidin zurückzuführen sind, ob andere Medikamente in Kombination mit Cimetidin diese Störungen verursachen oder ob die hemmende Wirkung des Cimetidins auf die arzneimittel-abbauenden Enzyme diesen Effekt erst manifest werden läßt.

Einflüsse auf das blutbildende System und kardiovaskuläre Störungen sind ebenfalls beobachtet worden. Wieweit man das mit einem H_2-Rezeptorantagonistischen Effekt in Beziehung bringen kann, weiß man nicht.

Cimetidin hat einen Einfluß auf die Prolactinsekretion. Eine intravenöse Dosis von 200 bzw. 400 mg Cimetidin führt bei Männern, das gleiche gilt auch bei Frauen, zu einem deutlichen Anstieg des Prolactinspiegels. Dem Ranitidin in einer etwa äquipotenten Dosierung fehlt dieser Effekt.

Hier ist ein Gesichtspunkt zu besprechen, der eine sehr große und bis heute noch nicht abgeschlossene Diskussion ausgelöst hat, nämlich die Frage der Nitrosaminbildung im Magen unter dem Einfluß von Cimetidin und deren Bedeutung. Reed et al.[4] haben die Nitrosaminkonzentration im Magen, und zwar in Abhängigkeit vom pH und einer Cimetidinbehandlung, gemessen und gefunden, daß mit zunehmendem Anstieg des pH-Wertes die Nitrosaminkonzentration zunehmend höher wird. Wenn nitrosierbare Substanzen im Magen sind, können sie mit Nitriten reagieren, die aus Nitraten stammen, die mit dem Speichel in den Mageninhalt gelangen und dort für die Nitrosierung zur Verfügung stehen.

Allerdings wissen wir, daß die Nitrosaminbildung eindeutig pH-abhängig ist, daß aber Cimetidin keinen nennenswerten zusätzlichen Effekt auf den Gehalt der Nitrosamine im Magen hat. Die Frage ist so brisant, weil einzelne Nitrosamine sehr potente Carcinogene sind und die Befürchtung gehegt wurde, daß durch eine lang dauernde Cimetidin-Behandlung die Entstehung von Magencarcinomen begünstigt werden würde. Es wurde bis heute kein Fall eines Cimetidin-induzierten Carcinoms des Magens beschrieben. Allerdings wird gelegentlich unter der Therapie mit H_2-Rezeptor-Antagonisten eine Carcinomsymptomatik verschleiert, d.h. daß Patienten, die ein Carcinom haben, unter der Behandlung mit Cimetidin beschwerdefrei oder beschwerdeärmer werden und daß das Carcinom erst spät erkannt wird.

Es war die Rede davon, daß Cimetidin das arzneimittelabbauende Enzymsystem der Leber hemmt (Lit.s.[3]). Welche Auswirkungen das haben kann, soll an einem Beispiel demonstriert werden. Der β-Blocker Propranolol unterliegt einem first-pass-Effekt, d.h. er wird beim ersten Durchgang durch die Leber zu einem sehr nennenswerten Prozentsatz durch die Leber extrahiert, d.h. nur geringe Mengen gelangen in den großen Kreislauf. Dadurch ist die Bioverfügbarkeit des Propranolols bei der oralen Gabe sehr limitiert. Die orale Dosierung des Propranolols ist diesen Verhältnissen bereits angepaßt. Während einer Behandlung mit Cimetidin ändert sich die Pharmakokinetik von Propranolol: die Blutspiegel liegen sehr viel höher.

Auch andere Medikamente wie z. B. Benzodiazepine, die ebenfalls durch die Enzyme der Leber abgebaut werden, sind von derartigen Interaktionen betroffen. Für Ranitidin hat man einen pharmakokinetisch relevanten Einfluß auf die arzneimittel-abbauenden Enzyme der Leber bisher nicht eindeutig zeigen können.

LITERATUR

1. Baron JH (1981) Cimetidine in the 80s. Churchill Livingstone, Edinburgh London Melbourne New York, p 227-278
2. Douglas WW (1980) Histamine and 5-hydroxytryptamine (serotonin) and their antagonist.In:Goodman LS,Gilman A (eds) The pharmacological basis of therapeutics. Macmillan, New York Toronto London p 609-646, 6. Aufl
3. Langman MJS, Henry DA (1982) H_2-receptor antagonists: their effects upon hepatic drug metabolism and upon endocrine function. In: Riley AJ, Salmon PR (eds) Ranitidine. Excerpta Medica, Amsterdam Oxford Princeton, p 190-196
4. Reed PI, Smith PLR, Haines K, House FR, Walters CL(1982) Effect of cimetidine on gastric juice N-nitrosamine concentration. Lancet II:553
5. Simon P, Müller P, Dammann HG (1982) Safety profile of ranitidine. In: Riley AJ, Salmon PR (eds) Ranitidine. Excerpta Medica, Amsterdam Oxford Princeton p 181-189

Diskussion

- v. Wichert -
Ich habe keine Frage, aber vielleicht einen Kommentar zu dem Problem der Cancerogenität. Nitrosamine sind in vielen Nahrungsmitteln und im Magen enthalten. Ich glaube Ihrer Argumentation, daß man bisher keinen Casus gefunden hat, wo man eine klare Zuordnung treffen könnte: Carcinom - Cimetidin. Das sagt überhaupt nichts. Cimetidin ist seit 5 Jahren auf dem Markt. Wenn man sich die Tumorgenese und die Dynamik der Tumorentstehung ansieht, dann wäre es selbst unter "optimalen" Bedingungen nicht zu erwarten, daß man solche induzierten Carcinom-Fälle findet. Die Carcinogenese ist ja

heute ein fast politisches Thema zudem ein solches,das leicht überzeichnet wird, sowohl in der einen wie in der anderen Richtung.Ich bin der Meinung, man kann zur Zeit, auch unter dem Gesichtspunkt, daß durch Cimetidin möglicherweise eine zusätzliche Menge von Nitrosaminen im Magensaft entsteht, zu diesem Thema nicht Stellung nehmen, weder positiv, noch negativ.
- Sewing -
Ich habe zu Beginn dieses Teils meiner Ausführungen deutlich gesagt,daß die Diskussion darüber noch im Gange und noch nicht abgeschlossen ist. Zum jetzigen Zeitpunkt liegt eine klare Zuordnung dieser beiden Phänomene in der Literatur nicht vor. Vor zwei Jahren wurden im Lancet über entsprechende Kasuistiken berichtet, auf die das zutrifft was Sie jetzt gerade sagen, daß man nämlich zu der Frage eines Kausalzusammenhangs, zu der damals sehr dezidiert Stellung genommen worden ist, nichts sagen kann.
- Lorenz -
Ein wichtiger Gesichtspunkt ist doch der, daß offensichtlich die Bildung von Nitrosaminen pH-abhängig ist und daß über die pH-Abhängigkeit, die man durch Cimetidin aber auch durch eine Vagotomie oder auch durch andere Mittel erreicht, mit denen man eine Ulcustherapie betreiben möchte, natürlich dieses Risiko vorhanden ist (Gruppe von Alexander-Williams, Birmingham).
- v. Wichert -
Nur einen Satz dazu, aber natürlich auch von der Art der Nahrung, die Sie aufnehmen.
- Sewing -
Dazu muß man sagen, daß die Nitrite, die aus der Nahrung stammen, im Verhältnis zu denen, die mit dem Speichel in den Magen gelangen, wohl eine untergeordnete Rolle spielen.
- Lorenz -
Diese Frage wurde ausführlich in dem Hearing vor der FDA vor zwei Jahren diskutiert. Es gibt im Augenblick keinen Anhalt dafür, daß Cimetidin ein zusätzliches Risiko in Form gesteigerter Carcinogenese im Magen darstellt, durch zusätzliche Bildung von Nitrosaminen.
- Sewing -
Das ist auch in vollem Umfang durch die vorliegenden experimentellen Daten abgedeckt.
- Reimann -
Bei Ihrem ersten Dia, was die Nebenwirkungen von Cimetidin zeigte, standen auch Nebenwirkungen der Nierenfunktion oder renal-diseases. Meine Frage ist, wie dosiere ich Cimetidin bei Niereninsuffizienz?
- Sewing -
Die Dosierung bei einer Niereninsuffizienz hängt ja ganz wesentlich davon ab, wieviel vom Cimetidin durch die Niere in freier Form eliminiert wird. Cimetidin wird zu etwa 50% in freier Form durch die Niere ausgeschieden, was uns veranlaßt entsprechend den Nomogrammen, die wir für diese Verhältnisse kennen,die Dosierung nach dem Grad der Einschränkung der Nierenfunktion zu reduzieren. Bei einer 50%igen Reduktion der Kreatinin-Clearance würde man die Dosis von Cimetidin auf etwa 25% reduzieren. Da aber die

therapeutische Breite doch relativ groß ist, wird man bei einer solchen Einschränkung der Nierenfunktion wohl kaum von der normalen Dosierung abweichen.
- Doenicke -
Ich möchte auf Ihre Feststellung, Benzodiazepine und Cimetidin nochmals eingehen, denn das sollte man relativieren. Es gibt verschiedene Benzodiazepine, Sie haben gesagt generell, alle. Das ist nicht richtig.
- Sewing -
Ich habe nicht gesagt generell alle, sondern ich habe gesagt, die Benzodiazepine, die durch das Arzneimittel-metabolisierende Enzymsystem abgebaut werden.
- Doenicke -
Gut. Denn es gibt Untersuchungen, daß z.B. die durch Glucoronisierung ausgeschiedenen keine Verlängerung in ihrer Wirkung verursachen, so bei Lormetazepam, Lorazepam, Oxazepam. Dies ist vor allen Dingen für die Intensivmediziner wichtig zu wissen, denn wenn gleichzeitig Cimetidin gegeben wird, sollten jene Benzodiazepine, die durch das Arzneimittelmetabolisierende Enzymsystem abgebaut werden, niedrig dosiert werden.
- Sewing -
Aber das Flunitrazepam ist ja in der Anaesthesie sehr gebräuchlich.
- Doenicke -
Deshalb habe ich gerade auf diesen Punkt aufmerksam gemacht.
- Tryba -
Ich wollte nur auf eine kürzlich erschienene Studie hinweisen, die im Jama publiziert wurde. Das was sie vom Propanolol beschrieben haben, konnte für das Lidocain ebenfalls nachgewiesen werden und zwar innerhalb von 6 h wurde, bei normalen Cimetidindosen das toxische Limit bei 14 von 15 Patienten überschritten, sodaß zumindest bei solchen Patienten auf der kardiologischen Intensivstation mit Herzrhythmusstörungen gerechnet werden muß. Man sollte bei diesen Patienten mit der Cimetidinapplikation vorsichtig sein.
- Sewing -
Also, um das zu generalisieren, bei allen Substanzen, die eine enge therapeutische Breite haben, ist am ehesten mit Risiken zu rechnen.
- Zesch -
Herr Sewing, Sie sind jetzt auf die Wechselwirkungen von Cimetidin mit anderen Medikamenten eingegangen. Die Wechselwirkungen von H_1-Rezeptorblockern z. B. mit Alkohol, haben Sie nicht erwähnt. Hat das für Sie nur einen so relativ geringen Stellenwert oder ist das nicht so wichtig?
- Sewing -
Ich bin gerne bereit, zuzugeben, daß ich das vergessen habe, aber ich glaube, wir können aus den theoretischen Grundlagen schon mit Fug und Recht ableiten, daß da Wechselwirkungen vorhanden sind und zwar im Sinne eines additiven Effektes, denn wenn wir eine Substanz haben, die einen sedativen Effekt besitzt, dann müssen wir auch damit rechnen, daß der sedative Effekt von H_1- und H_2-Rezeptor-Antagonisten verstärkt wird.

- Erjavec -

Wie sind Sie zu diesen klinisch wichtigen Interaktionen gekommen, es ist in der Theorie noch etwas ungeklärt,so hat z.B. die Mastzelle einen Rezeptor für Benzodiazepine.Man weiß nicht, wie sich die Rezeptoren im Zentralnervensystem und die Rezeptoren für Benzodiazepine verhalten und wie ist das Verhalten dieser Rezeptoren gegen Histamin usw., das ist noch alles ungeklärt.

Aspirationsprophylaxe

Das Mendelson-Syndrom: Pathogenese, klinisches Bild, Inzidenz, Prognose

E. Götz

ZUSAMMENFASSUNG

Die Aspiration von Mageninhalt ist eine schwere Komplikation. Mendelson hat 1946 auf die Bedeutung des Säuregehalts im Aspirat hingewiesen. Sie führt zu Gewebsreaktionen und zur Gewebszerstörung.

Nichtsaurer Magensaft verursacht nur geringe Gewebsreaktionen mit initialen Symptomen von Atemnot mit Bronchospasmus. Werden jedoch unabhängig vom Säuregehalt feine und grobe Partikel aspiriert, entstehen Obstruktionen mit Belüftungsstörungen und atelektatischen Lungenbezirken. Die Gefahren der Partikelaspiration liegen akut in der Atemwegsverlegung und längerfristig in der Entwicklung von Infektionen, die ihren Ausgangspunkt von infiziertem Fremdmaterial nehmen. Es entstehen Gewebszerstörungen und oft über lange Zeit Pneumonien. Selbst nach Wochen können multiple Lungenabszesse auftreten. Auch die Menge des Aspirats ist für die Krankheitsentwicklung von Bedeutung.

Neben einer Verminderung der laryngealen Reflextätigkeit ist Regurgitation oder Erbrechen Voraussetzung zur Aspiration. Regurgitation ist ein passiver und das Erbrechen ein aktiver Vorgang. Bestimmte Medikamente wie Atropin, Morphin und Benzodiazepine begünstigen die Aspiration während Metoclopramid eine Protektion bewirken kann.

3-4% der tödlichen Narkosezwischenfälle beruhen auf einer Aspiration. In der Geburtshilfe besteht eine besondere Häufung, hier müssen 6-9% der mütterlichen Todesfälle auf eine Aspiration zurückgeführt werden.

Die Prognose nach reiner Säureaspiration hat sich durch die Einführung der modernen Beatmungsbehandlung erheblich gebessert. Die größte Gefahr bei jeder Art von Aspiration ist die Infektion und zwar sowohl durch infiziertes Aspirat als auch durch nosokomiale Infektionen im Laufe der Beatmungsbehandlung. Die Angaben der Letalität nach Aspiration schwanken außerordentlich, sie liegen zwischen 8 und 80%.

Die Aspiration von Mageninhalt war schon vor dem klassischen Bericht Curtis Mendelsons als ein besonders lebensbedrohendes Ereignis bekannt. Steinhoff et al. [14] berichten, daß schon 1781 Hunter das Aspirations-Syndrom erwähnte. 1940 lenkte Hall die Aufmerksamkeit auf die besondere

Häufung von Aspirationspneumonien nach geburtshilflichen Anaesthesien. Er berichtet über 14 Fälle, von denen 3 während einer Sectio caesarea auftraten [4a].

Mendelson [8] hat grundlegend auf die Bedeutung der Art des Aspirats für das klinische Bild und die Prognose hingewiesen. Seitdem unterscheidet man zwischen der Säureaspiration, dem sog. Mendelson-Syndrom, und der Aspiration von feinen und groben Partikeln.Gelegentlich werden diese Definitionen nicht streng eingehalten und so verstehen auch einige Autoren unter dem Mendelson-Syndrom die Aspiration von nicht-saurer Flüssigkeit.

Die tierexperimentellen Untersuchungen, die Mendelson seinen klinischen Beobachtungen anschloß, zeigten, daß die Aspiration von 0,1 molarer Salzsäure ein ähnlich schweres Krankheitsbild hervorruft wie Magensaft. Es tritt sofort Dyspnoe, Cyanose und Tachykardie ein, begleitet von Bronchospasmen.Dagegen führte die Instillation von destilliertem Wasser oder neutralem Magensaft in die Trachea zu keinen ernsthaften Erkrankungen. Daraus konnte geschlossen werden, daß der pH-Wert des Mageninhalts ein entscheidender Faktor für die Schwere des Krankheitsbildes ist. Untersuchungen anderer Autoren verifizierten kritische H-Ionen-Konzentrationen,die von Spezies zu Spezies variieren, z.B. 1,7 für Ratten und 2,1-2,4 für Kaninchen. Für den Menschen wird allgemein ein kritischer Wert von 2,5 angenommen,der verständlicherweise nicht experimentell ermittelt ist [15]. Bei einem abfallenden pH-Wert unter 2,5 steigt die Schwere der Gewebsreaktion und erreicht bei einem Grenzwert von 1,5 ihr Optimum. Eine Schädigung durch peptische Aktivität des Magensaftes kann demgegenüber vernächlässigt werden.

Es konnte aber auch gezeigt werden, daß nicht allein der pH-Wert, sondern auch die Menge des Aspirats das Krankheitsbild, die Symptomatologie und die Prognose beeinflussen. Ebenso kommt der Beschaffenheit des Aspirats, seiner Verteilung in der Lunge und der bakteriellen Kontamination eine wesentliche Bedeutung zu [6,12]. Die Mindestmenge von Magensaft, die erforderlich ist, um bei einem Menschen ein Aspirations-Syndrom auszulösen, wurde in experimentellen Untersuchungen ermittelt.Roberts und Shirley [11] zeigten bei Rhesus-Affen, daß eine Mindestmenge von 0,4 ml/kg KG notwendig ist. Mit Zunahme der Menge verschlechtert sich die Prognose. Von diesen Untersuchungen ausgehend werden Mengen ab 25 ml für den Menschen als besonders gefährlich bezeichnet.

Von der Trachea aus verteilt sich der saure Magensaft innerhalb von 12-18 s in der Lunge. Nach 3 min werden die ersten atelektatischen Bezirke beobachtet. Im Laufe der nächsten Stunden entwickelt sich eine Degeneration der bronchoalveolären Epithelien, es tritt ein Lungenödem auf durch Exsudation von hämorrhagischer und fibrinhaltiger Flüssigkeit in die Alveolen. Die Alveolen werden bald danach von polymorphzelligen Infiltrationen durchsetzt. Nach 24 - 36 h beginnt sich der Prozeß zu konsolidieren und bereits nach 48 h werden hyaline Membranen beobachtet. Nach 42 h ist die akute Entzündung im allgemeinen abgeklungen und es beginnt die Regeneration der Bronchialepithelien mit einer Fibroplastenproliferation. Nach 2-3 Wochen hat sich das Lungengewebe im allgemeinen völlig erholt. Es können jedoch Bronchialobstruktionen, Parenchymfibrosen oder auch Pleuraverwachsungen zurückbleiben [12,15].

Die Reaktion des Lungengewebes auf nicht-sauren Magensaft ist wesentlich geringer und beschränkt sich meist auf die Trachea und die großen Bronchien. Nur in geringem Ausmaß treten alveolobronchiale Zellnekrosen auf und meist sind nur geringe Leukozyteninfiltrate erkennbar. Diese Veränderungen bilden sich verständlicherweise sehr rasch wieder zurück [10,15].

Nach der Aspiration von festen Partikeln wie Speisereste entwickelt sich das pathologisch-anatomische Bild ganz anders. Es entstehen Atemwegsverlegungen kleineren und größeren Ausmaßes, sowie protrahiert granulomatöse Reaktionen mit Makrophagen in den Aleveolen bis zur ausgeprägten hämorrhagischen Pneumonie. Im weiteren Verlauf nehmen die Makrophagen zu und können tuberkelähnliche Areale in der Lunge bilden. Diese Gewebsreaktion der Lunge auf die eingeschwemmten Fremdkörper ist über Wochen gesehen viel gefährlicher und belastender als die Reaktion auf reinen Magensaft. Die granulomatösen Prozesse können lange von den Fremdkörpern unterhalten werden und bilden für Wochen und Monate die Grundlage infektiöser Veränderungen [6,12,15].

Voraussetzung für die Aspiration in die Trachea ist eine verminderte Reflexaktivität des Larynx, die es gestattet, daß Flüssigkeit oder feste Partikel, die durch Regurgitation oder Erbrechen in den Pharynx gelangt sind, in die Trachea eintreten können.

Die REGURGITATION ist ein passives Geschehen. Sie kann nur dann auftreten, wenn ein hoher Druck auf den Magen einwirkt, so daß sich der gastrooesophageale Sphincter öffnen kann. Bei entsprechender Lagerung kann zusätzlich die Schwerkraft Flüssigkeit in den Oesophagus fließen lassen. Fällt nun der krikopharyngeale Sphinctertonus ebenfalls, gelangt Mageninhalt in den Pharynx. Der gastrooesophageale Sphincter besteht aus glatter Muskulatur und wird vom Vagus versorgt. Vagale Stimulation verschließt daher das Lumen des unteren Oesophagus. Dieser Verschlußmechanismus kann allein durch geringe therapeutische Dosen der Medikamente Morphin, Pethidin und Diazepam beeinflußt werden. Diese Substanzen senken die Regurgitation. Das gleiche gilt auch für Atropin, da es durch Vagolyse den Sphinctertonus mindert. Das Antiemetikum Metoclopramid hingegen hat einen tonussteigernden Effekt. Metoclopramid wirkt einer Öffnung des gastrooesophagealen Sphincters entgegen. Antiemetika wie Promethazin und Dehydrobenzperidol senken den Sphinctertonus. Aber auch andere Faktoren wie langliegende Magensonden und Hiatushernien können den gastrooesophagealen Verschlußmechanismus stören [15].

Das obere Drittel des Oesophagus und der krikopharyngeale Sphincter bestehen aus quergestreifter Muskulatur und können auf diesem Wege beeinflußt werden. Dies gilt vor allem für die Anwendung von Muskelrelaxantien, Narkotika und für die Auswirkungen neuromuskulärer Erkrankungen.

Die Kopftieflagerung in Narkose ist ein typisches Beispiel für die Begünstigung der Regurgitation. Carlson und Islander [1] konnten zeigen, daß bei der typischen Kopftieflagerung für gynäkologische Eingriffe zur Laparotomie in 20% Magensaft im Pharynx nachgewiesen werden konnte. Die Ergebnisse waren unabhängig davon, ob der Eingriff geplant oder als Notfall durchgeführt wurde.

Das ERBRECHEN ist im Gegensatz zur Regurgitation ein aktiver Reflexmechanismus. Es wird neural durch 2 funktionell getrennte Zentren im Zentralnervensystem gesteuert. Das 1. ist das Brechzentrum, das direkt wirkt, und das 2. wirkt indirekt über Chemorezeptoren in der Medulla oblongata, die als Triggerzone das Brechzentrum stimulieren. Die efferenten Fasern, die den Brechvorgang koordinieren, verlaufen über mehrere Hirnnerven zum oberen gastrointestinalen Trakt und gleichzeitig über Spinalnerven zum Zwerchfell und zur Bauchmuskulatur. Das Brechzentrum kann durch afferente Fasern von jedem Körperteil aus stimuliert werden. Medikamente und die Irritation des Innenohrs durch Bewegung wirken auf das Brechzentrum über die Chemorezeptortriggerzone. Nach tiefem Einatmen sowie Kontraktion der Bauchmuskulatur und des Zwerchfells entsteht ein hoher intraabdomineller Druck, der in Verbindung mit dem Verschluß des Pylorusringes und der Erschlaffung des Magens und des Oesophagus zur explosionsartigen Entleerung von Mageninhalt führt. Durch gleichzeitiges Anheben des Hyoid-Knochens und des Larynx öffnet sich der krikopharyngeale Sphincter. Ebenfalls reflektorisch schließt sich dann die Epiglottis und die Uvula mit dem weichen Gaumen dichtet den Epipharynx ab. Ist jedoch der Epiglottisverschluß gestört, kann es zur Aspiration kommen.

Eine besondere Gefahr der Aspiration besteht während der SCHWANGERSCHAFT.Die Magenentleerung ist in der Schwangerschaft verzögert und solide Nahrungsstücke können teilweise noch nach 24 h im Magen vorgefunden werden. Schmerzen, Furcht und Beklemmung sowie die Gabe von Analgetika und Narkotika behindern zusätzlich die Magenentleerung. Darüberhinaus bestehen anatomische Veränderungen, die die Funktion des Magens beeinflussen. Mit fortschreitender Schwangerschaft wird der Fundus angehoben und die Achse erfährt eine Rechtsdrehung,so daß der Magen dann waagerecht liegt,der Pylorus wird nach hinten und oben gezogen.Es besteht eine Minderung des gastrooesophagealen Sphinctertonus und durch die gesteigerte Progesteronsynthese kann es zur Ausbildung von passageren Hiatushernien kommen [14].

Ebenso besteht in der Schwangerschaft eine gesteigerte Magensaftsekretion. Ein Hinweis auf besonders lange Entleerungszeiten und eine Refluxsteigerung kann das häufig geklagte Sodbrennen der Schwangeren sein. Gelegentlich kann auch falsches Atmen während der Wehen zu vermehrtem Luftschlucken und damit zu einer Erhöhung des Mageninnendrucks führen. Hierdurch wird wiederum die Regurgitation erleichtert. Dies sind Faktoren, die in den verschiedenen Phasen der Schwangerschaft die Gefahr einer Aspiration wesentlich erhöhen. Entsprechend zeigt sich eine auffällige Häufung der Aspiration während Anaesthesie in der Schwangerschaft [2,4,9,11,13, 14]. Aber auch zahlreiche andere Grunderkrankungen, insbesondere solche

Tabelle 1. Ursachen der Säureaspiration (nach Hartenauer [6])

- Schädel-Hirn-Trauma   11x
- Polytrauma   2x
- zerebrovask. Störungen   2x
- Endotracheales Absaugen
- KM-Aspiration
- Magenblutung
- Maxillofaziale Op.
- Sectio caesarea
- Spinalanaesthesie
- Tubusobturation   je 1x

des zentralen Nervensystems, führen häufig zur Aspiration. In einem Zeitraum von 3 Jahren wurden auf einer Intensivstation 22 Aspirationen behandelt [6]. Häufigkeit und Grunderkrankung sind in Tab.1 dargestellt. Diese 22 Patienten waren 1,5% des gesamten Patientengutes der Station.

Das KLINISCHE BILD der Säureaspiration ist geprägt von Tachykardie, Cyanose, Dyspnoe und exspiratorischem Giemen, ähnlich einem Asthmaanfall. Auskultatorisch sind feinblasige Rasselgeräusche und ein exspiratorisches Giemen über den Lungen zu hören. Bald kommt es zum Abfluß von schaumiger, blutig tingierter Flüssigkeit aus dem Tracheobronchial-System, so daß das Mendelson-Syndrom zu Beginn mit einem kardial bedingten Lungenödem verwechselt werden kann. Ursache dieses Ödems ist jedoch das proteinreiche Exudat, das sich infolge der Einwirkung des Magensaftes auf das Bronchoalveolarsystem gebildet hat. Durch diesen massiven und raschen Eiweißverlust entsteht ein Volumenmangel mit Hämokonzentration und hypotoner Kreislauflage, der bis zum Bild des hypovolämischen Schocks führen kann. Die Hypoxie ist jedoch von Anfang an das führende Symptom und tritt schon innerhalb weniger Minuten nach der Aspiration auf [15].

Auch die Aspiration von nichtsaurem Magensaft kann zu Hypoxie, Tachykardie und Bronchospasmus führen. Die Symptomatik ist jedoch wesentlich schwächer ausgeprägt und zeigt je nach Art und Umfang der Atemwegsverlegung Variationen. Das für das Mendelson-Syndrom typische Bild der geschädigten Alveole mit dem massiven Austritt von Ödemflüssigkeit und nachfolgender Hypovolämie tritt im allgemeinen nicht auf.

Die Diagnose der Aspiration wird in den meisten Fällen durch die Anamnese gesichert. Blutgasanalysen zeigen typische Veränderungen einer akuten respiratorischen Insuffizienz. In Abhängigkeit von der Lage des Körpers während der Aspiration zeigt die Röntgenaufnahme typisch befallene Areale. In Rückenlage sind die Prädelektionsstellen das posteriore Segment des rechten Oberlappens sowie die oberen Segmente des rechten und linken Unterlappens.

Für die PROGNOSE wesentlich ist die rechtzeitige Einleitung therapeutischer Maßnahmen. So hat insbesondere die sofortige künstliche Beatmung mit erhöhtem endexspiratorischen Druck die Prognose nach Säureaspiration erheblich verbessert. Experimentelle Untersuchungen am Hund konnten die Überlebensrate von 20 auf 100% steigern [12].

Ist das Aspirat jedoch kontaminiert, so ist die Prognose wesentlich ungünstiger. Man muß davon ausgehen, daß nach Aspiration 2 Wege für eine Pulmonalinfektion bestehen. Der erste ist die bakterielle Kontamination des Aspirats. So ist nach einer Aspiration von Partikeln immer von einer Kontamination der Lunge auszugehen. Dabei ist der Säuregehalt des Aspirats unwesentlich. Über die Partikelaspiration wird regelmäßig die Flora der oropharyngealen Region in die Lunge verschleppt.Dabei handelt es sich vorwiegend um anaerobe Keime [6]. Sie finden im Aspirat selbst einen hervorragenden Nährboden. Die infizierten Partikel erzeugen nicht nur, sondern unterhalten auch eine Pneumonie und führen oft noch nach Wochen zu Lungenabszessen, Empyemen oder gar nekrotisierender Pneumonie. Ungünstig beeinflußt werden diese Infektionen durch pulmonale Vorschädigungen und durch das Ausmaß der aspirationsbedingten Parenchymschädigung.

Die zweite Möglichkeit der pulmonalen Infektion ist ein sekundäres Ereignis. Dabei werden im Rahmen der Beatmungsbehandlung vorwiegend aerobe Keime in die Lunge verschleppt und treffen auf das geschädigte Lungengewebe. Auf diese Weise können außerordentlich gefährliche nosocomiale Pneumonien auftreten. Diese zweite Art der Infektion kann sowohl bei der reinen Säureaspiration als auch bei der Partikelaspiration gefunden werden.

Die Frage nach der Prognose des Mendelson-Syndroms ist in Zahlen kaum zu beantworten und auch nur schwer belegbar. Die reine Säureaspiration ist heilbar und nur dann gefährlich, wenn im Rahmen der Behandlung eine Infektion auftritt. Dagegen ist die Aspiration von feinen und groben Partikeln auch bei Einsatz umfangreicher Intensivtherapie gefährlicher. Das Ausmaß der Atemwegsverlegung kann akut bis zur unbeherrschbaren Lungenfunktionsstörung führen und die Gefahr schwer beherrschbarer Infektionen besteht, solange Partikel in der Lunge vorhanden sind. Die Letalitätsstatistiken der Aspiration auf bakterieller Basis zeigen daher eine Variation von 8-50%, nach schweren Aspirationen wird sogar eine Letalität zwischen 40-80% gefunden [10]. Dines et al. [3] konnten feststellen, daß ein wesentlicher Unterschied besteht, ob beide Lungen oder nur eine durch die Aspiration geschädigt wurden. Sind beide Lungen befallen, fanden sie eine Letalität von 85-100%, während bei einseitigem Schaden 40% verstarben.

Ebenso schwierig ist es, verläßliche Daten über die HÄUFIGKEIT VON ASPIRATIONEN zu erhalten.Nur die Todesfallstatistiken können hier Anhaltspunkte geben. Harrison [5] berichtet 1978 in einer 10-Jahres-Statistik,daß 3,8% der tödlichen Narkosezwischenfälle durch Aspiration verursacht wurden. Diese Zahl wurde aus einem gemischten Patientengut einschließlich Gynäkologie und Geburtshilfe ermittelt. Betrachtet man jedoch nur die Geburtshilfe,so findet man viel eindrucksvollere Zahlen.3-15% der Todesfälle in der Geburtshilfe werden ursächlich auf die Narkose zurückgeführt. Rund 50% dieser narkosebedingten Todesfälle sind durch Aspirationen verursacht

[2]. Hutchinson [7] berichtet von über 9% mütterlicher Todesfälle durch Aspiration in den Jahren 1962-72 und Moir [9] über 6% der mütterlichen Todesfälle aus einer Statistik von 1973-75. Diese hohe Insidenz der tödlichen Zwischenfälle durch Aspiration gerade in der Geburtshilfe hat zur intensiven Beschäftigung mit Prophylaxe und Behandlung dieser Patientengruppe geführt [4,11,12]. So war Mendelson ein Geburtshelfer in New York, der 1946 aufgrund von 66 selbst beobachteten Fällen auf das Problem hinwies. Bei 45 Patienten war das Aspirat bekannt. 40 hatten sauren Magensaft und 5 nicht-sauren bzw. Speisepartikel aspiriert. Alle Patientinnen, die sauren Magensaft aspiriert hatten, überlebten, während 2 der 5 Patientinnen verstarben, die nicht-sauren Magensaft bzw. Speisepartikel aspiriert hatten. Dies zeigt deutlich, daß bei einer rechtzeitigen und konsequenten Behandlung das Mendelson-Syndrom prognostisch günstiger zu betrachten ist, als die Aspiration infizierter Partikel.

LITERATUR

1. Carlson Ch, Islander G (1981) Silent gastropharyngeal regurgitation during anesthesia. Anesth Analg 60:655
2. Cohen SE (1979) Aspirations syndromes in pregnancy. Anesthesiology 51: 375
3. Dines DE, Titus JL, Sessler AD (1970) Aspirationspneumonitis. Mayo Clin Proc 45:347
4. Francis RN, Kwik RSH (1982) Oral ranitidine for prophylaxis against Mendelson's syndrom. Anesth Analg 61:130
4a. Hall CC (1940) Aspiration pneumonitis: An obstetric hazard. J Am Med Ass 114:728
5. Harrison GG (1978) Death attributable to anaesthesia. Br J Anaesth 50: 1041
6. Hartenauer U (1982) Die Behandlung der akuten Aspiration. Anaesth Intensivmed 23:70
7. Hutchinson BR (1979) Acid aspiration syndrom. Br J Anaesth 51:75
8. Mendelson CL (1946) The aspiration of stomach contents into the lungs during obstetric anesthesia. Am J Obstet Gynecol 52:191
9. Moir DD (1978) Maternal mortality and anesthesia. Br J Anaesth 52:1
10. Morgan JG (1979) Pathophysiologie der Aspiration von Magensaft. Aspirationspneumonie. Thieme, Stuttgart, INA Bd 15, S 1
11. Roberts RB, Shirley MA (1974) Reducing the risk of acid aspiration during cesarean section. Anesth Analg 58:859
12. Roberts RB (1979) Aspiration und ihre Prävention in der Geburtshilfe. Aspirationspneumonie. Thieme, Stuttgart, INA, Bd 15, S 30
13. Scott DB (1978) Mendelson's Syndrome. Br J Anaesth 50:977
14. Steinhoff H, Strasser K, Heuler R (1979) Regurgitation und Aspiration von Magensaft während der Geburt. Anaesthesist 28:463
15. Towliati H (1981) Ätiologie und klinisches Bild des Aspirations-Syndroms. Anaesth Intensivmed 22:463

Allgemeine und medikamentöse Maßnahmen zur Prophylaxe und Therapie der Aspirationspneumonie

M. Tryba, F. Yildiz, M. Zenz

ZUSAMMENFASSUNG

Die Aspirationspneunomie steht an vorderer Stelle anaesthesie-bedingter schwerer und tödlicher Komplikationen. 66-90% dieser Pneumonien sind bedingt durch das Eindringen von saurem Magensaft in das Bronchialsystem. Entscheidendes Kriterium für die Pathogenese sind ein pH unter 2,5 und ein aspiriertes Volumen von mehr als 20 ml. In der Vergangenheit wurden eine Anzahl von Vorschlägen zur Vermeidung einer Aspiration bzw. einer Aspirationspneumonie gemacht. Diese Methoden sind jedoch entweder unsicher oder nur bei solchen Patienten mit vollem Magen bzw. Ileus indiziert. Die Applikation von Antazida hat sich sogar als potentiell gefährlich erwiesen. Fast 50% der säurebedingten Aspirationspneumonien wurden bei elektiven Eingriffen beobachtet. Die Applikation von H_2-Rezeptor-Antagonisten wie Cimetidin hat sich in mehreren Studien als effektiv zur Anhebung des Magensaft-pH's erwiesen. Nachdem sich in einer eigenen Pilotstudie auch die intramuskuläre Cimetidinapplikation als wirksam sowohl hinsichtlich der pH-Anhebung über 2,5 als auch zur Volumenreduzierung des Magensaftes erwiesen hatte, haben wir in einer offenen Studie bei über 200 elektiv chirurgischen Patienten sowohl die Wirksamkeit als auch die Praktikabilität und Verträglichkeit dieser Prämedikationsart untersucht. In über 98% fand sich ein pH über 2,5 und in über 90% ein Magensaftvolumen unter 20 ml. Sowohl Verträglichkeit als auch Praktikabilität waren ausgezeichnet. Auch bei geburtshiflichen Narkosen hat sich die i.m. Cimetidinapplikation bewährt. Die routinemäßige Prämedikation mit 400 mg Cimetidin per os zur Nacht sowie dieselbe Dosis i.m. mindestens 2 h vor Narkosebeginn könnte somit eine wirksame Möglichkeit darstellen, die Häufigkeit schwerer und tödlicher Aspirationspneumonien im Rahmen der Allgemeinnarkose zu senken. Zum Schluß werden die therapeutischen Möglichkeiten nach stattgefundener Aspiration diskutiert.

Das Risiko einer Aspiration während einer Narkose ist seit über 130 Jahren bekannt [51]. Erstmals wies Mendelson [39] nach, daß der pH des Aspirates der entscheidende Faktor ist, der die Schwere der Symptome und den weiteren Verlauf bestimmt. Teabeaut [56] konnte 1952 in experimentellen Untersuchungen nachweisen, daß oberhalb eines pH von 2,4 nur noch geringfügige Lungenveränderungen auftreten. Mit zunehmender Azidität wurde die Gewebsreaktion ausgeprägter. Auch andere Autoren konnten diesen Grenzwert bestätigen,sodaß heute für den Menschen ein kritischer pH-Wert von 2,5 angenommen wird [1,7,54]. Roberts und Shirley [44] konnten die kritische Menge Magensaft bestimmen, die erforderlich ist,um pulmonale Schäden hervorzurufen. Während bei einer Aspiratmenge von 0,4 ml/kg KG bei einem pH von 1,5 noch keine schweren Lungenveränderungen beobachtet wurden,stieg mit Zunahme des Aspiratvolumens die Mortalität steil an. Zu ähnlichen Ergebnissen kamen Schwartz et al. [48] und Hamelberg et al. [23].

Obwohl eine Vielzahl von Methoden zur Prophylaxe der Aspirationspneumonie empfohlen werden, steht die Aspiration auch heute noch an vorderer Stelle der anaesthesiebedingten Todesursachen [59],in der Geburtshilfe mit 29% sogar an 1.Stelle [40].Die aspirationsbedingte Letalität bei geburtshilflichen Narkosen wird zwischen 1:6.000 und 1:7.500 angegeben [40,43]. Im allgemein-chirurgischen Krankengut beträgt die Häufigkeit schwerer Aspirationspneumonien 1:10.000 [30].

METHODEN ZUR PROPHYLAXE DER ASPIRATION UND ASPIRATIONS-PNEUMONIE

Reduktion des Mageninhaltes

Nahrungskarenz
Eine Nahrungskarenz von 6-12 h vor Narkosebeginn führt zu einer signifikanten Verminderung des Mageninhaltes. Nach dieser Zeit sind auch feste Nahrungsbestandteile weitgehend verflüßigt,so daß die Gefahr einer Fremdkörperaspiration deutlich vermindert ist [47]. Bei einer Nahrungskarenz über 12 h kommt es jedoch wieder zu einem stetigen Anstieg des Mageninhaltes [47].

Magenentleerung - Induziertes Erbrechen
Von einigen Autoren wird die Applikation von Apomorphin zum Auslösen von Erbrechen empfohlen [24]. Dies führt jedoch zu einer erheblichen psychischen Belastung und kann vor allem geschwächten Patienten nicht zugemutet werden [60]. Auch kann die Gefahr einer Aspiration hierbei nicht völlig außer acht gelassen werden.In einigen Fällen wurden schwere Kreislaufalterationen beobachtet.

Magensonde
Die Entleerung des Magens über eine Magensonde bietet keinen sicheren Schutz vor einer Aspiration. Nur 60 bis maximal 85% des gesamten Mageninhaltes kann auf diese Weise entleert werden [4,27]. Feste Nahrungspartikel können die Sonde verstopfen. Diese Methode kann für den wachen Patienten außerordentlich belastend sein, so daß sie nur bei "high-risk"-Patienten empfohlen werden kann. In diesen Fällen sollte sie jedoch zur Verminderung des Mageninhaltes und damit der Aspirationsgefahr durchgeführt werden.

Motilitätssteigernde Medikamente
Metoclopramid und Domperidon, periphere Dopamin-Antagonisten führen über eine Tonussteigerung am distalen Ösophagussphincter und eine Erschlaffung des Pylorussphincter zu einer beschleunigten Magenentleerung [8]. 15 min nach i.v. Gabe hat sich der Mageninhalt um ca. 30% vermindert [32]. Die zentralnervösen Nebenwirkungen von Metoclopramid wie Akinethose und Parkinsonoid verbieten jedoch die Anwendung dieses Medikamentes bei Kindern unter 14 Jahren.

Reduktion der Magensaftsekretion
Dem Anticholinergikum Atropin wird eine sekretionshemmende Wirkung zugeschrieben. Jedoch haben die bisherigen Untersuchungen nur eine klinisch wenig relevante Sekretionshemmung nachgewiesen, wahrscheinlich bedingt durch die gleichzeitige Verzögerung der Magenentleerung [45]. Wie alle Anticholinergika reduziert auch Atropin den Tonus des distalen Ösophagussphincter um ca. 25-30% [49] und erleichtert damit eine Regurgitation oder Aspiration. Glycopyrrolat, ein weiteres Anticholinergikum, das in jüngster Zeit von einigen Autoren empfohlen wird, vermindert zwar das Magensaftvolumen etwas deutlicher als Atropin, jedoch gelten insgesamt die gleichen Einschränkungen wie bei allen Anticholinergika [2].

Blockade der Magenentleerung

Vermeidung intragastraler Drucksteigerungen
Durch Maskenbeatmung kann es zur intermittierenden Eröffnung des Hypopharynx und dadurch zur Luftinsufflation in den Magen kommen. Durch ca. 3-minütige Präoxigenierung kann zumindest bei pulmonal gesunden Patienten auf eine Maskenbeatmung zur Einleitung verzichtet werden [18]. Nach Succinylgabe kommt es durch kräftige Faszikulationen im Bauchwandbereich zu signifikanten intraabdominalen Druckerhöhungen bei Erwachsenen [41]. Deshalb ist in diesen Fällen grundsätzlich eine Präcurarisierung durchzuführen. Da auch eine ungenügende Narkosetiefe bei der Intubation ein Erbrechen induzieren kann, ist eine entsprechende Narkoseeinleitung von Bedeutung.

Distaler Ösophagussphinctertonus
Metoclopramid und Domperidon erhöhen den Tonus des distalen Ösophagussphincter und können hierdurch eine retrograde Magenentleerung verhindern [26]. Sie sind in der Lage, den tonusmindernden Effekt von Atropin zu antagonisieren [8].

Kopfhochlagerung
Die Lagerung des Patienten mit aufgerichtetem Oberkörper von 40°-45° soll eine Regurgitation sicher verhindern, jedoch gilt dies nicht bei vollem Magen. Gleichzeitig vergrößert sich die Gefahr einer Aspiration, falls es zum Erbrechen kommt.

Kardiablockade mit Ballonkatheter
Die ventrikuläre Kardiablockade mit einer ballonarmierten Magensonde aus Gummi hat primär eine Drainagefunktion und soll nach dem Auffüllen des Ballons die Kardia gegen nachlaufende Flüssigkeit abdichten [42]. Nachteilig wirkte sich die begrenzte Drainagekapazität der Sonde aus,so daß im Falle eines Erbrechens Mageninhalt neben dem Ballon vorbeilaufen kann [23, 33].Der mechanische Reiz ist größer als bei einer einfachen Magensonde und belastet die Patienten mehr. Diese Methode ist lediglich bei "high-risk"-Patienten indiziert.

Ösophagustubus
Die Intubation des Ösophagus mit einem ballonarmierten Tubus oder auch mit einem normalen Endotrachealtubus konnte sich nicht durchsetzen [21]. Diese Methode bietet keinen sicheren Schutz gegen Regurgitation oder Erbrechen [33], da der dehnbare Ösophagus nicht sicher verschlossen werden kann.Auch die Möglichkeit einer Ösophagusruptur wird diskutiert, sollte der Patient erbrechen.

Sellick'scher Handgriff
Durch Druck auf den Ringknorpel kann der Ösophagus zwischen Krikoid und Halswirbelsäule sicher komprimiert werden [50].Für diese Maßnahme ist eine erfahrene Hilfsperson erforderlich, da durch versehentlichen Druck auf den Schildknorpel der Ösophagus nicht komprimiert sondern sogar die Passage des Mageninhaltes nach oben erleichtert wird [42].Eine Aspiration bei inadäquatem Gebrauch des Sellick'schen Handgriffes wurde mehrfach berichtet [40,62].

Modifizierte Narkoseeinleitung

NLA ohne Relaxation
Gemperle [19] empfiehlt die Intubation beim Ileuspatienten in Neuroleptanalgesie ohne Relaxation im Wachzustand bei erhaltener Spontanatmung. Da die Intubation erheblich erschwert sein kann und auch mit dieser Methode die Magenentleerung nicht sicher verhütet wird, hat sich dieses Verfahren nicht durchsetzen können.

Intubation in Lokalanaesthesie
Die Intubation in Lokalanaesthesie ist für den Patienten äußerst belästigend. Durch ungenügende Lokalanaesthetika-Applikation besteht die Gefahr eines induzierten Erbrechens während der Intubation, wobei durch den Ausfall des krikopharyngealen und des laryngealen Schutzreflexes in diesem Fall die Aspirationsgefahr sogar zunimmt.

Inhalationseinleitung
Bei der Narkoseeinleitung mit einem Inhalationsanaesthetikum scheint das Risiko einer Aspiration erheblich vermindert. Inkster [31] konnte bei über 250.000 Inhalationseinleitungen keine schweren Aspirationen feststellen. Der routinemäßigen Anwendung dieser Einleitungsform bei allen Narkosen stehen praktische Überlegungen entgegen.

Vermeidung der Aspiration

Kopftieflage
Die 40° Kopftieflage, möglichst in Linksseitenlage, bietet als einzige Lagerungsform einen sicheren Schutz vor Aspirationen [33]. Sie verhindert ein Aufsteigen des Aspirates in den Bronchialtrakt, da die Mundöffnung unterhalb der Glottisebene liegt. In dieser Lagerung kann es jedoch bei vollem Magen leichter zur Regurgitation kommen, was dann die Intubation erschwert. Zur Umlagerung sind mehrere Helfer erforderlich. Viele OP-Tische lassen sich gar nicht bis auf 40° neigen. Auch im Notfallraum oder im Kreissaal bestehen selten Möglichkeiten für diese Lagerungen.

Endotrachealtubus mit Manschette
Die Benutzung eines Endotrachealtubus mit Manschette vermindert die Gefahr einer Aspiration erheblich. Es werden jedoch auch entsprechende Zwischenfälle bei liegendem ballonarmiertem Endotrachealtubus beschrieben [5,38].

Suction-Booster
Der Gebrauch des AMBU-Suction-Booster, eines Gerätes, das auf den Tubus aufgesetzt wird und eine Absaugung durch diesen ermöglicht, hat sich bisher wegen seiner Unhandlichkeit nicht durchsetzen können. Bei aufgesetztem Suction-Booster ist die Handhabung des Tubus erheblich erschwert. Man kann deshalb für die Routineintubation dieses Gerät nicht empfehlen. Bei schwallartiger Regurgitation oder Erbrechen ist die Kapazität der Absaugung schnell überschritten.

Reduktion der Magensaftazadität

Antazida
Seit der Untersuchung von Mendelson [39] im Jahre 1946 werden Antazida in der Prophylaxe der Aspirationspneumonie zur Neutralisierung des Magensaftes eingesetzt [44,54]. Die Applikation von Antazida vor Narkosebeginn führt zwar zu einer Säurereduktion, jedoch nur in solchen Fällen mit geringem Mageninhalt [25]. Gleichzeitig führt die Antazidagabe zu einer Volumenzunahme und damit auch zu einer Zunahme der Aspirationsgefahr [25,52]. Antazida verzögern ebenfalls die Magenentleerung [28]. Gegen eine Antazidagabe spricht aber vor allem der nachgewiesene direkt toxische Effekt von

Antazida auf die Lunge, der größer ist als der von Magensaft allein. In
mehreren tierexperimentellen Untersuchungen konnte dies belegt werden.

Gibbs et al. [20] untersuchten den Einfluß von Antazida auf die Lunge
bei Aspiration und verglichen ihn mit einer Salzsäurelösung (pH 1,8),
einer Kochsalzlösung (pH 5,9) und einer Alkalilösung (pH 8,3). Kochsalz-
und Alkalilösung führten lediglich wenige Stunden lang zu einer geringgra-
digen Beeinträchtigung der Lungenfunktion. Die mit Säure und Antazida
behandelten Tiere hatten schwerere und länger anhaltende Lungenveränderungen. Im Gegensatz zu den säurebehandelten Tieren kam es in der Antazida-
gruppe zu schweren Bronchopneumonien, die noch nach einem Monat histologisch verifiziert werden konnten.

Zu vergleichbaren Ergebnissen kamen Eyler et al. [17]. Sie untersuchten
ebenfalls den Einfluß von aspirierter Säure (pH 1,5),neutraler Kochsalzlösung,Alkalilösung und Antazida im Hinblick auf Lungengewicht und makrosko-
pische sowie mikroskopische pathologische Veränderungen. Die Lungenveränderungen nach Antazida-Aspiration waren signifikant schwerer im Vergleich
zu den übrigen Gruppen.

Mehrere klinische Berichte weisen auf die Möglichkeit einer Aspirationspneumonie trotz Antazidaprophylaxe hin, obwohl der pH über 3,5 lag [6,55].
Trotz Durchführung einer fast generellen Antazidaprophylaxe in der Geburtshilfe blieb der Anteil der aspirationsbedingten Letalität konstant [30].

H_2-Rezeptor-Antagonisten
1978 wiesen Husemeyer et al. [29] in einer klinischen Studie erstmals die
Wirksamkeit von Cimetidin zur Prophylaxe des Säure-Aspirations-Syndroms in
der Narkoseeinleitung bei Erwachsenen nach. In mehreren klinischen Studien
konnte die Wirksamkeit von Cimetidin zur Prämedikation im Hinblick auf die
Anhebung des Magensaft-pH über 2,5 bestätigt werden [12-14,34,46,57,61]
(Abb.1). Die Studien variieren zum Teil jedoch erheblich in der Dosis, im
Applikationszeitpunkt und in der Zahl und Art der Applikationen. In den
bisher vorliegenden Untersuchungen wurde sowohl eine ein- als auch zwei-
malige Gabe empfohlen, Cimetidin oral, intravenös oder intramuskulär verabreicht und die Dosis zwischen 200 und 600 mg variiert. Der Zeitpunkt vor
Narkoseeinleitung schwankte zwischen 60 min und 6 h. Die bisher vorliegenden Studien bei Erwachsenen zur Prophylaxe der Aspirationspneumonie mit
Cimetidin lassen sich folgendermaßen zusammenfassen:

Eine Dosis von 2-3 mg/kg KG scheint bei oraler Medikation unzureichend
zu sein [3].Die einmalige Gabe von 400 mg (entsprechend 5-7 mg/kg KG) oral
führte erst nach 4 h zu einer sicheren Wirkung [29]. In einem kleinen Kollektiv von 14 Patienten, die 600 mg 2 h vor Narkoseeinleitung oral erhielten, lag der pH in allen Fällen über 2,5 [46]. In diesem Kollektiv fehlt
jedoch eine Aussage über die Volumenreduktion durch Cimetidin. Die orale
Prämedikation kurz vor der Narkose bereitet im Stationsablauf Schwierigkeiten, da ansonsten auf absolute Nahrungskarenz Wert gelegt wird.

Obwohl die i.v.Applikation von 200 mg Cimetidin mindestens 1 h vor Narkosebeginn in einem hohen Prozentsatz den pH über 2,5 anheben kann [57],

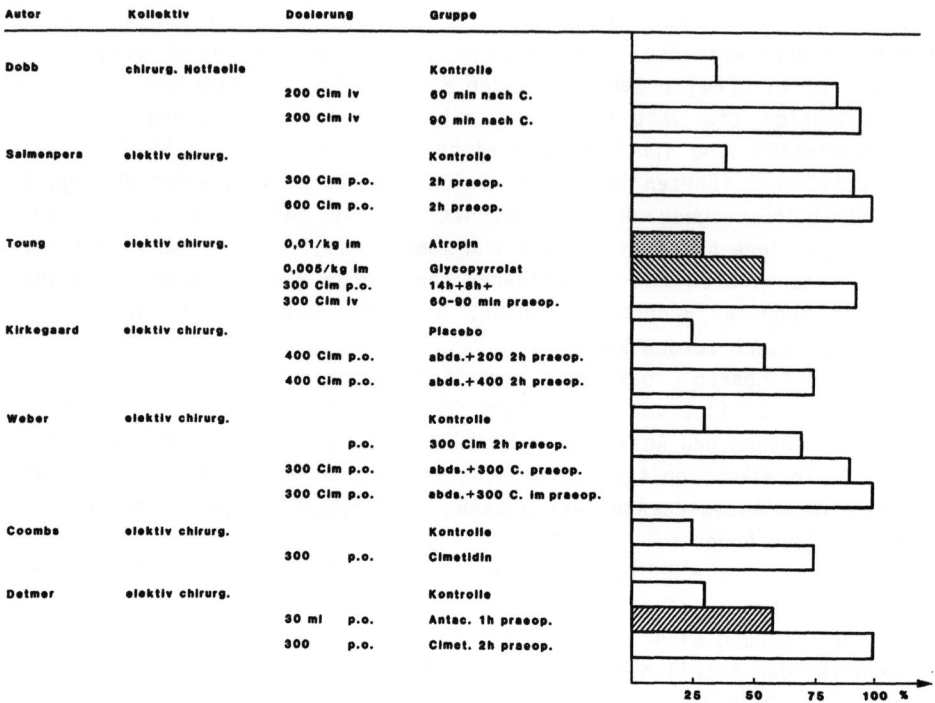

Abb.1. Studien zur Prophylaxe der Aspirationspneumonie mit Cimetidin, Antazida und Anticholinergika

kann diese Applikationsart für den Routineablauf nicht empfohlen werden, da sich in der Regel am Morgen auf den chirurgischen Stationen kein Arzt befindet.

Als praktikabel erscheint die i.m. Gabe von Cimetidin präoperativ. Die Wirksamkeit dieser Methode wurde von Weber und Hirshman [61] und durch eigene Untersuchungen [58] bestätigt. Durch abendliche Gabe von 400 mg Cimetidin oral und morgendliche Gabe der gleichen Dosis intramuskulär mindestens 2 h präoperativ ließ sich der pH des Magensaftes in allen Fällen über 2,5 anheben und gleichzeitig eine signifikante Volumenreduktion gegenüber der morgendlichen oralen Cimetidin-Gabe erzielen.

EIGENE ERGEBNISSE

Die angeführten positiven Ergebnisse unserer Pilotstudie bei elektiv chirurgischen Eingriffen haben uns veranlaßt, in einer größeren prospektiven Studie die Wirksamkeit von Cimetidin zur Prämedikation sowohl bei chirurgischen als auch gynäkologischen und geburtshilflichen Eingriffen zu überprüfen.

Alle Patienten erhielten am Abend 400 mg Cimetidin oral und am Morgen mindestens 2 h präoperativ ebenfalls 400 mg Cimetidin intramuskulär. Direkt nach der Narkoseeinleitung wurde eine Magensonde gelegt und versucht, soviel wie möglich Magensaft zu aspirieren. Der pH des Magensaftes wurde mit einem Knick pH-Meter bestimmt. Bei mittlerweile 224 elektiven chirurgischen Eingriffen (Tab.1) wurde lediglich in 3 Fällen ein pH unter 2,5 gemessen. Nur in 2 Fällen lag das aspirierte Magensaftvolumen über 25 ml. Bei 15 geburtshilflichen Narkosen lag einmal der pH unter 2,5 und in 2 Fällen das Volumen über 25 ml. In über 20 % der Fälle ließ sich nach der Narkoseeinleitung kein Magensaft aspirieren.

Diese Ergebnisse beweisen die hohe Effizienz dieser prophylaktischen Maßnahme, da ohne entsprechende Prämedikation in 60-80% der pH unter 2,5 liegt (Abb.1). Auch hinsichtlich des Magensaftvolumens ließ sich eine erhebliche Reduktion erzielen. In unserem Kollektiv konnte lediglich bei einer Patientin mit elektiver Sectio noch ein pH unter 2,5 und gleichzeitig ein Volumen über 25 ml nachgewiesen werden.

Tabelle 1. Ergebnisse der Magensaftanalysen bei elektivchirurgischen und geburtshilflichen Narkosen mit Cimetidinprophylaxe

	Eingriffe	
	elektiv chirurgisch	geburtshilflich
n	224	15
0 Magensaft	28,1 %	20 %
Vol < 25 ml	95,1 %	86,7 %
pH > 2,5	98,6 %	93,3 %
Vol > 25 ml + pH < 2,5	0	6,7

Tabelle 2. Patienten mit erhöhtem Risiko einer Aspiration

Geburtshilfliche Narkose
Intraabdominale Druckerhöhung
Hiatushernie
Kopftief-, Steinschnittlage
Intubationsschwierigkeit
akutes Abdomen (nicht Ileus)
nicht nüchterner Patient
alkoholisierter Patient
ängstlicher Patient
Raucher

Die Verträglichkeit der i.m. Medikation war ausgezeichnet. Ein Erythem mit einem Durchmesser unter 1 cm wurde lediglich bei einem Patienten beobachtet. Der Injektionsschmerz wurde von allen Patienten als mit der üblichen Prämedikation vergleichbar angegeben.

Aufgrund der vorgestellten Ergebnisse glauben wir, daß die Prämedikation mit Cimetidin zumindest bei Risikopatienten (Tab.2) indiziert erscheint. Durch gleichzeitige Prämedikation mit einem H_1-Rezeptor-Antagonisten wie Promethazin wird zusätzlich eine Prophylaxe gegen anaphylaktoide Reaktionen erzielt [37].

ILEUS-EINLEITUNG

Bei primär gefährdeten, nicht nüchternen Notfallpatienten sowie bei Vorliegen eines Ileus ist die Wirksamkeit von Cimetidin unzureichend, da ein zu großer Prozentsatz von Patienten mit hohem Magensaftvolumen oder einem pH unter 0,5 verbleibt [14,53].

In diesen Fällen empfiehlt sich die "Ileus-Einleitung" ohne Prämedikation. 10 min vor Einleitungsbeginn sollten 10 mg Domperidon oder Metoclopramid appliziert werden. Nach Entleerung des Magens über eine Magensonde empfiehlt sich das Ziehen der Magensonde, da sie sonst eine Regurgitation erleichtern kann. Nach Präoxigenierung über 2 - 3 min und Präcurarisierung erfolgt die Einleitung mit Methohexital oder Etomidat und gleichzeitiger Gabe von Succinylcholin. Der Operationstisch wird in 40° Kopftiefstellung gebracht. Die Intubation mit einem geblockten Tubus erfolgt als Crash Intubation ohne Maskenbeatmung. Zur Sicherheit müssen eine laufende Absaugung bereitstehen sowie mehrere Tubusgrößen und ein 2. Laryngoskop.

THERAPEUTISCHE MASSNAHMEN NACH EINER ASPIRATION

Bronchoskopie
Bei Verdacht auf Aspiration fester Nahrungsbestandteile verspricht nur die schnelle bronchoskopische Inspektion des Tracheobronchialtraktes eine sichere Entfernung dieser Bestandteile.

Absaugung
Durch schnelle Absaugung kann die Menge des aspirierten Materials und damit die Schwere pulmonaler Komplikationen vermindert werden. Sie sollte deshalb auf jeden Fall schnellstmöglich erfolgen.

Endotracheale Lavage
In mehreren experimentellen Untersuchungen wurde nachgewiesen, daß die Spülung mit großen Mengen isotonischer Kochsalzlösung oder neutralisierenden Substanzen wie Natriumbicarbonat nicht nur ineffektiv ist, sondern sogar

gefährlich, da hierdurch das Aspirat auch in periphere, primär nicht betroffene Lungenareale transportiert wird. Lediglich die Spülung mit kleinen Mengen isotoner Kochsalzlösung bis 10 ml mit sofortiger anschließender Absaugung verspricht einen positiven Effekt [10].

Corticosteroide
Zwar haben systemisch applizierte Corticosteroide in experimentellen Untersuchungen die Schwere der Aspirationspneumonie senken können [16,35], jedoch hat sich dies vor allem bei leichteren und mittelschweren Pneumonien erwiesen, während die Letalität bei schweren Aspirationspneumonien unverändert blieb [15]. Eine frühe intrabronchiale Applikation von Corticosteroiden kann möglicherweise die Schwere der Aspiration ebenfalls vermindern [36].

Antibiotika
Da am Anfang einer Säureaspiration eine abakterielle chemische Alveolitis und Bronchiolitis besteht, haben Antibiotika vor allem in den ersten Stunden keinen Effekt [9]. Sie können jedoch eventuell im späteren Verlauf die Keimbesiedlung reduzieren.

Bronchodilatatoren
Tritt nach einer Aspiration eine Bronchospastik auf, empfiehlt sich die frühzeitige Medikation mit Bronchodilatatoren wie Aminophyllin. Durch eine prophylaktische Gabe konnte kein zusätzlicher Effekt erzielt werden.

Beatmung mit positiv endexspiratorischem Druck (PEEP)
Kommt es innerhalb kurzer Zeit nach Aspiration zu einem erheblichen Abfall des pO_2 im arteriellen Blut, kann PEEP die Oxigenierung verbessern [11]. In diesen Fällen sollte im Anschluß an die Operation die maschinelle Beatmung mit PEEP weitergeführt werden und möglichst bald ein arterieller Zugang geschaffen werden, der kurzfristig Blutgaskontrollen ermöglicht.

Volumenzufuhr
Als Folge der Aspiration kommt es über die Entwicklung eines Lungenödems mit pulmonaler Hypertension und Hypoxie zu einem relativen Volumenmangel [22]. Es empfiehlt sich deshalb eine frühzeitige ausreichende Volumensubstitution, um die Entwicklung eines hypovolämischen Schocks zu verhindern.

LITERATUR

1. Bannister WK, Sattilaro AJ (1962) Vomiting and aspiration during anaesthesia. A review. Anesthesiology 23:251
2. Baraka A, Saab M, Salem MR, Winnie AP (1977) Controll of gastric acidity by glycopyrrolate premedication in the parturient. Anesth Analg (Cleve) 56:642

3. Barnes PJ, Havill JH (1980) Preoperative cimetidine-effects on gastric fluid. Anesth Intens Care 8:464
4. Baron JH (1978) Clinical tests of gastric secretion.History,methodology and interpretation. The MacMillan Press LTD, London p 1, 8, 57
5. Blitt CD, Gutman HL, Cohen D, Weisman H,Dillon JB (1977) Silent regurgigation and aspiration during general anesthesia.Anesth Analg (Cleve) 49:707
6. Bond VK,Stoelting RK,Gupta CD(1979)Pulmonary aspiration syndrome after inhalation of gastric fluid containing antacids. Anesthesiology 51:452
7. Bosomworth PP,Hamelberg W (1962) The etiologic and therapeutic aspects of aspiration pneumonitis: Experimental study. Surg Forum 13:158
8. Brock-Utne JG (1980) Domperidone antagonizes the relaxant effect of atropine on the lower espheagal sphincter. Anesth Analg 59:821
9. Bynum LJ, Pierce AK (1976) Pulmonary aspiration of gastric contents. Am Rev Respir Dis 114:1129
10. Cameron JL, Anderson RP, Zuidema GD (1967) Aspiration pneumonia.J Surg Res 7:44
11. Cameron JL (1968) Aspiration pneumonia:results of treatment by positive pressure ventilation in dogs. J Surg Res 8:447
12. Coombs DW,Hooper D,Colton J(1979)Acid aspiration prophylaxis by use of preoperative oral administration of cimetidine. Anesthesiology 51:352
13. Detmer MD (1979) Prophylactic single-dose oral antacid therapy in the preoperative period. Comparison of cimetidine and Maalox. Anesthesiology 51:270
14. Dobb G, Jordan J, Williams JG (1979) Cimetidine in the prevention of the pulmonary acid aspiration syndrome. Br J Anaesth 51:967
15. Downs JB, Chapman RL, Modell JH, Hood CL (1974) An evaluation of steroid therapy in aspiration pneumonitis. Anesthesiology 40:129
16. Dudley WR, Marshall BE (1974) Steroid treatment for acid aspiration pneumonitis. Anesthesiology 40:136
17. Eyler SW, Cullen BF, Murphy ME, Welch WD (1982) Antacid aspiration in rabbits: a comparison of Mylanta and Bicitra. Anesth Analg 61:288
18. Gabrielsen J, Valentin N (1982) Routine induction of anaesthesia with thiopental and suxamethonium: apnoe without ventilation. Acta Anaesthesiol Scand 26:59
19. Gemperle M (1966)Verminderung der Aspirationsgefahr bei Ileuspatienten durch ein spezielles Anästhesieverfahren. Springer, Berlin Heidelberg New York (Anästhesie und Wiederbelebung, Bd 15, S 237)
20. Gibbs CP, Schwartz DJ, Wynne JW,Hood CJ, Kuck EJ (1979) Antacid pulmonary aspiration in the dog. Anesthesiolgy 51:380
21. Giuffrida JG, Bizzari D (1957) Intubation of the esophagus. Am J Surg 93:329
22. Greenfield LJ, Singleton RP, McCaffree DR, Coalson JJ (1969) Pulmonary effects of experimental graded aspiration of hydrochloric acid. Ann Surg 170:74
23. Hamelberg W, Bosomworth PP (1964) Aspiration pneumonitis experimental

studies and clinical observations. Anesth Analg (Cleve) 43:669
24. Hershenson BB, Brubaker ER (1947) Scopolamine and Apomorphine in labor. Am J Obstet Gynecol 53:980
25. Hester JB, Heath ML (1977) Pulmonary acid aspiration syndrome: should prophylaxis be routine? Br J Anaesth 49:595
26. Hey VMF, Ostick DG, Mazumder JK, Lord WD (1981) Pethidine, metoclopramide and the gastrooesophageal sphincter. Anaesthesia 36:173
27. Hobsley M, Silen W (1969) Use of inert marker (phenolred) to improve accuracy in gastric secretion studies. Gut 10:787
28. Hurwitz A, Robinson RG, Vats TS, Whittier FC, Herrin WS (1976) Effects of antacids on gastric emptying. Gastroenterology 71:268
29. Husemeyer RP, Davenport HT, Rajasekaran T (1978) Cimetidine as a single oral dose for prophylaxis against Mendelson's Syndrome. Anaesthesia 33:775
30. Hutchinson BR (1979) Acid aspiration syndrome. Br J Anaesth 51:75
31. Inkster JS (1963) The induction of anaesthesia in patients likely to vomit with special references to intestinal obstruction. Br J Anaesth 35:160
32. Jacobs F, Akkermans LMA, Hong Joe O, Wittebol P (1981) Effects of domperidone on gastric emptying of semisolid and solid foods. The Royal Society of Medicine, Int Cong and Symp Series 36:11
33. Kirchner E (1978) Notfälle und Aspirationsgefahr. Anaesthesist 27:119
34. Kirkegaard P, Sorenson O, Kickegaard P (1980) Cimetidine in the prevention of acid aspiration during anaesthesia. Acta Anaesthesiol Scand 24:58
35. Lawson DW, Defalco AJ, Phelps JA (1966) Corticosteroids as treatment for aspiration of gastric contents: an experimental study. Surgery 59:845
36. Lewinski A (1965) Evaluation of methods employed in the treatment of the chemical pneumonitis of aspiration. Anesthesiology 26:37
37. Lorenz W, Doenicke A, Schöning B, Mamorski J, Weber D, Hinterlang E, Schwarz B, Neugebauer E (1980) H_1+H_2-receptor antagonists for premedication in anaesthesia and surgery: a critical view based on randomized clinical trials with haemaccel and various antiallergic drugs. Agents Actions 10:115
38. Mehta S (1972) The risk of aspiration in presence of cuffed endotracheal tubes. Br J Anaesth 44:601
39. Mendelson CL (1946) The aspiration of stomach contents into the lungs during obstetric anaesthesia. Am J Obstet Gynecol 52:191
40. Moir DD (1980) Maternal mortality and anaesthesia. Br J Anaesth 52:1
41. Muravchick S, Burkett L, Gold MI (1981) Succinylcholine - induced fasciculations and intragastric pressure during induction of anesthesia. Anesthesiology 55:180
42. Pulver KG (1973) Aspirationsprophylaxe bei Narkoseeinleitung durch ventrikuläre Cardiablockade. Anästh Wiederbel 94:226
43. Roberts RB, Shirley M (1974) Aspiration during vaginal delivery. Anesthesiology 40:317
44. Roberts RB, Shirley M (1974) Reducing the risk of acid aspiration du-

ring cesarean section. Anesth Analg (Cleve) 53:859
45. Salem MR, Wong AY,Mani M,Bennett EJ, Toyama T (1976) Premedicant drugs and gastric juice pH and volume in pediatric patients. Anesthesiology 44:216
46. Salmenpera M, Kortilla K,Kalima T (1980) Reduction of the risk of acid pulmonary aspiration in anaesthetized patients after cimetidine premedication. Acta Anaesthesiol Scand 24:25
47. Schurizek BA,Boggild-Madsen B,Juhl B (1982) Intragastrales Volumen und Azidität bei chirurgischen Akutpatienten. Anaesthesist 31:458
48. Schwartz DJ, Wyne, WJ, Gibbs CP, Hood CI,Kuck EJ (1980) Pulmonary consequences of aspiration of gastric contents at pH values greater than 2,5. Am Rev Respir Dis 121:119
49. Sehhati-Chafai G (1979) Zum Problem der Aspiration bei der Narkose. Springer, Berlin Heidelberg New York
50. Sellick BA (1961) Cricoid pressure to control regurgitation of stomach contents during induction of anaesthesia. Lancet II:404
51. Simpson JY (1848) The alleged case of death from chloroform. Lancet I: 175
52. Stoelting RK (1978) Responses to atropine,glycopyrrolate and Riopan of gastric fluid pH and volume in adult patients. Anesthesiology 48:367
53. Strain JD,Moore EE,Markorchick VJ,Duzer-Moore SV (1981) Cimetidine for the prophylaxis of potential gastric acid aspiration pneumonitis in trauma patients. J Trauma 21:49
54. Taylor G (1975) Acid pulmonary aspiration syndrome after antacids. A case report. Br J Anaesth 47:615
55. Taylor G(1975) Acid pulmonary aspiration syndrome after antacids. Br J Anaesth 47:615
56. Teabeaut JR (1952) Aspiration of gastric contents,experimental study. Am J Pathol 28:51
57. Toung T, Cameron JL (1980) Cimetidine as a preoperative medication to reduce the complications of aspiration of gastric contents. Surgery 87:205
58. Tryba M, Yildiz F,Zenz M,Schwerdt M (1982) Prophylaxe der Aspirationspneumonie mit Cimetidin. Anaesthesist 31:584
59. Utting JE, Gray TC, Shelley FC (1979) Human misadventure in anaesthesia. Can Anaesth Soc J 26:472
60. Vandam LD (1965) Aspiration of gastric contents in the operative period. N Engl Med 273:1206
61. Weber L, Hirshman CA (1979) Cimetidine for prophylaxis of aspiration pneumonitis. Comparison of intramuscular and oral dosage schedule. Anesth Analg (Cleve) 58:425
62. Whittington RM (1979) Fatal aspiration (Mendelson's) syndrome despite antacids and cricoid pressure. Lancet II:228

Prophylaxe der Aspirationspneumonie mit Cimetidin in der Kinderanaesthesie

F. Yildiz, M. Tryba

ZUSAMMENFASSUNG

Fast zwei Drittel aller Kinder bei elektiv chirurgischen Eingriffen sind fakultativ gefährdet bei einer Regurgitation oder bei einem Erbrechen eine schwere Säureschädigung der Lunge zu erleiden. - Die orale Applikation von 10 mg/kg KG Cimetidin 120-180 min vor Narkoseeinleitung erwies sich als effektive Methode zur Anhebung des Magensaft-pH's und zur Reduktion des Magensaftvolumens. - Die Prämedikation mit Cimetidin nach dem unten angeführten Schema könnte demnach in der Kinderanaesthesie die Gefährdung der Patienten durch eine Aspiration erheblich vermindern.

Das Eindringen von regurgitiertem oder erbrochenem Mageninhalt bedeutet eine ernste Komplikation im Verlaufe der Narkose. Wesentlich häufiger als die Aspiration fester Nahrungsbestandteile beobachtet man pulmonale Schäden als Folge einer Säureschädigung. Dies gilt ebenso wie bei Erwachsenen auch in der Kinderanaesthesie [5,14]. In mehreren experimentellen Untersuchungen haben sich ein pH unter 2,5 und ein aspiriertes Magensaftvolumen von mehr als 0,4 ml/kg KG als entscheidend für das Auftreten schwerer Aspirationspneumonien erwiesen [2,9,11]. Mit fast 26% steht die Aspirationspneumonie an erster Stelle narkosebedingter letaler Komplikationen in der Kinderanaesthesie [5].

Bei Kindernarkosen bestehen einige spezifische Risikofaktoren, die bei Erwachsenen in der Regel keine Rolle spielen. Bis zu 6 Jahren erfolgt die Narkoseeinleitung meist über eine Maske. Ein intravenöser Zugang wird erst bei genügender Narkosetiefe gelegt. Insbesondere bei Säuglingen und Kleinkindern kann das Legen eines peripheren Zuganges mehrere Minuten in Anspruch nehmen. Während dieser Zeit ist es nicht selten nötig, die Spontanatmung durch aktive Maskenbeatmung zu unterstützen. Dies führt jedoch im Kindesalter, bedingt durch den kurzen Ösophagus, vermehrt zu einer Luftinsufflation in den Magen und erhöht den intraabdominalen Druck unter Umständen soweit, daß der Verschlußdruck des distalen Ösophagussphincter überwunden wird und es zu einer Regurgitation kommt. Auch nach erfolgter Intubation besteht das erhöhte Risiko einer Aspiration weiter, da in der Kinderanaesthesie bis zum Alter von 10 Jahren ungeblockte Tuben Anwendung finden. Selbst bei Benutzung geblockter Tuben wurde in fast 1% eine stille Aspiration während der Narkose beobachtet [1].

Medikamentöse Maßnahmen zur Prophylaxe der Aspirationspneumonie haben in der Kinderanaesthesie bisher keinen Eingang gefunden. Bei Erwachsenen haben sich H_2-Rezeptor-Antagonisten als wirksames Mittel in der Prämedikation zur Anhebung des pH [7,12,13] und Reduktion des Magensaftvolumens erwiesen [12,13]. Bei Kindern konnte durch orale Applikation von 10 mg/kg KG Cimetidin [4] eine sichere Anhebung des Magensaft-pH über 2,5 erreicht werden.

Wir haben diese Untersuchungen zum Anlaß genommen, die Wirksamkeit von oralem Cimetidin in der Prämedikation zur Prophylaxe der Aspirationspneumonie bei Kindern zu überprüfen und den optimalen Applikationszeitpunkt zu bestimmen. Ein weiteres Ziel unserer Untersuchungen galt der Bestimmung der Risikopatienten in der Kinderanaesthesie.

METHODIK

An unserer Abteilung werden Kinder bis zu 18 Monaten nicht prämediziert. Bis zu 6 Jahren wird die Prämedikation rektal mit Chloralhydrat, Diazepam oder Aprobarbital durchgeführt. Ab 6 Jahren wird außer bei sehr ängstlichen Kindern die Prämedikation intramuskulär verabreicht mit 0,01 mg/kg KG Atropin, 1 mg/kg KG Pethidin und 0,5 mg/kg KG Promethazin 45-60 min vor Narkoseeinleitung. Bis zu einem Alter von ca.6 Jahren erfolgt die Narkoseeinleitung als Maskeneinleitung mit Lachgas, O_2 und rasch ansteigender Enflurankonzentration. Bei älteren Kindern wird eine Venenverweilkanüle gelegt und die Narkose mit 1,5 mg /kg KG Methohexital eingeleitet. Alle Patienten werden intubiert, kontrolliert maschinell beatmet und erhalten direkt nach der Narkoseeinleitung eine möglichst dicklumige Magensonde, über die der Magen entleert wird.

In dieser Studie wurden Patienten der ASA-Stufen I und II aufgenommen, mit einem Alter von 6 Monaten - 14 Jahren. Die Kinder mußten sich einem elektiven chirurgischen Eingriff unterziehen. Anamnestisch wurde eine Magenerkrankung ausgeschlossen. Die Eltern aller Patienten, die Cimetidin erhalten sollten, wurden am Tage vor der Operation über die geplante Untersuchung entweder mündlich oder schriftlich aufgeklärt und ihr Einverständnis eingeholt.

Als Präparat stellte uns die Fa. Smith Kline Dauelsberg freundlicherweise den in Großbritannien im Handel befindlichen Tagamet®-Sirup zur Verfügung. 1 ml des mit Zucker gesüßten Saftes enthält 40 mg Cimetidin. Die Applikation des Saftes (10 mg/kg KG) erfolgte durch die Schwestern der chirurgischen Stationen. Diese protokollierten den genauen Applikationszeitpunkt im Narkoseprotokoll, sodaß eine genaue Bestimmung der zwischen Applikation und Narkoseeinleitung verstrichenen Zeit gewährleistet war.

Das Legen der Magensonde erfolgte direkt nach der Narkoseeinleitung.Die Lage der Sonde wurde auskultatorisch überprüft.Durch einen über die Prämedikation nicht informierten Anaesthesisten erfolgte die Aspiration von möglichst viel Magensaft mittels großlumiger Spritze bei mehrfacher Lageveränderung des Patienten. Das aspirierte Volumen wurde auf dem Narkoseprotokoll vermerkt. Die Bestimmung des Magensaft-pH's erfolgte mittels Indikatorpapier (Universalindikatorstäbchen, Merck), nachdem in Voruntersuchungen durch gleichzeitige Messungen mit Indikatorpapier und pH-Elektrode (Knick-pH-Meter) eine maximale Abweichung von 0,5 gefunden wurde. Lediglich bei gemessenen Indikator-pH-Werten von 3 und weniger erfolgte deshalb eine nochmalige Bestimmung des Magensaftes mit dem Knick-pH-Meter.

Das aspirierte Magensaftvolumen wurde in ml/kg KG umgerechnet. Patienten mit einem Aspirat von mehr als 0,4 ml/kg KG und einem pH unter 2,5 wurden als potentielle Risikopatienten für eine Aspirationspneumonie betrachtet.

Die statistische Überprüfung der Ergebnisse erfolgte mit dem chi^2-Test und dem Wilcoxon-Test. Als Signifikanzniveau wurde p<0,05 gewählt.

ERGEBNISSE

Die Operationen bei den 203 Kindern verteilten sich zu weit über 80% auf kleinere chirurgische Eingriffe wie Leistenhernien-OP, Hydrozelen-OP, Hodenverlagerungen oder Circumcisionen. Das Durchschnittsalter in der Kontrollgruppe lag bei 5,2 Jahren und unterschied sich nur unwesentlich von der Cimetidingruppe. Es konnten weder altersbedingte noch geschlechtsspezifische Unterschiede im Hinblick auf den pH des Magensaftes oder auf das auf das Körpergewicht bezogene aspirierte Volumen nachgewiesen werden.

Risiko der Aspirationspneumonie bei elektiven kinderchirurgischen Eingriffen

Bei allen 112 Patienten ohne prophylaktische Medikation konnte genügend Magensaft gewonnen werden. 98 dieser Patienten wiesen einen pH unter 2,5 auf (Tab.1). Ein Volumen von mehr als 0,4 ml/kg KG fand sich immerhin noch bei 75 Patienten (68%). 69 der 112 Patienten (61%) hatten beides, sowohl einen pH unter 2,5 als auch ein aspiriertes Volumen von über 0,4 ml/kg KG. Da die Entleerung des Magens über eine Sonde nur unvollkommen möglich ist, wird dieser Prozentsatz von Risikopatienten in Wirklichkeit noch höher sein.

Wirksamkeit der oralen Cimetidinapplikation

In diesem Kollektiv wurde bei 91 Patienten zu unterschiedlichen Zeitpunkten vor Narkoseeinleitung jeweils 10 mg/kg KG Cimetidin oral appliziert. Die unterschiedlichen Gruppengrößen in den einzelnen Zeitabschnitten sind operationstechnisch, durch Änderungen im OP-Programm und pflegerisch begründet, da man die Kinder nicht nachts wecken wollte.

60-90 min nach Gabe von Cimetidin ist die Wirkung zwar schon bei einem Teil der Kinder vorhanden, insgesamt jedoch unzureichend, da fast 50% der Kinder im Hinblick auf den pH gefährdet bleiben (Abb.1). Bei allen Patien-

Tabelle 1. Magensaftvolumen und pH bei 112 Patienten ohne prophylaktische Medikation

	n	%
pH < 2,5	98	87,5
Vol > 0,4 ml/kg	75	67,0
pH < 2,5 und Vol > 0,4 ml/kg	69	61,0
gesamt	112	100
pH > 2,5	14	12,5

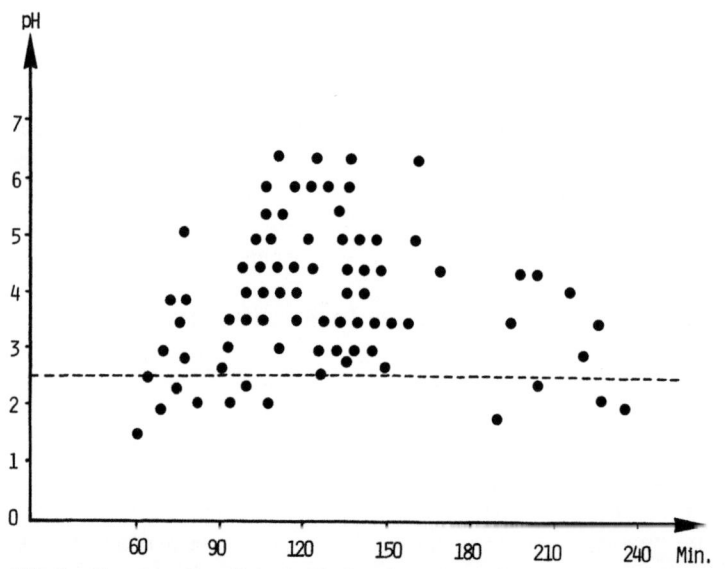

Abb.1. Magensaft pH bei 91 Patienten mit 10 mg/kg Cimetidin oral in Abhängigkeit zum Zeitraum zwischen Applikation und Narkoseeinleitung

ten dieser Gruppe konnte Magensaft gewonnen werden, ebenso bei allen Kindern zwischen 90-120 min (Tab.2). Zu diesem Zeitpunkt nach Cimetidinapplikation blieben noch knapp über 10% der Kinder mit dem pH unter 2,5.

Alle Kinder, die Cimetidin 120-180 min vor Einleitungsbeginn bekamen, hatten einen pH über 2,5. Bei 7 Kindern (17%) konnte kein Magensaft aspiriert werden (Tab. 2). Nach einem Zeitraum von mehr als 180 min zwischen

Cimetidingabe und Narkoseeinleitung verschlechterten sich die Ergebnisse deutlich. Fast 30% der Kinder blieben mit dem pH wieder deutlich unter 2,5. Auch hinsichtlich des aspirierten Volumens erwies sich die Zeit zwischen 120-180 min nach Cimetidinapplikation als diejenige mit der deutlichsten Volumenreduktion. Kein Kind dieser Gruppe lag mit dem Volumen über 0,4 ml/kg KG. Hinsichtlich des pH's und des aspirierten Volumens war damit diese Gruppe sowohl der Kontrollgruppe als auch den anderen Applikationszeitpunkten signifikant ($p<0,05$) überlegen.

Tabelle 2. Magensaftvolumen bei 91 Patienten mit oraler Applikation von 10 mg/kg Cimetidin in Abhängigkeit zum Zeitraum zwischen Applikation und Narkoseeinleitung

min	60 - 90	90 - 120	120 - 180	180 - 250
n	11	27	39	14
Vol > 0,4 mlg/kg	8	10	0	3
kein Magensaft	0	0	7	4
Vol (M ± SE)	0,71±0,32	0,59±0,39	*0,20±0,14	0,31±0,2

* $p < 0,05$

DISKUSSION

In unserem Kollektiv bei elektiven chirurgischen Eingriffen ließ sich keine besondere Risikogruppe analysieren, weder hinsichtlich des Alters noch des Geschlechts oder des Eingriffs. Hierbei erwiesen sich 61% aller Kinder ohne prophylaktische Medikation aufgrund des hohen Magensaftvolumens und des niedrigen pH's als gefährdet, bei einer Regurgitation oder bei einem Erbrechen auch eine Aspirationspneumonie zu entwickeln.

Die vorliegenden Ergebnisse unterstützen Untersuchungen von Cote et al. [3] und Salem et al. [10]. Diese Autoren fanden ebenfalls bei Kindern in über 90% einen pH unter 2,5. Auch hinsichtlich des aspirierten Mageninhaltes kommen die Autoren zu vergleichbaren Ergebnissen. Die Magensaftuntersuchungen bei kinderchirurgischen Eingriffen sprechen dafür, daß der Prozentsatz von fakultativ gefährdeten Kindern höher als bei Erwachsenen liegt, bei denen ein Prozentsatz zwischen 20 und knapp 50% gefährdeter Patienten angegeben wird [6,8].

Dieser hohe Prozentsatz in Verbindung mit den eingangs angeführten besonderen Risikofaktoren in der Kinderanaesthesie sprechen für eine Prophylaxe zur Minderung der Aspirationsgefährdung.

Die bisherigen vor allem bei Erwachsenen angewandten Methoden zur Prophylaxe der Aspiration und der Aspirationspneumonie haben sich bis auf die Ileuseinleitung bei Kindern nicht durchsetzen können. Aufgrund ihrer Problematik bleibt diese Einleitungsform jedoch nur wirklich primär gefährdeten Patienten vorbehalten, da man im allgemeinen Kindern das Legen einer Venenverweilkanüle im wachen Zustand ersparen will. Dies gilt ebenso für das Legen einer Magensonde. Trotz ausreichender Nahrungskarenz bei unseren Patienten in der Kontrollgruppe fand sich noch bei 67% der Kinder ein Magensaftvolumen von mehr als 0,4 ml/kg KG.

Bei Erwachsenen konnte durch präoperativ appliziertes Cimetidin eine sichere pH-Anhebung und Volumenreduktion erzielt werden. Als wirksamste Applikationsart erwies sich hierbei die intramuskuläre Injektion von 400 mg Cimetidin 2-3 h präoperativ. Diese an sich empfehlenswerte Möglichkeit entfällt bei Kindern, da wir möglichst jede Injektion am wachen Kind bis zum Schulalter vermeiden. Bei einer Dosierung von 10 mg/kg KG Cimetidin oral entspricht die verfügbare Menge bei einer Bioverfügbarkeit von 60% in etwa der Gabe von 400 mg Cimetidin intramuskulär bei Erwachsenen. Die mit dieser Dosierung bei Kindern erzielten Erfolge der Säuresupprimierung entspricht demzufolge den Ergebnissen mit intramuskulärer Gabe. Die Volumenreduzierung nach oraler Applikation ist gegenüber der intramuskulären Gabe weniger stark ausgeprägt. Dies läßt sich wahrscheinlich durch den Zuckergehalt des Tagamet®-Sirup erklären, denn Kohlenhydrate sind selbst potente Magensaftlocker.

LITERATUR

1. Blitt CD, Gutman HL, Cohen D, Weisman H, Dillon JB (1977) Silent regurgitation and aspiration during general anesthesia. Anesth Analg (Cleve) 49:707
2. Bosomworth PP, Hamelberg W (1962) The etiologic and therapeutic aspects of aspiration pneumonitis:Experimental study. Surg Forum 13:158
3. Cote CJ, Goudsouzian NG, Liu LMP, Dedrick DF, Szyfelbei SK (1982) Assessment of risk factors related to the acid aspiration syndrome in pediatric patients - gastric pH and residual volume.Anesthesiology 56:70
4. Goudsouzian N, Cote CJ, Liu LM, Dedrick DF (1981) The dose - response effects of oral cimetidine on gastric pH and volume in children. Anesthesiology 55:533
5. Graff TD, Phillips OC, Benson DW, Kelley E (1964) Baltimore anesthesia study committee: Factors in pediatric anesthesia mortality. Anesth Analg (Cleve) 43:407
6. Hester JB, Heath ML (1977) Pulmonary acid aspiration syndrome: should prophylaxis be routine?Br J Anaesth 49:595
7. Kirkegaard P, Sorenson O, Kickegaard P (1980) Cimetidine in the prevention of acid aspiration during anaesthesia. Acta Anaesthesiol Scand 24:58

8. Ong BY, Palahniuk RJ, Cumming M (1978) Gastric volume and pH in outpatients. Can Anaesth Soc J 25:36
9. Roberts RB, Shirley MA (1974) Reducing the risk of acid aspiration during cesarean section.Anesth Analg (Cleve) 53:859
10. Salem MR, Wong AY, Mani M, Bennett EJ, Toyama T (1976) Premedicant drugs and gastric juice pH and volume in pediatric patients. Anesthesiology 44:216
11. Teabeaut JR (1952) Aspiration of gastric contents,experimental study. Am J Pathol 28:51
12. Toung TH, Cameron JL (1980) Cimetidine as a preoperative medication to reduce the complications of aspiration of gastric contents. Surgery 87:205
13. Tryba M, Yildiz F, Zenz M, Schwerdt M (1982) Prophylaxe der Aspirationspneumonie mit Cimetidin. Anaesthesist 31:584
14. Utting JE, Gray TC,Shelley FC (1979) Human misadventure in anesthesia. Can Anaesth Soc J 26:472

Diskussion

- Sonntag -
Wir haben eine ganze Menge über die Pathogenese und über das klinische Bild der Säureaspiration, über die Prognose und vor allen Dingen über die Prophylaxe gehört. Ich möchte damit diese drei Vorträge zur Diskussion stellen und bitte um Wortmeldungen.
- Lennartz -
Herr Tryba, Sie haben bei aspirations-gefährdeten Patienten die Intubation in Lokalanaesthesie besonders hervorgehoben. Die würde ich ablehnen.
- Tryba -
Entschuldigung, die habe ich nicht hervorgehoben, ich habe gesagt, daß das eine Methode ist, die von verschiedenen Autoren propagiert wird.
- Lennartz -
Sie haben gesagt, das ist eine sichere Methode und ein sicherer Weg um die Aspiration zu vermeiden.
- Tryba -
Ja, ich habe aber gleichzeitig dazu gesagt, daß das eine Methode ist, die ich ablehne.
- Lennartz -
Sie haben aber nicht gesagt,warum Sie sie ablehnen, denn man muß doch klar sagen, daß es gefährlich ist, eine Oberflächenanaesthesie zu machen, weil Sie dann nämlich die Reflexe sofort blockiert haben und eine Aspiration provozieren können, in dem Moment,wo der Patient erbricht.Wenn er wach ist und eine Lokalanaesthesie seines oberen Respirationstraktes und seines Rachenraumes hat, aspiriert er mit Sicherheit.

Beim zweiten Vortrag fällt mir auf,daß Cimetidin jetzt doch zur Prophylaxe der Aspirationspneumonie benützt werden sollte und ich finde eigentlich, daß Sie doch nur eine Verschiebung des pH-Wertes erreichen.Damit haben Sie keine Aspirationsprophylaxe und auch keine Prophylaxe der Aspirationspneumonie, denn die Verschiebung des pH-Wertes, das haben auch andere Untersuchungen gezeigt, in den alkalischen Bereichen, provoziert doch unter Umständen ein Keimwachstum im Magen und damit haben Sie dann eine Aspiration mit bakteriell kontaminiertem Mageninhalt, was meines Erachtens wesentlich gefährlicher ist, als das Mendelson-Syndrom, ich will es einmal ganz kraß in den Raum stellen. Ein bißchen Mendelson ist nicht so gefährlich wie eine Aspiration von infiziertem Material.
- Tryba -
Das würde sicherlich gelten wenn ich schon Wochen vorher beginne, meine Patienten mit Cimetidin prophylaktisch zu behandeln, bei der einmaligen oder maximal zweimaligen Gabe ist sicherlich nicht mit einem Wachstum von Keimen zu rechnen.
- Lorenz -
Die meisten Magensaft-Stimulierungen erfolgen ja durch die Medikamente,die Sie zur Narkoseeinleitung geben. Nun ist die Frage: Wieviel Magensaft ist das? Es gibt Messungen von Doenicke und mir (1972, Br J Anaesth 44:355), daß eine halbmaximale Magensaftsekretion nach Propanidid und Thiopental erfolgt.Das Volumen beträgt bis zu 200 ml sauren Magensaft. Dieses Volumen ist für Aspirationspneumonitis gefährlich.Bei Risikopatienten, wie Schwangeren,sollte man deshalb in der Einleitung Anaesthetika und auch Muskelrelaxantien verwenden, die ein möglichst geringes Risiko an Histaminliberierung zeigen. Ein vernünftiges Konzept wäre beispielsweise Etomidat mit Pancuronium. Wie stehen Sie zu diesen Vorschlägen?
- Tryba -
Ich wollte das jetzt nicht dabei anbringen, es ging um die Reduzierung der Magensaftazidität.
- Sonntag -
Das ist nicht der Punkt gewesen, ich glaube schon, daß das zu trennen ist. Die Initialversorgung des Notfallpatienten hat natürlich Vorrang vor der Cimetidingabe, was danach erfolgt steht auf einem anderen Blatt,ich glaube das war auch damit gemeint.
- Tryba -
Genau,nur,darum geht es ja nicht.Man sollte von Cimetidin nicht erwarten, daß man damit eine Prophylaxe durchgeführt hat. Bei diesen Patienten sind die bekannten Methoden einer Ileuseinleitung erforderlich, um eine Prophylaxe der Aspiration zu erzielen. In keiner Weise ist mit der Gabe von Cimetidin die Prophylaxe abgeschlossen.
- Götz -
Ja,ich wollte ein paar Dinge noch unterstützend vermerken. Ich glaube, wir sollten von der Definition her noch unterscheiden, ob wir eine Minderung der Säure im Magensaft erzeugen oder eine Aspirationsprophylaxe betreiben. Auch das Wort Aspirationspneumonie ist irreführend, weil die meisten Kli-

niker damit eine bakterielle Entzündung in der Lunge verstehen.Sie sollten das Cimetidin nicht als ein Mittel zur Aspirationsprophylaxe bezeichnen, sondern zu einer Verminderung des Säuregehaltes im Aspirat.
Es gibt ein Mißverständnis denn Sie haben bei der stillen Aspiration auch das Cimetidin gebracht, das ist natürlich eine Sache, die ist sicher noch nicht bewiesen, denn gerade bei der stillen Aspiration in dieser Kopf-Tieflage unter Narkosen, finden wir in 20% der Fälle Magensaft im Pharynx der "sogenannten stillen Aspiration". Das sind natürlich ganz kleine Mengen, sie erfüllen nicht die Bedingungen eines Mendelson-Syndroms. Was bisher bekannt ist, daß offensichtlich diese Säure im Bereich des Ballons zur Schädigung der Trachea führen kann, ob da nun durch Cimetidin diese Schädigungen geringer sind, darüber gibt es, glaube ich, noch keine Untersuchung. Also ich glaube,daß das also keine Indikation ist um das zu betreiben. Darf ich noch was weiteres sagen zu den Untersuchungen von Lorenz und Doenicke,diese Zunahme der Menge des Magensaftes ist natürlich gravierend. Das ist nun ein Punkt, wo wir uns viel mehr auf das Legen einer Magensonde vor der Narkose einlassen sollen,das ist mindestens genau so wichtig, wenn wir nämlich die Menge des Magensaftes reduziert haben, dann brauchen wir über die Säure gar nicht mehr so sehr zu diskutieren. Was ich gerne gewußt hätte, Herr Lorenz, wie lange dauert das, bis Sie diese Menge produziert haben, ist das nicht so, daß wir bis dahin längst intubiert haben?
- Lorenz -
5 bis 10 Minuten, es gibt dann eine volle Sekretion.
- Tryba -
Ich wollte noch was zur Magensonde sagen. Wenn man routinemäßig jedem Patienten eine Magensonde schiebt,ich glaube, da würden bald keine Patienten mehr in Ihre Klinik kommen,denn das ist einfach ein zusätzlicher Streß und ich kann mich an viele Situationen erinnern, wo die Patienten dann zwar erbrechen, aber die Magensonde immer noch nicht liegt.
- Götz -
Also da muß ich Ihnen widersprechen.Wir legen vor jeder Sectionarkose eine Magensonde,die wir vor Narkose wieder ziehen und leiten alles ab.Ich kann dem nicht zustimmen,daß das für die Patienten eine besondere Belastung ist.
- Tryba -
Sicherlich gehört die Magensonde dazu,aber es gelingt eben nicht bei allen Patienten,es bereiten einige wirklich Schwierigkeiten und auch eine Magensonde ist beim Ileus keine Gewähr, daß der Magen leer ist.
- Götz -
Das ist richtig, aber Sie könnten die Masse der Flüssigkeit ableiten.
- Sonntag -
Ich wollte dazu ganz schnell noch mal Herrn Schauer fragen, wie würden Sie eine Lungenveränderung nach Aspiration von saurem Mageninhalt definieren, ich glaube wir müssen Herrn Götz unterstützen, daß zunächst dieser Begiff Aspirationspneumonie in dieser Phase sicherlich nicht zutrifft.
- Schauer -
Ich würde von Seiten der pathologischen Anatomie natürlich auch nur von

einer Pneumonie sprechen,wenn eine echte Entzündung vorliegt und die akute Säureaspiration wird ja umso mehr, zunächst mal auf Grund des Reizes zum Oedem führen je höher der Säuregrad ist, umso mehr kann also das Oedem in diesen interstitiellen Räumen und dann auch intraalveolär hämorrhagisch sein. Hämorrhagische Fleckbildungen nach Aspiration sind ja ein bekanntes Substrat. Solange das ganze abakteriell ist oder unter antibiotischem Schutz steht, kann natürlich eine echte (bakterielle) Pneumonie vermieden werden. Die bakterielle Reproduktionszeit - in einem vorgegebenen Gewebe - ich glaube Sie haben sie über 4 h angegeben,aus der Biochemie weiß man,daß unter nicht antibiotischen Bedingungen nach spätestens 8 h eine Verseuchung eines biochemischen Ansatzes erfolgt -, ist sicher unterschiedlich. Aber es ist natürlich auch damit zu rechnen, daß in diesen diskutierten Zeiträumen schon Infektionen massiverer Art aufkommen können. Dann wird die Aspiration mit hämorrhagischem Oedem allmählich eitrig. Das macht dann das bunte Bild der sogenannten Aspirationspneumonie aus, bei der die noch nicht infizierten Bereiche vielleicht ein hämorrhagisches Bild zeigen und in anderen Regionen dann schon eine eitrige Tendenz vorliegt.
- Reimann -
Ich wollte Herrn Yildiz fragen, haben Säuglinge,also Kleinkinder ein anderes Säureverhalten im Magen als die Kinder, die auf richtige Nahrung umgestellt werden? Wenn dem so ist dann müßte man die zwei Wochen alten Kinder aus Ihrer Studie herausnehmen, weil die nicht vergleichbar sind mit dem Kollektiv, was eigentlich zu vergleichen ist.
- Yildiz -
Wir hatten nur 3 oder 4 Kinder die unter einem halben Jahr alt waren.
- Tryba -
Unter zwei Wochen war keiner in der Studie.
- Reimann -
Ich habe gelesen zwei Wochen.
- Tryba -
Oberhalb von 2 Wochen.
- Lennartz -
Ich möchte noch mal etwas zur Diskussion stellen und zwar ist dies das Atropin in der Prämedikation. Es ist bei uns immer noch üblich Atropin in der Prämedikation zu geben, obwohl wir genau wissen, welche Nebenwirkungen es hat, z.B. auf den unteren Oesophagussphincter und ich meine die Erfahrung hat gezeigt, auch bei den vielen kardiochirurgischen Patienten, die wir anaesthesierten, wo wir das Atropin weglassen, daß wir es gar nicht brauchen. Die Frage ist, warum geben wir es eigentlich noch?
- Doenicke -
Sie haben völlig recht, doch fragen Sie den Gerichtsmediziner.
- Lennartz -
Man kann es doch weglassen.
- Doenicke -
Keiner hat den Mut gehabt es laut zu sagen, ich weiß Herr Eberlein protestiert seit Jahren immer gegen Atropin,aber eine kritische Studie ist noch

nicht veröffentlicht, ja oder nein und solange das noch nicht schriftlich fixiert wurde, wagen viele nicht das Atropin wegzulassen.
- Lennartz -
Und dabei wissen wir alle,daß das Atropin in den gegebenen Dosierungen,wie wir es anwenden in der Prämedikation keine vagolytische Wirkung hat.
- Doenicke -
Nicht mehr hat, weil es schon 1 h zurückliegt.
- Lennartz -
Und die Dosis zu klein ist.
- Schauer -
Herr Lennartz, wie sind denn die Beobachtungen bei dieser Atropin-Applikation? Ich meine, das Atropin macht doch eine Tachykardie.
- Lennartz -
In der Dosierung nicht und wenn Sie in Goodman Gillmann nachlesen, steht eindeutig, daß Sie in der Dosierung eher eine Bradykardie bekommen, über eine zentrale Vaguskernstimulation. Ich habe mir spaßeshalber selbst Atropin i.v. spritzen lassen von Mitarbeitern und die haben meine Pulsfrequenz gemessen. Dabei kam es zu einer Abnahme der Pulsfrequenz.
- Schauer -
Ich bin kein Pharmakologe,aber ich frage,weil ich einen Laborunfall kenne, bei dem beim Pipettieren versehentlich Atropin in die Mundhöhle kam. Der Kollege bekam fürchterlichen Brechreiz und eine Tachykardie.
- Lennartz -
Aber da ist die Frage wieviel er zu sich genommen hat.
- Schauer -
Das kann ja nicht so viel gewesen sein.
- Lennartz -
Muß aber schon.
- Tryba -
Ich bin der Meinung, daß man mit strikter Durchführung allgemeiner Maßnahmen zur Prophylaxe bei Risikopatienten das Risiko der Aspiration sehr vermindern, wenn nicht sogar fast vermeiden kann. Die Untersuchungen, die wir gemacht haben, haben gezeigt, daß es neben dem Anheben des pH's doch auch zu einer Verminderung der Absolutmenge kommt. Bei 20-30% der Patienten haben wir absolut keinen Magensaft bekommen, was in der Kontrollgruppe in keinem einzigen Fall der Fall war. Wir haben insgesamt nur einen einzigen Patienten gehabt der ein Volumen von über 25 ml hatte, während in der Kontrollgruppe immerhin doch 20-30% der Patienten oberhalb von 20 ml lagen. Insoweit vermindert man das Volumen dadurch erheblich. Die Frage ist ganz einfach; fragt man einen Patienten: Was habt Ihr lieber, Magensonde oder einen Picks, dann scheint sich die weitaus größere Anzahl für den Picks zusätzlich zu entscheiden, statt dem Legen einer Magensonde.
- Sonntag -
Darf ich dazu noch etwas sagen,so kann man diese Frage einfach nicht stellen, möchten Sie das oder jenes. Wenn man die Frage doch so stellt, dann muß man diesen Patienten auch weitere Möglichkeiten oder weitere Folgen,

die sich daraus ergeben sehr genau und im Detail erklären und ich glaube nicht, daß sie sich dann gegen eine Magensonde sperren würden - ich meine nicht gerade 14 Tage alte Kinder!
- Götz -
Ich finde das ist keine Alternative. Sie können ja wegen dem Cimetidin nicht auf die Magensonde verzichten.
- Tryba -
Bei Routineeingriffen wohl.
- Götz -
Sie haben auch nicht nachgewiesen, daß durch Cimetidin-Prophylaxe weniger aspiriert worden wäre oder daß weniger an der Operation gestorben sind.Sie haben nur nachgewiesen,daß der Magensaft-pH herunter gegangen ist,Sie können das nicht mit der Prophylaxe mit dem Magenschlauch vergleichen.
- Tryba -
Das ist jetzt Ziel dieser Studie, die im Augenblick läuft, weil wir genau die gleichen Fragen haben,kann man durch das Anheben des pH's wirklich die Aspiration und die Folgen der Aspiration vermindern? Das kann man eben nur in einer etwas größeren Studie machen und wenn sich zeigen sollte, daß im Laufe des nächsten Jahres mit dieser routinemäßigen Applikation diese Zahl vermindert oder auf Null reduziert wird, dann hätte man zumindest einen Indikator dafür, daß das einen Effekt hat.
- Lorenz -
Herr Tryba,da kommen wir aber genau wieder in das Problem der kontrollierten Studien überhaupt hinein.Wenn die Studie so angelegt ist, daß Sie physikalische Maßnahmen, wie das Absaugen mit dem Magenschlauch oder eine bestimmte Auswahl von Medikamenten nicht berücksichtigen,dann kommt die Studie am Schluß mit Plazebo gegen Wirkstoff zu einem Resultat,das nicht klinisch relevant ist. Es läuft beispielsweise sofort einer generell geübten oder oft geübten Maßnahme entgegen.Vielleicht könnte man in Ihrem Studienprotokoll noch diese Dinge berücksichtigen.Sie nehmen eine Risikogruppe wie z.B. Schwangere vor einer Sectio und führen an ihnen das eine Verfahren durch,das doch offensichtlich effizient ist.Sie fügen dann die Aspirationsprophylaxe dazu und sehen jetzt was Cimetidin bringt und was es nicht bringt. Mir geht es ein bißchen um die Herausarbeitung dieser Methoden.
- Tryba -
Diese Methoden wurden und werden weiter durchgeführt, Cimetidin ist eine zusätzliche Applikation.
- Lorenz -
Dann ist's gut.

Sachregister

ACD-Blut 39,47,49
- Blutkonserven 40,42,51

Acetylcholin 147,155,162
- Derivate 158
- Inhalationen 162
- Sensitivität 155
- Potenzierung 306
-,- Mechanismus 162

Acetylglycerylätherphosphorylcholin (AGEPC) 131
acetylsalicylic acid induced asthma 135
Acetylsalicylsäure 46,135
Adenylcyclase 130
Adrenalin 31,37,38,300
adrenerge Substanz 55
aerobe Keime 318
Agranulozytosen 307
Akinethose 322
akute anaphylaktische Phänomene 114
- Entzündungsprozesse 121
- gastroduodenale Mucosaläsion 228
- gastro-intestinale Blutung 234
- haemorrhagische Gastritis 230
- kardiale Insuffizienz 299
- Kreislaufstörung 113,114
- Pankreatitis 176,177,180,182,184
- respiratorische Insuffizienz 317
akutes Nieren-Leberversagen 211
Albuminzwischenfall 305
Alfentanil 25,ff.,155
alkalische Leukozytenphosphatase (AP) 47
- Phosphatase 46,47,51
-,- Aktivität (AP) 40,44

Allergene 124,155,157
- spezifisches IgE 155
- Provokation 158,159

Allergie 55,64
Allergiker 124,293,296
allergische Asthmatiker 130,157, 162,163
- Diathese 2,54,57,58,63,292
- Erkrankung 121,122,140,163
- Erscheinungen 307
- Komponente 137
- Reaktion 2,32,64,122,124,ff.,249
- Rhinitis 124
- Sofortreaktion 254
-,- Soforttyp 158
-,- Typ I 124,158

allergisch IgE-meditierter Mechanismus 163
- induzierte SRS-Produktion 132
- induzierter Bronchospasmus 139

Alloferin 5,14
Alpha-Blocker 158,229
- Rezeptoren 158,160,162
- Subunit 125

Althesin 2,5,13
Alveolen 314,315
alveoläre Makrophagen 131
- O_2-Spannung 159

Alveolardeckzellen 183
Alveolitis 329
alveolobronchiale Zellnekrose 315
Amine 131
Amino-Guinidin 189,219
- Oxydase 89
- Peptidase 93

Amino-Phyllin 329
- Reaktion 114
Amitryptilen 106
Amodiaquin 189
Analgetika 26,166,297,316
anaphylaktische Kaskadenreaktion 123
- Peptide 141
- Reaktion 64,70,93,257
-,- Typ I 113,114
anaphylaktischer Schock 96,114
anaphylaktoide Reaktion 3,ff.,54,ff.,114,131,253,ff.,328
Anaphylatoxine 106,107,108,121,137
- Bruchstück C5a 136
- Wirkung 153
Anaphylaxie 131,257
Angina pectoris 249
angiographische Kathetertechniken 230
Antagonisten 114,154
Antazida 210,216,ff.,320,324,325
- Aspiration 325
- Monotherapie 216
- Prohpylaxe 325
- Studie 222
antiarrhythmischer Effekt 250
Antibiotika, Effekt 163
- Gabe 200,329
Anti-Dextran-Antikörpertiter 6
Anticholinergika 131,322
- Komponente 307
Antiemetikum 315
antiemetischer Effekt 307
Antifibrinolytika 238
Antifibrinolysebehandlung 238
Antigene 106,139,140,147,249
- Antikörperkomplex 141
- induzierte Reaktion 107
- spezifisches IgE 155,156
- Stimulation 105
Antihistaminika 12,18,90,137,154,ff.,250,ff.,286,304,ff.
- Effekt 16,249
Antikörper 123
Antiphlogistica steroidale 135

Antiserotoninwirkung 249
Anti-T-Zellen-Antiseren 148
Anxiolyse 15,302,306
Aortenisthmusstenose 22
aortofemorale Bypassoperation 167
Apomorphin 321
Aprobarbital 334
Aprotinin 39,ff.
- ACD-Blut 40,44,48,49
APUD-Zellsystem 113
Arachidonsäure 46,127,ff.,158,160
Arginin, Esterasen 105
- Verbindung 109
Arrythmien 5,55,59,166,286
ARS-A 137
arterielle Histaminspiegel 89
- Verschlußkrankheit 167
Arteriolenspasmen 219,220,221
Arylsulfatase A, B 96
Arzneimittel, abbauendes Enzym 308,309
- Allergie 55
- metabolisierendes Enzymsystem 311
- Unverträglichkeit 155
Aspiration 313,ff.,
- bedingte Letalität 321
-,- Parenchymschädigung 318
- Gefahr 324,336
- Pneumonie 314,320,ff.,
- Prophylaxe 340,341,344
- Syndrom 314
- Volumen 321
aspiriertes Magensaftvolumen 333
Asthma 55,137,139,157,250,264,300
- anfall 156,317
- bronchiale 66,137,157,159,252
Aszites 184
atelektatischer Bezirk 314
- Lungenbezirk 313
Atemnot 54,57,60,313
Atemwegs-Obstruktion 137,313,315
Atemwiderstand 55,59
ATP 154
Atopie 300
Atopiker 60,156

Atosil sh. Promethazin
Atropin 21,157,ff.,220,264,313,ff.
- Vergiftung 308
atypische Mastzellen 98,146
Autoradiographie 124
Azidität 6,320
Azidose 91
Azinopeptidase 98
azurophile Granula 131

Bacto-Lipopolysaccaride W. E. coli 188,189
Bäckerasthmatiker 156
Bakteriämie 200
bakterielle Kontamination 314,318
Barbiturate 2,170
- Anaesthesie 266
Bariumsulfat 59
basale Plasmahistaminkonzentration 176,178
basische biogene Amine 98
- Peptide 127
- Polypeptide 51,109
basophile Granulozyten 8,24,42,53, 60,121,123,135,139,140,187 ff.
- Leukämiezellen 122
- Leukozyten 123,129,176
Basophilopenie 131
Bateman-Funktion 70,269
- Plasmakurve 23
Belegzellpopulation 112
Belüftungsstörung 313
Benzodiazepine 5,15,16,227,306,ff.
Benzoylarginin-β-Naphthylamid (BANA) 98
Beta-Adrenergika 157,158
- Glucuronidase 149
- Isodona 64
- Rezeptor-Blocker 221
- Rezeptoren 160,162
- Subunit 125
Bindegewebe 94
biogene Amine 106,114,140,176
biologisch aktive Mediatoren 46
biologische Halbwertszeit 267
biologischer Effekt 257

Blastenebene 149
Blutdruckabfall 8,21,56,59,64,302
Blutgasanalysen 317
Blutgerinnung 266
Blut-Histamin-Konzentration 8,9,159
Blutmonozyten 131
Bluttransfusion 70,300,303
Blutverluste 166
Blutungsprophylaxe 222
Bonamine 307
Bradykardie 251,343
Bradykinin 109
Bridging Theorie 125
Bromsulphalein 213
broncheale Provokation 156
Bronchial-Carcinom 167
- Epithelien 314
- Obstruktion 315
- Schleim 137
- System 4,137,157,ff.,249,320
- Tonus 157,158
- Trakt 324
- Widerstand 5,66
bronchiale Reaktion 158
Bronchien 315
Bronchiolitis 329
Broncho-Konstriktion 135,137,157, ff.
- Alveolarsystem 317
- Dilatatoren 329
- pulmonale Erkrankung 137
Bronchoskopie 328
Bronchospasmus 4,5,8,55,59,70,82, 137,257,270,302,313,ff.
- Zunahme 299
Butanol 177

Ca^{2+} 246
Ca^{2+} ATPase 93,106,107
Ca^{2+}-Ionen 241
Ca^{2+}-abhängig 108
Ca^{2+}-Einstrom 239
C3a, C3b, C4a, C5a 107,108,121,131, 141,149,153,187
Calcium 106,107,110,151
- Antagonist 140

Calcium, Bindungsprotein 155
- Einstrom 106,127
- Ionen 93,110
- Kanäle 163
- Natriumaustausch 106
- Transport 127
Ca-Ionophore 110
Calmodulin 155
cAMP 127,147,246
Cancerogenität 309
Capsicain 151
Carbenoxolon 229
Carboxypeptidase 108
Carcinogenese 308,309,310
CBH-Jone's Mote Reaktion 123
- Reaktion 123
cerebrale Störungen 308
cGmP 127
chemokinetische Makrophagen 136
chemotaktische Aktivität 133
- Wirkqualität 121
chemotaktischer Faktor 123
Chemotaxis 130
Choledochus 66
Choleraenterotoxin 154
Chondoitin-Sulfat 94
Chloralhydrat 334
Chlorpheniramin 260,286
Chromolyn 140
chronische Bronchitis 4,137,159,299
- Entzündungen, Prozesse 114,121
-,- Histaminwirkung 114
Chymase 98
Cimetidin 18,56,66,210,216,222,ff., 292,ff.
- Prophylaxe 344
Clearance-Kurve 306
- Methode 167
Clemastinhydrogenfumarat 24,257
Clustering 121
Colestyramin 213,229
Colimune 164
Corium 93,94
Corpus Mastzellen 112
Corticosteroide 140,186,254,329
- Behandlung 124

Cortisol-Metabolite 213
- Sekretion 213
Cortison 51,213
Coumpound 48/80: 108,109,147,253, 265,ff.
CPK 82
Cremophor EL 5,6,273
Curling Ulcus 211
Cushing Ulcus 211,213
Curare sh. d-Tubocurarin
cutane anaphylaktoide Reaktion 2, 13,ff.,31,35,60,253,ff.,296
-,- Symptomatik 292
- Anaphylaktoidie 16
- basophile Hypersensitivität 123
Cyanose 314,317
cyclische Nukleotiden 127
cyclisches AMP (cAMP) 108,123,128, 130,154,239
- GMP 130
Cyclocapron 230
Cyclooxygenase 127,128,131,132,135, 140
Cytoplasma 129
- Membran 127
cytoplasmatische Histidindecarboxylase 129
- Enzyme 43
cytotoxische Histaminfreisetzung 107
- Reaktionen 105,124,130

Darmmucosa 149
- Paralyse 230
Decadron 209
Decarboxylasekonzept 220
Defäkation 269
Degranulation, Prozeß 106,110
- Verlust 93
Dehydrobenzperidol 22,36,88,315
Desensibilisierung 124
Desoxyguanosintriphosphat 98
Dexametason (DEX) 185,189,200,201
- o-phosphat 188
Dextran 19,107,127,149,150,165
- induzierte anaphylaktoide Reaktion 287

Dextran, Reaktion 154
- Unverträglichkeit 6,19
Diäthylpentenamid 307
Diaminoxydase 189,202
- Abbau 177
Diarrhoe 216,230,307
Diathese 31
Diazepam 15,227,315,334
Dibenzolsulfylhistamin (BSH) 189
diffuses fokales Ödem 211
Digitalis 249
- Glykoside 250
Dihydroxyeicosatetraensäure 135
Dimetinden 239 ff., 292
Dimetindenmaleat 18,56,241,256,
   257,293,299
Dinatrium-Cromoglicinat (DNCG)
   109,146,162,163,164
Diphenhydramin 307
Dipyridamol 46
Disopropylphosphofluoridat 105
Domperidon 322,328
Dopamin 98
drug-receptor theory 257
d-Tubocurarin 5,154,302
Dünnschichtchromatographie 71
Dunn-Tumor 112
duodenogastraler Reflux 210,213
Dyspnoe 314,317

E.coli Bakterium 200
- Endotoxin 200
Effektormoleküle 128
Effloreszenzen 257,269
Eicosatetraensäure dihydroxiliert
   127
Eiweißverlust 317
Elektrolyte 216
- Lösungen 302
endokrine Zellen 96
Endoperoxyde 132
endoskopische Koagulation 210
Endothelien 39,208
Endothelkonstriktion 47,48
Endothelzelle 187,202
Endothelzellkerne 219

Endotoxin 187,ff.
- Dosis 202
- Effekt 206
- Schock 185,ff.
endotracheale Lavage 328
Endstrombahn 208
Engegefühl Hals 273
- Kehle 70
enterochromaffine Zellen 202
Entscheidungsfindungsmatrix 72
entzündliche Gewebsreaktion 176
- Krankheitsprozesse 140
- Ödeme 213
- Reaktionen 140
Entzündungsprozesse 128
Enzyme 39,42,105,106,126,127,309
- Aktivität 114,146,189,193,ff.
- Inhibition 52,40
- Kinetik 207
- Spektrum 105
- Systeme 152
- Verlust 93
enzymatische Isotopenmethode 71
enzymhistochemische Abkunftszelle
   149
Eosinophile 123,127
- Granulozyten 127,133,135,136,141
Epiglottisverschluß 316
epitheliale Mucosa 139
- Organzelle 149
Epithelzellen 139,220
Epipharynx 316
Epontol sh. Propanidid
Erbrechen 59,307,313,ff.,333
Erosionen 208,211,213,214,220
erosive Gastritis 230
Erythem 2,5,13,19,70,257,269,273,
   296,328
Erythrozyten 52
- Konzentration 174
- Membran 174
- Präparate leukozytenfreie 175
Esterase 96
Etomidat 5,13,ff.,26,29,302,328,
   340
Exanthem 54,57

349

exercise induced Bronchospasmus 140
Exocytose 110
exogene Heparinzufuhr 152
- Histaminfreisetzung 221
externe Noxen 122
extrakorporale Zirkulation 300
extrazelluläre Natriumkonzentration 107
exspiratorisches Giemen 317
Exsudation 314
exsudativer Entzündungsablauf 114

Fc-Anteil 122,126
- IgE 122
Fc-Gamma-Rezeptoren 150
femoropopliteale Bypassoperation 167
Fenistil sh. Dimetindenmaleat
Fentanyl 22,25,ff.,155
fetale Mastzellen 96
fetaler Thymus 147,148
Fettleber 90
Fibrinogengehalt 52
Fibrinogenspaltprodukte 46
Fibrinolyse 266
- Aktivität 52
- System 49
Fibroplastenproliferation 314
Flunitrazepam 16,227,311
Fluoreszenzserologie 124
fluoreszierende Verbindung 74
fluorometrisch-fluoroenzymatische Methode 71,78
fluorometrische Methode 67,177,265
Flush 2,5,19,31,64,155,263,273,296, 304,305
- Symptomatik 56
fokale Ischämie 210
Forrest-Kriterien 237
Fortecortin 188
Fremdkörperaspiration 321
früh-pankreatogener Schock 184
Furth-Tumor 112

Gallensäure 229

Gallensalze 90,210,ff.
Gamma-Glutamyltranspeptidase 133
Gaschromatographie 67
Gasstoffwechsel 39,44,46
- Störung 40
Gastrinfreisetzung 213
Gastrografin 225
gastrointestinale Blutung 232
Gastrointestinaltrakt 55,177,200, 307,316
gastrooesophagealer Sphincter 315, 316
Gefäß, Endothelien 202
- Konstriktion 48
- Permeabilität 141
- Wandschäden 112
Gelifundol 2,6,18,ff.
- Reaktion 22
generalisierte Hautreaktion 257
- Urticaria 2,82,270
Gerinnung, Inhibitor 51,52
- Störungen 70
- System 49
Gesamt-IgE 156
geschädigte Alveole 317
gestörte Zytoprotektion 210
Gewebe, Histaminspiegel 94
- Mastzellen 94,112,123
- Reaktion 313
- Traumatisierung 170
- Wachstum 176
- Zerstörung 70,313
Glasware 75
Glottisebene 324
Glucocorticoide 185,ff.,300
- Dosierungen 206
Glucocorticosteroid 11,12
Glucoronisierung 311
Glukose 302
- Abgabe 107
- Angebot 214
Glutathionrest 133
Glycinyltransportpeptidase 133
Glycophyrrolat 322
Golgizone 93,95,98
gramnegative Erreger 200

gramnegative Sepsis 200,212
Granula 93,94,105,110,114,130,146
- Freisetzung 107
- Synthese 96,146
- Verlust 106
granuläre Membran 154
granulomatöse Reaktion 315
Granulozyten 121,122,131,141
großflächige Verbrennungen 210,211
Gynäkomastie 308

Haemaccel (klass.) 18,22,170,171,
  253,ff.,303
Haemaccel 35: 5,6,18,260,ff.,287,
- Reaktion 154
- Schock 277
haematinhaltiger Magensaft 230
Hämolysegrade 52
hämorrhagische Fleckbildung 342
- Flüssigkeit 314
- Gastritis 230
- Ödeme 342
- Pneumonie 315
hämorrhagischer Schock 213
Haemostase 46,230
- System 238
Haemostyptica 230
Hageman Faktor Aktivator 105
Hapten-Vorinjektion 19
Haut 55,292
- Erscheinung 8,170
- Mastzellen 108
- Reaktion 3,56,70
- Rötung 58,306
- Symptom 263
HDC, Aktivität 185,ff.,
- Anstieg 207
- Beeinflussung 197
- Bestimmung 203
- Blocker 162
- Response 206
Heparin 110,129,130,151,152
- Prophylaxe 302
hepatogenes Ulcus 182
  - gastroduodenales Ulcus 87
Hepatozyten 89

Herz, Erkrankung 296
- Frequenz 296,299
-,- Erhöhung 302
- Infarkt 249
-,- Bilder 82
- Muskel 89,94
- Rhythmusstörung 311
- Stillstand 55,59,153
heterogene Mastzelle 146
- Population 158
Heterogenität 122,123,148
HETE 127
5-12-15-HETE 135,136,139
Heuschnupfen 300
Hexamethylen-di-Isocyanat 18
Hiatushernien 315
high-risk-Patient 321,323
H-Ionen-Diffusion 213
-,- Konzentration 314
-,- Rückdiffusion 213
Histamin 241
- abbauende Enzyme 202
- Anstieg 5,6
- Aufladung 93
- Ausstoß 182
- bildende Enzyme 201
- Clearance-Funktion 85
-,- Kurve 31
- Dihydrochlorid 177
- Einwirkung 39
Histaminfreisetzung 3,ff.,106,ff.,
  162,182,340
- Gehalt 12
- Hemmer 163
- Konzentration 6,7,16,23,31
- Liberatoren 5,9,12,35,51,65,
  110,152,154
- Metabolisation 182
- Methyltransferase 66,86,89,202,
  272
- Methyltransferaseaktivität 88
- N-methyltransferase 189
- Neubildung 190,193
- Provokation 158
- Verlust 93
- Zelle 23

histaminerge Rezeptoren 158
Histidindecarboxylase (HDC) 12,23,
 110,185,ff.,220
Histidyl-β-Naphthylamid 98
Histiozyten 95,96
Hitzegefühl 28,58
homologes Antigen 123
Homöostase 122,165,166
5-H-PETE 139
HPLC-Methode 38,67
Humanalbumin 266
humorale Immunität 186
Husten 70,270
hyaline Membrane 314
Hydrokortison 201
hydrostatischer Kapillardruck 47
5-15-Hydroxyperoxydoeicosatetraen-
 säure 132,133,135,136
Hyoid-Knochen 316
Hyperämie 55
 - Aktivität, Atemwege 137
 - Histaminämie 86
 - Magnesiaemie 230
 - Reaktivität 157
 - sensitive Antwort 59
Hypertension 2,70,82,270
Hypnotika 5,166,256,297
Hypopharynx 322
Hypotension 2,5,70,82,90,91,166,
 270,274,ff.
hypothalamische Schädigung 220
hypovolämischer Schock 317,329
Hypoxie 31,114,157,160,220,221,229,
 299,317,329
 - Experiment 105
 - induzierte Histaminfreisetzung
 187
hypoxische nekrotische Zellen 220
 - pulmonale Vasokonstriktion 157,
 159,160
 - Herzstillstand 170

IBMX 246
IgA 150
IgE 59,93,108,106,114,121,ff.
 - Antikörper 59,121,124

IGE, Bestimmung 155
 - Dimere 125
 - induzierte Mediatorenfreisetzung
 131
 - meditierter allergischer Mecha-
 nismus 163
 - Modell 155
 - Produzierer 156
 - response 156
 - Rezeptoren 125,150,187
 -,- abhängige Verbindungen 106
 -,- Komplexe 126
 - Stimulierung 135
IgG 126,146,150
IgM 59,150
Ileus 236,320,323,341
 - Einleitung 328,340
Immobilisationsstreß 220,221
Immunglobuline 59,121,124
Immunkomplex-Reaktion 59
immunologische Aktivierung 121
immunologisches Histamin 162
immunpathologische Vorgänge 123
Immunreaktion "Soforttyp" 113,114
 - verzögerter Typ IV 113,114
Immuntoxikologie 156
induced histamine concept 187
induzierte Histaminsekretion 153
induziertes Erbrechen 321
 - Histamin 201
infizierte Partikel 319
 - Aspirate 313
Inotropen Effekt 249
Intal (DNCG) sh. Dinatrium-Cromoglicinat
interstitielle Oedeme 47,48,183
 - Zellen 132
intestinale Ischämie 218,219
Intoxikation 307
intraartielle Vasopressingabe 230
intraabdominaler Druck 316,322,333
intrabronchiale Applikation 329
intragastraler pH 216,230
intraoperative Choledochographie
 64
intrapulmonales Shuntvolumen 299

intravasale Röntgenkontrastmittel-
  untersuchung 56
intrazelluläre Sauerstoffspannung
  209
- Steroidrezeptoren 201
- Wechselwirkung 122
intrazelluläres cAMP 245
intrinsic activity 249
Ionenaustausch 110
- Chromatographie 85,177
Ionomycin 110
Ionophore 110,151
- Aktivität 163
Ischämie 22,177,220,221
- Bowel-Syndrom 218
- Phase 90
Isoproterenol 108
isotonische Kochsalzlösung 328
Isotopenmethoden 71,189
isovolämische Hämodilution 262,
  265,266

Jodallergie 64
Juckreiz 3,25,32,34,131
juxtaponierte IgE-Moleküle 121

Kälte-Streß 221
- Urticaria 130
Kallidin 109
kallikreinartige Aktivität 105
Kammerflimmern 55,59
Kapillaren 208,219
- Endothelien 39
- Permeabilität 47,48,176
- Schlingenbereich 221
- Strombahn 39
- System 220
Karboxylgruppe 130
Kardiablockade 323
kardial bedingtes Lungenödem 317
kardiale Anaphylaxie 153
- Arrhythmien 299
- Insuffizienz 287,299
- Rhythmusstörungen 170
- Vorschädigung 300
kardiochirurgischer Patient 342

kardiopulmonale Haemodynamik 39
kardiovaskuläre Störung 308
- Veränderungen 131
- Zwischenfälle 299
kardiovaskuläres System 55
Katecholamin 24,25,35,ff.,172,ff.,
  221,306
- Anstieg 31,36
- Freisetzung 25,ff.,172
- Wirkung 220
Katheterembolisation 230
kationische Proteine 121
- saure Proteine 98
KCN-sensitive Myeloperoxydase 94
Kehlkopf 70,257
Keimbesiedlung 329
Keimwachstum 340
Ketamin 3,38
Ketotifen 162,163,252
Kinin 105,154,272
klassische Antihistaminika 130,131
- SRS 153
Knochenmark 89,95,123
- Implantation 300
- Stammzelle 149
- Zelle 123
Kochsalzinjektion 81
Kokardenphänomene 220
Komplementaktivierung 153
Komplementfragmente 127
konsekutive Hypoxie 220
Kontrastmittel 63
- bedingte Zwischenfälle 165
- Risiko 60
Kopfdruck 8,28
Kopfschmerz 273
- krampfartig 5
koronare Arteriosklerose 299
Koronarspasmen 299
Kreatinin-Clearance 46,310
Kreislauf, Alteration 321
- Reaktionen 166
- Schock 211,213
- Stillstand 10
- System 293
- Zusammenbruch 304

krikopharyngeale Schutzreflexe 323
- Sphincter 316
- Sphinctertonus 315

Lactat-Dehydrogenase 46,51,110
-,- Aktivität (LDH) 40,43
Lanthanium-Ionen 163
laryngeale Reflextätigkeit 313
- Schutzreflex 323
Larynx 316
Laserkoagulation 230
Lascano-Färbung 95
lebensbedrohliche anaphylaktoide
  Reaktion 170,253,260,ff.
- Blutungen 210,278
- Nebenwirkungen 285
- Situation 299
Leber 56,94,182,193,ff.,293,309
- Transplantation 91
- Vene 84,85
- Zelle 87,105
- Zirrhose 84,ff.,182
Lectine 106,107
letale Endotoxindosen 202
- Komplikation 333
Leukämiezellen 127
Leukopenien 307
Leukotriene 24,105,121,127,ff.,272
- A_4, B_4, C_4, D_4, E_4 128,133,135, 136,137,140,153
Leukozyten 39,47,51,76,136,175
- Infiltrate 315
L-Histidin 129
Liberierungsmechanismus 106
Lidocain 311
Lidödem 270
Lidschwellung 25
Lipid A Mechanismus 153
- chemotaktischer Faktor 128,131
- Peptide 135
- Stoffwechsel 127
Lipomodulin 140
Liposome 110
Lipoxygenase 121,127,140
- Faktoren 132,ff.,153
- Inhibitor-ETYA 137

Lipoxygenase Sequenz 140
5-12-15-Lipoxygenase 133,ff.
5-15-Lipoxygenaseweg 139
Lobektomie 167
lokale Fibrinolyse 238
Lorazepam 311
Lormetazepam 15,16,18,311
LTB_4, LTC_4, LTD_4, LTE_4,127,ff.
Luftinsufflation 322,333
Lunge 82,158,193,197,201,ff.,292, 318,333
- Areale 329
- Arterie 82,85
- Gefäßwiderstand 51,53
- Gewebe 160,315
- Gewicht 325
- Membran 184
- Ödem 314,329
- Parenchym 46
- Strombahn 47,53
- Vene 82,85
- Veränderung 325,341
Lymphokine 141
Lymphozyten 123
Lysen 110
Lysolecithin 213,216,229
Lysolipide 107
Lysophosphatidylcholin 121,127
lysosomale aktive Granula 98
- Enzyme 121,131,149
-,- Aktivitäten 93
-,- Potential 98
Lysthenon sh. Suxamethonium

Magen 193,ff.,229,308,333
- Atonie 230
- Drüsen 113
- Entleerung 316,321,ff.
- Mastzelle 150
- Mucosa 228
- saft 5,6,8,13,21,22,84,146,176, 182,211,216,316,ff.
-,- pH 320,ff.
- Schleimhaut 22,112,113,182,210, 214
-,- Erosionen 220

Makrophagen 94,105,106,124,131,135,
    136,141,151,315
Makrokortin 140
maligne Mastzellenerkrankung 94
massive Glucocorticoidgabe 201
Massivbluttransfusion 35,40,ff.
Mastopexie 95
Mastozytome 96,98,112
Mastozytosekranke 74,75
Mastzellen 12,24,59,60,89,93,ff.,
    122,ff.,187,202
  - Aktivierung 121
  - Degranulation 105,106,114
  - eigene Histidindecarboxylase 93
  - Granula 96,98
  - HDC 202
  - Leukämie 24
  - Membran 107
  - Oberfläche 93
  -,- Rezeptor 106
  - Population 122,123
  - Reaktion 114
  - Vermehrung 114
  - Zahl 91
  - Zerstörung 105
MCD-Peptid 147,151
Meclozin 307
Median-Percentilsystem 190
Mediatoren 123,124,127,132,133
  - Entzündung 128,137
  - Freisetzer 121,155
Megluminamidotrizoat 55
Membran, Funktion 47
  - Permeabilität 46
  - Perturbation 121,125,154
membranständige Esterase 121
Mendelson-Syndrom 314,ff.,340,ff.
Meningen 93,94
mesenchymale Gewebe 94,95
  - Stammzelle 149
mesenteriale Durchblutungsstörung
    114
  - Mastzellen 123
Mesenterialinfarkt 93
Mesenterialvenenkatheter 178
Mesenterium 149

Metachromasie 98
metachromatische Anfärbbarkeit 114
  - Granula 94,95,98,122
Methohexital 13,328,334
Methylprednisolon (MP) 185,ff.
6 α-Methylprednisolon-hemisuccinat-
    Natrium 188
Methyltransferase 121,127
Metoclopramid 313,315,322,328
Micellophor 273
Mikrozirkulation 187
  - Störungen 221,222
monodihydroxilierte Eicosatetraen-
    säure 128,135,137
monoklonale antigenspezifische IgE-
    Antikörper 121
  - Antikörper 151
  - Zelle 151
monomeres IgG 126
mononukleäre Granulozyten 127
  - Zellen 122,127,131,ff.
Monozyten 94
Morphin 35,165,286,313,315
Motilitätsstörungen 55
Mucosa 139
  - Durchblutung 229,232
  - Läsion 230
  - Oberfläche 123
  - Ödem 137
Mucusproduktion 137
multiple Lungenabszesse 313
Muskelrelaxantien 5,14,26,166,170,
    256,297,315,340
myelogene Stammzelle 95
Myelom 124
myelomonozytäre Leukämie 94
myelopoetische Zelle 94
Myokard 249
  - Infarkt 170
myokardiale Ischämie 299

Na+-inhibitorisches Antiarrhytmi-
    kum 247
Nahrungsmittelallergie 300
Naphthol-AS-D-Chloracetatesterase
    94

Narkotika 5,316
Nasenschleimhaut 70,201,257
Natrium-Bicarbonat 328
- Cromoglicium 254
- Ionen 93
Nebennieren 55
- Mark 37
- Rindeninsuffizienz 198
negativ inotrope Wirkung 248
nekrobiotische Zellen 220
Nekrolysen 24
Nekrosen 12,23,229
Nekrotektomie, Spülung 180
nekrotisierende Pankreatitis 184
- Pneumonie 318
Nembutal 267
neoplastische Atypie 146
neugenerierte Mediatoren 131
Neurolepsie 37
Neuroleptanalgesie 323
Neurotensin 33
neurovegetative Reaktionen 165
Neutropenie 131
neutrophil-chemotaktischer Faktor (NCF) 121,128,130
neutrophile Granulozyten 127,ff.
Nicht-Atopiker 159
- immunologische Aktivierung 121
- resezierende Eingriffe 232
- saure Flüssigkeit 314
- saurer Magensaft 313,315,317,319
- sekretorische lsysosomale Granula 96
niedermolekulares Dextran 287
Nieren 56,94,293
- Funktion 310,311
- Insuffizienz 232,310
Niesen 70,270
Nitrite 308,310
Nitrosamine 309,310
- Bildung 308
Noradrenalin 37,38,172,249
- Anstieg 31,35
normale Plasmahistaminspiegel 71
nosocomiale Pneumonie 318
- Infektion 313

oberer Gastrointestinaltrakt 177, 180
Oberflächenepithel 211,ff.
oberflächliche Ulcerationen 211
Oberlidschwellung 32
Oberlippenschwellung 25,32,34
Obstipation 307
Obstruktion 313
obstruktive Lungenerkrankung 162
Ödem 131,136,269,342
- Flüssigkeit 317
Ösophagus 315,ff.,342
oligobasische Verbindungen 109
O-Phtaldehyd 177
Opiate 37
- Therapie 236
Opioidrezeptoragonisten 35
Orciprenalin 245
Organ, Insuffizienzen 210
- Manifestation 266
oropharyngeale Region 318
Oxazepam 311
oxidative Desaminierung 130
Oxypolygelatine 2,22

Palacos 300
Pancuronium 5,14,29,302,340
Pankreatitis-Patienten 180,182,184
Papaverin 246
Papillarmuskel 239,245,246,248
Parasympathikuswirkung 55
parenchymatöse Organe 94
Parkinsonoid 322
partielle Thromboplastinzeit (PTT) 42,46
Pathogenese 218,222
pathologische Plasmahistaminspiegel 70,71,74,257,285,286
paucibasische Verbindungen 106,110
PEEP 329
Pentobarbital 267
Pepsin 210,ff.,226,ff.
Peptide 34,105,306
- n-formyl-methionyl-leucyl-phenylalanin 136
- Leukotriene 127

peptische Aktivität 314
- gastroduodenale Geschwüre 210
- Ulcus 229,237
Pericard 93,94
perigranuläre Membran 130
perioperative Phase 165,166,170
perioperatives Risiko 300
periphere Dopamin-Antagonisten 322
- Vasodilatation 166
peripher-venöse Histaminspiegel 89, 171,180,181
- Splanchnicus-Blut 176,180,181
Peritonealmakrophagen 131,135
peritoneale Mastzelle C3a 107,108
Peritoneum 93,94,149,173
perivaskuläre Oedeme 112,183
Permeabilität 139
- Steigerung 112,221
- Störungen 220
Peroxydase 105
petechiale Blutungen 55
Pethidin 315,334
Pfeffer'sches Operationsmodell 182
Pfortader 85,90,182,207
- Stamm 178
PGD_2, PGE_2, $PGF_{2\alpha}$, PGG_2, PGH_2, PGI_2 132-136
pH 147,132,223,ff.,308,314,320,325,ff.
- Abhängigkeit 310
- Anhebung 338
Phagozytose 131
Pharynx 314,ff.,316,341
Phentolamin 241
Phosphatidylcholin 127
Phosphatidylserin 107,ff.,127
Phosphodiesterase 252
- Hemmstoff 246
Phospholipase 107,121,127,140,184
- Arachidonsäure-Sequenz 121
Phospholipide 127
- Methylierung 107
physischer Stress 213
Pindolol 241
piperazin-substituierte H_1-Rezeptor-Antagonisten 307

Pirenzipin 224,225,227
Piriton 260,270,286
Plättchenaggregation 70
Plättchenfaktor 299
Plasmaersatzmittel 166,304
Plasmahistamin 8,ff.,42,53,ff.,181, 184
- Anstieg 21,22,37,81,162
- Bestimmungen 67,170
- Eliminierungsrate 86
- Konzentration 3,4,24,ff,159,167, 170,178
Plasmakatecholaminspiegel 26
Plasmamembran 130
Plasma-Lactat-Dehydrogenase-Aktivität 47
- Serotonin 42
- Substitut 2,18,19,65,165,170, 302,303
- Zellvermehrungen 89
Pleura 93,94
- Verwachsung 167,315
Pneumonektomie 167
Pneumonie 313,318
Pollensaison 124
Pollinosis 55
Polyarginin 110
polycationische Substanz 108
Polygelin 256,260,270,271,272,287
polymorphnukleäre Leukozyten 123
polymorphzellige Infiltration 314
Polylysin 110
Polyornithin 110
Polysaccharide 106,107
Polytrauma 210,211,213
polyvalente Aminopeptidase 98
positiv chronotroper Effekt 249
- endexspiratorischer Druck (PEEP) 329
- inotrope Effekte 239,249
-,- Wirkung 246
posthepatisches Arterienblut 85,90
postoperative Arrhythmien 299
- Koronarspasmen 299
posttraumatische Histaminfreisetzung 176

posttraumatisches Streß-Ulcera 213
Präcurarisierung 322
prädominante Histaminfreisetzungsreaktion 154
präformierte Mediatoren 129
prähepatisches Arterienblut 85
- Venenblut 85
Präkallikreininaktivator 105
präkapilläre Sphincter 112
Prämedikation 18,171
präoperativer Histamingehalt 176, 180
präpylorische Region 210
Precursor-Zelle 147,148
Prednisolon 10,201,209
Priebe-Studie 236
Progesteronsynthese 316
Prolactinsekretion 308
Promethazin 304,315,328,334
Propanidid 2,3,5,ff.,170,171,253, ff.,302,303,340
- Applikation 274
- Flush 273
Propanolol 309,311
prophylaktische Endoskopie 224
- Maßnahme 173,216
Prophylaxe 154,163,167,186,222, 227,ff.
Prostaglandine 39,108,127,ff.,226, 229,272
Proteasen 39,52,98,105,126
- Aktivierung 51
- Hemmung 51
- Liberator 51
proteinaseninhibitorischer Effekt 52
Proteinkinase 127,148,155
- Aktivierung 107
Proteinmatrix 93
Proteinphosphorylierung 107
Proteoglycan Heparin 94
proteolytische Aktivität 93,105
Pseudoisocyaninfärbung 95
pseudoallergische Reaktion 2,32,257
- Sofortreaktion 254
Psoriatiker 155

Pulmonal-Arterienwiderstand 159
- Infektion 318
- Vene 82
pulmonale Bronchokonstriktion 130
- Gasstoffwechselstörung 39
- Hypertension 160,329
- hypoxische Vasokonstriktion 157, 159,160
- Infektion 318
- Kapillarstrombahn 48
- Komplikation 328
- Schäden 333
- Vorschädigung 300
pulmonalis Arteria 55
pulmonal-vaskulärer Widerstand 44, 46,48
Pylorus 316,322

Quaddeln 2,5,54,ff.,70,257,270,273, 296,306

Radioisotope 78
Radiumeinlage 12
Ranitidin 225,ff.,308,309
Rattenperitonealmastzelle 107
Reagin-Antikörper (IgE) 106
- Typ (IgE) 93
Reflexaktivität Larynx 315
Reflexbronchokonstriktion 159
Regurgitation 313,ff.
Release-Reaction 46
renal-diseases 310
renale Funktion 46
Respirationstrakt 56,139,292,296
respiratorische Insuffizienz (ARDS) 46,170,211,287,299
- Symptome 257
- Systeme 55
Rezeptorenanalyse 121
Risiko, Faktoren 296,300,311
- Patient 170,213,254,265,266,287, ff.,343
- Minderung 171
Ringer-Infusion 81
Röntgen-Bestrahlung 12
- Kontrastmittel 54,ff.,300

Rötung, Kopf, Hals 25

Säure 210,214,226,228
- Aspiration 314,317,318,325,339
- Basenhaushalt Störungen 216
- Schädigung 333
- Sekretion 55,202,210,213,220,228
- sekretionshemmende Wirkung 113

Salizylate 211
Salzsäure 212,229
saure Hydrolasen 98
- kristalloide Proteine 98
- Mucopolysaccharide 98
- Phosphatase 93,96,98
- SO$_3$H Gruppen 98

saures Proteoglycan 122
Schädelhirntrauma 210,211
Schayer-Hypothese 201
Schleimhaut, Ischämie 212
- Schädigung 212,229

Schmerz 131
- Reaktion 165

Schock 177,202
- Behandlung 214
- Enteritis 220,221
- Lunge 183

Schwangerschaft 316
Schwellung Oberlid 32
- Oberlippe 32,34

Schwermetall-Ionen 163
Sectio caesarea 314
Sedierung 214,307
Sehstörungen 307
Sekretin 210,228,232,236,237
Sekretion 153
- Mechanismus 112,113

sekretorische Granula 96
sekretorischer Vaguskern 220
Sekundal 307
Sellick'scher Handgriff 323
Senföl 114
Sensibilisierung 107
Sepsis 186,199,ff.
septische Herde 12
- Komplikation 287

septischer Schock 200,227

septischer Schock,Endotoxin 187
Serinesterase 105
seröse Häute 94
Serotonin 39,ff.,98,154,184,249, 272,299
- Freisetzung 106
- Einwirkung 39

S-Glutathionyltransferase 133
Shuntdurchblutung 88
Shuntvolumen 88
Skleren 25
slow reacting substances of anaphylaxis (SRS-A) 127,ff.,154
slow response 241,245
Sodbrennen 316
Somatostatin 210,228,232,237,238
- Therapie 236
- Zellen 93,113

spasmogene Wirkqualität 121
Spasmogenität 141
Speichelfluß 5
Speicherungsphänomene 95
Spinalnerven 316
Splanchnicus, Blut 176,ff.
- Bereich 84,85,86,90,183
- Histamingehalt 179

SRS 154
SRS A 132,136,137
- Antagonisten FPL 55 712: 135,137

Steroid 186
- Lösung 190
- Medikation 209

Steroidwirkung 201
steroidale Antiphlogistica 135
stille Aspiration 341
Streptolysin 114
Streß-bedingte Erosionen,Corpusmagen 208
- Blutung 216,228,238,299
- Erosin 210
- Ulcus 209,ff.
-,- Entstehung 170,213,208
- Ulcusprophylaxe 216,226,231

subakute Entzündungsprozesse 121
subjektive Symptome 308
subletale Dosen 202

submuköse arteriovenöse Shunts 212
- Hyperämie 211
Substanz P 33, 306
Succinylcholin sh. Suxamethonium
Suction-Booster 324
Suprarenin 304,305
Suxamethonium 5,ff.,29,39,302,328
Sympathikolytika 229
systemische anaphylaktoide Reaktionen 4,ff.,32,170,253,ff.
- Hypotension 131
- Reaktion 3,19,21,22,54,60,170, 255,ff.
- Zirkulation 183
systolischer Blutdruck 274,296

Tachykardie 2,ff.,54,ff.,153,166, 257,ff.,314,317,343
tachyphylaktische Phänomene 303
Tachyphylaxie 263,273,274,277
Tachypnoe 269
Tagamet sh. Cimetidin
Tagamet-Sirup 334,338
Tavegil 24,257
terminale Strombahn 94
Thalamonal 36
Theophyllin 108,157,158
- Konzept 147
Thiopental 8,9,13,65,156,302,340
Thioureaderivate 130
Thrombin-Coagulase-Zeit 42,46
Thromboembolien 299
thromboembolische Komplikation 170
Thromboxan C_4 136
- Akkumulation 221
Thrombozyten 39,47,52,76,131,135, 173
- Aggregation 47,219
- aggregierender Faktor-PAF 121, 131
- aktivierender Faktor-PAF 128,133
- Faktor 4: 131
- Produkt 139
Thrombozytopenie 131
Thymus 123,147,148
Todesfall 269

tödliche Aspirationspneumonien 320
- Komplikation 320
- Narkosezwischenfälle 318
Toluidinblaufärbung 114
tonussteigernde Effekte 315
Tonussteigerung 322
toxischer Effekt 324
toxisches Limit 311
Tracheobronchial-Baum 139
- Trakt 328
- System 158,317
Tränenfluß 5,25
Transaminasen 82
Transferin 96
transfundiertes Blut 174
Transfusionslunge 46
Transfusion Vollblut 167
Transplantation 300
Trasylol sh. Aprotinin
traumatischer Schock 202
Traumatisierung Peritoneum 165
Traumen 177
Triamcinolon 185,188,189,200
Trypsin 90,93,98
Tryptase 105
tuberkelähnliche Areale 315
Tumor 287
- Genese 309
T-Zellen 124,141,147,148,151
- abhängige Regulationsvorgänge 123
- Population 151

Übelkeit 54,57,59,60,307
überreaktives Bronchialsystem 299
Ulceration 208,211,213,214,229
Ulcus 223,224
- duodeni 176,177,180,182
- Entstehung 213
- Pathogenese 182
- Therapie 310
unmarkiertes Histidin 189
unspezifische Esterase 93,98
Urbason 318
Urovist 55,56
Urticaria 23,55,58,59,81,270,306

Uvula 316

vagale Stimulation 315
vagolytische Wirkung 343
Vagus 220,315
Vakuolen 154
vaskuläre Permeabilität 122,130,136
- Reaktion 160
- HDC 220
Vasodilatation 122,130,211
Vasodilatatoren 221
Vasokonstriktor-Vasodilator-Balance 202
Ventilations-Perfusions-Gleichgewicht 48
Ventrikelmyokard 239,240,245,246, 248
ventrikuläre Fibrillationsgrenze 299
- Kardiablockade 323
Verbrennung 23
- Toxine 221
Vernetzungsmittel 287
Verschluß-Ikterus 88
- Krankheit arterielle 167
Vigilosomnogramm 274,286
Volon 188
Volumen-Mangel 302,317,329
- Reduktion 326,338
- Substitution 329
- Verlust 91
Vorhof 248
- Myokard 239,240
Vorläuferzellen 123

Wärmegefühl 25,28
Weichmacher 75,76
Wundheilung 176

Zell-Aggregate 39,46
- Aktivierung 127
- Membran 154,211
- Oberflächenrezeptoren 122
- Permeabilität 40
- Population 122,147
- Proliferationen 114

zellständige Granulen 127
zelluläre ATP-Freisetzung 110
- Histaminliberation 42
- Immunität 186
- Infiltration 137
- Mediatoren 40,42
zentrale Vaguskernstimulation 343
zytolytische Effekte 94
Zytoplasma 94,105
- Ausläufer 113
zytotoxische Exocytose 107
- Wirkung 110
Zytoprotektion 214

MIX
Papier aus verantwortungsvollen Quellen
Paper from responsible sources
FSC® C105338

If you have any concerns about our products,
you can contact us on
ProductSafety@springernature.com

In case Publisher is established outside the EU,
the EU authorized representative is:
**Springer Nature Customer Service Center GmbH
Europaplatz 3, 69115 Heidelberg, Germany**

Printed by Libri Plureos GmbH
in Hamburg, Germany